日本食品標準成分表
2020年版（八訂）
アミノ酸成分表編

STANDARD TABLES
OF
FOOD COMPOSITION IN JAPAN
- 2020 -
(Eighth Revised Edition)

- Amino Acids -

令和2年12月

文部科学省 科学技術・学術審議会
資源調査分科会 報告

Report of the Subdivision on Resources
The Council for Science and Technology
Ministry of Education, Culture, Sports, Science and Technology, Japan

目　　次

第 1 章　説　明

1　アミノ酸成分表の目的及び性格

1)　目的

たんぱく質はアミノ酸の重合体であり、体組織や酵素、ホルモン等の材料となるほか、栄養素及びエネルギー源としても不可欠な物質である。たんぱく質の栄養価は主に構成アミノ酸の種類と量（組成）によって決まるため、その摂取に当たっては、アミノ酸の総摂取量（たんぱく質摂取量）のほか、不可欠アミノ酸推定平均必要量を摂取することやアミノ酸組成のバランスが重要となる。また、日本食品標準成分表 2020 年版（八訂）（「以下「食品成分表 2020 年版」という）では、アミノ酸組成から算出したたんぱく質である「アミノ酸組成によるたんぱく質」をたんぱく質に由来するエネルギーを計算するための成分と位置づけ、食品のエネルギーを算定する際は、原則として、この収載値を用いることとした。

このため、食品のたんぱく質の質的評価及びエネルギー計算に活用する基礎資料としてアミノ酸成分表を作成し、国民が日常摂取する食品のたんぱく質含有量とともに、アミノ酸組成を取りまとめた。

このようにアミノ酸成分表は、食品成分表 2020 年版のエネルギー計算の根拠とするとともに、国民の健康の維持増進、食料政策の検討や、研究・教育分野等に活用できる基礎資料として、関係方面での幅広い利用に供することを目的としている。

2)　性格

アミノ酸成分表は、我が国において常用される重要な食品について、たんぱく質の構成要素となる 21 種類（分析項目としては 19 種類）のアミノ酸の標準的な成分値（組成）を収載している。

アミノ酸の成分値は、原材料である動植物や菌類の種類、品種、生育環境、加工方法等の諸種の要因により変動することが知られている。アミノ酸成分表の収載値は、アミノ酸成分値の変動要因を十分考慮しながら、日常、市場で入手し得る試料の分析値を基に、年間を通して普通に摂取する場合の全国的な平均値と考えられる成分値を決定し、1 食品 1 標準成分値を原則として収載している。

3)　経緯

アミノ酸成分表は、文部科学省科学技術・学術審議会資源調査分科会の前身である科学技術庁資源調査会が、1966（昭和 41）年に日本食品アミノ酸組成表として初めて策定し、公表した。その後、食生活の多様化、分析技術の向上等を背景に、四訂日本食品標準成分表のフォローアップの一環として抜本的な改正が行われ、1986（昭和 61）年に改訂日本食品アミノ酸組成表（以下「改訂アミノ酸組成表」という）として公表した。

2010（平成 22）年 12 月に、文部科学省科学技術・学術審議会資源調査分科会は、日本

食品標準成分表 2010 の策定に合わせて、日本食品標準成分表準拠アミノ酸成分表 2010（以下「アミノ酸成分表 2010」という）を取りまとめ公表した。

さらに、同資源調査分科会は、食品成分委員会を設置し、近年の食生活の変化等を考慮しつつアミノ酸組成に関する情報の充実に努めてきた。その成果として、2015（平成 27）年 12 月の日本食品標準成分表 2015 年版（七訂）（以下「食品成分表 2015 年版」という）の改訂に合わせて、日本食品標準成分表 2015 年版（七訂）アミノ酸成分表編（以下「アミノ酸成分表 2015 年版」という）を取りまとめた。

食品成分表2015年版の公表後においては、利用者の便宜を考え、食品の成分に関する情報を速やかに公開する観点から、近年5年おきに策定してきた次期改訂版公表までの各年に、その時点で食品成分表への収載を決定した食品について、食品成分表2015年版を追補する食品成分表として公表することとし、2016（平成28）年から2019（令和元）年の間の各年において、日本食品標準成分表2015年版（七訂）追補2016年、同追補2017年、同追補2018年及び2019年における日本食品標準成分表2015年版（七訂）のデータ更新（以下「2015年版（七訂）追補等」）を策定・公表してきた。たんぱく質等の組成についても、それぞれ日本食品標準成分表2015年版（七訂）追補2016年アミノ酸成分表編、同追補2017年アミノ酸成分表編、同追補2018年アミノ酸成分表編及び2019年における日本食品標準成分表2015年版（七訂）のデータ更新（以下「アミノ酸成分表追補等」）として、同様にアミノ酸成分表の一部改訂を毎年公表している。

今回公表することとした、日本食品標準成分表2020年版（八訂）アミノ酸成分表編（以下「本成分表」）は、「アミノ酸成分表2015年版」以来のアミノ酸組成に係る成分表の全面改訂であり、2016（平成28）年以降のアミノ酸成分表追補等による、新規分析値の利用を中心とした改訂、及び、最近の文献等からの推計の結果を網羅するものである。

これまでのアミノ酸成分表の策定経過について、表 1 に示した。

表 1　アミノ酸成分表の沿革

名称	公表年	食品数（累計）
日本食品アミノ酸組成表	1966（昭和 41）年	157
改訂日本食品アミノ酸組成表	1986（昭和 61）年	295
日本食品標準成分表準拠アミノ酸成分表 2010	2010（平成 22）年	337
日本食品標準成分表 2015 年版（七訂）アミノ酸成分表編	2015（平成 27）年	1,558
日本食品標準成分表 2015 年版（七訂）追補 2016 年アミノ酸成分表編	2016（平成 28）年	1,586
日本食品標準成分表 2015 年版（七訂）追補 2017 年アミノ酸成分表編	2017（平成 29）年	1,627
日本食品標準成分表 2015 年版（七訂）追補 2018 年アミノ酸成分表編	2018（平成 30）年	1,678
2019 年における日本食品標準成分表 2015 年版（七訂）のデータ更新（アミノ酸成分表編）	2019（令和元）年	1,713
日本食品標準成分表 2020 年版（八訂）アミノ酸成分表編	2020（令和 2）年	1,953

2　本成分表の概要

本成分表には、食品成分表 2020 年版の収載食品のうち、直接分析により、あるいは原材料配合割合や文献等からの推計によりアミノ酸組成の成分値を決定した 1,953 食品を対象として、可食部 100 g 当たりの成分値を示す第 1 表、及び、基準窒素 1 g 当たりの成分値を示す第 2 表を作成し収載した。

さらに、第 1 表と同じデータに基づき、アミノ酸組成によるたんぱく質 1 g 当たりの成分値（第 3 表）及び（基準窒素による）たんぱく質 1 g 当たりの成分値（第 4 表）を作成し、本成分表に収載の 2 表を加えた 4 つの表を文部科学省のウェブサイトで公表している。

本成分表の収載食品数は、アミノ酸成分表 2015 年版から 395 食品増加し、1,953 食品となった。なお、本成分表では、食品の配列、成分項目、作表の形式等の様式の変更はなく、アミノ酸成分表 2015 年版を踏襲したものとなっている。

食品中のアミノ酸は、食品の可食部を分析試料として秤取り、加水分解等の処理をした後、アミノ酸分析計等で測定し、可食部 100 g 当たりの遊離態のアミノ酸含量として、同一試料について測定した基準窒素によるたんぱく質の含量と共に報告される。本成分表に利用したアミノ酸の分析値は、加水分解時間を変えて試料のアミノ酸分析をした調査 [1]により求めた、加水分解に伴う各アミノ酸の量の変化を基にした補正係数を用いて補正した。また、各年度に報告された基準窒素によるたんぱく質量が、収載しているたんぱく質量と異なる場合には、両たんぱく質量の比を用いて、各アミノ酸について得られた分析値を補正して収載値とした。根拠となる各アミノ酸の値が、文献からの引用値（文献値）、他の成分表から引用した数値（借用値）等である場合には、利用できる情報を活用し、計算等により、各アミノ酸量が収載している基準窒素によるたんぱく質量に見合うものとなるよう調整した上で、「可食部 100 g 当たりのアミノ酸成分表」（第 1 表）を決定した。

第 2 表の「基準窒素 1 g 当たりのアミノ酸成分表」は、第 1 表の成分値を、食品成分表 2020 年版に収載したたんぱく質量を求める際に利用した基準窒素量で除して作成した。

第 3 表の「アミノ酸組成によるたんぱく質 1 g 当たりのアミノ酸成分表」は、第 1 表の成分値を、各アミノ酸量に基づくアミノ酸の脱水縮合物（アミノ酸残基）の総量として算出したアミノ酸組成によるたんぱく質量で除して作成した。

第 4 表の「（基準窒素による）たんぱく質 1 g 当たりのアミノ酸成分表」は、第 1 表の成分値を、基準窒素量に窒素－たんぱく質換算係数を乗じて算出したたんぱく質量で除して作成した。（基準窒素による）たんぱく質は、食品成分表 2020 年版及び本成分表収載の「たんぱく質」と同じものである。各表の名称は下記のとおりである。

第 1 表	可食部 100 g 当たりのアミノ酸成分表
第 2 表	基準窒素 1 g 当たりのアミノ酸成分表
第 3 表	アミノ酸組成によるたんぱく質 1 g 当たりのアミノ酸成分表（ウェブサイトで公開）
第 4 表	（基準窒素による）たんぱく質 1 g 当たりのアミノ酸成分表（ウェブサイトで公開）

1) 収載食品

(1) 食品群の分類及び配列

食品群の分類及び配列は、成分表2020年版（八訂）に従い、次のとおりである。

1 穀類、2 いも及びでん粉類、3 砂糖及び甘味類、4 豆類、5 種実類、6 野菜類、7 果実類、8 きのこ類、9 藻類、10 魚介類、11 肉類、12 卵類、13 乳類、14 油脂類、15 菓子類、16 し好飲料類、17 調味料及び香辛料類、18 調理済み流通食品類

(2) 収載食品の概要

収載食品は、改訂アミノ酸組成表及びアミノ酸成分表2010策定時において、

① たんぱく質供給食品として、たんぱく質含量の多い食品及び摂取量の多い食品を中心として対象とする

② 原材料的食品については、消費形態に近いものを対象とする

③ 加工食品については、日常よく摂取されるものの中から、アミノ酸組成に変化をもたらすような加工がされているものを対象とする

との考え方に基づき選定され、現在もこの考えが踏襲されている。

また、本成分表の策定に際しては、食品成分表2020年版との整合性を確保しつつ、アミノ酸成分表追補等による新規分析食品の増加、及び、アミノ酸成分表2015年版での推計を基礎として、本成分表において、類似食品からの類推や海外の食品成分表等からの借用等の推計の根拠についての確認及び追加を行うなど、利用者の便宜を図る観点からの見直しを行った。具体的には、

① 我が国で広く消費されている主な食品について、アミノ酸成分表2015年版 に未収載であった食品及び新たに食品成分表2020年版に収載された食品から選定した。

② 「生」の分析値があるものについては、それに基づき「ゆで」、「焼き」等の可食部100 g 当たりの成分値を類推した。

③ 未分析の食品のうち、上記③で類推ができない食品で、海外の食品成分表等に類似食品があるものについては、このデータを借用し、成分値を推計した。

④ 未分析の食品のうち、原材料の配合割合とアミノ酸の成分値が既知の加工品については、それらを用いて成分値を計算した。

②、③及び④の方法で求めた推計値は、調理によるアミノ酸組成の変化や日本と海外の食品の違い等を考慮していないものであることから、（ ）を付けて収載し、備考欄に推計値である旨を記載した。

②及び③の方法では、参照する食品の基準窒素1 g 当たり（海外のデータベースの場合は窒素1 g 当たり）の各アミノ酸量に、対象食品の基準窒素量を乗じて推計値を求めた[2)3)]。②又は③の推計で参照元となった食品は、備考欄に示した。

④の方法では、対象食品の原材料の可食部100 g当たりの各アミノ酸量に、原材料配合割合を乗じて加算し、当該原材料の可食部100 g当たりのたんぱく質量に原材料配合割合を乗じて加算したもので除した上で、対象食品の可食部100 g 中のたんぱく質量を乗じて推計値を求めた。原材料配合割合は、食品成分表2020年版第3章に記載の割合

を用いた。この結果、本成分表では、アミノ酸成分表 2015 年版収載食品数 1,558 食品から、推計食品を中心に新たに 395 食品を追加したことにより収載した食品数は 1,953 食品（第 1 表）である。食品群別収載食品は表 2 に示すとおりである。

表 2　食品群別収載食品数

食品群	食品数（第 1 表）	増加数
1　穀類	178	39
2　いも及びでん粉類	39	7
3　砂糖及び甘味類	2	1
4　豆類	101	20
5　種実類	47	9
6　野菜類	342	78
7　果実類	124	22
8　きのこ類	49	6
9　藻類	42	6
10　魚介類	427	107
11　肉類	274	41
12　卵類	19	3
13　乳類	53	2
14　油脂類	7	2
15　菓子類	124	2
16　し好飲料類	24	16
17　調味料及び香辛料類	97	34
18　調理済み流通食品類	4	0
合計	1,953	395

(3) 食品の名称、分類、配列、食品番号及び索引番号

食品の名称、分類、配列及び食品番号については、食品成分表 2020 年版に準じ、同じ名称、食品番号、索引番号等を用いた。各成分表において収載成分が未調査のものは除いていること等により、収載食品数が異なることから、本成分表には収載されない食品番号がある。

(4) 収載食品の留意点

各食品群及び各食品の詳細な説明については、食品成分表 2020 年版第 3 章食品群別留意点を参照されたい。

2)　収載成分項目等

(1) 項目及びその配列

項目の配列は、次のとおりとした。

第 1 表：水分、アミノ酸組成によるたんぱく質、たんぱく質、各アミノ酸、アミノ酸

合計、アンモニア

第 2 表：各アミノ酸、アミノ酸合計、アンモニア、アミノ酸組成によるたんぱく質に対する窒素 - たんぱく質換算係数

第 3 表、第 4 表：各アミノ酸、アミノ酸合計、アンモニア

(2) アミノ酸 (注)

① アミノ酸は、18 種類（魚介類、肉類と調味料及び香辛料類は 19 種類）を収載した。その内訳は、体内で合成されないか又は十分に合成されない不可欠アミノ酸（必須アミノ酸）として、イソロイシン、ロイシン、リシン（リジン）、含硫アミノ酸（メチオニン、シスチン）、芳香族アミノ酸（フェニルアラニン、チロシン）、トレオニン（スレオニン）、トリプトファン、バリン、ヒスチジン、その他のアミノ酸としてアルギニン、アラニン、アスパラギン酸、グルタミン酸、グリシン、プロリン、セリンである。このほか、魚介類等についてはヒドロキシプロリンを収載した。

各アミノ酸の成分値は、脱水縮合時のアミノ酸残基の質量ではなく、アミノ酸としての質量を収載している。このため、各アミノ酸の成分値からアミノ酸組成によるたんぱく質量を算出する際は、縮合脱水の差分を考慮する必要がある。

アスパラギン及びグルタミンは、アミノ酸分析の前処理におけるたんぱく質の加水分解で、それぞれアスパラギン酸、グルタミン酸に変化し、測定の際には、たんぱく質中のアスパラギンとアスパラギン酸あるいはグルタミンとグルタミン酸は区別できないので、それぞれアスパラギン酸及びグルタミン酸に含めた。また、シスチンの成分値は、システインとシスチン（2 分子のシステインが結合したもの）の合計で、1/2 シスチン量として表した。たんぱく質を構成するアミノ酸と遊離のアミノ酸は区別していない。

収載した各アミノ酸の和名、英名、記号及び分子量は、表 3 のとおりである。

（注）解説（12 頁）を参照。

表 3　収載したアミノ酸及び分子量

和名	英名	記号	分子量
イソロイシン	Isoleucine	Ile	131.17
ロイシン	Leucine	Leu	131.17
リシン（リジン）	Lysine	Lys	146.19
メチオニン	Methionine	Met	149.21
シスチン	Cystine	Cys-Cys	240.30
1/2 シスチン	Half-cystine		120.15
フェニルアラニン	Phenylalanine	Phe	165.19
チロシン	Tyrosine	Tyr	181.19
トレオニン（スレオニン）	Threonine	Thr	119.12
トリプトファン	Tryptophan	Trp	204.23

表３つづき

和名	英名	記号	分子量
バリン	Valine	Val	117.15
ヒスチジン	Histidine	His	155.16
アルギニン	Arginine	Arg	174.20
アラニン	Alanine	Ala	89.09
アスパラギン酸	Aspartic acid	Asp	133.10
グルタミン酸	Glutamic acid	Glu	147.13
グリシン	Glycine	Gly	75.07
プロリン	Proline	Pro	115.13
セリン	Serine	Ser	105.09
ヒドロキシプロリン	Hydroxyproline	Hyp	131.13
（参考）			
含硫アミノ酸	sulfur-containing amino acids	SAA	−
芳香族アミノ酸	aromatic amino acids	AAA	−

② アミノ酸の配列は、はじめに不可欠アミノ酸、次に可欠アミノ酸（非必須アミノ酸）とし、それぞれ原則として英名によるアルファベット順とした。なお、メチオニンとフェニルアラニンは、栄養的にはその一部をそれぞれシスチンとチロシンで置き替えることができるので、メチオニンの次にシスチン、フェニルアラニンの次にチロシンとした。

ヒスチジンは、大人は体内で合成できるが、子どもは合成できないので、不可欠アミノ酸であるが、他の不可欠アミノ酸とは少し異なることから、バリンの次に配列した。

また、アルギニンは、動物の種類によっては不可欠アミノ酸であったり、不可欠アミノ酸に準ずるものであったりするので、他の可欠アミノ酸と対照できるよう、不可欠アミノ酸と可欠アミノ酸の間に配列した。

さらに、メチオニン及びシスチンを含硫アミノ酸として、フェニルアラニン及びチロシンを芳香族アミノ酸として、それぞれ小計欄を設けるとともに、各アミノ酸の合計を「アミノ酸合計」として示した。

③ 各アミノ酸の測定方法の概要は表４のとおりである。

表 4　アミノ酸の測定法

対象アミノ酸	項目	概要
一般のアミノ酸★ ヒドロキシプロリン アンモニア	定量法	カラムクロマトグラフ法（アミノ酸自動分析計使用）
	加水分解条件	6 mol/L 塩酸（0.04 % 2 - メルカプトエタノール含有） 110 °C、24 時間
シスチン メチオニン	定量法	カラムクロマトグラフ法（アミノ酸自動分析計使用）
	加水分解条件	過ギ酸酸化後 6 mol/L 塩酸 130〜140 °C、20 時間
メチオニン★★	定量法	カラムクロマトグラフ法（アミノ酸自動分析計使用）
	加水分解条件	6 mol/L 塩酸（0.1 % 2 - メルカプトエタノール含有） 窒素を吹き込みながら 130〜140 °C、20 時間
トリプトファン	定量法	高速液体クロマトグラフ法
	加水分解条件	水酸化バリウム（チオジエチレングリコール含有） 110 °C、12 時間

★　イソロイシン、ロイシン、リシン（リジン）、フェニルアラニン、チロシン、トレオニン（スレオニン）、バリン、ヒスチジン、アルギニン、アラニン、アスパラギン酸、グルタミン酸、グリシン、プロリン、セリン

★★　シスチン及びメチオニンの測定法では、メチオニンが妨害ピークの影響で分離できない場合に用いる。

測定したアミノ酸量は、参考文献 1）の方法を用いて、次の補正係数を乗じて補正した（概略は参考に記した）：

イソロイシン、1.03；ロイシン、1.01；リシン（リジン）、1.01；メチオニン、1.01；シスチン、1.01；フェニルアラニン、1.01；チロシン、1.04；トレオニン（スレオニン）、1.08；トリプトファン、1.01；バリン、1.03；ヒスチジン、1.01；アルギニン、1.02；アラニン、1.01；アスパラギン酸、1.01；グルタミン酸 1.01；グリシン、1.01；プロリン、1.02；セリン、1.13；ヒドロキシプロリン、1.06。

(3) 水分及びたんぱく質（基準窒素によるたんぱく質）

利用者の便宜を図る観点から、水分及びたんぱく質について食品成分表 2020 年版の収載値を収載した。

なお、本成分表収載の食品に係る食品成分表 2020 年版の測定方法の概要は、表 5 のとおりである。

表 5　水分及びたんぱく質の測定法

成分	測定法
水分	常圧加熱乾燥法又は減圧加熱乾燥法 ただし、アルコール又は酢酸を含む食品は、乾燥減量からアルコール分又は酢酸の質量をそれぞれ差し引いて算出。
たんぱく質	改良ケルダール法又は燃焼法（改良デュマ法）によって定量した窒素量に、「窒素-たんぱく質換算係数」を乗じて算出。 野菜類はサリチル酸添加改良ケルダール法で硝酸態窒素を含む全窒素量を定量し、別に定量した硝酸態窒素を差し引いてから算出。 ※茶葉中のカフェイン、カカオ中のテオブロミン等の含窒素化合物についても、別途、当該化合物を定量し、基準窒素を求める際の計算に用いている。

(4) アミノ酸組成によるたんぱく質

アミノ酸組成によるたんぱく質は、アミノ酸組成に基づいて、アミノ酸の脱水縮合物の量、すなわちアミノ酸残基の総量として求めた値である。

アミノ酸組成によるたんぱく質（g）
＝∑{可食部 100 g 中の各アミノ酸量（g）×（そのアミノ酸の分子量−18.02）
/そのアミノ酸の分子量}

(5) アミノ酸組成によるたんぱく質に対する窒素換算係数

アミノ酸組成によるたんぱく質に対する窒素換算係数は、基準窒素 1 g 当たりの個々のアミノ酸残基の総量として求めた値である。

個々の食品のたんぱく質量を求める場合は、その食品の基準窒素量に当該窒素換算係数を乗ずることにより、従来の方法に従い基準窒素量に従来の窒素-たんぱく質換算係数を乗じたたんぱく質量よりも、より正確なたんぱく質量を求めることができる。

(6) アンモニア

アンモニアは、食品中に少量含まれているものを除き、その大部分がたんぱく質の加水分解の過程で生じるものであり、グルタミンやアスパラギンに含まれるアミド基由来のものが主体であると考えられることから、アミド態のアミノ酸量の推定に有益な情報として、この値を収載した。

このアンモニア量をこれらのアミノ酸のアミド態窒素としてたんぱく質量に算入することも検討したが、現時点では、アミド基に由来するものの割合についての十分な情報がないこと及びアミド態とみなしてもたんぱく質の計算値はほぼ同一であることから、アンモニアの量を別欄に示して参考として供することとした。

なお、グルタミン酸、アスパラギン酸として定量されるアミノ酸がすべてアミド態と仮定して、そのためのアンモニアを差し引いてもなおアンモニアが残る場合、その量を備考欄に「剰余アンモニア」として示した。

この「剰余アンモニア」は、非たんぱく態の含窒素化合物に由来するものと考えられる。また、特に野菜類においては、硝酸態窒素の一部がアミノ酸の定量操作の過程でアンモニアに変換されることが認められたので、硝酸態窒素に由来するものが多いと考えられる。

(7) 備考欄

既に述べたもののほか、食品の別名、試料、性状、廃棄部位等を記載した。

(8) 成分識別子（Component identifier）

各成分項目には成分識別子を付けた。成分識別子には、原則として、FAO/INFOODS の Tagname を用いた。Tagname にはない成分識別子は次のとおりである。

第 1 表

ATT：アミノ酸組成計。

AMMON-E：余剰アンモニア。

PROT-：たんぱく質。基準窒素量に窒素-たんぱく質換算係数を乗じて求める。

第 2 表

AMMONN：基準窒素 1g 当たりのアンモニア。

XNA：アミノ酸組成によるたんぱく質に対する窒素-たんぱく質換算係数。

第 3 表

-PA：アミノ酸組成によるたんぱく質 1g 当たりの各アミノ酸及びアンモニアは、各アミノ酸及びアンモニアの Tagname の語尾に「PA」を付けた。

第 4 表

AMMONP：（基準窒素による）たんぱく質 1g 当たりのアンモニア。

3) 数値の表示方法

数値の表示方法は、以下による（表 7 参照）。

表 6　数値の表示方法

項目	単位	最小表示の位	数値の丸め方
水分	g	小数第 1 位	小数第 2 位を四捨五入。
アミノ酸組成による たんぱく質			
たんぱく質			
各アミノ酸	mg	整数表示（ただし、10 未満は小数第 1 位）	整数表示では、大きい位から 3 桁目を四捨五入して有効数字 2 桁。 小数第 1 位表示では、小数第 2 位を四捨五入。
アミノ酸合計			
アンモニア			

水分、アミノ酸組成によるたんぱく質及びたんぱく質の単位は g とし、小数第 1 位まで表示した。

各アミノ酸、アミノ酸合計及びアンモニアの単位は mg とし、整数表示（ただし、10 未満は小数第1位まで表示）とした。

数値の丸め方は、最小表示桁の一つ下の桁を四捨五入したが、整数で表示するものについては、大きい位から3桁目を四捨五入して有効数字2桁で示した。

推計値は（　）を付けて収載した（推計値については、「2　1）(2) 収載食品の概要」を参照）。

4)　食品の調理条件

食品の調理条件は、食品成分表2020年版と同様、一般調理（小規模調理）を想定し基本的な調理条件を定めた。

調理過程の詳細、各食品の調理条件の概要については、食品成分表2020年版第1章表12を参照されたい。

参考文献

1)　日本食品分析センター：平成29年度文部科学省 委託調査報告書 日本食品標準成分表におけるアミノ酸組成分析法に関する新しい解析法の妥当性検証調査 成果報告書（2018）

2)　FAO/WHO : Energy and protein requirements, Report of a Joint FAO/WHO AdHoc Expert Committee.WHO Technical Report Series. No. 522, FAO Nutrition Meetings Report Series, No.52（1973）

3)　FAO: Amino acid content of foods and biological data on proteins. Nutritional Studies, No. 24（1970）

4)　FAO/WHO/UNU. Protein and amino acid requirements in human nutrition. Technical Report Series 935, WHO, Geneva.（2007）.

【参考】

解　説

1　アミノ酸

アミノ酸とは、一般には、1 分子中にアミノ基とカルボキシル基をもつ化合物の総称として用いられるが、アミノ酸の種類によっては、アミノ基はイミノ基である場合もあり、また、カルボキシル基でなく、スルフォノ基、ホスホノ基である場合もある。以下では、特にこれを断らず、アミノ酸、アミノ基、カルボキシル基と記述する。

アミノ酸は、自然界に遊離の形でも存在するほか、他のアミノ酸と結合してペプチドを形成している場合もある。しかし、大部分のアミノ酸は、生物のからだを構成するたんぱく質（ポリペプチド）の構成成分として存在している。

食品も、大部分は生物体やその代謝産物であるので、食品に含まれるアミノ酸も、大部分はたんぱく質を構成するアミノ酸である。

2　ペプチド、たんぱく質

アミノ酸は、1 分子の中に、アミノ基とカルボキシル基をもつので、あるアミノ酸のアミノ基と他のアミノ酸のカルボキシル基が脱水縮合して共有結合を形成する。この結合をペプチド結合と呼ぶ。ペプチド結合を酸やアルカリなどの存在下で加水分解するとアミノ酸を生成する。

アミノ酸 2 つ以上がペプチド結合で結合した化合物はペプチドと呼ばれる。2 つのアミノ酸がペプチド結合で結合したペプチドをジペプチドと呼び、数にしたがってトリペプチド、テトラペプチド、ペンタペプチドなどと呼ばれるが、2 から 20 程度のアミノ酸が結合したペプチドをオリゴペプチドと総称する（注）。さらに多数のアミノ酸が結合した物質をポリペプチドと呼ぶ。たんぱく質はポリペプチドで、天然に存在するアミノ酸の大部分は、たんぱく質の形で存在する。

（注）IUPAC&IUBMB1983、Oxford Dictionary of Biochemistry and Molecular Biology Second Edition 2006 等による。

3　天然に存在するアミノ酸

天然に存在する大部分の遊離アミノ酸並びにペプチド及びポリペプチド（たんぱく質）を構成するアミノ酸は、α-アミノ酸で、これは、カルボキシル基と結合した炭素原子（有機化合物の命名法における 2（又は α）の位置の炭素原子）にアミノ基が結合しているアミノ酸である。そのほか、3（又は β）の位置の炭素原子にアミノ基が結合した β-アミノ酸なども天然に存在するが、大部分のたんぱく質の構成アミノ酸ではない。以下 α-アミノ酸を単にアミノ酸と呼ぶ。

4　たんぱく質を構成するアミノ酸

筋肉、内臓、血液、骨格、皮膚等の組織や酵素、ホルモン、免疫抗体の生理機能を維持、調節する物質の基本的構成成分であるたんぱく質は、通常 20 種類のアミノ酸で構成されている。それらは、五十音順に、アスパラギン、アスパラギン酸、アラニン、アルギニン、イソロイシン、グリシン、グルタミン、グルタミン酸、システイン（システインは、スルフヒドリル基を持っているので、2 分子のシステインの間で酸化によりジスルフィド結合が形成される。このシステイン 2 分子で構成されるアミノ酸をシスチンという。天然のたんぱく質には、ジスルフィド結合をしているシスチンが多いが、システインも存在する）、セリン、チロシン、トリプトファン、トレオニン（スレオニン）、バリン、ヒスチジン、フェニルアラニン、プロリン、メチオニン、リシン（リジン）、ロイシンである。生体にはさまざまな種類のたんぱく質が含まれているが、特定のたんぱく質を考えると、いずれも、そのたんぱく質に特有の配列でアミノ酸がペプチド結合で結合している。

すなわち、あるたんぱく質のアミノ酸の配列は一定であり（同一種内で、ある特定のたんぱく質のアミノ酸の配列に遺伝的な違いがある場合は、遺伝的多型と呼ばれる）、これは遺伝情報として世代を超えて伝達される。

5 天然のアミノ酸の立体異性体

アミノ酸は、2（α）の位置の炭素原子に水素とアミノ基が結合し、また側鎖と呼ばれる原子団が結合している。したがって、側鎖が水素であるグリシンを除いて、2の位置の炭素原子が不斉炭素原子となるため、立体異性体が存在し、光学活性を有する。IUPAC及びIUBMBが勧告している命名法（1983）では、アミノ酸の立体異性体はD、Lで表示することができ、たんぱく質を構成するアミノ酸は、立体異性体のないグリシンを除いて、すべてL形である。また、より一般的に、キラル中心に付いた置換基の立体配置を*R*、*S*で表示することができる。たんぱく質を構成する大部分のアミノ酸のキラル中心である2位不斉炭素に関しての立体配置は*S*で、システインのそれは*R*である。

アラニンを例に、2位不斉炭素に関係する共有結合を破線とくさび型で表記した構造式を末尾の図に示した。図の中心の炭素は紙面上にあり、カルボキシル基とメチル基は紙面奥にあり、アミノ基と水素は紙面手前にあることを示している。

イソロイシン及びトレオニンは、3（β）位にもう一つの不斉炭素原子をもっているので、その不斉炭素原子についても立体異性体が存在する。

6 アミノ酸の表示

アミノ酸は、一般に慣用名が広く使用されており、系統名が使われる場合は少ない。記号として3文字記号が用いられるが、生化学の分野では、たんぱく質やペプチドのアミノ酸配列を示す場合に、1文字記号が広く使用されている。末尾の表8を参照されたい。

7 アミノ酸の側鎖

アミノ酸の化学的性質の違いは側鎖によって決まる。側鎖の性質によってアミノ酸が分類されることがある。

分枝（分岐鎖）アミノ酸（側鎖のアルキル基に分枝があるもの）

イソロイシン、ロイシン、バリン

酸性アミノ酸（側鎖にカルボキシル基があり、溶液とした際に酸性を示すもの）

アスパラギン酸、グルタミン酸

中性アミノ酸（溶液とした際にほぼ中性を示すもの）

アスパラギン、アラニン、イソロイシン、グリシン、グルタミン、システイン、セリン、チロシン、トレオニン（スレオニン）、フェニルアラニン、プロリン、バリン、メチオニン、ロイシン、トリプトファン

塩基性アミノ酸（溶液とした際に塩基性を示すもの）

アルギニン、ヒスチジン、リシン（リジン）

含硫アミノ酸（側鎖に硫黄があるもの）

システイン、メチオニン

芳香族アミノ酸（側鎖にベンゼン核をもつもの）

チロシン、トリプトファン、フェニルアラニン

ヒドロキシアミノ酸（側鎖にヒドロキシル基があるもの）

トレオニン（スレオニン）、セリン、チロシン、ヒドロキシプロリン

酸アミドアミノ酸（側鎖が酸アミドになっているもの）

アスパラギン、グルタミン

8　不可欠アミノ酸（必須アミノ酸）

アミノ酸には、体内で合成できるアミノ酸と合成できないアミノ酸がある。後者を不可欠アミノ酸又は必須アミノ酸といい、これらのアミノ酸は、食事から摂取しなければならない。ヒトでは 9 種類が不可欠アミノ酸である。すなわち、イソロイシン、トリプトファン、トレオニン（スレオニン）、バリン、ヒスチジン、フェニルアラニン、メチオニン、リシン（リジン）及びロイシンである。

不可欠アミノ酸以外のアミノ酸は、可欠アミノ酸又は非必須アミノ酸といい、体内で合成できるアミノ酸である。体内で合成できるが、生理的条件、遺伝的要因などによって、身体が必要とする量に見合う量を合成できないアミノ酸がある。これらを条件付き不可欠アミノ酸（条件付き必須アミノ酸）ということがある。アルギニン、システイン（シスチン）、チロシンなどは、条件付き不可欠アミノ酸である。WHO/FAO/UNUの年代別不可欠アミノ酸の必要量（2007）（本章の参考文献4））等では、含硫アミノ酸（メチオニンとシステインの合計量）、芳香族アミノ酸（フェニルアラニンとチロシンの合計量）を不可欠アミノ酸に含めて表現している。

9　アミノ酸の分析

食品中のアミノ酸は、遊離の状態でも存在するが、大部分がたんぱく質を構成するアミノ酸（アミノ酸残基）として存在する。このため、食品中のアミノ酸量を知るためには、たんぱく質やペプチドを加水分解して、遊離のアミノ酸にして分析する必要がある。たんぱく質やペプチドを加水分解する際のアミノ酸の安定性や分解性はアミノ酸の種類により異なる。大部分のアミノ酸は、酸による加水分解条件下で安定しているため、酸により加水分解する。しかし、トリプトファンは、酸による加水分解では分解するため、アルカリにより加水分解する。シス

テインは、酸による加水分解では一部が破壊されるため、あらかじめ酸化させて、システイン酸としてから、加水分解する。メチオニンも酸化させ、メチオニンスルホンとしてから、加水分解する。

酸アミドであるグルタミン及びアスパラギンは、加水分解により、それぞれグルタミン酸及びアスパラギン酸に変化する。このため、アミノ酸成分表では、グルタミン由来のグルタミン酸と元から存在するグルタミン酸の合計量をグルタミン酸として、そしてアスパラギン由来のアスパラギン酸と元から存在するアスパラギン酸の合計量をアスパラギン酸として示した。

なお、たんぱく質の加水分解する際、加水分解時間を変えて、測定されるアミノ酸の量を観察することにより、イソロイシン、バリン等のように加水分解されにくいペプチド結合にかかわるアミノ酸やセリン、トレオニン（スレオニン）等のように加水分解中に分解されやすいアミノ酸が存在することが報告されている。アミノ酸成分表2015年版までは、標準的な加水分解時間で測定したアミノ酸の量を収載値としていたが、本編では、標準的な加水分解時間で測定したアミノ酸の量に補正係数を乗じて収載値とした。これにより、アミノ酸組成によるたんぱく質がより信頼できるものとなっている。本編で利用した補正係数は、参考文献1）にあるように、加水分解時間を2〜144時間の範囲で変えて測定した各アミノ酸の量の変化に基づいて、算出したもので、現時点では、最も信頼できるものである。

本成分表で利用した補正係数：イソロイシン、1.03；ロイシン、1.01；リシン（リジン）、1.01；メチオニン、1.01；システイン、1.01；フェニルアラニン、1.01；チロシン、1.04；トレオニン（スレオニン）、1.08；トリプトファン、1.01；バリン、1.03；ヒスチジン、1.01；アルギニン、1.02；アラニン、1.01；アスパラギン酸、1.01；グルタミン酸、1.01；グリシン、1.01；プロリン、1.02；セリン、1.13；ヒドロキシプロリン、1.06。

本編の各アミノ酸の推計値は、加水分解条件の詳細が不明、又は、加水分解条件が成分表の条件と異なる可能性があることから、補正をしていない。

10　たんぱく質の栄養価の評価

FAO/WHO等は、食事のたんぱく質に含まれるべき不可欠アミノ酸の組成（mg/g たんぱく質）を、標準となるアミノ酸評点パターン（Requirement pattern）として公表している。このアミノ酸評点パターンと食品のたんぱく質中のアミノ酸量を比較することで、たんぱく質の栄養価を評価できる。たんぱく質中のアミノ酸量のうち、アミノ酸評点パターンを下回るものを制限アミノ酸という。アミノ酸スコアは、たんぱく質1 g中の第一制限アミノ酸の量（mg）を評点パターンにおけるそのアミノ酸の量（mg）で除した値に100を乗じたものである。

食事摂取基準の策定に際しては、国民・健康栄養調査の結果における食品群別たんぱく質摂取量とそれぞれのたんぱく質のアミノ酸組成からアミノ酸摂取量を算出して、摂取したたんぱく質（平均値）のアミノ酸スコアを求めている。そして、1973年FAO/WHOアミノ酸評点パターン、1985年FAO/WHO/UNUアミノ酸評点パターン及び2007年FAO/WHO/UNUアミノ酸評点パターンのいずれを基準にしても、アミノ酸スコアが100を超えていたため、食事から良質なたんぱく質を摂取しているとみなしている。

11　アミノ酸成分表について

アミノ酸成分表と、食事調査等の結果を組み合わせれば、アミノ酸の摂取量が算出できる。アミノ酸の摂取量は、個別や集団の食事及び栄養状況の把握や評価に活用できる。特に、アミノ酸の摂取量に配慮する食事を提供する場合には、アミノ酸成分表の活用は必須である。

現在、不可欠アミノ酸の食事摂取基準は策定されていないが、推定平均必要量が「たんぱく質必要量（g/kg 体重/日）に対するアミノ酸必要量（mg/kg 体重/日）」として示されている。そこで、アミノ酸成分表を活用すると、不可欠アミノ酸必要量に対する摂取量の評価、不足を補う献立作成や栄養アドバイスなどを行うことができる。

表 7　たんぱく質を構成するアミノ酸の慣用名、記号及び系統名（*は不可欠アミノ酸）

慣用名		3 文字記号	1 文字記号	系統名
イソロイシン*	Isoleucine	Ile	I	2-Amino-3-methylpentanoic acid 2-アミノ-3-メチルペンタン酸
ロイシン*	Leucine	Leu	L	2-Amino-4-methylpentanoic acid 2-アミノ-4-メチルペンタン酸
リシン（リジン）*	Lysine	Lys	K	2,6-Diaminohexanoic acid 2,6-ジアミノヘキサン酸
メチオニン*	Methionine	Met	M	2-Amino-4-(methylthio)butanoic acid 2-アミノ-4-（メチルチオ）ブタン酸
システイン	Cysteine	Cys	C	2-Amino-3-mercaptopropanoic acid 2-アミノ-3-メルカプトプロパン酸
フェニルアラニン*	Phenylalanine	Phe	F	2-Amino-3-phenylpropanoic acid 2-アミノ-3-フェニルプロパン酸
チロシン	Tyrosine	Tyr	Y	2-Amino-3-(4-hydroxyphenyl) propanoic acid 2-アミノ-3-（4-ヒドロキシフェニル）プロパン酸
トレオニン* （スレオニン）	Threonine	Thr	T	2-Amino-3-hydroxybutanoic acid 2-アミノ-3-ヒドロキシブタン酸
トリプトファン*	Tryptophan	Trp	W	2-Amino-3-(l*H*-indol-3-yl)-propanoic acid 2-アミノ-3-（l*H*-インドル-3-イル）-プロパン酸
バリン*	Valine	Val	V	2-Amino-3-methylbutanoic acid 2-アミノ-3-メチルブタン酸
ヒスチジン*	Histidine	His	H	2-Amino-3-（1*H*-imidazol-4-yl）-propanoic acid 2-アミノ-3-（1*H*-イミダゾル-4-イル）-プロパン酸
アルギニン	Arginine	Arg	R	2-Amino-5-guanidinopentanoic acid 2-アミノ-5-グアニジノペンタン酸
アラニン	Alanine	Ala	A	2-Aminopropanoic acid 2-アミノプロパン酸
アスパラギン酸	Aspartic acid	Asp	D	2-Aminobutanedioic acid 2-アミノブタンジオン酸

表 7 続き

慣用名		3 文字記号	1 文字記号	系統名
アスパラギン	Asparagine	Asn	N	2-Amino-3-carbamoylpropanoic acid 2-アミノ-3-カルバモイルプロパン酸
グルタミン酸	Glutamic acid	Glu	E	2-Aminopentanedioic acid 2-アミノペンタンジオン酸
グルタミン	Glutamine	Gln	Q	2-Amino-4-carbamoylbutanoic acid 2-アミノ-4-カルバモイルブタン酸
グリシン	Glycine	Gly	G	Aminoethanoic acid アミノエタン酸
プロリン	Proline	Pro	P	Pyrrolidine-2-carboxylic acid ピロリジン-2-カルボン酸
セリン	Serine	Ser	S	2-Amino-3-hydroxypropanoic acid 2-アミノ-3-ヒドロキシプロパン酸
ヒドロキシプロリン	Hydroxyproline	Hyp	-	4-Hydroxypyrrolidine-2-carboxylic acid 4-ヒドロキシピロリジン-2-カルボン酸

[1] International Union of Pure and Applied Chemistry and International Union of Biochemistry and Molecular Biology - IUPAC-IUB Joint Commission on Biochemical Nomenclature（JCBN）: Nomenclature and Symbolism for Amino Acids and Peptides（Recommendations 1983）(http://www.chem.qmul.ac.uk/iupac/AminoAcid/, World Wide Web version prepared by G. P. Moss.)

[2] ヒドロキシプロリンには、3位に水酸基が付いた異性体も存在するが、その量は少ない。

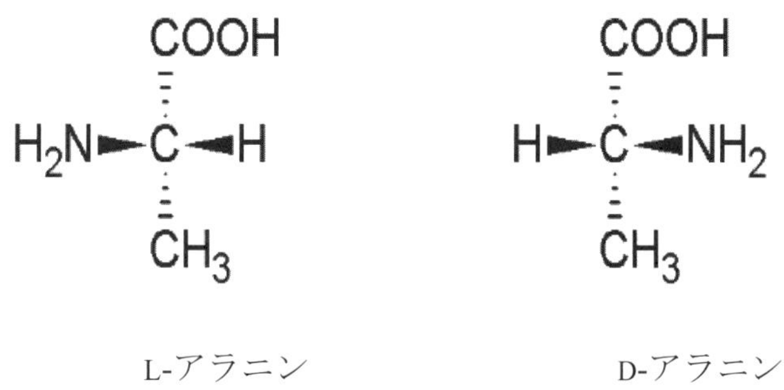

図　アラニンの立体異性体

第 2 章　アミノ酸成分表

第 1 表　可食部 100 g 当たりのアミノ酸成分表

1 穀類

食品番号	索引番号	食品名	水分	アミノ酸組成によるたんぱく質	たんぱく質	イソロイシン	ロイシン	リシン（リジン）	含硫アミノ酸 メチオニン	シスチン	合計	芳香族アミノ酸 フェニルアラニン	チロシン	合計
		可食部100 g 当たり												
		成分識別子	WATER	PROTCAA	PROT-	ILE	LEU	LYS	MET	CYS	AAS	PHE	TYR	AAA
		単位	(......... g		)	(... mg								....)
01001	1	アマランサス　玄穀	13.5	(11.3)	12.7	(550)	(820)	(700)	(210)	(180)	(390)	(510)	(310)	(820
01002	2	あわ　精白粒	13.3	10.2	11.2	480	1500	220	380	220	600	630	360	99
01003	3	あわ　あわもち	48.0	(4.5)	5.1	(210)	(600)	(130)	(160)	(110)	(260)	(280)	(170)	(460
01004	4	えんばく　オートミール	10.0	12.2	13.7	590	1100	620	270	500	770	760	490	130
01005	5	おおむぎ　七分つき押麦	14.0	(9.7)	10.9	(410)	(830)	(390)	(190)	(300)	(490)	(610)	(370)	(980
01006	6	おおむぎ　押麦　乾	12.7	5.9	6.7	250	500	240	120	180	300	370	230	60
01170	7	おおむぎ　押麦　めし	68.6	2.0	2.2	86	170	81	40	55	95	130	80	21
01007	8	おおむぎ　米粒麦	14.0	(6.2)	7.0	(270)	(530)	(250)	(120)	(190)	(320)	(390)	(240)	(630
01008	9	おおむぎ　大麦めん　乾	14.0	(11.7)	12.9	(480)	(950)	(360)	(230)	(340)	(570)	(690)	(420)	(1100
01009	10	おおむぎ　大麦めん　ゆで	70.0	(4.4)	4.8	(180)	(350)	(130)	(84)	(130)	(210)	(260)	(160)	(410
01010	11	おおむぎ　麦こがし	3.5	(11.1)	12.5	(480)	(950)	(450)	(220)	(340)	(560)	(700)	(430)	(1100
01167	12	キヌア　玄穀	12.2	9.7	13.4	480	810	720	260	210	470	510	380	88
01011	13	きび　精白粒	13.8	10.0	11.3	470	1400	160	360	200	560	640	430	110
01012	14	こむぎ　［玄穀］　国産　普通	12.5	9.5	10.8	390	760	320	180	270	450	530	330	86
01015	17	こむぎ　［小麦粉］　薄力粉　1等	14.0	7.7	8.3	320	610	190	150	240	390	450	270	71
01016	18	こむぎ　［小麦粉］　薄力粉　2等	14.0	8.3	9.3	340	650	220	160	240	400	480	280	76
01018	19	こむぎ　［小麦粉］　中力粉　1等	14.0	8.3	9.0	340	650	190	160	240	400	470	290	76
01019	20	こむぎ　［小麦粉］　中力粉　2等	14.0	8.9	9.7	360	700	220	170	250	420	500	310	81
01020	21	こむぎ　［小麦粉］　強力粉　1等	14.5	11.0	11.8	440	850	240	200	300	500	650	370	100
01021	22	こむぎ　［小麦粉］　強力粉　2等	14.5	11.9	12.6	480	920	260	210	310	530	690	410	110
01023	23	こむぎ　［小麦粉］　強力粉　全粒粉	14.5	(11.7)	12.8	(430)	(870)	(350)	(220)	(270)	(490)	(660)	(270)	(930
01146	24	こむぎ　［小麦粉］　プレミックス粉　お好み焼き用	9.8	9.0	10.1	360	680	230	140	210	350	480	300	79
01024	25	こむぎ　［小麦粉］　プレミックス粉　ホットケーキ用	11.1	(7.1)	7.8	(320)	(610)	(260)	(160)	(200)	(360)	(410)	(270)	(690
01147	26	こむぎ　［小麦粉］　プレミックス粉　から揚げ用	8.3	9.2	10.2	340	650	300	120	180	290	430	260	69

可食部100 g 当たり															
トレオニン（スレオニン）	トリプトファン	バリン	ヒスチジン	アルギニン	アラニン	アスパラギン酸	グルタミン酸	グリシン	プロリン	セリン	ヒドロキシプロリン	アミノ酸組成計	アンモニア	剰余アンモニア	備考
THR	TRP	VAL	HIS	ARG	ALA	ASP	GLU	GLY	PRO	SER	HYP	AAT	AMMON	AMMON-E	
(......mg......)															
(520)	(170)	(640)	(360)	(990)	(750)	(1200)	(2100)	(1500)	(650)	(1100)	(0)	(13000)	-	-	米国成分表より推計
470	210	600	270	360	1000	800	2400	300	990	630	-	12000	340	-	うるち、もちを含む 歩留り： 70～80 %
(190)	(88)	(280)	(130)	(250)	(410)	(410)	(1000)	(170)	(380)	(260)	-	(5300)	-	-	原材料配合割合： もちあわ50、もち米50 01002あわ、01151もち米から推計
500	200	800	350	910	670	1200	3000	750	810	700	-	14000	380	-	別名： オート、オーツ
(430)	(160)	(580)	(260)	(510)	(430)	(640)	(2800)	(440)	(1400)	(540)	-	(11000)	(340)	-	歩留り： 玄皮麦60～65 %、玄裸麦65～70 % 01006押麦から推計
260	97	350	160	310	260	390	1700	270	820	330	-	6900	210	-	歩留り： 玄皮麦45～55 %、玄裸麦55～65 %
89	33	120	55	110	88	130	590	91	280	110	-	2300	70	-	乾35 g相当量を含む
(280)	(100)	(370)	(170)	(330)	(270)	(410)	(1800)	(280)	(870)	(350)	-	(7200)	(220)	-	別名： 切断麦 白麦を含む 歩留り： 玄皮麦40～50 %、玄裸麦50～60 % 01006押麦から推計
(440)	(170)	(620)	(310)	(560)	(450)	(630)	(4100)	(510)	(1600)	(690)	-	(14000)	(480)	-	原材料配合割合： 大麦粉 50、小麦粉 50 01006押麦、01019小麦粉/中力粉/２等から推計
(170)	(62)	(230)	(120)	(210)	(170)	(240)	(1500)	(190)	(590)	(260)	-	(5000)	(180)	-	原材料配合割合： 大麦粉 50、小麦粉 50 01006押麦、01019小麦粉/中力粉/２等から推計
(490)	(180)	(660)	(300)	(580)	(490)	(730)	(3300)	(510)	(1500)	(620)	-	(13000)	(390)	-	別名： こうせん、はったい粉 01006押麦から推計
500	170	590	380	1100	550	1100	1800	690	470	610	-	11000	210	-	
380	150	570	260	350	1200	680	2500	250	810	790	-	12000	340	-	うるち、もちを含む 歩留り： 70～80 %
360	160	510	290	550	410	570	3300	460	1100	590	-	11000	380	-	
260	110	380	200	320	260	370	3000	310	1000	470	-	9000	350	-	
280	110	410	220	370	290	420	3300	350	1100	490	-	9700	380	-	
280	110	400	210	340	270	380	3300	350	1100	500	-	9600	390	-	
300	110	430	230	400	300	410	3500	380	1200	550	-	10000	400	-	
350	140	520	280	430	350	490	4500	440	1600	640	-	13000	540	-	
390	150	560	300	480	380	520	4800	480	1700	730	-	14000	570	-	
(360)	(170)	(550)	(350)	(630)	(470)	(700)	(4200)	(550)	(2000)	(600)	(0)	(14000)	-	-	米国成分表より推計
300	110	420	240	390	300	440	3800	360	1100	500	-	10000	370	-	
(270)	(100)	(390)	(190)	(320)	(280)	(430)	(2500)	(280)	(880)	(460)	(0)	(8300)	(270)	-	原材料配合割合から推計
310	92	410	190	420	350	600	4400	330	800	470	-	11000	310	-	

1 穀類

食品番号	索引番号	食品名	水分	アミノ酸組成によるたんぱく質	たんぱく質	イソロイシン	ロイシン	リシン（リジン）	含硫アミノ酸 メチオニン	含硫アミノ酸 シスチン	含硫アミノ酸 合計	芳香族アミノ酸 フェニルアラニン	芳香族アミノ酸 チロシン	芳香族アミノ酸 合計
		成分識別子	WATER	PROTCAA	PROT-	ILE	LEU	LYS	MET	CYS	AAS	PHE	TYR	AAA
		単位	(......... g ....)			(......... mg ....)								
01025	27	こむぎ　［小麦粉］　プレミックス粉　天ぷら用	12.4	8.2	8.8	350	660	210	160	240	400	480	270	75
01171	28	こむぎ　［小麦粉］　プレミックス粉　天ぷら用　バッター	65.5	(3.0)	3.3	(130)	(240)	(78)	(57)	(88)	(140)	(170)	(98)	(27
01172	29	こむぎ　［小麦粉］　プレミックス粉　天ぷら用　バッター　揚げ	10.2	(3.9)	4.3	(170)	(320)	(100)	(75)	(120)	(190)	(230)	(130)	(36
01026	30	こむぎ　［パン類］　角形食パン　食パン	39.2	7.4	8.9	310	590	170	120	190	310	440	270	71
01174	31	こむぎ　［パン類］　角形食パン　焼き	33.6	8.3	9.7	350	670	180	130	210	340	490	300	80
01175	32	こむぎ　［パン類］　角形食パン　耳を除いたもの	44.2	6.9	8.2	300	550	170	110	180	290	400	260	67
01028	37	こむぎ　［パン類］　コッペパン	37.0	7.3	8.5	310	580	170	120	180	300	430	260	69
01030	38	こむぎ　［パン類］　乾パン	5.5	(8.7)	9.5	(370)	(700)	(240)	(170)	(240)	(410)	(510)	(310)	(81
01031	39	こむぎ　［パン類］　フランスパン	30.0	8.6	9.4	360	680	180	140	230	370	500	310	81
01032	40	こむぎ　［パン類］　ライ麦パン	35.0	6.7	8.4	280	520	220	110	180	290	380	230	62
01033	42	こむぎ　［パン類］　ぶどうパン	35.7	(7.4)	8.2	(300)	(580)	(210)	(140)	(190)	(320)	(420)	(250)	(67
01034	43	こむぎ　［パン類］　ロールパン	30.7	8.5	10.1	370	690	210	150	220	360	500	310	81
01035	45	こむぎ　［パン類］　クロワッサン　リッチタイプ	20.0	(7.3)	7.9	(300)	(570)	(190)	(140)	(190)	(330)	(430)	(250)	(68
01036	47	こむぎ　［パン類］　イングリッシュマフィン	46.0	(7.4)	8.1	(310)	(580)	(190)	(140)	(200)	(340)	(440)	(260)	(69
01037	48	こむぎ　［パン類］　ナン	37.2	(9.3)	10.3	(390)	(750)	(260)	(190)	(270)	(460)	(530)	(340)	(87
01148	49	こむぎ　［パン類］　ベーグル	32.3	8.2	9.6	350	650	170	130	210	340	480	290	78
01038	50	こむぎ　［うどん・そうめん類］　うどん　生	33.5	5.2	6.1	220	410	120	83	140	220	300	170	48
01039	51	こむぎ　［うどん・そうめん類］　うどん　ゆで	75.0	2.3	2.6	94	180	51	40	53	93	130	82	21
01186	52	こむぎ　［うどん・そうめん類］　うどん　半生うどん	23.8	(6.6)	7.8	(280)	(530)	(150)	(110)	(170)	(280)	(390)	(220)	(61
01041	53	こむぎ　［うどん・そうめん類］　干しうどん　乾	13.5	8.0	8.5	320	630	180	130	210	340	460	280	73
01042	54	こむぎ　［うどん・そうめん類］　干しうどん　ゆで	70.0	(2.9)	3.1	(110)	(230)	(65)	(47)	(75)	(120)	(160)	(97)	(26
01043	55	こむぎ　［うどん・そうめん類］　そうめん・ひやむぎ　乾	12.5	8.8	9.5	370	700	190	150	230	370	510	320	83
01044	56	こむぎ　［うどん・そうめん類］　そうめん・ひやむぎ　ゆで	70.0	(3.3)	3.5	(140)	(270)	(72)	(60)	(73)	(130)	(190)	(130)	(32
01045	57	こむぎ　［うどん・そうめん類］　手延そうめん・手延ひやむぎ　乾	14.0	8.6	9.3	350	690	200	130	220	350	490	300	80
01046	58	こむぎ　［うどん・そうめん類］　手延そうめん・手延ひやむぎ　ゆで	70.0	(3.2)	3.5	(130)	(260)	(74)	(50)	(82)	(130)	(180)	(110)	(29

可食部100 g 当たり

可食部100 g 当たり															備考
トレオニン（スレオニン）	トリプトファン	バリン	ヒスチジン	アルギニン	アラニン	アスパラギン酸	グルタミン酸	グリシン	プロリン	セリン	ヒドロキシプロリン	アミノ酸組成計	アンモニア	剰余アンモニア	
THR	TRP	VAL	HIS	ARG	ALA	ASP	GLU	GLY	PRO	SER	HYP	AAT	AMMON	AMMON-E	
(.....mg.....)															
280	110	420	220	350	280	420	3200	320	1100	480	-	9500	360	-	
(95)	(39)	(150)	(80)	(130)	(100)	(150)	(1200)	(120)	(400)	(160)	-	(3400)	-	-	天ぷら粉39、水61 01025プレミックス粉/天ぷら用から推計
(130)	(51)	(200)	(110)	(170)	(140)	(200)	(1500)	(160)	(520)	(210)	-	(4500)	-	-	別名：揚げ玉、天かす 01025プレミックス粉/天ぷら用から推計
240	90	360	200	290	250	340	3000	300	1000	400	-	8500	340	-	
280	100	400	220	320	270	370	3400	330	1200	460	-	9600	390	-	
240	85	330	180	280	220	310	2700	270	970	420	-	8000	320	-	※ 耳の割合：45 % 耳以外の割合 : 55 %
260	90	360	200	290	260	360	2900	310	990	450	-	8500	330	-	
(300)	(120)	(440)	(230)	(360)	(300)	(440)	(3400)	(350)	(1200)	(520)	-	(10000)	(400)	-	原材料配合割合から推計
290	110	410	220	340	290	390	3400	360	1200	520	-	10000	390	-	
290	83	380	190	330	330	480	2200	340	850	420	-	7800	270	-	主原料配合：ライ麦粉 50 %
(250)	(96)	(360)	(190)	(290)	(260)	(590)	(2800)	(290)	(990)	(430)	-	(8600)	(330)	-	原材料配合割合から推計
300	110	430	230	340	300	430	3300	350	1100	520	-	9900	370	-	原材料配合割合から推計
(250)	(93)	(360)	(190)	(290)	(250)	(350)	(2900)	(290)	(1000)	(430)	-	(8400)	(340)	-	原材料配合割合から推計
(250)	(96)	(360)	(190)	(300)	(260)	(360)	(2900)	(310)	(1000)	(440)	-	(8600)	(350)	-	原材料配合割合から推計
(320)	(130)	(470)	(240)	(400)	(330)	(470)	(3500)	(380)	(1200)	(580)	-	(11000)	(410)	-	原材料配合割合から推計
280	100	400	220	330	280	380	3300	340	1100	490	-	9600	380	-	
170	65	250	130	210	170	240	2100	210	720	320	-	6000	240	-	きしめん、ひもかわを含む
73	27	110	57	93	72	99	910	92	310	140	-	2600	100	-	きしめん、ひもかわを含む
(220)	(83)	(320)	(170)	(270)	(210)	(300)	(2700)	(270)	(920)	(400)	-	(7700)	(310)	-	01038うどん/生から推計
270	99	380	200	320	250	370	3200	330	1100	500	-	9300	380	-	
(91)	(36)	(140)	(73)	(120)	(91)	(130)	(1200)	(120)	(390)	(160)	-	(3300)	-	-	01041干しうどん/乾から推計
290	110	430	230	360	280	400	3600	350	1200	520	-	10000	410	-	
(110)	(41)	(160)	(87)	(140)	(110)	(150)	(1300)	(130)	(460)	(200)	-	(3900)	(160)	-	01045手延べそうめん/乾から推計
290	110	410	220	360	290	400	3400	360	1200	540	-	10000	410	-	
(100)	(41)	(150)	(82)	(130)	(110)	(150)	(1300)	(130)	(440)	(180)	-	(3700)	-	-	推計値？

1 穀類

食品番号	索引番号	食品名	水分	アミノ酸組成によるたんぱく質	たんぱく質	イソロイシン	ロイシン	リシン（リジン）	含硫アミノ酸 メチオニン	シスチン	合計	芳香族アミノ酸 フェニルアラニン	チロシン	合計
		可食部100 g 当たり												
		成分識別子	WATER	PROTCAA	PROT-	ILE	LEU	LYS	MET	CYS	AAS	PHE	TYR	AAA
		単位	(……… g ………)			(……… mg ………)								
01047	59	こむぎ ［中華めん類］ 中華めん 生	33.0	8.5	8.6	350	670	200	140	190	340	500	330	83
01048	60	こむぎ ［中華めん類］ 中華めん ゆで	65.0	(4.8)	4.9	(200)	(380)	(110)	(81)	(110)	(190)	(290)	(190)	(47
01187	61	こむぎ ［中華めん類］ 半生中華めん	23.7	(9.8)	9.9	(410)	(770)	(230)	(160)	(220)	(390)	(580)	(380)	(96
01049	62	こむぎ ［中華めん類］ 蒸し中華めん 蒸し中華めん	57.4	4.8	4.9	200	380	110	97	130	230	270	160	43
01188	63	こむぎ ［中華めん類］ 蒸し中華めん ソテー	50.4	(5.1)	5.2	(220)	(400)	(110)	(100)	(140)	(250)	(290)	(170)	(46
01050	64	こむぎ ［中華めん類］ 干し中華めん 乾	14.7	(11.5)	11.7	(480)	(910)	(270)	(190)	(260)	(460)	(680)	(450)	(110
01051	65	こむぎ ［中華めん類］ 干し中華めん ゆで	66.8	(4.8)	4.9	(200)	(380)	(110)	(80)	(110)	(190)	(280)	(190)	(47
01052	66	こむぎ ［中華めん類］ 沖縄そば 生	32.3	(9.1)	9.2	(380)	(720)	(210)	(150)	(210)	(360)	(540)	(350)	(89
01053	67	こむぎ ［中華めん類］ 沖縄そば ゆで	65.5	(5.1)	5.2	(210)	(410)	(120)	(86)	(120)	(200)	(300)	(200)	(50
01054	68	こむぎ ［中華めん類］ 干し沖縄そば 乾	13.7	(11.9)	12.0	(490)	(930)	(280)	(200)	(270)	(470)	(700)	(460)	(120
01055	69	こむぎ ［中華めん類］ 干し沖縄そば ゆで	65.0	(5.1)	5.2	(210)	(410)	(120)	(86)	(120)	(200)	(300)	(200)	(50
01056	70	こむぎ ［即席めん類］ 即席中華めん 油揚げ味付け	2.0	9.0	10.1	330	620	170	130	200	330	450	270	71
01189	73	こむぎ ［即席めん類］ 即席中華めん 油揚げ ゆで （添付調味料等を含まないもの）	59.8	3.5	3.9	140	280	76	0	83	83	200	130	33
01144	74	こむぎ ［即席めん類］ 即席中華めん 油揚げ 乾 （添付調味料等を含まないもの）	3.7	8.2	8.9	340	650	180	140	220	350	470	280	75
01190	77	こむぎ ［即席めん類］ 即席中華めん 非油揚げ ゆで （添付調味料等を含まないもの）	63.9	3.3	3.4	140	260	71	57	68	130	190	120	31
01145	78	こむぎ ［即席めん類］ 即席中華めん 非油揚げ 乾 （添付調味料等を含まないもの）	10.7	7.9	8.5	330	630	180	130	200	320	460	280	73
01193	79	こむぎ ［即席めん類］ 中華スタイル即席カップめん 油揚げ 塩味 乾 （添付調味料等を含むもの）	5.3	9.5	10.9	360	680	300	150	200	340	460	300	76
01201	80	こむぎ ［即席めん類］ 中華スタイル即席カップめん 油揚げ 塩味 調理後全体 （添付調味料等を含むもの）	79.8	(2.1)	2.5	(82)	(150)	(68)	(33)	(44)	(77)	(100)	(67)	(170
01194	81	こむぎ ［即席めん類］ 中華スタイル即席カップめん 油揚げ 塩味 調理後のめん （スープを残したもの）	62.0	3.3	3.8	130	250	69	53	67	120	180	110	29

可食部100 g当たり															備考
トレオニン (スレオニン)	トリプトファン	バリン	ヒスチジン	アルギニン	アラニン	アスパラギン酸	グルタミン酸	グリシン	プロリン	セリン	ヒドロキシプロリン	アミノ酸組成計	アンモニア	剰余アンモニア	
THR	TRP	VAL	HIS	ARG	ALA	ASP	GLU	GLY	PRO	SER	HYP	AAT	AMMON	AMMON-E	
(..........							mg							..........)	
280	100	420	220	350	290	400	3400	340	1200	510	-	9800	390	-	
(160)	(58)	(240)	(120)	(200)	(160)	(230)	(1900)	(200)	(660)	(290)	-	(5600)	(220)	-	01047中華めん/生から推計
(320)	(120)	(480)	(250)	(400)	(330)	(460)	(3900)	(390)	(1300)	(580)	-	(11000)	(450)	-	01047中華めん/生から推計
150	65	230	130	190	160	210	1800	200	670	280	-	5500	210	-	
(170)	(70)	(250)	(140)	(200)	(180)	(230)	(2000)	(220)	(720)	(300)	-	(5900)	(230)	-	01049蒸し中華めんから推計
(380)	(140)	(570)	(290)	(470)	(390)	(550)	(4600)	(460)	(1600)	(690)	-	(13000)	(530)	-	01047中華めん/生から推計
(160)	(57)	(240)	(120)	(200)	(160)	(230)	(1900)	(190)	(660)	(290)	-	(5600)	(220)	-	01047中華めん/生から推計
(300)	(110)	(450)	(230)	(370)	(310)	(430)	(3600)	(370)	(1200)	(540)	-	(11000)	(420)	-	別名： 沖縄めん 01047中華めん/生から推計
(170)	(61)	(250)	(130)	(210)	(170)	(240)	(2000)	(210)	(700)	(310)	-	(6000)	(240)	-	別名： 沖縄めん 01047中華めん/生から推計
(390)	(140)	(590)	(300)	(480)	(400)	(560)	(4700)	(480)	(1600)	(710)	-	(14000)	(550)	-	別名： 沖縄めん 01047中華めん/生から推計
(170)	(61)	(250)	(130)	(210)	(170)	(240)	(2000)	(210)	(700)	(310)	-	(6000)	(240)	-	別名： 沖縄めん 01047中華めん/生から推計
270	92	400	210	330	290	410	4300	350	1100	470	-	10000	350	-	別名： インスタントラーメン 添付調味料等を含む
110	44	170	90	150	120	150	1400	140	480	220	-	4000	160	-	添付調味料等を含まない
260	100	390	210	330	270	360	3300	330	1100	490	-	9500	370	-	調理前のもの、添付調味料等を除く
110	42	160	90	130	110	150	1300	130	430	210	-	3800	150	-	添付調味料等を含まない
260	100	380	210	320	260	350	3200	320	1100	480	-	9100	370	-	添付調味料等を除く
320	100	420	230	440	410	530	4100	510	1000	530	-	11000	340	-	調理前のもの、添付調味料等を含む
(71)	(23)	(95)	(52)	(99)	(92)	(120)	(930)	(120)	(230)	(120)	-	(2500)	(76)	-	添付調味料等を含む 01193中華スタイル即席カップめん、油揚げ、塩味、乾より推計 01193油揚げ/塩味/乾（添付調味料等を含むもの）から推計
110	38	150	83	130	120	150	1400	150	430	200	-	3900	150	-	添付調味料等を含む

1 穀類

食品番号	索引番号	食品名	水分	アミノ酸組成によるたんぱく質	たんぱく質	イソロイシン	ロイシン	リシン（リジン）	含硫アミノ酸 メチオニン	シスチン	合計	芳香族アミノ酸 フェニルアラニン	チロシン	合計
		成分識別子	WATER	PROTCAA	PROT-	ILE	LEU	LYS	MET	CYS	AAS	PHE	TYR	AAA
		単位	(........ g	.........)		(......			mg				......)	
			可食部100 g 当たり											
01191	82	こむぎ　［即席めん類］　中華スタイル即席カップめん　油揚げ　しょうゆ味　乾　（添付調味料等を含むもの）	9.7	8.3	10.0	320	600	240	130	170	310	420	260	68
01200	83	こむぎ　［即席めん類］　中華スタイル即席カップめん　油揚げ　しょうゆ味　調理後全体（添付調味料等を含むもの）	80.8	(2.0)	2.3	(75)	(140)	(58)	(31)	(41)	(72)	(98)	(62)	(16
01192	84	こむぎ　［即席めん類］　中華スタイル即席カップめん　油揚げ　しょうゆ味　調理後のめん　（スープを残したもの）	69.1	2.6	3.0	100	190	56	41	50	91	140	91	2
01060	85	こむぎ　［即席めん類］　中華スタイル即席カップめん　油揚げ　焼きそば　乾　（添付調味料等を含むもの）	11.1	6.9	8.2	280	530	170	100	160	270	380	220	6
01202	86	こむぎ　［即席めん類］　中華スタイル即席カップめん　油揚げ　焼きそば　調理後全体（添付調味料等を含むもの）	53.6	(4.2)	5.0	(170)	(320)	(100)	(63)	(100)	(160)	(230)	(130)	(36
01061	87	こむぎ　［即席めん類］　中華スタイル即席カップめん　非油揚げ　乾　（添付調味料等を含むもの）	15.2	7.7	9.2	290	550	250	130	140	260	380	230	6
01203	88	こむぎ　［即席めん類］　中華スタイル即席カップめん　非油揚げ　調理後全体　（添付調味料等を含むもの）	83.5	(2.1)	2.5	(78)	(150)	(67)	(34)	(36)	(70)	(100)	(61)	(16
01195	89	こむぎ　［即席めん類］　中華スタイル即席カップめん　非油揚げ　調理後のめん　（スープを残したもの）	68.8	2.9	3.4	110	220	70	47	51	98	160	100	2
01062	90	こむぎ　［即席めん類］　和風スタイル即席カップめん　油揚げ　乾　（添付調味料等を含むもの）	6.2	9.6	10.9	400	730	340	140	190	330	500	320	8
01204	91	こむぎ　［即席めん類］　和風スタイル即席カップめん　油揚げ　調理後全体　（添付調味料等を含むもの）	80.5	(1.9)	2.2	(79)	(140)	(68)	(27)	(37)	(64)	(100)	(64)	(16
01196	92	こむぎ　［即席めん類］　和風スタイル即席カップめん　油揚げ　調理後のめん　（スープを残したもの）	64.4	2.4	2.7	94	180	55	40	49	89	130	84	2
01063	93	こむぎ　［マカロニ・スパゲッティ類］　マカロニ・スパゲッティ　乾	11.3	12.0	12.9	510	1000	260	220	310	530	700	390	11
01064	94	こむぎ　［マカロニ・スパゲッティ類］　マカロニ・スパゲッティ　ゆで	60.0	5.3	5.8	230	450	120	100	130	230	310	180	4
01173	95	こむぎ　［マカロニ・スパゲッティ類］　マカロニ・スパゲッティ　ソテー	57.0	5.1	5.5	220	430	110	95	130	230	300	170	4
01149	96	こむぎ　［マカロニ・スパゲッティ類］　生パスタ　生	42.0	7.5	7.8	310	620	200	130	170	300	440	270	7
01065	97	こむぎ　［ふ類］　生ふ	60.0	(11.7)	12.7	(510)	(960)	(220)	(230)	(370)	(600)	(700)	(410)	(110

可食部100 g 当たり															備考
トレオニン（スレオニン）	トリプトファン	バリン	ヒスチジン	アルギニン	アラニン	アスパラギン酸	グルタミン酸	グリシン	プロリン	セリン	ヒドロキシプロリン	アミノ酸組成計	アンモニア	剰余アンモニア	
THR	TRP	VAL	HIS	ARG	ALA	ASP	GLU	GLY	PRO	SER	HYP	AAT	AMMON	AMMON-E	
(………mg………)															
270	93	370	200	370	320	450	3600	390	940	460	-	9600	310	-	調理前のもの、添付調味料等を含む
(64)	(22)	(88)	(46)	(87)	(75)	(110)	(850)	(91)	(220)	(110)	-	(2300)	(74)	-	添付調味料等を含む 01191中華スタイル即席カップめん、油揚げ、しょうゆ味、乾より推計 01191油揚げ/しょうゆ味/乾（添付調味料等を含むもの）から推計
81	31	120	64	110	86	110	1100	110	330	150	-	3000	110	-	添付調味料等を含む
220	79	330	180	290	250	340	2900	300	880	400	-	8000	300	-	別名：カップ焼きそば 調理前のもの、添付調味料等を含む
(140)	(48)	(200)	(110)	(180)	(150)	(210)	(1800)	(180)	(540)	(250)	-	(4900)	(180)	-	添付調味料等を含む 01060中華スタイル即席カップめん、油揚げ、焼きそば、乾より推計 01060油揚げ/焼きそば/乾（添付調味料等を含むもの）から推計
260	80	350	200	370	360	450	3200	460	840	420	-	9000	280	-	別名：カップラーメン 調理前のもの、添付調味料等を含む
(69)	(21)	(94)	(54)	(99)	(96)	(120)	(850)	(120)	(220)	(110)	-	(2400)	(74)	-	添付調味料等を含む 01061中華スタイル即席カップめん、非油揚げ、乾より推計 01061非油揚げ/乾（添付調味料等を含むもの）から推計
94	34	130	76	120	110	140	1200	130	360	170	-	3300	130	-	添付調味料等を含む
330	110	450	270	460	370	640	3900	420	980	540	-	11000	340	-	別名：カップうどん 調理前のもの、添付調味料等を含む
(66)	(22)	(89)	(52)	(91)	(73)	(130)	(780)	(82)	(190)	(110)	-	(2200)	(67)	-	添付調味料等を含む 01062和風スタイル即席カップめん、油揚げ、乾より推計 01062油揚げ/乾（添付調味料等を含むもの）から推計
77	28	110	66	97	78	100	1000	98	300	140	-	2800	110	-	
410	150	620	360	520	410	600	4700	450	1600	750	-	14000	580	-	
180	64	270	150	230	180	250	2100	190	730	330	-	6200	240	-	1.5 %食塩水でゆでた場合
170	65	260	150	220	170	260	2000	190	670	320	-	5900	240	-	原材料配合割合：マカロニ・スパゲッティゆで95、なたね油5
260	93	380	200	320	270	390	2900	290	980	480	-	8600	330	-	デュラム小麦100 %以外のものも含む
(350)	(150)	(550)	(300)	(450)	(380)	(490)	(4700)	(470)	(1700)	(600)	-	(14000)	-	-	01066観世ふから推計

1 穀類

食品番号	索引番号	食品名	水分	アミノ酸組成によるたんぱく質	たんぱく質	イソロイシン	ロイシン	リシン(リジン)	含硫アミノ酸 メチオニン	シスチン	合計	芳香族アミノ酸 フェニルアラニン	チロシン	合計
		可食部100 g当たり												
		成分識別子	WATER	PROTCAA	PROT-	ILE	LEU	LYS	MET	CYS	AAS	PHE	TYR	AAA
		単位	(……… g ………)			(…… mg ……)								
01066	98	こむぎ　[ふ類]　焼きふ　釜焼きふ	11.3	26.8	28.5	1200	2200	500	510	840	1400	1600	970	26
01067	99	こむぎ　[ふ類]　焼きふ　板ふ	12.5	(23.6)	25.6	(1000)	(1900)	(450)	(460)	(750)	(1200)	(1400)	(830)	(220
01068	100	こむぎ　[ふ類]　焼きふ　車ふ	11.4	(27.8)	30.2	(1200)	(2300)	(530)	(540)	(880)	(1400)	(1700)	(980)	(270
01070	102	こむぎ　[その他]　小麦はいが	3.6	26.5	32.0	1100	2100	2200	590	470	1100	1300	850	22
01071	103	こむぎ　[その他]　小麦たんぱく　粉末状	6.5	71.2	72.0	3100	5400	1400	1300	1600	2900	4100	2600	67
01072	104	こむぎ　[その他]　小麦たんぱく　粒状	76.0	(19.4)	20.0	(820)	(1500)	(390)	(350)	(440)	(790)	(1100)	(690)	(180
01073	105	こむぎ　[その他]　小麦たんぱく　ペースト状	66.0	(24.2)	25.0	(1000)	(1900)	(480)	(440)	(550)	(990)	(1400)	(860)	(230
01074	107	こむぎ　[その他]　ぎょうざの皮　生	32.0	(8.4)	9.3	(340)	(660)	(190)	(160)	(240)	(400)	(490)	(280)	(78
01075	108	こむぎ　[その他]　しゅうまいの皮　生	31.1	(7.5)	8.3	(300)	(590)	(170)	(140)	(210)	(360)	(440)	(250)	(69
01069	112	こむぎ　[その他]　ちくわぶ	60.4	(6.5)	7.1	(290)	(530)	(120)	(130)	(210)	(330)	(390)	(230)	(62
01077	113	こむぎ　[その他]　パン粉　生	35.0	(9.1)	11.0	(380)	(740)	(210)	(150)	(230)	(380)	(540)	(330)	(88
01078	114	こむぎ　[その他]　パン粉　半生	26.0	(10.4)	12.5	(430)	(840)	(240)	(170)	(270)	(440)	(620)	(380)	(100
01079	115	こむぎ　[その他]　パン粉　乾燥	13.5	(12.1)	14.6	(500)	(980)	(280)	(200)	(310)	(510)	(720)	(440)	(120
01150	116	こむぎ　[その他]　冷めん　生	36.4	3.4	3.9	140	270	87	53	85	140	200	120	3
01080	117	こめ　[水稲穀粒]　玄米	14.9	6.0	6.8	280	560	270	160	160	320	360	320	6
01081	118	こめ　[水稲穀粒]　半つき米	14.9	(5.6)	6.5	(260)	(530)	(250)	(150)	(150)	(310)	(340)	(270)	(62
01082	119	こめ　[水稲穀粒]　七分つき米	14.9	(5.4)	6.3	(250)	(520)	(230)	(150)	(150)	(300)	(330)	(260)	(59
01083	120	こめ　[水稲穀粒]　精白米　うるち米	14.9	5.3	6.1	250	500	220	150	140	290	330	240	5
01151	121	こめ　[水稲穀粒]　精白米　もち米	14.9	5.8	6.4	270	550	230	160	150	320	350	330	6
01152	122	こめ　[水稲穀粒]　精白米　インディカ米	13.7	6.4	7.4	300	600	270	210	180	400	390	390	7
01153	124	こめ　[水稲穀粒]　発芽玄米	14.9	5.5	6.5	260	510	250	160	160	320	330	290	6
01085	127	こめ　[水稲めし]　玄米	60.0	2.4	2.8	110	230	110	67	59	130	140	130	2
01086	128	こめ　[水稲めし]　半つき米	60.0	(2.2)	2.7	(100)	(210)	(99)	(65)	(57)	(120)	(140)	(110)	(25

トレオニン（スレオニン）	トリプトファン	バリン	ヒスチジン	アルギニン	アラニン	アスパラギン酸	グルタミン酸	グリシン	プロリン	セリン	ヒドロキシプロリン	アミノ酸組成計	アンモニア	剰余アンモニア	備考
THR	TRP	VAL	HIS	ARG	ALA	ASP	GLU	GLY	PRO	SER	HYP	AAT	AMMON	AMMON-E	
可食部100 g 当たり (……mg……)															
860	330	1300	690	1000	860	1100	11000	1100	3900	1500	-	31000	1200	-	平釜焼きふ（小町ふ、切りふ、おつゆふ等）及び型釜焼きふ（花ふ等）
(710)	(300)	(1100)	(610)	(900)	(770)	(980)	(9600)	(940)	(3400)	(1200)	-	(27000)	-	-	01066観世ふから推計
(840)	(350)	(1300)	(720)	(1100)	(900)	(1200)	(11000)	(1100)	(4100)	(1400)	-	(32000)	-	-	01066観世ふから推計
1400	350	1700	860	2800	2100	2900	5000	2000	1600	1500	-	31000	630	-	試料：焙焼品
2200	790	3400	1800	2800	2100	2800	29000	2700	12000	4000	-	83000	3200	-	
(560)	(220)	(910)	(490)	(750)	(580)	(760)	(8000)	(750)	(3200)	(990)	-	(22000)	-	-	試料：冷凍品 01071小麦たんぱく/粉末状から推計
(700)	(270)	(1100)	(610)	(940)	(720)	(950)	(10000)	(940)	(4000)	(1200)	-	(28000)	-	-	試料：冷凍品 01071小麦たんぱく/粉末状から推計
(260)	(110)	(400)	(220)	(330)	(280)	(380)	(3400)	(350)	(1200)	(450)	-	(9800)	-	-	01018中力粉/1等、01020強力粉/1等から推計
(230)	(98)	(360)	(200)	(300)	(250)	(340)	(3100)	(310)	(1100)	(400)	-	(8700)	-	-	01018中力粉/1等、01020強力粉/1等から推計
(200)	(82)	(310)	(170)	(250)	(210)	(270)	(2600)	(260)	(950)	(330)	-	(7600)	-	-	01066観世ふから推計
(300)	(110)	(440)	(250)	(350)	(310)	(420)	(3700)	(380)	(1300)	(500)	-	(11000)	(420)	-	01026食パンから推計
(340)	(130)	(500)	(280)	(400)	(350)	(480)	(4200)	(430)	(1400)	(570)	-	(12000)	(480)	-	01026食パンから推計
(400)	(150)	(580)	(330)	(470)	(410)	(560)	(4900)	(500)	(1700)	(660)	-	(14000)	(560)	-	01026食パンから推計
110	45	170	88	160	110	170	1300	140	450	200	-	3900	150	-	
270	100	420	190	600	390	660	1200	340	330	390	-	7000	160	-	うるち米
(230)	(93)	(380)	(180)	(550)	(370)	(620)	(1100)	(310)	(310)	(330)	-	(6500)	-	-	うるち米 歩留り：95～96 % 01080穀粒/玄米、01083穀粒/精白米から推計
(220)	(89)	(370)	(170)	(520)	(350)	(600)	(1100)	(300)	(300)	(320)	-	(6200)	-	-	うるち米 歩留り：92～94 % 01080穀粒/玄米、01083穀粒/精白米から推計
230	85	360	170	510	340	580	1100	290	300	350	-	6100	140	-	うるち米 歩留り：90～91 %
250	92	400	170	570	360	610	1200	300	310	370	-	6700	150	-	歩留り：90～91 %
290	110	440	190	590	410	660	1300	330	360	410	-	7400	170	-	うるち米。歩留り：90～91 %
250	94	380	180	550	360	590	1100	310	310	360	-	6400	140	-	うるち米
110	42	170	78	240	160	260	470	140	130	160	-	2800	63	-	うるち米 玄米47 g相当量を含む
(94)	(39)	(150)	(70)	(220)	(150)	(240)	(450)	(130)	(120)	(130)	-	(2600)	-	-	うるち米 半つき米47 g相当量を含む 01080穀粒/玄米、01083穀粒/精白米から推計

1 穀類

食品番号	索引番号	食品名	水分	アミノ酸組成によるたんぱく質	たんぱく質	イソロイシン	ロイシン	リシン（リジン）	含硫アミノ酸			芳香族アミノ酸		
									メチオニン	シスチン	合計	フェニルアラニン	チロシン	合計
		成分識別子	WATER	PROTCAA	PROT-	ILE	LEU	LYS	MET	CYS	AAS	PHE	TYR	AAA
		単位	(……… g ………)			(……… mg ………)								
			可食部100 g 当たり											
01087	129	こめ　[水稲めし]　七分つき米	60.0	(2.1)	2.6	(96)	(200)	(92)	(63)	(55)	(120)	(130)	(100)	(23
01168	130	こめ　[水稲めし]　精白米　インディカ米	54.0	3.2	3.8	150	300	130	110	92	200	200	180	37
01088	131	こめ　[水稲めし]　精白米　うるち米	60.0	2.0	2.5	93	190	84	61	54	120	130	100	23
01154	132	こめ　[水稲めし]　精白米　もち米	52.1	3.1	3.5	150	300	120	92	76	170	190	170	36
01155	134	こめ　[水稲めし]　発芽玄米	60.0	2.7	3.0	120	250	120	77	65	140	160	150	31
01090	138	こめ　[水稲全かゆ]　玄米	83.0	(1.0)	1.2	(47)	(95)	(48)	(28)	(25)	(53)	(61)	(52)	(11
01091	139	こめ　[水稲全かゆ]　半つき米	83.0	(0.9)	1.1	(41)	(86)	(40)	(26)	(23)	(50)	(55)	(45)	(10
01092	140	こめ　[水稲全かゆ]　七分つき米	83.0	(0.9)	1.1	(41)	(86)	(39)	(26)	(23)	(50)	(55)	(44)	(9
01093	141	こめ　[水稲全かゆ]　精白米	83.0	(0.9)	1.1	(40)	(85)	(37)	(27)	(23)	(50)	(55)	(42)	(9
01094	142	こめ　[水稲五分かゆ]　玄米	91.5	(0.5)	0.6	(23)	(48)	(24)	(14)	(12)	(27)	(31)	(26)	(5
01095	143	こめ　[水稲五分かゆ]　半つき米	91.5	(0.5)	0.6	(23)	(47)	(22)	(14)	(13)	(27)	(30)	(25)	(5
01096	144	こめ　[水稲五分かゆ]　七分つき米	91.5	(0.5)	0.6	(22)	(47)	(21)	(14)	(13)	(27)	(30)	(24)	(5
01097	145	こめ　[水稲五分かゆ]　精白米	91.5	(0.4)	0.5	(18)	(39)	(17)	(12)	(11)	(23)	(25)	(19)	(4
01098	146	こめ　[水稲おもゆ]　玄米	95.0	(0.3)	0.4	(16)	(32)	(16)	(9.5)	(8.3)	(18)	(20)	(17)	(3

可食部100 g 当たり															備考
トレオニン（スレオニン）	トリプトファン	バリン	ヒスチジン	アルギニン	アラニン	アスパラギン酸	グルタミン酸	グリシン	プロリン	セリン	ヒドロキシプロリン	アミノ酸組成計	アンモニア	剰余アンモニア	
THR	TRP	VAL	HIS	ARG	ALA	ASP	GLU	GLY	PRO	SER	HYP	AAT	AMMON	AMMON-E	
(.......mg.......)															
(90)	(37)	(140)	(66)	(210)	(140)	(230)	(430)	(120)	(120)	(130)	-	(2500)	-	-	うるち米 七分つき米47 g相当量を含む 01080穀粒/玄米、01083穀粒/精白米から推計
140	56	220	91	290	200	330	650	160	180	200	-	3700	85	-	精白米51 g相当量を含む
91	35	140	61	200	130	220	410	110	120	140	-	2400	54	-	精白米47 g相当量を含む
130	53	220	93	300	190	330	640	160	160	200	-	3600	85	-	精白米55 g相当量を含む
120	44	180	88	260	170	280	510	150	150	170	-	3100	71	-	うるち米 発芽玄米47 g相当量を含む
(43)	(18)	(70)	(33)	(100)	(68)	(110)	(200)	(58)	(55)	(59)	-	(1200)	-	-	うるち米 5倍かゆ 玄米20 g相当量を含む 01085めし/玄米から推計
(38)	(16)	(61)	(29)	(89)	(60)	(100)	(180)	(51)	(50)	(55)	-	(1000)	-	-	うるち米 5倍かゆ 半つき米20 g相当量を含む 01085めし/玄米、01088めし/精白米から推計
(38)	(16)	(60)	(28)	(88)	(59)	(98)	(180)	(50)	(50)	(55)	-	(1000)	-	-	うるち米 5倍かゆ 七分つき米20 g相当量を含む 01085めし/玄米、01088めし/精白米から推計
(37)	(15)	(58)	(27)	(86)	(57)	(96)	(180)	(49)	(50)	(55)	-	(1000)	-	-	うるち米 5倍かゆ 精白米20 g相当量を含む 01088めし/精白米から推計
(22)	(8.9)	(35)	(17)	(50)	(34)	(56)	(100)	(29)	(28)	(30)	-	(590)	-	-	うるち米 10倍かゆ 玄米10 g相当量を含む 01085めし/玄米から推計
(21)	(8.6)	(33)	(16)	(49)	(33)	(54)	(99)	(28)	(27)	(30)	-	(570)	-	-	うるち米 10倍かゆ 半つき米10 g相当量を含む 01085めし/玄米、01088めし/精白米から推計
(21)	(8.5)	(33)	(15)	(48)	(32)	(54)	(99)	(27)	(27)	(30)	-	(570)	-	-	うるち米 10倍かゆ 七分つき米10 g相当量を含む 01085めし/玄米、01088めし/精白米から推計
(17)	(6.9)	(26)	(12)	(39)	(26)	(44)	(82)	(22)	(23)	(25)	-	(460)	-	-	うるち米 10倍かゆ 精白米10 g相当量を含む 01088めし/精白米から推計
(14)	(5.9)	(23)	(11)	(34)	(23)	(37)	(67)	(19)	(18)	(20)	-	(390)	-	-	うるち米 弱火で加熱、ガーゼでこしたもの 玄米6 g相当量を含む 01085めし/玄米から推計

1 穀類

食品番号	索引番号	食品名	水分	アミノ酸組成によるたんぱく質	たんぱく質	イソロイシン	ロイシン	リシン（リジン）	含硫アミノ酸 メチオニン	含硫アミノ酸 シスチン	含硫アミノ酸 合計	芳香族アミノ酸 フェニルアラニン	芳香族アミノ酸 チロシン	芳香族アミノ酸 合計
		可食部100 g当たり												
		成分識別子	WATER	PROTCAA	PROT-	ILE	LEU	LYS	MET	CYS	AAS	PHE	TYR	AAA
		単位	(......... g	.........)		(.........				mg				.........)
01099	147	こめ　［水稲おもゆ］　半つき米	95.0	(0.2)	0.3	(11)	(24)	(11)	(7.2)	(6.3)	(14)	(15)	(12)	(27
01100	148	こめ　［水稲おもゆ］　七分つき米	95.0	(0.2)	0.3	(11)	(23)	(11)	(7.2)	(6.3)	(14)	(15)	(12)	(27
01101	149	こめ　［水稲おもゆ］　精白米	95.0	(0.2)	0.3	(11)	(23)	(10)	(7.3)	(6.4)	(14)	(15)	(12)	(2
01102	150	こめ　［陸稲穀粒］　玄米	14.9	(8.7)	10.1	(400)	(820)	(400)	(240)	(240)	(470)	(530)	(450)	(98
01103	151	こめ　［陸稲穀粒］　半つき米	14.9	(8.1)	9.6	(380)	(780)	(360)	(230)	(220)	(450)	(500)	(400)	(90
01104	152	こめ　［陸稲穀粒］　七分つき米	14.9	(8.0)	9.5	(370)	(770)	(350)	(220)	(220)	(440)	(500)	(380)	(88
01105	153	こめ　［陸稲穀粒］　精白米	14.9	(7.8)	9.3	(360)	(750)	(330)	(220)	(210)	(430)	(490)	(350)	(84
01106	154	こめ　［陸稲めし］　玄米	60.0	(3.5)	4.1	(160)	(330)	(160)	(97)	(85)	(180)	(210)	(180)	(39
01107	155	こめ　［陸稲めし］　半つき米	60.0	(3.1)	3.8	(140)	(300)	(140)	(91)	(80)	(170)	(190)	(160)	(35
01108	156	こめ　［陸稲めし］　七分つき米	60.0	(2.9)	3.6	(130)	(280)	(130)	(87)	(76)	(160)	(180)	(140)	(32
01109	157	こめ　［陸稲めし］　精白米	60.0	(2.8)	3.5	(130)	(270)	(120)	(85)	(75)	(160)	(170)	(130)	(31
01110	158	こめ　［うるち米製品］　アルファ化米　一般用	7.9	5.0	6.0	240	480	200	160	140	290	310	280	59
01156	159	こめ　［うるち米製品］　アルファ化米　学校給食用強化品	7.9	(5.0)	6.0	(240)	(480)	(200)	(160)	(140)	(290)	(310)	(280)	(59
01111	160	こめ　［うるち米製品］　おにぎり	57.0	2.4	2.7	110	230	100	65	56	120	150	140	28
01112	161	こめ　［うるち米製品］　焼きおにぎり	56.0	(2.7)	3.1	(130)	(260)	(110)	(74)	(64)	(140)	(170)	(150)	(32
01113	162	こめ　［うるち米製品］　きりたんぽ	50.0	(2.8)	3.2	(130)	(260)	(120)	(77)	(66)	(140)	(170)	(150)	(33

可食部100 g 当たり															
トレオニン（スレオニン）	トリプトファン	バリン	ヒスチジン	アルギニン	アラニン	アスパラギン酸	グルタミン酸	グリシン	プロリン	セリン	ヒドロキシプロリン	アミノ酸組成計	アンモニア	剰余アンモニア	備考
THR	TRP	VAL	HIS	ARG	ALA	ASP	GLU	GLY	PRO	SER	HYP	AAT	AMMON	AMMON-E	
(……mg……)															
(10)	(4.3)	(17)	(7.8)	(24)	(16)	(27)	(50)	(14)	(14)	(15)	-	(290)	-	-	うるち米 弱火で加熱、ガーゼでこしたもの 半つき米6 g相当量を含む 01085めし/玄米、01088めし/精白米から推計
(10)	(4.3)	(16)	(7.6)	(24)	(16)	(27)	(50)	(14)	(14)	(15)	-	(280)	-	-	うるち米 弱火で加熱、ガーゼでこしたもの 七分つき米6 g相当量を含む 01085めし/玄米、01088めし/精白米から推計
(10)	(4.2)	(16)	(7.3)	(23)	(16)	(26)	(49)	(13)	(14)	(15)	-	(280)	-	-	うるち米 弱火で加熱、ガーゼでこしたもの 精白米6 g相当量を含む 01088めし/精白米から推計
(370)	(150)	(600)	(280)	(870)	(570)	(960)	(1700)	(490)	(480)	(500)	-	(10000)	-	-	うるち、もちを含む 01080穀粒/玄米から推計
(340)	(140)	(560)	(260)	(800)	(540)	(900)	(1700)	(450)	(450)	(480)	-	(9400)	-	-	うるち、もちを含む 歩留り：95〜96 % 01080穀粒/玄米、01083穀粒/精白米から推計
(340)	(130)	(550)	(260)	(780)	(530)	(890)	(1700)	(450)	(450)	(480)	-	(9300)	-	-	うるち、もちを含む 歩留り：93〜94 % 01080穀粒/玄米、01083穀粒/精白米から推計
(320)	(130)	(530)	(250)	(750)	(510)	(860)	(1600)	(430)	(440)	(470)	-	(9000)	-	-	うるち、もちを含む 歩留り：90〜92 % 01083穀粒/精白米から推計
(150)	(61)	(240)	(110)	(350)	(230)	(380)	(690)	(200)	(190)	(200)	-	(4000)	-	-	うるち、もちを含む 玄米47 g相当量を含む 01085めし/玄米から推計
(130)	(55)	(210)	(99)	(310)	(210)	(340)	(630)	(180)	(170)	(190)	-	(3600)	-	-	うるち、もちを含む 半つき米47 g相当量を含む 01085めし/玄米、01088めし/精白米から推計
(120)	(51)	(200)	(91)	(290)	(190)	(320)	(590)	(160)	(160)	(180)	-	(3400)	-	-	うるち、もちを含む 七分つき米47 g相当量を含む 01085めし/玄米、01088めし/精白米から推計
(120)	(48)	(180)	(85)	(270)	(180)	(310)	(570)	(150)	(160)	(180)	-	(3200)	-	-	うるち、もちを含む 精白米47 g相当量を含む 01088めし/精白米から推計
220	83	360	150	490	320	540	1000	270	280	330	-	5900	130	-	
(220)	(83)	(360)	(150)	(490)	(320)	(540)	(1000)	(270)	(280)	(330)	-	(5900)	(130)	-	01110アルファ化米/一般用から推計
100	40	170	73	240	150	260	480	130	130	160	-	2800	63	-	塩むすび（のり、具材なし） 食塩0.5 gを含む
(110)	(45)	(190)	(83)	(270)	(170)	(290)	(550)	(150)	(150)	(160)	-	(3100)	-	-	こいくちしょうゆ6.5 gを含む 01111おにぎりから推計
(110)	(47)	(190)	(86)	(280)	(180)	(300)	(570)	(150)	(160)	(170)	-	(3200)	-	-	01111おにぎりから推計

1 穀類

食品番号	索引番号	食品名	水分	アミノ酸組成によるたんぱく質	たんぱく質	イソロイシン	ロイシン	リシン（リジン）	含硫アミノ酸 メチオニン	含硫アミノ酸 シスチン	含硫アミノ酸 合計	芳香族アミノ酸 フェニルアラニン	芳香族アミノ酸 チロシン	芳香族アミノ酸 合計
			可食部100 g 当たり											
		成分識別子	WATER	PROTCAA	PROT-	ILE	LEU	LYS	MET	CYS	AAS	PHE	TYR	AAA
		単位	(......... g ....)			(......... mg ....)								
01114	163	こめ　［うるち米製品］　上新粉	14.0	5.4	6.2	260	520	220	160	150	310	330	270	60
01157	164	こめ　［うるち米製品］　玄米粉	4.6	5.4	7.1	270	560	140	160	57	220	360	290	65
01158	165	こめ　［うるち米製品］　米粉	11.1	5.1	6.0	240	490	200	140	140	280	320	280	60
01159	168	こめ　［うるち米製品］　米粉パン　小麦グルテン不使用のもの	41.2	2.8	3.4	140	260	120	72	74	150	170	160	33
01160	169	こめ　［うるち米製品］　米粉めん	37.0	3.2	3.6	150	300	130	96	82	180	200	180	38
01115	170	こめ　［うるち米製品］　ビーフン	11.1	5.8	7.0	280	550	250	190	170	370	360	310	67
01169	171	こめ　［うるち米製品］　ライスペーパー	13.2	0.4	0.5	18	34	19	9.7	13	23	22	18	4
01116	172	こめ　［うるち米製品］　米こうじ	33.0	4.6	5.8	220	430	200	140	110	250	270	260	53
01117	173	こめ　［もち米製品］　もち	44.5	3.6	4.0	170	340	140	120	95	210	220	220	44
01118	174	こめ　［もち米製品］　赤飯	53.0	(3.6)	4.3	(180)	(350)	(200)	(94)	(81)	(180)	(240)	(170)	(41
01119	175	こめ　［もち米製品］　あくまき	69.5	(2.0)	2.3	(96)	(200)	(80)	(61)	(50)	(110)	(130)	(110)	(23
01120	176	こめ　［もち米製品］　白玉粉	12.5	5.5	6.3	270	540	220	160	150	310	350	290	64
01121	177	こめ　［もち米製品］　道明寺粉	11.6	(6.1)	7.1	(290)	(600)	(240)	(180)	(170)	(350)	(390)	(310)	(70
01161	178	こめ　［その他］　米ぬか	10.3	10.9	13.4	470	920	700	250	330	580	590	400	99
01122	179	そば　そば粉　全層粉	13.5	10.2	12.0	450	800	710	230	310	540	560	310	86
01123	180	そば　そば粉　内層粉	14.0	(5.1)	6.0	(220)	(400)	(350)	(120)	(150)	(270)	(280)	(150)	(43
01124	181	そば　そば粉　中層粉	13.5	(8.7)	10.2	(380)	(680)	(600)	(200)	(260)	(460)	(470)	(260)	(73
01125	182	そば　そば粉　表層粉	13.0	(12.8)	15.0	(560)	(1000)	(890)	(290)	(380)	(680)	(690)	(390)	(110
01126	183	そば　そば米	12.8	(8.0)	9.6	(350)	(630)	(560)	(190)	(240)	(430)	(440)	(240)	(68
01127	184	そば　そば　生	33.0	8.2	9.8	350	640	310	140	210	350	470	260	73
01128	185	そば　そば　ゆで	68.0	(3.9)	4.8	(160)	(310)	(150)	(69)	(100)	(170)	(230)	(120)	(35
01197	186	そば　そば　半生そば	23.0	(8.7)	10.5	(370)	(690)	(330)	(150)	(220)	(370)	(500)	(280)	(78
01129	187	そば　干しそば　乾	14.0	11.7	14.0	490	920	400	190	310	510	670	400	110
01130	188	そば　干しそば　ゆで	72.0	(3.9)	4.8	(160)	(310)	(130)	(66)	(110)	(170)	(230)	(130)	(36
01131	189	とうもろこし　玄穀　黄色種	14.5	(7.4)	8.6	(310)	(1100)	(240)	(180)	(160)	(340)	(420)	(350)	(77
01162	190	とうもろこし　玄穀　白色種	14.5	(7.4)	8.6	(310)	(1100)	(240)	(180)	(160)	(340)	(420)	(350)	(77

可食部100 g 当たり															
トレオニン（スレオニン）	トリプトファン	バリン	ヒスチジン	アルギニン	アラニン	アスパラギン酸	グルタミン酸	グリシン	プロリン	セリン	ヒドロキシプロリン	アミノ酸組成計	アンモニア	剰余アンモニア	備考
THR	TRP	VAL	HIS	ARG	ALA	ASP	GLU	GLY	PRO	SER	HYP	AAT	AMMON	AMMON-E	
(…………							mg						…………)		
230	85	390	160	520	340	580	1100	290	280	350	-	6300	160	-	
220	96	420	190	430	400	590	1200	340	320	290	-	6300	170	-	焙煎あり
220	85	360	150	520	320	550	1000	270	280	330	-	6000	140	-	
130	47	200	85	260	180	300	560	150	160	180	-	3200	75	-	試料：小麦アレルギー対応食品（米粉100%）
140	54	220	97	320	200	340	640	170	180	210	-	3700	87	-	試料：小麦アレルギー対応食品（米粉100%）
270	110	410	170	520	380	620	1100	310	340	380	-	6800	160	-	
18	6.5	26	11	30	27	39	71	20	21	24	-	430	15	1.4	別名：生春巻きの皮
230	81	320	130	410	320	500	900	250	260	310	-	5400	130	-	
160	60	250	110	360	230	380	740	190	200	240	-	4200	100	-	
(150)	(58)	(240)	(120)	(330)	(210)	(420)	(740)	(190)	(190)	(210)	-	(4200)	-	-	別名：おこわ、こわめし 原材料配合割合：もち米100、ささげ10 01151もちごめ、04017ささげから推計
(83)	(35)	(140)	(61)	(200)	(130)	(220)	(420)	(110)	(110)	(120)	-	(2300)	-	-	01154めし/もち米から推計
240	86	390	170	540	350	590	1200	290	300	360	-	6400	160	-	
(250)	(96)	(430)	(180)	(600)	(390)	(660)	(1300)	(320)	(330)	(360)	-	(7100)	-	-	01120白玉粉から推計
550	180	740	420	1100	810	1300	1900	740	600	680	-	13000	230	-	
500	190	630	320	1200	500	1200	2200	710	490	660	-	12000	230	-	表層粉の一部を除いたもの 別名：挽きぐるみ
(250)	(97)	(310)	(160)	(580)	(250)	(590)	(1100)	(350)	(250)	(330)	-	(5900)	(110)	-	別名：さらしな粉、ごぜん粉 01122そば粉/全層粉から推計
(420)	(160)	(530)	(270)	(980)	(430)	(1000)	(1900)	(600)	(420)	(560)	-	(10000)	(190)	-	01122そば粉/全層粉から推計
(620)	(240)	(780)	(400)	(1400)	(630)	(1500)	(2800)	(880)	(610)	(830)	-	(15000)	(290)	-	01122そば粉/全層粉から推計
(370)	(150)	(490)	(250)	(900)	(400)	(930)	(1800)	(560)	(390)	(470)	-	(9300)	-	-	別名：そばごめ、むきそば 01122そば粉/全層粉から推計
310	120	420	220	530	310	540	2800	410	910	520	-	9500	320	-	別名：そば切り 小麦製品を原材料に含む
(140)	(60)	(200)	(110)	(250)	(150)	(260)	(1400)	(200)	(430)	(220)	-	(4500)	-	-	別名：そば切り 01127そば/生から推計
(330)	(130)	(450)	(240)	(560)	(330)	(580)	(3000)	(440)	(970)	(550)	-	(10000)	(340)	-	01127そば/生から推計
430	170	600	320	700	450	740	4100	590	1300	720	-	14000	470	-	原材料配合割合：小麦粉65、そば粉35
(140)	(59)	(200)	(110)	(230)	(150)	(250)	(1400)	(200)	(450)	(220)	-	(4500)	-	-	01129干しそば/乾から推計
(320)	(61)	(440)	(260)	(430)	(640)	(600)	(1600)	(350)	(750)	(410)	(0)	(8600)	-	-	別名：とうきび 米国成分表より推計
(320)	(61)	(440)	(260)	(430)	(640)	(600)	(1600)	(350)	(750)	(410)	(0)	(8600)	-	-	別名：とうきび 米国成分表より推計

1 穀類

食品番号	索引番号	食品名	水分	アミノ酸組成によるたんぱく質	たんぱく質	イソロイシン	ロイシン	リシン（リジン）	含硫アミノ酸 メチオニン	シスチン	合計	芳香族アミノ酸 フェニルアラニン	チロシン	合計
		成分識別子	WATER	PROTCAA	PROT-	ILE	LEU	LYS	MET	CYS	AAS	PHE	TYR	AAA
		単位	(........ g ....)			(.. mg							....)	
01132	191	とうもろこし　コーンミール　黄色種	14.0	(7.0)	8.3	(280)	(1200)	(120)	(190)	(190)	(370)	(430)	(220)	(65
01163	192	とうもろこし　コーンミール　白色種	14.0	(7.0)	8.3	(280)	(1200)	(120)	(190)	(190)	(370)	(430)	(220)	(65
01133	193	とうもろこし　コーングリッツ　黄色種	14.0	7.6	8.2	330	1300	150	210	210	410	460	330	79
01164	194	とうもろこし　コーングリッツ　白色種	14.0	(7.6)	8.2	(330)	(1300)	(150)	(210)	(210)	(410)	(460)	(330)	(79
01134	195	とうもろこし　コーンフラワー　黄色種	14.0	(5.7)	6.6	(240)	(810)	(190)	(140)	(120)	(260)	(320)	(270)	(59
01165	196	とうもろこし　コーンフラワー　白色種	14.0	(5.7)	6.6	(240)	(810)	(190)	(140)	(120)	(260)	(320)	(270)	(59
01135	197	とうもろこし　ジャイアントコーン　フライ　味付け	4.3	(5.2)	5.7	(220)	(880)	(100)	(140)	(140)	(290)	(320)	(220)	(54
01136	198	とうもろこし　ポップコーン	4.0	(8.7)	10.2	(370)	(1300)	(290)	(210)	(180)	(400)	(500)	(410)	(92
01137	199	とうもろこし　コーンフレーク	4.5	6.8	7.8	300	1200	68	150	150	300	420	300	72
01138	200	はとむぎ　精白粒	13.0	12.5	13.3	550	1900	220	350	240	590	710	520	120
01139	201	ひえ　精白粒	12.9	8.4	9.4	460	1000	130	240	150	380	670	360	100
01140	202	もろこし　玄穀	12.0	(9.0)	10.3	(420)	(1400)	(220)	(160)	(120)	(290)	(530)	(310)	(84
01141	203	もろこし　精白粒	12.5	(8.0)	9.5	(350)	(1200)	(200)	(160)	(190)	(350)	(500)	(250)	(75
01142	204	ライむぎ　全粒粉	12.5	10.8	12.7	440	830	500	220	320	540	600	340	95
01143	205	ライむぎ　ライ麦粉	13.5	7.8	8.5	320	580	350	150	220	380	430	220	65

可食部100 g 当たり

可食部100 g 当たり															
トレオニン（スレオニン）	トリプトファン	バリン	ヒスチジン	アルギニン	アラニン	アスパラギン酸	グルタミン酸	グリシン	プロリン	セリン	ヒドロキシプロリン	アミノ酸組成計	アンモニア	剰余アンモニア	備考
THR	TRP	VAL	HIS	ARG	ALA	ASP	GLU	GLY	PRO	SER	HYP	AAT	AMMON	AMMON-E	
(………							mg						………)		
(200)	(44)	(390)	(200)	(280)	(650)	(540)	(1700)	(250)	(870)	(400)	(0)	(8100)	-	-	別名：とうきび 歩留り：75～80 % 米国成分表より推計
(200)	(44)	(390)	(200)	(280)	(650)	(540)	(1700)	(250)	(870)	(400)	(0)	(8100)	-	-	別名：とうきび 歩留り：75～80 % 米国成分表より推計
290	44	400	250	240	680	490	1900	250	1000	400	-	8900	270	-	別名：とうきび 歩留り：44～55 %
(290)	(44)	(400)	(250)	(240)	(680)	(490)	(1900)	(250)	(1000)	(400)	-	(8900)	(270)	-	別名：とうきび 歩留り：44～55 % 01133コーングリッツ/黄色種から推計
(250)	(47)	(330)	(200)	(330)	(490)	(460)	(1200)	(270)	(580)	(310)	(0)	(6600)	-	-	別名：とうきび 歩留り：4～12 % 米国成分表より推計
(250)	(47)	(330)	(200)	(330)	(490)	(460)	(1200)	(270)	(580)	(310)	(0)	(6600)	-	-	別名：とうきび 歩留り：4～12 % 米国成分表より推計
(180)	(30)	(270)	(170)	(160)	(470)	(330)	(1300)	(170)	(690)	(250)	-	(6000)	-	-	別名：とうきび 01133コーングリッツ/黄色種から推計
(380)	(71)	(520)	(310)	(510)	(760)	(710)	(1900)	(420)	(890)	(490)	(0)	(10000)	-	-	別名：とうきび 米国成分表より推計
260	41	370	220	130	620	430	1700	230	930	380	-	7900	240	-	別名：とうきび
400	70	750	300	510	1400	870	3500	320	1300	670	-	15000	400	-	歩留り：42～45 %
340	110	550	210	280	930	570	2200	210	700	530	-	9700	300	-	歩留り：55～60 %
(340)	(120)	(540)	(240)	(340)	(1000)	(720)	(2400)	(340)	(830)	(450)	(0)	(10000)	-	-	別名：こうりゃん、ソルガム、たかきび、マイロ 米国成分表より推計
(350)	(120)	(440)	(190)	(370)	(850)	(630)	(2000)	(350)	(730)	(460)	(0)	(9300)	-	-	別名：こうりゃん、ソルガム、たかきび、マイロ 歩留り：70～80 % 米国成分表より推計
480	150	640	320	680	570	970	3000	590	1200	650	-	13000	370	-	
330	100	440	230	440	390	670	2300	400	1100	430	-	9100	280	-	歩留り：65～75 %

2 いも及びでん粉類

食品番号	索引番号	食品名	水分	アミノ酸組成によるたんぱく質	たんぱく質	イソロイシン	ロイシン	リシン（リジン）	含硫アミノ酸 メチオニン	含硫アミノ酸 シスチン	含硫アミノ酸 合計	芳香族アミノ酸 フェニルアラニン	芳香族アミノ酸 チロシン	芳香族アミノ酸 合計
		可食部100 g 当たり												
		成分識別子	WATER	PROTCAA	PROT-	ILE	LEU	LYS	MET	CYS	AAS	PHE	TYR	AAA
		単位	(......... g ....)			(......... mg ....)								
02068	206	<いも類>　アメリカほどいも　塊根　生	56.5	3.5	5.9	190	350	240	48	61	110	240	140	[illegible]
02069	207	<いも類>　アメリカほどいも　塊根　ゆで	57.1	3.7	6.0	210	360	250	48	66	110	250	150	[illegible]
02045	217	<いも類>　（さつまいも類）　さつまいも　塊根　皮つき　生	64.6	0.8	0.9	38	58	46	14	14	28	55	31	[illegible]
02046	218	<いも類>　（さつまいも類）　さつまいも　塊根　皮つき　蒸し	64.2	0.7	0.9	34	52	41	15	15	30	51	27	[illegible]
02047	219	<いも類>　（さつまいも類）　さつまいも　塊根　皮つき　天ぷら	52.4	1.2	1.4	56	92	54	25	30	55	80	42	[illegible]
02006	220	<いも類>　（さつまいも類）　さつまいも　塊根　皮なし　生	65.6	1.0	1.2	52	77	61	20	19	38	75	41	[illegible]
02007	221	<いも類>　（さつまいも類）　さつまいも　塊根　皮なし　蒸し	65.6	1.0	1.2	48	75	60	20	21	41	73	39	[illegible]
02008	222	<いも類>　（さつまいも類）　さつまいも　塊根　皮なし　焼き	58.1	1.2	1.4	61	92	66	28	23	50	87	52	[illegible]
02009	223	<いも類>　（さつまいも類）　さつまいも　蒸し切干	22.2	2.7	3.1	130	200	140	53	49	100	190	95	[illegible]
02048	224	<いも類>　（さつまいも類）　むらさきいも　塊根　皮なし　生	66.0	0.9	1.2	45	68	51	20	18	38	61	36	[illegible]
02049	225	<いも類>　（さつまいも類）　むらさきいも　塊根　皮なし　蒸し	66.2	1.0	1.2	49	74	58	23	21	44	67	43	[illegible]
02010	226	<いも類>　（さといも類）　さといも　球茎　生	84.1	1.2	1.5	46	110	67	17	44	61	78	79	[illegible]
02011	227	<いも類>　（さといも類）　さといも　球茎　水煮	84.0	1.3	1.5	51	120	73	19	45	64	84	85	[illegible]
02012	228	<いも類>　（さといも類）　さといも　球茎　冷凍	80.9	1.8	2.2	67	160	99	25	64	89	120	120	[illegible]
02050	229	<いも類>　（さといも類）　セレベス　球茎　生	76.4	1.7	2.2	71	170	96	28	51	78	110	93	[illegible]
02051	230	<いも類>　（さといも類）　セレベス　球茎　水煮	77.5	1.7	2.1	70	170	95	28	53	80	110	91	[illegible]
02052	231	<いも類>　（さといも類）　たけのこいも　球茎　生	73.4	1.3	1.7	53	120	72	20	38	58	87	63	[illegible]
02053	232	<いも類>　（さといも類）　たけのこいも　球茎　水煮	75.4	1.3	1.6	49	110	69	21	36	57	80	59	[illegible]
02013	233	<いも類>　（さといも類）　みずいも　球茎　生	70.5	0.5	0.7	20	40	31	8.6	14	23	27	21	[illegible]
02014	234	<いも類>　（さといも類）　みずいも　球茎　水煮	72.0	0.5	0.7	22	45	34	9.3	16	26	30	24	[illegible]
02015	235	<いも類>　（さといも類）　やつがしら　球茎　生	74.5	2.5	3.0	110	240	140	39	68	110	150	120	[illegible]

可食部100 g 当たり															備考
トレオニン（スレオニン）	トリプトファン	バリン	ヒスチジン	アルギニン	アラニン	アスパラギン酸	グルタミン酸	グリシン	プロリン	セリン	ヒドロキシプロリン	アミノ酸組成計	アンモニア	剰余アンモニア	
THR	TRP	VAL	HIS	ARG	ALA	ASP	GLU	GLY	PRO	SER	HYP	AAT	AMMON	AMMON-E	
(........							mg							........)	
230	88	270	150	160	180	590	410	190	260	300	-	4100	220	99	別名：アピオス 廃棄部位：表層及び両端
240	92	280	160	170	190	600	460	200	280	310	-	4300	240	110	別名：アピオス 廃棄部位：表皮、剥皮の際に表皮に付着する表層及び両端
57	14	55	18	37	48	180	100	40	35	59	-	890	19	-	別名：かんしょ（甘藷） 廃棄部位：両端
52	12	49	18	34	42	170	110	37	32	55	-	850	19	-	別名：かんしょ（甘藷） 廃棄部位：両端
70	19	74	30	54	58	200	280	56	95	83	-	1400	38	-	別名：かんしょ（甘藷）
79	17	74	25	50	65	230	140	53	46	81	-	1200	24	-	別名：かんしょ（甘藷） 廃棄部位：表層及び両端（表皮の割合：2%）
75	16	68	25	49	60	240	160	52	45	79	-	1200	25	-	別名：かんしょ（甘藷） 廃棄部位：表皮及び両端
80	18	86	34	59	81	240	180	63	53	87	-	1400	28	-	別名：かんしょ（甘藷）、石焼き芋 廃棄部位：表層
180	48	190	72	130	230	580	380	130	110	230	-	3100	63	-	別名：かんしょ（甘藷）、乾燥いも、干しいも
61	15	64	20	44	54	200	120	46	39	70	-	1000	22	-	別名：かんしょ（甘藷） 廃棄部位：表層及び両端
67	17	69	25	48	60	220	140	50	44	76	-	1200	22	-	別名：かんしょ（甘藷） 廃棄部位：表皮及び両端
64	31	74	28	96	63	210	140	66	56	100	-	1400	30	-	廃棄部位：表層
70	34	81	30	100	68	230	160	73	61	110	-	1500	31	-	
98	50	110	40	160	100	300	210	100	83	150	-	2100	45	-	
91	42	110	47	160	92	330	210	100	83	140	-	2000	48	-	別名：あかめいも 廃棄部位：表層
90	41	110	50	150	94	310	200	100	85	130	-	2000	43	-	別名：あかめいも
68	28	82	34	110	76	280	190	76	64	110	-	1600	41	-	別名：京いも 廃棄部位：表層
64	25	76	35	110	77	260	170	71	64	99	-	1500	37	-	別名：京いも
25	9.9	29	15	36	32	83	73	30	26	42	-	560	14	-	別名：田芋 廃棄部位：表層及び両端
27	11	33	16	42	35	92	77	33	30	45	-	620	13	-	別名：田芋
140	54	160	65	220	140	430	310	150	120	200	-	2900	54	-	廃棄部位：表層

2 いも及びでん粉類

食品番号	索引番号	食品名	水分	アミノ酸組成によるたんぱく質	たんぱく質	イソロイシン	ロイシン	リシン（リジン）	含硫アミノ酸 メチオニン	シスチン	合計	芳香族アミノ酸 フェニルアラニン	チロシン	合計
			可食部100 g 当たり											
		成分識別子	WATER	PROTCAA	PROT-	ILE	LEU	LYS	MET	CYS	AAS	PHE	TYR	AAA
		単位	(........ g ....)			(....... mg ....)								
02016	236	<いも類>　（さといも類）　やつがしら　球茎　水煮	75.6	2.3	2.7	96	220	130	35	66	100	130	120	25
02063	237	<いも類>　じゃがいも　塊茎　皮つき　生	81.1	1.4	1.8	59	92	94	25	22	47	67	46	11
02064	238	<いも類>　じゃがいも　塊茎　皮つき　電子レンジ調理	77.6	1.6	2.1	67	100	110	30	25	55	76	58	13
02065	239	<いも類>　じゃがいも　塊茎　皮つき　フライドポテト　（生を揚げたもの）	65.2	2.1	2.7	85	140	130	35	35	69	96	82	18
02017	240	<いも類>　じゃがいも　塊茎　皮なし　生	79.8	1.3	1.8	56	87	91	25	22	48	64	45	11
02019	241	<いも類>　じゃがいも　塊茎　皮なし　水煮	80.6	1.4	1.7	57	93	95	26	23	49	66	63	13
02018	242	<いも類>　じゃがいも　塊茎　皮なし　蒸し	78.8	1.5	1.9	63	97	100	30	25	55	73	63	14
02066	243	<いも類>　じゃがいも　塊茎　皮なし　電子レンジ調理	78.0	1.5	1.9	62	96	98	27	22	49	71	54	12
02067	244	<いも類>　じゃがいも　塊茎　皮なし　フライドポテト　（生を揚げたもの）	64.2	2.1	2.7	84	130	130	35	34	69	95	81	18
02020	245	<いも類>　じゃがいも　塊茎　皮なし　フライドポテト　（市販冷凍食品を揚げたもの）	52.9	(2.3)	2.9	(97)	(160)	(160)	(44)	(39)	(82)	(110)	(110)	(22
02021	246	<いも類>　じゃがいも　乾燥マッシュポテト	7.5	(5.3)	6.6	240	420	390	92	98	190	280	230	52
02022	249	<いも類>　（やまのいも類）　ながいも　いちょういも　塊根　生	71.1	3.1	4.5	140	230	170	57	41	98	200	120	32
02023	250	<いも類>　（やまのいも類）　ながいも　ながいも　塊根　生	82.6	1.5	2.2	57	83	68	21	17	38	73	43	12
02024	251	<いも類>　（やまのいも類）　ながいも　ながいも　塊根　水煮	84.2	1.4	2.0	57	85	69	21	19	40	75	45	12
02025	252	<いも類>　（やまのいも類）　ながいも　やまといも　塊根　生	66.7	2.9	4.5	130	230	170	56	40	96	180	120	31
02026	253	<いも類>　（やまのいも類）　じねんじょ　塊根　生	68.8	1.8	2.8	88	150	100	34	26	61	110	75	19
02027	254	<いも類>　（やまのいも類）　だいじょ　塊根　生	71.2	1.8	2.6	85	150	99	33	22	55	120	74	19
02056	266	<でん粉・でん粉製品>　（でん粉製品）　ごま豆腐	84.8	(1.5)	1.5	(66)	(120)	(47)	(55)	(36)	(91)	(80)	(62)	(14

トレオニン（スレオニン）	トリプトファン	バリン	ヒスチジン	アルギニン	アラニン	アスパラギン酸	グルタミン酸	グリシン	プロリン	セリン	ヒドロキシプロリン	アミノ酸組成計	アンモニア	剰余アンモニア	備考
可食部100 g 当たり															
THR	TRP	VAL	HIS	ARG	ALA	ASP	GLU	GLY	PRO	SER	HYP	AAT	AMMON	AMMON-E	
(...mg...)															
130	51	150	59	210	130	390	290	140	110	180	-	2600	47	-	
66	18	91	30	84	52	360	290	52	59	70	-	1600	64	-	別名：ばれいしょ（馬鈴薯） 廃棄部位：損傷部及び芽
75	22	100	34	96	58	430	380	58	64	79	-	1900	76	-	別名：ばれいしょ（馬鈴薯） 損傷部及び芽を除いたもの
97	26	130	46	120	75	550	500	77	69	100	-	2400	97	-	別名：ばれいしょ（馬鈴薯） 損傷部及び芽を除いたもの
64	18	88	30	85	50	350	300	49	58	68	-	1500	64	-	別名：ばれいしょ（馬鈴薯） 廃棄部位：表層
66	20	87	31	86	50	330	310	52	59	69	-	1600	58	-	別名：ばれいしょ（馬鈴薯） 表層を除いたもの
71	22	96	33	89	53	390	340	54	69	74	-	1700	67	-	別名：ばれいしょ（馬鈴薯） 廃棄部位：表皮
69	20	95	32	90	54	410	360	54	59	74	-	1700	71	-	別名：ばれいしょ（馬鈴薯） 廃棄部位：表皮
95	25	130	46	130	73	540	530	76	65	100	-	2400	99	-	別名：ばれいしょ（馬鈴薯） 表層を除いたもの
(110)	(33)	(150)	(52)	(150)	(85)	(560)	(520)	(88)	(100)	(120)	-	(2700)	(97)	-	別名：ばれいしょ（馬鈴薯） 02019じゃがいも/水煮から推計
280	85	350	140	320	240	1200	980	210	290	300	-	6100	180	-	別名：ばれいしょ（馬鈴薯）
120	64	180	85	620	140	440	470	130	140	220	-	3600	130	16	別名：やまいも、手いも 廃棄部位：表層
65	28	75	37	200	100	160	390	59	47	180	-	1700	80	15	別名：やまいも 廃棄部位：表層、ひげ根及び切り口
61	27	74	36	180	98	160	390	56	49	150	-	1600	66	1.2	別名：やまいも
120	62	170	84	590	130	400	420	130	120	200	-	3300	140	44	別名：やまいも 伊勢いも、丹波いもを含む 廃棄部位：表層及びひげ根
83	41	110	54	260	88	270	280	87	84	140	-	2100	95	28	別名：やまいも 廃棄部位：表層及びひげ根
88	36	100	55	240	93	260	290	79	92	150	-	2100	86	19	別名：やまいも、だいしょ 廃棄部位：表層
(69)	(28)	(85)	(48)	(220)	(82)	(140)	(340)	(87)	(64)	(88)	-	(1700)	(34)	-	原材料配合割合から推計

3 砂糖及び甘味類

食品番号	索引番号	食品名	可食部100 g 当たり											
									含硫アミノ酸			芳香族アミノ酸		
			水分	アミノ酸組成によるたんぱく質	たんぱく質	イソロイシン	ロイシン	リシン（リジン）	メチオニン	シスチン	合計	フェニルアラニン	チロシン	合計
		成分識別子	WATER	PROTCAA	PROT-	ILE	LEU	LYS	MET	CYS	AAS	PHE	TYR	AAA
		単位	(......... g	.........)		(.........				mg			.........)	
03001	276	（砂糖類） 黒砂糖	4.4	(0.7)	1.7	14	21	6.6	4.0	12	16	13	9.2	[illegible]
03022	304	（その他） はちみつ	17.6	(0.2)	0.3	(7.4)	(9.3)	(7.4)	(0.9)	(2.8)	(3.7)	(10)	(7.4)	(1[illegible]

可食部100 g 当たり															備考
トレオニン（スレオニン）	トリプトファン	バリン	ヒスチジン	アルギニン	アラニン	アスパラギン酸	グルタミン酸	グリシン	プロリン	セリン	ヒドロキシプロリン	アミノ酸組成計	アンモニア	剰余アンモニア	
THR	TRP	VAL	HIS	ARG	ALA	ASP	GLU	GLY	PRO	SER	HYP	AAT	AMMON	AMMON-E	
(......mg......)															
21	4.6	28	4.3	6.2	53	440	110	28	17	25	-	820	95	26	別名： 黒糖
(3.7)	(3.7)	(8.4)	(0.9)	(4.6)	(5.6)	(25)	(17)	(6.5)	(84)	(5.6)	(0)	(210)	-	-	米国成分表より推計

4 豆類

食品番号	索引番号	食品名	水分	アミノ酸組成によるたんぱく質	たんぱく質	イソロイシン	ロイシン	リシン（リジン）	含硫アミノ酸 メチオニン	含硫アミノ酸 シスチン	含硫アミノ酸 合計	芳香族アミノ酸 フェニルアラニン	芳香族アミノ酸 チロシン	芳香族アミノ酸 合計
		可食部100 g 当たり												
		成分識別子	WATER	PROTCAA	PROT-	ILE	LEU	LYS	MET	CYS	AAS	PHE	TYR	AAA
		単位	(......... g ....)			(.. mg								....)
04001	306	あずき　全粒　乾	14.2	17.8	20.8	920	1700	1600	310	280	600	1200	610	180
04002	307	あずき　全粒　ゆで	63.9	7.4	8.6	380	700	670	130	110	240	520	260	78
04003	308	あずき　ゆで小豆缶詰	45.3	3.6	4.4	180	350	320	66	43	110	250	120	38
04004	309	あずき　あん　こし生あん	62.0	8.5	9.8	450	850	740	150	100	250	620	290	91
04005	310	あずき　あん　さらしあん　（乾燥あん）	7.8	20.2	23.5	1200	2100	1700	350	370	720	1500	760	220
04101	311	あずき　あん　こし練りあん　（並あん）	35.0	(4.9)	5.6	(260)	(490)	(420)	(86)	(57)	(140)	(350)	(170)	(52
04102	312	あずき　あん　こし練りあん　（中割りあん）	33.2	(4.4)	5.1	(230)	(440)	(390)	(78)	(52)	(130)	(320)	(150)	(47
04103	313	あずき　あん　こし練りあん　（もなかあん）	25.7	(4.4)	5.1	(230)	(440)	(380)	(78)	(52)	(130)	(320)	(150)	(47
04006	314	あずき　あん　つぶし練りあん	39.3	4.9	5.6	250	470	420	90	58	150	340	160	50
04007	315	いんげんまめ　全粒　乾	15.3	17.7	22.1	1000	1700	1400	280	290	570	1200	660	190
04008	316	いんげんまめ　全粒　ゆで	63.6	(7.3)	9.3	(430)	(730)	(610)	(120)	(120)	(240)	(500)	(270)	(77
04009	317	いんげんまめ　うずら豆	41.4	6.1	6.7	340	610	500	80	59	140	440	190	64
04010	318	いんげんまめ　こし生あん	62.3	(7.4)	9.4	(430)	(730)	(610)	(120)	(120)	(240)	(510)	(270)	(78
04011	319	いんげんまめ　豆きんとん	37.8	(3.8)	4.9	(220)	(380)	(320)	(62)	(64)	(130)	(260)	(140)	(41
04012	320	えんどう　全粒　青えんどう　乾	13.4	17.8	21.7	880	1500	1600	210	340	550	1000	660	170
04013	321	えんどう　全粒　青えんどう　ゆで	63.8	(7.4)	9.2	(360)	(630)	(660)	(89)	(140)	(230)	(420)	(270)	(69
04074	322	えんどう　全粒　赤えんどう　乾	13.4	(17.8)	21.7	(880)	(1500)	(1600)	(210)	(340)	(550)	(1000)	(660)	(170
04075	323	えんどう　全粒　赤えんどう　ゆで	63.8	(7.4)	9.2	(360)	(630)	(660)	(89)	(140)	(230)	(420)	(270)	(69
04014	324	えんどう　グリンピース（揚げ豆）	5.6	(16.6)	20.8	(810)	(1400)	(1500)	(200)	(320)	(520)	(960)	(610)	(160
04015	325	えんどう　塩豆	6.3	(18.6)	23.3	(910)	(1600)	(1700)	(230)	(360)	(590)	(1100)	(680)	(180
04016	326	えんどう　うぐいす豆	39.7	(4.5)	5.6	(220)	(380)	(400)	(54)	(87)	(140)	(260)	(160)	(42
04017	327	ささげ　全粒　乾	15.5	(19.6)	23.9	1100	1800	1600	380	360	740	1300	740	210
04018	328	ささげ　全粒　ゆで	63.9	(8.2)	10.2	(440)	(770)	(680)	(160)	(150)	(310)	(570)	(300)	(87
04019	329	そらまめ　全粒　乾	13.3	20.5	26.0	1000	1800	1600	180	310	500	1100	770	180
04020	330	そらまめ　フライビーンズ	4.0	(19.0)	24.7	(940)	(1700)	(1500)	(170)	(290)	(470)	(990)	(700)	(170

可食部100ｇ当たり															
トレオニン（スレオニン）	トリプトファン	バリン	ヒスチジン	アルギニン	アラニン	アスパラギン酸	グルタミン酸	グリシン	プロリン	セリン	ヒドロキシプロリン	アミノ酸組成計	アンモニア	剰余アンモニア	備考
THR	TRP	VAL	HIS	ARG	ALA	ASP	GLU	GLY	PRO	SER	HYP	AAT	AMMON	AMMON-E	
(………mg………)															
830	240	1100	700	1400	880	2500	3500	810	900	1200	-	21000	390	-	
340	100	470	290	580	370	1000	1500	340	380	510	-	8600	160	-	
170	46	230	140	280	180	490	710	170	190	250	-	4200	75	-	液汁を含む
380	100	530	320	650	410	1200	1600	360	450	610	-	9800	170	-	
960	260	1400	780	1400	1000	2800	3500	930	1100	1500	-	24000	440	-	
(220)	(60)	(300)	(190)	(370)	(230)	(670)	(940)	(210)	(260)	(350)	-	(5600)	(98)	-	加糖あん 配合割合： こし生あん100、上白糖70、水あめ7 04004こし生あんから推計
(200)	(55)	(280)	(170)	(340)	(210)	(600)	(860)	(190)	(230)	(320)	-	(5100)	(89)	-	加糖あん 配合割合： こし生あん100、上白糖85、水あめ7 04004こし生あんから推計
(200)	(54)	(280)	(170)	(340)	(210)	(600)	(860)	(190)	(230)	(320)	-	(5100)	(88)	-	加糖あん 配合割合： こし生あん100、上白糖100、水あめ7 04004こし生あんから推計
230	59	300	190	370	240	670	950	220	260	350	-	5600	110	-	加糖あん
950	250	1200	670	1400	880	2500	3200	840	800	1300	-	21000	410	-	金時類、白金時類、手亡類、鶉類、大福、虎豆を含む
(370)	(100)	(490)	(280)	(560)	(370)	(1000)	(1300)	(350)	(330)	(480)	-	(8500)	-	-	金時類、白金時類、手亡類、鶉類、大福、虎豆を含む 04007いんげんまめ/乾から推計
350	82	410	230	400	310	880	1100	300	280	510	-	7100	130	-	試料（原材料）：金時類 煮豆
(370)	(100)	(490)	(280)	(570)	(370)	(1000)	(1300)	(360)	(330)	(490)	-	(8500)	-	-	04007いんげんまめ/乾から推計
(190)	(54)	(260)	(150)	(300)	(190)	(550)	(700)	(190)	(170)	(250)	-	(4500)	-	-	04007いんげんまめ/乾から推計
890	200	1000	550	1800	940	2500	3600	950	890	1100	-	21000	360	-	
(350)	(84)	(420)	(230)	(750)	(390)	(1000)	(1500)	(400)	(370)	(430)	-	(8500)	-	-	04012青えんどう/乾から推計
(890)	(200)	(1000)	(550)	(1800)	(940)	(2500)	(3600)	(950)	(890)	(1100)	-	(21000)	(360)	-	04012青えんどう/乾から推計
(350)	(84)	(420)	(230)	(750)	(390)	(1000)	(1500)	(400)	(370)	(430)	-	(8500)	-	-	04012青えんどう/乾から推計
(790)	(190)	(950)	(530)	(1700)	(890)	(2300)	(3400)	(900)	(840)	(970)	-	(19000)	-	-	04012青えんどう/乾から推計
(890)	(210)	(1100)	(590)	(1900)	(1000)	(2600)	(3800)	(1000)	(940)	(1100)	-	(22000)	-	-	04012青えんどう/乾から推計
(210)	(51)	(260)	(140)	(450)	(240)	(630)	(910)	(240)	(230)	(260)	-	(5200)	-	-	煮豆 04012青えんどう/乾から推計
940	280	1200	780	1500	1000	2600	3800	1000	1100	1200	-	23000	490	-	
(370)	(120)	(520)	(330)	(640)	(430)	(1100)	(1600)	(440)	(440)	(460)	-	(9500)	-	-	04017ささげ/乾から推計
990	220	1200	680	2400	1000	2800	4100	1100	1100	1400	-	24000	480	-	
(870)	(210)	(1100)	(640)	(2300)	(980)	(2600)	(3900)	(1000)	(1000)	(1100)	-	(22000)	-	-	別名：いかり豆 種皮付き 04019そらまめ/乾から推計

4 豆類

食品番号	索引番号	食品名	水分	アミノ酸組成によるたんぱく質	たんぱく質	イソロイシン	ロイシン	リシン（リジン）	含硫アミノ酸 メチオニン	含硫アミノ酸 シスチン	含硫アミノ酸 合計	芳香族アミノ酸 フェニルアラニン	芳香族アミノ酸 チロシン	芳香族アミノ酸 合計
			可食部100 g 当たり											
		成分識別子	WATER	PROTCAA	PROT-	ILE	LEU	LYS	MET	CYS	AAS	PHE	TYR	AAA
		単位	(........ g	........)		(........	....	....	.... mg	....	....	....	........)	
04021	331	そらまめ　おたふく豆	37.2	(6.1)	7.9	(300)	(550)	(490)	(55)	(94)	(150)	(320)	(230)	(54
04022	332	そらまめ　ふき豆	34.5	(7.4)	9.6	(360)	(670)	(600)	(67)	(110)	(180)	(390)	(270)	(66
04104	334	だいず　［全粒・全粒製品］　全粒　青大豆　国産　乾	12.5	31.4	33.5	1200	2800	2300	500	600	1100	1900	1300	32
04105	335	だいず　［全粒・全粒製品］　全粒　青大豆　国産　ゆで	65.5	13.8	15.0	560	1300	1000	220	230	440	830	590	14
04023	336	だいず　［全粒・全粒製品］　全粒　黄大豆　国産　乾	12.4	32.9	33.8	1700	2900	2400	520	590	1100	2000	1300	33
04024	337	だいず　［全粒・全粒製品］　全粒　黄大豆　国産　ゆで	65.4	14.1	14.8	760	1300	1000	210	220	430	860	590	15
04025	338	だいず　［全粒・全粒製品］　全粒　黄大豆　米国産　乾	11.7	31.0	33.0	1600	2700	2300	500	580	1100	1800	1300	31
04026	339	だいず　［全粒・全粒製品］　全粒　黄大豆　中国産　乾	12.5	31.2	32.8	1600	2700	2300	490	570	1100	1800	1200	30
04027	340	だいず　［全粒・全粒製品］　全粒　黄大豆　ブラジル産　乾	8.3	(30.9)	33.6	(1600)	(2700)	(2300)	(500)	(590)	(1100)	(1800)	(1200)	(310
04077	341	だいず　［全粒・全粒製品］　全粒　黒大豆　国産　乾	12.7	31.5	33.9	1200	2800	2400	490	590	1100	1900	1300	32
04106	342	だいず　［全粒・全粒製品］　全粒　黒大豆　国産　ゆで	65.1	13.8	14.7	560	1200	1000	220	230	440	830	590	14
04080	343	だいず　［全粒・全粒製品］　いり大豆　青大豆	2.7	35.6	37.7	1900	3200	2300	560	670	1200	2100	1400	35
04078	344	だいず　［全粒・全粒製品］　いり大豆　黄大豆	2.5	35.0	37.5	1900	3200	2300	550	630	1200	2100	1400	35
04079	345	だいず　［全粒・全粒製品］　いり大豆　黒大豆	2.4	33.6	36.4	1800	3000	2100	530	540	1100	2000	1400	34
04028	346	だいず　［全粒・全粒製品］　水煮缶詰　黄大豆	71.7	12.5	12.9	670	1100	880	190	210	410	750	550	13
04081	347	だいず　［全粒・全粒製品］　蒸し大豆　黄大豆	57.4	(15.8)	16.6	(850)	(1400)	(1100)	(240)	(250)	(490)	(970)	(670)	(160
04082	348	だいず　［全粒・全粒製品］　きな粉　青大豆　全粒大豆	5.9	(34.9)	37.0	1900	3100	2500	570	650	1200	2100	1400	35
04096	349	だいず　［全粒・全粒製品］　きな粉　青大豆　脱皮大豆	5.2	34.6	36.6	1900	3100	2500	590	650	1200	2100	1400	35
04029	350	だいず　［全粒・全粒製品］　きな粉　黄大豆　全粒大豆	4.0	34.3	36.7	1900	3100	2000	550	570	1100	2100	1400	35
04030	351	だいず　［全粒・全粒製品］　きな粉　黄大豆　脱皮大豆	2.6	34.6	37.5	1900	3200	2000	560	570	1100	2100	1400	35
04031	355	だいず　［全粒・全粒製品］　ぶどう豆	36.0	13.5	14.1	740	1200	950	210	210	410	830	520	14
04032	356	だいず　［豆腐・油揚げ類］　木綿豆腐	85.9	6.7	7.0	350	600	480	98	100	200	400	310	7

可食部100ｇ当たり															
トレオニン（スレオニン）	トリプトファン	バリン	ヒスチジン	アルギニン	アラニン	アスパラギン酸	グルタミン酸	グリシン	プロリン	セリン	ヒドロキシプロリン	アミノ酸組成計	アンモニア	剰余アンモニア	備考
THR	TRP	VAL	HIS	ARG	ALA	ASP	GLU	GLY	PRO	SER	HYP	AAT	AMMON	AMMON-E	
(......							mg						......)		
(280)	(67)	(350)	(200)	(730)	(310)	(830)	(1200)	(320)	(320)	(370)	-	(7100)	-	-	煮豆 04019そらまめ/乾から推計
(340)	(81)	(420)	(250)	(890)	(380)	(1000)	(1500)	(390)	(390)	(450)	-	(8600)	-	-	煮豆 04019そらまめ/乾から推計
1600	500	1800	1000	2800	1600	4200	6700	1600	1900	2100	-	36000	720	-	
690	220	800	460	1200	690	1800	2900	690	850	940	-	16000	310	-	
1600	500	1800	1000	2900	1600	4500	7000	1600	2000	2200	-	38000	760	-	
700	210	800	430	1200	690	1900	3000	690	870	940	-	16000	330	-	
1500	490	1700	1000	2600	1600	4200	6600	1500	1900	2100	-	36000	690	-	
1500	470	1700	1000	2700	1500	4200	6700	1500	1900	2100	-	36000	700	-	
(1500)	(500)	(1700)	(1000)	(2600)	(1600)	(4200)	(6700)	(1600)	(1900)	(1900)	-	(36000)	-	-	04025米国産/乾から推計
1600	490	1700	1000	2900	1600	4300	6800	1500	1900	2100	-	37000	730	-	
690	210	770	440	1200	690	1800	2900	680	850	950	-	16000	320	-	
1800	540	2100	1200	3100	1800	4800	7500	1800	2200	2300	-	41000	820	-	
1700	560	2000	1200	3000	1800	4800	7400	1700	2200	2300	-	41000	810	-	
1700	530	1900	1100	2900	1700	4600	7200	1700	2000	2200	-	39000	780	-	
630	190	710	390	1000	610	1700	2600	610	760	860	-	14000	290	-	液汁を除いたもの
(790)	(240)	(900)	(480)	(1400)	(770)	(2200)	(3400)	(770)	(980)	(1100)	-	(18000)	(370)	-	試料：レトルト製品 04024国産/黄大豆/ゆでから推計
1700	530	2000	1100	3000	1700	4700	7400	1700	2100	2300	-	41000	820	-	
1700	520	2000	1100	2900	1700	4600	7300	1700	2100	2300	-	40000	800	-	
1700	520	2000	1200	2800	1700	4700	7400	1700	2100	2300	-	40000	810	-	
1800	550	2000	1200	2800	1800	4800	7400	1700	2100	2200	-	40000	840	-	
690	200	790	430	1100	700	1800	2800	740	830	910	-	16000	300	-	煮豆
320	100	360	200	600	320	910	1400	320	410	450	-	7800	150	-	凝固剤の種類は問わないもの

4 豆類

食品番号	索引番号	食品名	水分	アミノ酸組成によるたんぱく質	たんぱく質	イソロイシン	ロイシン	リシン（リジン）	含硫アミノ酸 メチオニン	含硫アミノ酸 シスチン	含硫アミノ酸 合計	芳香族アミノ酸 フェニルアラニン	芳香族アミノ酸 チロシン	芳香族アミノ酸 合計
		可食部100 g 当たり												
		成分識別子	WATER	PROTCAA	PROT-	ILE	LEU	LYS	MET	CYS	AAS	PHE	TYR	AAA
		単位	(......... g	.........)		(..				mg				....)
04097	357	だいず ［豆腐・油揚げ類］ 木綿豆腐 （凝固剤：塩化マグネシウム）	85.9	6.7	7.0	350	600	480	98	100	200	400	310	7
04098	358	だいず ［豆腐・油揚げ類］ 木綿豆腐 （凝固剤：硫酸カルシウム）	85.9	6.7	7.0	350	600	480	98	100	200	400	310	7
04033	359	だいず ［豆腐・油揚げ類］ 絹ごし豆腐	88.5	5.3	5.3	280	470	380	77	92	170	320	240	5
04099	360	だいず ［豆腐・油揚げ類］ 絹ごし豆腐 （凝固剤：塩化マグネシウム）	88.5	5.3	5.3	280	470	380	77	92	170	320	240	5
04100	361	だいず ［豆腐・油揚げ類］ 絹ごし豆腐 （凝固剤：硫酸カルシウム）	88.5	5.3	5.3	280	470	380	77	92	170	320	240	5
04034	362	だいず ［豆腐・油揚げ類］ ソフト豆腐	88.9	5.0	5.1	260	440	360	75	90	160	300	230	5
04035	363	だいず ［豆腐・油揚げ類］ 充てん豆腐	88.6	5.1	5.0	270	450	360	71	80	150	300	230	5
04036	364	だいず ［豆腐・油揚げ類］ 沖縄豆腐	81.8	(8.8)	9.1	(460)	(780)	(630)	(130)	(130)	(260)	(530)	(400)	(93
04037	365	だいず ［豆腐・油揚げ類］ ゆし豆腐	90.0	(4.1)	4.3	(220)	(370)	(300)	(61)	(63)	(120)	(250)	(190)	(44
04038	366	だいず ［豆腐・油揚げ類］ 焼き豆腐	84.8	7.8	7.8	420	700	560	120	130	240	470	360	8
04039	367	だいず ［豆腐・油揚げ類］ 生揚げ	75.9	10.3	10.7	550	920	730	150	160	310	630	460	11
04040	368	だいず ［豆腐・油揚げ類］ 油揚げ 油揚げ	39.9	23.0	23.4	1200	2100	1600	300	310	610	1400	1100	25
04084	369	だいず ［豆腐・油揚げ類］ 油揚げ 油抜き油揚げ	56.9	17.9	18.2	980	1600	1200	240	230	480	1100	830	19
04086	370	だいず ［豆腐・油揚げ類］ 油揚げ 油抜きゆで	72.6	12.3	12.4	670	1100	830	170	160	330	760	580	13
04085	371	だいず ［豆腐・油揚げ類］ 油揚げ 油抜き焼き	40.2	24.6	24.9	1400	2300	1600	320	300	620	1500	1100	27
04095	372	だいず ［豆腐・油揚げ類］ 油揚げ 甘煮	54.9	10.4	11.2	590	990	670	120	130	250	650	410	11
04041	373	だいず ［豆腐・油揚げ類］ がんもどき	63.5	15.2	15.3	820	1400	1000	200	200	410	940	670	16
04042	374	だいず ［豆腐・油揚げ類］ 凍り豆腐 乾	7.2	49.7	50.5	2700	4500	3500	660	670	1300	3100	2300	54
04087	375	だいず ［豆腐・油揚げ類］ 凍り豆腐 水煮	79.6	10.8	10.7	600	1000	740	150	130	270	690	510	12
04043	376	だいず ［豆腐・油揚げ類］ 豆腐よう	60.6	(9.0)	9.5	(460)	(810)	(650)	(130)	(140)	(270)	(550)	(400)	(95
04044	377	だいず ［豆腐・油揚げ類］ 豆腐竹輪 蒸し	71.6	(13.6)	14.9	(770)	(1300)	(1300)	(370)	(210)	(580)	(720)	(590)	(130
04045	378	だいず ［豆腐・油揚げ類］ 豆腐竹輪 焼き	68.8	(14.4)	16.1	(820)	(1300)	(1400)	(390)	(220)	(610)	(770)	(630)	(140
04088	379	だいず ［豆腐・油揚げ類］ ろくじょう豆腐	26.5	(33.5)	34.7	(1700)	(3000)	(2400)	(490)	(510)	(1000)	(2000)	(1500)	(350
04046	380	だいず ［納豆類］ 糸引き納豆	59.5	14.5	16.5	790	1300	1100	260	320	580	880	710	16
04047	381	だいず ［納豆類］ 挽きわり納豆	60.9	15.1	16.6	810	1400	1100	250	280	530	970	670	16

可食部100ｇ当たり															備考
トレオニン（スレオニン）	トリプトファン	バリン	ヒスチジン	アルギニン	アラニン	アスパラギン酸	グルタミン酸	グリシン	プロリン	セリン	ヒドロキシプロリン	アミノ酸組成計	アンモニア	剰余アンモニア	
THR	TRP	VAL	HIS	ARG	ALA	ASP	GLU	GLY	PRO	SER	HYP	AAT	AMMON	AMMON-E	
(......mg......)															
320	100	360	200	600	320	910	1400	320	410	450	-	7800	150	-	
320	100	360	200	600	320	910	1400	320	410	450	-	7800	150	-	
260	82	290	160	470	260	720	1200	250	320	340	-	6200	120	-	凝固剤の種類は問わないもの
260	82	290	160	470	260	720	1200	250	320	340	-	6200	120	-	
260	82	290	160	470	260	720	1200	250	320	340	-	6200	120	-	
240	79	280	160	440	240	680	1100	260	300	320	-	5900	120	-	
240	76	280	160	460	240	690	1100	240	310	330	-	5900	120	-	
(420)	(140)	(470)	(260)	(780)	(420)	(1200)	(1900)	(420)	(540)	(590)	-	(10000)	(190)	-	別名：島豆腐 04032木綿豆腐から推計
(200)	(64)	(220)	(120)	(370)	(200)	(560)	(890)	(200)	(260)	(280)	-	(4800)	(92)	-	04032木綿豆腐から推計
370	120	430	240	690	370	1100	1700	370	480	510	-	9100	180	-	
500	160	580	310	910	500	1400	2200	490	640	680	-	12000	230	-	別名：厚揚げ
1100	360	1300	690	2000	1100	3100	4900	1100	1400	1500	-	27000	530	-	
840	280	1000	530	1600	860	2400	3800	850	1100	1200	-	21000	410	-	
580	190	700	370	1100	590	1700	2600	580	770	820	-	14000	290	-	
1200	380	1400	740	2100	1200	3300	5300	1200	1600	1600	-	29000	580	-	
500	150	620	330	830	530	1400	2300	510	650	700	-	12000	240	-	
710	230	860	460	1300	730	2000	3300	810	930	990	-	18000	370	-	
2400	750	2800	1500	4400	2400	6700	11000	2400	3100	3300	-	58000	1100	-	別名：高野豆腐 試料：炭酸水素ナトリウム処理製品
520	160	630	320	940	520	1500	2200	500	660	720	-	12000	250	-	別名：高野豆腐 湯戻し後、煮たもの
(400)	(140)	(480)	(270)	(810)	(430)	(1200)	(2000)	(430)	(560)	(550)	-	(10000)	(200)	-	NILSアミノ酸成分表より推計
(670)	(190)	(820)	(450)	(1100)	(850)	(1700)	(2600)	(760)	(700)	(710)	-	(16000)	(0)	-	原材料配合割合：豆腐2、すり身1 NILSアミノ酸成分表より推計
(710)	(200)	(870)	(470)	(1200)	(900)	(1800)	(2800)	(800)	(740)	(760)	-	(17000)	(0)	-	原材料配合割合：豆腐2、すり身1 NILSアミノ酸成分表より推計
(1600)	(520)	(1800)	(1000)	(3000)	(1600)	(4500)	(7200)	(1600)	(2100)	(2200)	-	(39000)	(740)	-	04032木綿豆腐から推計
670	250	850	490	950	690	1900	3300	690	920	820	-	17000	450	-	
710	250	890	500	970	710	1900	3600	710	930	830	-	18000	530	-	

4 豆類

食品番号	索引番号	食品名	水分	アミノ酸組成によるたんぱく質	たんぱく質	イソロイシン	ロイシン	リシン（リジン）	含硫アミノ酸 メチオニン	含硫アミノ酸 シスチン	含硫アミノ酸 合計	芳香族アミノ酸 フェニルアラニン	芳香族アミノ酸 チロシン	芳香族アミノ酸 合計
		成分識別子	WATER	PROTCAA	PROT-	ILE	LEU	LYS	MET	CYS	AAS	PHE	TYR	AAA
		単位	(……… g ………)			(……………………………… mg ………………………………)								
04051	384	だいず　［その他］　おから　生	75.5	5.4	6.1	280	490	410	97	110	200	330	210	54
04089	385	だいず　［その他］　おから　乾燥	7.1	(20.2)	23.1	(1000)	(1900)	(1500)	(360)	(400)	(760)	(1200)	(760)	(200
04052	386	だいず　［その他］　豆乳　豆乳	90.8	3.4	3.6	170	290	250	53	60	110	200	160	35
04053	387	だいず　［その他］　豆乳　調製豆乳	87.9	3.1	3.2	160	270	230	43	53	96	180	140	32
04054	388	だいず　［その他］　豆乳　豆乳飲料・麦芽コーヒー	87.4	2.1	2.2	110	180	150	28	35	63	120	92	21
04055	389	だいず　［その他］　大豆たんぱく　粒状大豆たんぱく	7.8	(44.1)	46.3	(2300)	(4000)	(3200)	(650)	(640)	(1300)	(2700)	(1900)	(460
04056	390	だいず　［その他］　大豆たんぱく　濃縮大豆たんぱく	6.8	(55.4)	58.2	(2900)	(5100)	(4000)	(820)	(800)	(1600)	(3300)	(2400)	(580
04057	391	だいず　［その他］　大豆たんぱく　分離大豆たんぱく　塩分無調整タイプ	5.9	(77.1)	79.1	4000	7000	5500	1100	1100	2200	4600	3500	800
04090	392	だいず　［その他］　大豆たんぱく　分離大豆たんぱく　塩分調整タイプ	5.9	(77.1)	79.1	(4000)	(7000)	(5500)	(1100)	(1100)	(2200)	(4600)	(3500)	(800
04058	393	だいず　［その他］　大豆たんぱく　繊維状大豆たんぱく	5.8	(56.5)	59.3	(2900)	(5200)	(4100)	(830)	(820)	(1700)	(3400)	(2500)	(590
04059	394	だいず　［その他］　湯葉　生	59.1	(21.4)	21.8	1200	1900	1500	320	320	640	1300	970	230
04060	395	だいず　［その他］　湯葉　干し　乾	6.9	49.7	50.4	2700	4400	3500	720	800	1500	3100	2200	530
04091	396	だいず　［その他］　湯葉　干し　湯戻し	72.8	15.3	15.7	830	1400	1100	220	230	450	960	700	170
04061	397	だいず　［その他］　金山寺みそ	34.3	(5.8)	6.9	(320)	(520)	(330)	(96)	(72)	(170)	(340)	(250)	(59
04062	398	だいず　［その他］　ひしおみそ	46.3	(5.4)	6.5	(310)	(490)	(310)	(91)	(68)	(160)	(320)	(230)	(55
04063	399	だいず　［その他］　テンペ	57.8	(11.9)	15.8	(690)	(1100)	(710)	(140)	(150)	(290)	(700)	(520)	(120
04064	400	つるあずき　全粒　乾	12.0	(17.8)	20.8	(920)	(1700)	(1600)	(310)	(280)	(590)	(1200)	(610)	(180
04092	401	つるあずき　全粒　ゆで	60.5	(8.4)	9.7	(430)	(790)	(750)	(150)	(120)	(270)	(580)	(300)	(88
04065	402	ひよこまめ　全粒　乾	10.4	(16.7)	20.0	(860)	(1400)	(1300)	(260)	(270)	(540)	(1100)	(500)	(160
04066	403	ひよこまめ　全粒　ゆで	59.6	(7.9)	9.5	(410)	(680)	(640)	(120)	(130)	(250)	(510)	(240)	(75
04067	404	ひよこまめ　全粒　フライ　味付け	4.6	(15.7)	18.8	(810)	(1300)	(1300)	(250)	(260)	(500)	(1000)	(470)	(150
04068	405	べにばないんげん　全粒　乾	15.4	(13.8)	17.2	(810)	(1400)	(1100)	(220)	(230)	(440)	(930)	(520)	(150
04069	406	べにばないんげん　全粒　ゆで	69.7	(5.0)	6.2	(290)	(490)	(410)	(79)	(81)	(160)	(340)	(190)	(52
04070	408	らいまめ　全粒　乾	11.7	(18.8)	21.9	(1100)	(1800)	(1400)	(240)	(240)	(490)	(1400)	(800)	(220
04093	409	らいまめ　全粒　ゆで	62.3	(8.3)	9.6	(480)	(810)	(620)	(110)	(110)	(210)	(620)	(350)	(97

可食部100 g当たり

可食部100 g当たり															備考
トレオニン（スレオニン）	トリプトファン	バリン	ヒスチジン	アルギニン	アラニン	アスパラギン酸	グルタミン酸	グリシン	プロリン	セリン	ヒドロキシプロリン	アミノ酸組成計	アンモニア	剰余アンモニア	
THR	TRP	VAL	HIS	ARG	ALA	ASP	GLU	GLY	PRO	SER	HYP	AAT	AMMON	AMMON-E	
(........mg........)															
290	83	330	190	410	290	710	1100	310	340	380	-	6300	120	-	
(1000)	(310)	(1200)	(700)	(1500)	(1100)	(2700)	(4000)	(1200)	(1300)	(1300)	-	(23000)	-	-	04051おから/生から推計
160	53	180	100	310	170	460	740	160	200	230	-	4000	78	-	
150	47	170	95	280	150	430	700	160	190	200	-	3600	74	-	
96	32	120	64	170	100	280	460	100	130	130	-	2400	53	-	
2000)	(680)	(2300)	(1400)	(3900)	(2100)	(6000)	(9800)	(2100)	(2700)	(2700)	-	(51000)	-	-	04057分離大豆たんぱくから推計
2500)	(850)	(2900)	(1700)	(4900)	(2600)	(7500)	(12000)	(2700)	(3400)	(3400)	-	(64000)	-	-	04057分離大豆たんぱくから推計
3700	1200	4100	2400	6900	3600	10000	17000	3600	4700	5100	-	89000	1800	-	
3700)	(1200)	(4100)	(2400)	(6900)	(3600)	(10000)	(17000)	(3600)	(4700)	(5100)	-	(89000)	(1800)	-	04057分離大豆たんぱくから推計
2500)	(870)	(3000)	(1700)	(5000)	(2700)	(7700)	(13000)	(2700)	(3500)	(3400)	-	(65000)	-	-	04057分離大豆たんぱくから推計
1000	310	1200	640	1900	1100	2900	4600	1000	1300	1400	-	25000	500	-	
2400	720	2800	1500	4300	2400	6800	11000	2400	3000	3300	-	58000	1100	-	
740	210	850	450	1300	740	2100	3200	720	940	1000	-	18000	340	-	
(270)	(52)	(350)	(190)	(350)	(320)	(760)	(1500)	(300)	(360)	(340)	-	(6700)	(140)	-	NILSアミノ酸成分表より推計
(250)	(49)	(330)	(180)	(330)	(300)	(720)	(1400)	(280)	(340)	(320)	-	(6300)	(130)	-	NILSアミノ酸成分表より推計
(620)	(150)	(720)	(360)	(970)	(750)	(1600)	(2600)	(590)	(800)	(790)	(0)	(14000)	-	-	丸大豆製品 米国成分表より推計
(830)	(240)	(1100)	(700)	(1400)	(880)	(2500)	(3500)	(810)	(890)	(1200)	-	(21000)	(390)	-	別名：たけあずき 04001あずき/乾から推計
(390)	(110)	(530)	(330)	(650)	(410)	(1100)	(1600)	(380)	(430)	(580)	-	(9700)	(180)	-	04002あずき/ゆでから推計
(750)	(200)	(850)	(550)	(1900)	(860)	(2400)	(3500)	(840)	(830)	(1000)	(0)	(19000)	-	-	別名：チックピー、ガルバンゾー 米国成分表より推計
(350)	(91)	(400)	(260)	(900)	(410)	(1100)	(1700)	(400)	(390)	(480)	(0)	(9200)	-	-	別名：チックピー、ガルバンゾー 米国成分表より推計
(700)	(180)	(790)	(520)	(1800)	(810)	(2200)	(3300)	(790)	(780)	(950)	(0)	(18000)	-	-	別名：チックピー、ガルバンゾー 米国成分表より推計
(740)	(190)	(930)	(530)	(1100)	(680)	(1900)	(2500)	(660)	(620)	(1000)	-	(16000)	(320)	-	別名：はなまめ 04007いんげんまめ/乾から推計
(270)	(69)	(330)	(190)	(380)	(250)	(700)	(890)	(240)	(220)	(360)	-	(5800)	(120)	-	別名：はなまめ 04007いんげんまめ/乾から推計
(990)	(230)	(1200)	(550)	(1300)	(930)	(3100)	(3000)	(890)	(910)	(1600)	-	(22000)	-	-	別名：ライマビーン、バタービーン 豪州成分表より推計
(430)	(100)	(540)	(240)	(590)	(410)	(1400)	(1300)	(390)	(400)	(700)	-	(9600)	-	-	別名：ライマビーン、バタービーン 豪州成分表より推計

4 豆類

食品番号	索引番号	食品名	水分	アミノ酸組成によるたんぱく質	たんぱく質	イソロイシン	ロイシン	リシン（リジン）	含硫アミノ酸 メチオニン	含硫アミノ酸 シスチン	含硫アミノ酸 合計	芳香族アミノ酸 フェニルアラニン	芳香族アミノ酸 チロシン	芳香族アミノ酸 合計
		可食部100 g 当たり												
		成分識別子	WATER	PROTCAA	PROT-	ILE	LEU	LYS	MET	CYS	AAS	PHE	TYR	AAA
		単位	(……… g		………)	(………				mg			………)	
04071	410	りょくとう　全粒　乾	10.8	20.7	25.1	1100	2000	1700	340	180	520	1500	690	220
04072	411	りょくとう　全粒　ゆで	66.0	(8.2)	10.2	(420)	(790)	(690)	(140)	(72)	(210)	(610)	(270)	(88
04073	412	レンズまめ　全粒　乾	12.0	(19.7)	23.2	(1100)	(1800)	(1700)	(210)	(260)	(460)	(1200)	(740)	(200
04094	413	レンズまめ　全粒　ゆで	57.9	(9.5)	11.2	(540)	(860)	(810)	(100)	(120)	(220)	(590)	(360)	(95

可食部100ｇ当たり															
トレオニン（スレオニン）	トリプトファン	バリン	ヒスチジン	アルギニン	アラニン	アスパラギン酸	グルタミン酸	グリシン	プロリン	セリン	ヒドロキシプロリン	アミノ酸組成計	アンモニア	剰余アンモニア	備考
THR	TRP	VAL	HIS	ARG	ALA	ASP	GLU	GLY	PRO	SER	HYP	AAT	AMMON	AMMON-E	
(......mg......)															
870	250	1300	730	1700	1100	2900	4300	930	1000	1400	-	24000	480	-	別名：やえなり
(330)	(100)	(520)	(290)	(670)	(420)	(1200)	(1700)	(370)	(410)	(510)	-	(9500)	-	-	別名：やえなり 04071りょくとう/乾から推計
1000)	(170)	(1300)	(630)	(2000)	(1000)	(2700)	(3900)	(990)	(850)	(1300)	-	(23000)	-	-	別名：ひらまめ 豪州成分表より推計
(500)	(81)	(620)	(300)	(980)	(490)	(1300)	(1900)	(480)	(410)	(640)	-	(11000)	-	-	別名：ひらまめ 豪州成分表より推計

5 種実類

食品番号	索引番号	食品名	水分	アミノ酸組成によるたんぱく質	たんぱく質	イソロイシン	ロイシン	リシン（リジン）	含硫アミノ酸 メチオニン	含硫アミノ酸 シスチン	含硫アミノ酸 合計	芳香族アミノ酸 フェニルアラニン	芳香族アミノ酸 チロシン	芳香族アミノ酸 合計
		成分識別子	WATER	PROTCAA	PROT-	ILE	LEU	LYS	MET	CYS	AAS	PHE	TYR	AAA
		単位	(......... g	.........)		(..				mg			....)	
05001	414	アーモンド　乾	4.7	18.7	19.6	870	1500	660	190	320	510	1000	630	17
05002	415	アーモンド　フライ　味付け	1.8	21.1	21.3	910	1600	590	180	310	480	1300	670	19
05040	416	アーモンド　いり　無塩	1.8	(19.0)	20.3	(870)	(1500)	(670)	(190)	(330)	(520)	(1100)	(630)	(170
05003	417	あさ　乾	4.6	25.7	29.9	1200	2100	1100	730	510	1200	1400	950	24
05041	418	あまに　いり	0.8	20.3	21.8	1100	1500	660	450	280	730	1200	590	18
05004	419	えごま　乾	5.6	16.9	17.7	730	1300	810	520	370	890	1000	700	17
05005	420	カシューナッツ　フライ　味付け	3.2	19.3	19.8	960	1700	1100	420	500	920	1000	710	18
05006	421	かぼちゃ　いり　味付け	4.5	(25.3)	26.5	(1100)	(2100)	(1100)	(530)	(290)	(820)	(1500)	(960)	(250
05008	423	ぎんなん　生	57.4	4.2	4.7	190	340	190	110	83	190	170	140	32
05009	424	ぎんなん　ゆで	56.9	(4.0)	4.6	(180)	(330)	(180)	(100)	(81)	(180)	(170)	(140)	(30
05010	425	（くり類）　日本ぐり　生	58.8	2.4	2.8	98	160	150	35	44	79	110	68	1
05011	426	（くり類）　日本ぐり　ゆで	58.4	(2.9)	3.5	(120)	(200)	(180)	(43)	(55)	(98)	(140)	(81)	(22
05012	427	（くり類）　日本ぐり　甘露煮	40.8	(1.5)	1.8	(61)	(100)	(93)	(22)	(28)	(50)	(70)	(42)	(11
05013	428	（くり類）　中国ぐり　甘ぐり	44.4	(4.3)	4.9	(180)	(300)	(270)	(120)	(130)	(250)	(220)	(150)	(37
05014	429	くるみ　いり	3.1	13.4	14.6	640	1100	420	260	280	540	690	530	12
05015	430	けし　乾	3.0	(20.2)	19.3	(880)	(1400)	(1000)	(540)	(320)	(860)	(810)	(780)	(160
05016	431	ココナッツ　ココナッツパウダー	2.5	(5.6)	6.1	(240)	(430)	(300)	(120)	(130)	(250)	(290)	(170)	(46
05017	432	ごま　乾	4.7	19.3	19.8	850	1500	620	690	490	1200	1000	780	18
05018	433	ごま　いり	1.6	19.6	20.3	880	1600	570	680	440	1100	1100	750	18
05019	434	ごま　むき	4.1	19.0	19.3	840	1500	600	700	460	1200	1000	790	18
05042	435	ごま　ねり	0.5	(18.3)	19.0	(820)	(1500)	(530)	(640)	(420)	(1100)	(990)	(700)	(170
05020	436	しい　生	37.3	(2.6)	3.2	(150)	(250)	(200)	(54)	(57)	(110)	(140)	(97)	(24
05021	437	すいか　いり　味付け	5.9	(28.7)	29.6	(1400)	(2200)	(930)	(870)	(460)	(1300)	(2100)	(1100)	(320
05046	438	チアシード　乾	6.5	18.0	19.4	790	1400	1000	640	470	1100	1100	710	18
05022	439	とち　蒸し	58.0	(1.5)	1.7	(67)	(100)	(100)	(40)	(54)	(94)	(71)	(47)	(12
05023	440	はす　未熟　生	77.5	(5.8)	5.9	(290)	(470)	(380)	(100)	(77)	(180)	(290)	(140)	(44

可食部100 g 当たり

可食部100ｇ当たり															備考
トレオニン（スレオニン）	トリプトファン	バリン	ヒスチジン	アルギニン	アラニン	アスパラギン酸	グルタミン酸	グリシン	プロリン	セリン	ヒドロキシプロリン	アミノ酸組成計	アンモニア	剰余アンモニア	
THR	TRP	VAL	HIS	ARG	ALA	ASP	GLU	GLY	PRO	SER	HYP	AAT	AMMON	AMMON-E	
(……mg……)															
650	210	1000	560	2200	920	2300	5500	1400	940	900	-	22000	620	-	
740	210	1100	620	2500	1100	2600	6500	1600	1000	1100	-	24000	750	-	
(630)	(220)	(1000)	(580)	(2300)	(940)	(2300)	(5600)	(1400)	(960)	(830)	-	(22000)	-	-	05001アーモンド/乾から推計
1200	350	1600	880	3700	1300	3200	5300	1400	1300	1700	-	30000	630	-	
990	410	1300	580	2300	1200	2400	5000	1500	930	1300	-	24000	610	-	
760	240	990	580	2300	930	1700	3800	960	690	1100	-	20000	380	-	別名：あぶらえ
830	370	1300	540	2400	890	2000	4600	970	880	1200	-	22000	440	-	
(880)	(510)	(1400)	(680)	(4700)	(1300)	(2600)	(5400)	(1600)	(1200)	(1500)	(0)	(29000)	-	-	廃棄部位：種皮 米国成分表より推計
260	79	270	97	620	260	530	840	230	230	290	-	4900	88	-	廃棄部位：殻及び薄皮
(230)	(77)	(260)	(94)	(590)	(250)	(520)	(810)	(220)	(220)	(250)	-	(4700)	-	-	薄皮を除いたもの 05008ぎんなん/生から推計
110	36	130	68	210	180	660	400	120	100	120	-	2800	90	-	廃棄部位：殻（鬼皮）及び渋皮（包丁むき）
(130)	(45)	(160)	(84)	(260)	(220)	(820)	(490)	(150)	(120)	(130)	-	(3400)	-	-	廃棄部位：殻（鬼皮）及び渋皮 05010日本ぐり/生から推計
(65)	(23)	(81)	(43)	(140)	(110)	(420)	(250)	(78)	(63)	(68)	-	(1800)	-	-	液汁を除いたもの 05010日本ぐり/生から推計
(190)	(57)	(260)	(140)	(500)	(230)	(990)	(630)	(210)	(190)	(210)	(0)	(5000)	-	-	別名：あまぐり 廃棄部位：殻（鬼皮）及び渋皮 米国成分表より推計
550	210	780	380	2300	640	1600	3000	730	590	840	-	15000	290	-	
(740)	(200)	(1200)	(510)	(2100)	(900)	(2500)	(4600)	(1000)	(3000)	(1000)	(0)	(24000)	-	-	別名：ポピーシード 米国成分表より推計
(280)	(55)	(370)	(150)	(980)	(320)	(560)	(1300)	(290)	(230)	(350)	-	(6500)	-	-	豪州成分表より推計
890	360	1100	620	2900	1100	1900	4400	1100	850	1100	-	22000	470	-	試料：洗いごま
890	350	1100	630	2900	1100	1900	4600	1200	850	1200	-	23000	490	-	
870	350	1100	620	2900	1000	1800	4400	1100	820	1100	-	22000	430	-	
(830)	(320)	(1100)	(590)	(2700)	(1000)	(1800)	(4300)	(1100)	(790)	(1100)	-	(21000)	(460)	-	05018いりごまから推計
(120)	(39)	(180)	(88)	(250)	(180)	(330)	(510)	(150)	(130)	(140)	(0)	(3100)	-	-	別名：こじい 廃棄部位：殻及び渋皮 米国成分表より推計
1200)	(410)	(1600)	(810)	(5100)	(1600)	(2900)	(6000)	(1700)	(1300)	(1600)	(0)	(33000)	-	-	廃棄部位：種皮 米国成分表より推計
830	290	1000	620	2200	1000	1800	3800	1000	800	1300	-	21000	410	-	
(60)	(19)	(95)	(47)	(120)	(110)	(290)	(220)	(88)	(89)	(85)	-	(1700)	(0)	-	試料：あく抜き冷凍品 NILSアミノ酸成分表より推計
(290)	(84)	(380)	(160)	(480)	(340)	(720)	(1400)	(320)	(490)	(360)	(0)	(6700)	-	-	廃棄部位：殻及び薄皮 米国成分表より推計

5 種実類

食品番号	索引番号	食品名	水分	アミノ酸組成によるたんぱく質	たんぱく質	イソロイシン	ロイシン	リシン（リジン）	含硫アミノ酸 メチオニン	含硫アミノ酸 シスチン	含硫アミノ酸 合計	芳香族アミノ酸 フェニルアラニン	芳香族アミノ酸 チロシン	芳香族アミノ酸 合計
		成分識別子	WATER	PROTCAA	PROT-	ILE	LEU	LYS	MET	CYS	AAS	PHE	TYR	AAA
		単位	(......... g ....)			(.. mg								)
05024	441	はす　成熟　乾	11.2	(18.0)	18.3	(910)	(1400)	(1200)	(320)	(240)	(560)	(910)	(450)	(140
05043	442	はす　成熟　ゆで	66.1	(7.2)	7.3	(360)	(570)	(470)	(130)	(95)	(220)	(360)	(180)	(54
05025	443	（ひし類）　ひし　生	51.8	(5.5)	5.8	(220)	(460)	(300)	(150)	(120)	(270)	(280)	(200)	(48
05047	444	（ひし類）　とうびし　生	64.3	2.6	2.7	100	220	140	71	54	120	130	91	22
05048	445	（ひし類）　とうびし　ゆで	65.5	2.5	2.7	100	210	140	69	54	120	130	90	22
05026	446	ピスタチオ　いり　味付け	2.2	16.2	17.4	850	1400	980	280	350	630	940	530	15
05027	447	ひまわり　フライ　味付け	2.6	(18.7)	20.1	(990)	(1400)	(780)	(540)	(420)	(950)	(1100)	(580)	(170
05038	448	ひまわり　乾	3.7	(18.5)	19.5	990	1400	760	530	410	940	1000	590	16
05028	449	ブラジルナッツ　フライ　味付け	2.8	(14.1)	14.9	(540)	(1200)	(510)	(1200)	(320)	(1500)	(660)	(430)	(110
05029	450	ヘーゼルナッツ　フライ　味付け	1.0	(11.0)	13.6	(490)	(920)	(350)	(190)	(250)	(440)	(580)	(370)	(95
05039	451	ヘーゼルナッツ　いり	4.7	10.5	12.7	470	870	330	180	240	420	550	360	9
05030	452	ペカン　フライ　味付け	1.9	(8.0)	9.6	(350)	(630)	(300)	(190)	(160)	(350)	(450)	(230)	(67
05031	453	マカダミアナッツ　いり　味付け	1.3	7.7	8.3	290	540	340	150	270	420	280	430	7
05032	454	まつ　生	2.5	(14.5)	15.8	(640)	(1200)	(610)	(420)	(410)	(830)	(600)	(640)	(120
05033	455	まつ　いり	1.9	13.7	14.6	610	1100	570	390	380	770	560	620	12
05034	456	らっかせい　大粒種　乾	6.0	24.0	25.2	970	1800	1000	290	380	680	1500	1100	26
05035	457	らっかせい　大粒種　いり	1.7	23.6	25.0	950	1800	920	280	340	630	1500	1000	25
05044	458	らっかせい　小粒種　乾	6.0	(24.2)	25.4	(970)	(1800)	(1000)	(300)	(380)	(680)	(1500)	(1100)	(260
05045	459	らっかせい　小粒種　いり	2.1	(25.0)	26.5	(1000)	(1900)	(970)	(300)	(360)	(660)	(1600)	(1100)	(270
05036	460	らっかせい　バターピーナッツ	2.4	22.6	23.3	930	1800	910	290	360	650	1400	970	24
05037	461	らっかせい　ピーナッツバター	1.2	19.7	20.6	810	1500	740	230	290	530	1200	830	21

可食部100 g 当たり

可食部100 g当たり															
トレオニン（スレオニン）	トリプトファン	バリン	ヒスチジン	アルギニン	アラニン	アスパラギン酸	グルタミン酸	グリシン	プロリン	セリン	ヒドロキシプロリン	アミノ酸組成計	アンモニア	剰余アンモニア	備考
THR	TRP	VAL	HIS	ARG	ALA	ASP	GLU	GLY	PRO	SER	HYP	AAT	AMMON	AMMON-E	
(……mg……)															
(890)	(260)	(1200)	(510)	(1500)	(1100)	(2200)	(4200)	(980)	(1500)	(1100)	(0)	(21000)	-	-	殻、薄皮及び幼芽を除いたもの 米国成分表より推計
(350)	(100)	(470)	(200)	(600)	(420)	(890)	(1700)	(390)	(610)	(440)	(0)	(8300)	-	-	幼芽を除いたもの 米国成分表より推計
(240)	(110)	(330)	(190)	(730)	(260)	(630)	(1200)	(350)	(220)	(380)	-	(6400)	(110)	-	廃棄部位：果皮 05074とうびし/生から推計
110	52	150	90	340	120	290	540	160	100	180	-	3000	51	-	廃棄部位：皮
110	51	150	88	340	120	290	530	160	100	170	-	2900	50	-	廃棄部位：皮
650	270	1200	470	1800	790	1700	3900	840	790	1100	-	19000	420	-	廃棄部位：殻
(790)	(310)	(1200)	(600)	(2000)	(930)	(2100)	(4700)	(1200)	(1100)	(900)	-	(22000)	-	-	05038ひまわり/乾から推計
830	310	1200	590	2000	910	2100	4600	1200	1000	990	-	21000	530	-	
(380)	(140)	(790)	(430)	(2200)	(630)	(1400)	(3300)	(760)	(730)	(700)	(0)	(16000)	-	-	米国成分表より推計
(400)	(190)	(630)	(340)	(1700)	(580)	(1400)	(2700)	(580)	(480)	(540)	-	(13000)	-	-	別名：ヘイゼルナッツ、西洋はしばみ、フィルバート 薄皮を除いたもの 05039ヘーゼルナッツ/いりから推計
400	180	610	320	1700	550	1300	2600	550	460	570	-	12000	270	-	
(320)	(97)	(430)	(270)	(1200)	(420)	(970)	(1900)	(470)	(380)	(500)	(0)	(9300)	-	-	米国成分表より推計
290	97	380	210	1200	350	860	2000	430	420	400	-	8900	190	-	
(500)	(160)	(800)	(410)	(2700)	(740)	(1500)	(3100)	(740)	(790)	(860)	-	(17000)	-	-	05033まつ/いりから推計
500	150	760	380	2500	690	1400	2900	690	740	900	-	16000	240	-	
850	280	1200	700	3300	1100	3400	5600	1600	1200	1600	-	28000	580	-	別名：なんきんまめ、ピーナッツ
850	270	1200	700	3200	1100	3400	5500	1600	1300	1500	-	27000	570	-	別名：なんきんまめ、ピーナッツ
(850)	(280)	(1200)	(700)	(3300)	(1100)	(3500)	(5600)	(1600)	(1200)	(1600)	-	(28000)	(580)	-	別名：なんきんまめ、ピーナッツ 05034大粒種/乾から推計
(900)	(280)	(1300)	(740)	(3300)	(1200)	(3600)	(5800)	(1700)	(1300)	(1600)	-	(29000)	(610)	-	別名：なんきんまめ、ピーナッツ 05035大粒種/いりから推計
800	250	1200	680	3000	1100	3200	5300	1500	1200	1400	-	26000	550	-	
690	210	1000	600	2700	920	2800	4700	1300	1000	1200	-	23000	490	-	

6 野菜類

食品番号	索引番号	食品名	水分	アミノ酸組成によるたんぱく質	たんぱく質	イソロイシン	ロイシン	リシン（リジン）	含硫アミノ酸 メチオニン	シスチン	合計	芳香族アミノ酸 フェニルアラニン	チロシン	合計
			可食部100 g 当たり											
		成分識別子	WATER	PROTCAA	PROT-	ILE	LEU	LYS	MET	CYS	AAS	PHE	TYR	AAA
		単位	(……… g ………)			(…………………………………… mg ……………………………………)								
06001	462	アーティチョーク　花らい　生	85.1	(1.9)	2.3	(98)	(180)	(130)	(36)	(21)	(57)	(120)	(77)	(20
06002	463	アーティチョーク　花らい　ゆで	85.9	(1.7)	2.1	(89)	(160)	(120)	(33)	(19)	(52)	(110)	(70)	(18
06003	464	あさつき　葉　生	89.0	(2.9)	4.2	(150)	(270)	(240)	(59)	(49)	(110)	(170)	(130)	(31
06004	465	あさつき　葉　ゆで	87.3	(2.9)	4.2	(150)	(270)	(240)	(59)	(49)	(110)	(170)	(130)	(31
06005	466	あしたば　茎葉　生	88.6	(2.4)	3.3	(130)	(230)	(200)	(47)	(16)	(63)	(160)	(91)	(25
06006	467	あしたば　茎葉　ゆで	89.5	(2.1)	2.9	(120)	(200)	(180)	(41)	(14)	(55)	(140)	(80)	(22
06007	468	アスパラガス　若茎　生	92.6	1.8	2.6	76	130	130	31	29	60	74	61	1
06008	469	アスパラガス　若茎　ゆで	92.0	(1.8)	2.6	(74)	(130)	(120)	(31)	(29)	(60)	(74)	(59)	(13
06327	470	アスパラガス　若茎　油いため	88.3	(2.0)	2.9	(81)	(140)	(140)	(34)	(32)	(66)	(81)	(65)	(15
06009	471	アスパラガス　水煮缶詰	91.9	(1.6)	2.4	(68)	(120)	(110)	(29)	(26)	(55)	(68)	(54)	(12
06010	473	いんげんまめ　さやいんげん　若ざや　生	92.2	1.3	1.8	55	89	80	23	15	38	65	43	1
06011	474	いんげんまめ　さやいんげん　若ざや　ゆで	91.7	(1.2)	1.8	(54)	(88)	(79)	(23)	(15)	(37)	(65)	(41)	(11
06012	475	（うど類）　うど　茎　生	94.4	(0.8)	0.8	(33)	(48)	(43)	(7.3)	(6.6)	(14)	(30)	(25)	(5
06013	476	（うど類）　うど　茎　水さらし	95.7	(0.6)	0.6	(25)	(36)	(32)	(5.5)	(5.0)	(10)	(23)	(19)	(4
06014	477	（うど類）　やまうど　茎　生	93.9	(1.0)	1.1	(45)	(66)	(59)	(10)	(9.1)	(19)	(41)	(34)	(7
06363	478	うるい　葉　生	92.8	1.5	1.9	74	130	110	31	26	56	78	63	1
06015	479	えだまめ　生	71.7	10.3	11.7	540	900	740	160	180	340	610	400	10
06016	480	えだまめ　ゆで	72.1	(9.8)	11.5	(510)	(870)	(720)	(160)	(170)	(330)	(590)	(380)	(98
06017	481	えだまめ　冷凍	67.1	(11.1)	13.0	(580)	(990)	(820)	(180)	(190)	(370)	(670)	(430)	(110

可食部100 g 当たり															
（スレオニン）トレオニン THR	トリプトファン TRP	バリン VAL	ヒスチジン HIS	アルギニン ARG	アラニン ALA	アスパラギン酸 ASP	グルタミン酸 GLU	グリシン GLY	プロリン PRO	セリン SER	ヒドロキシプロリン HYP	アミノ酸組成計 AAT	アンモニア AMMON	剰余アンモニア AMMON-E	備考
(..........							mg						..........)		
(100)	(40)	(130)	(48)	(120)	(130)	(330)	(280)	(110)	(120)	(100)	-	(2200)	(87)	-	別名：ちょうせんあざみ 廃棄部位：花床の基部及び総包の一部 NILSアミノ酸成分表より推計
(91)	(37)	(120)	(44)	(110)	(120)	(300)	(260)	(100)	(110)	(91)	-	(2000)	(79)	-	別名：ちょうせんあざみ 廃棄部位：花床の基部及び総包の一部 NILSアミノ酸成分表より推計
(160)	(62)	(190)	(80)	(190)	(230)	(350)	(540)	(170)	(150)	(190)	-	(3400)	-	-	06227葉ねぎ/生から推計
(160)	(62)	(190)	(80)	(190)	(230)	(350)	(540)	(170)	(150)	(190)	-	(3400)	-	-	06227葉ねぎ/生から推計
(140)	(50)	(190)	(68)	(140)	(220)	(330)	(280)	(160)	(240)	(150)	-	(2800)	(0)	-	別名：あしたぐさ、はちじょうそう 廃棄部位：基部 NILSアミノ酸成分表より推計
(120)	(44)	(170)	(60)	(120)	(190)	(290)	(240)	(140)	(210)	(130)	-	(2500)	(0)	-	別名：あしたぐさ、はちじょうそう 基部を除いたもの ゆでた後水冷し、手搾りしたもの NILSアミノ酸成分表より推計
88	26	110	45	120	110	440	340	97	90	130	-	2100	81	-	試料：グリーンアスパラガス 廃棄部位：株元
(82)	(26)	(110)	(44)	(120)	(110)	(430)	(340)	(96)	(88)	(120)	-	(2100)	-	-	試料：グリーンアスパラガス 株元を除いたもの 06007アスパラガス/生から推計
(90)	(28)	(120)	(49)	(130)	(120)	(480)	(380)	(110)	(98)	(130)	-	(2300)	-	-	試料：グリーンアスパラガス 株元を除いたもの 06007アスパラガス/生から推計
(75)	(24)	(97)	(41)	(110)	(100)	(400)	(310)	(88)	(82)	(110)	-	(1900)	-	-	試料：ホワイトアスパラガス 液汁を除いたもの 06007アスパラガス/生から推計
76	18	79	41	64	85	320	200	52	52	120	-	1500	69	5.1	別名：さいとう（菜豆）、さんどまめ 廃棄部位：すじ及び両端
(70)	(18)	(77)	(41)	(63)	(84)	(310)	(200)	(52)	(51)	(110)	-	(1400)	-	-	別名：さいとう（菜豆）、さんどまめ すじ及び両端を除いたもの 06010さやいんげん/生から推計
(35)	(11)	(49)	(20)	(28)	(38)	(190)	(220)	(30)	(30)	(41)	-	(880)	(89)	-	軟白栽培品 廃棄部位：株元、葉及び表皮 NILSアミノ酸成分表より推計
(27)	(8.6)	(37)	(15)	(21)	(28)	(140)	(160)	(22)	(22)	(31)	-	(660)	(67)	-	軟白栽培品 株元、葉及び表皮を除いたもの NILSアミノ酸成分表より推計
(49)	(16)	(67)	(27)	(38)	(52)	(260)	(300)	(41)	(41)	(57)	-	(1200)	(120)	-	廃棄部位：株元、葉及び表皮 NILSアミノ酸成分表より推計
85	28	98	41	100	110	190	270	110	74	100	-	1700	45	-	別名：ウリッパ、アマナ、ギンボ等 廃棄部位：株元
490	160	570	340	860	530	1500	2100	510	630	690	-	12000	280	-	廃棄部位：さや
(450)	(150)	(540)	(330)	(830)	(520)	(1500)	(2000)	(500)	(600)	(600)	-	(11000)	-	-	廃棄部位：さや 06015えだまめ/生から推計
(510)	(170)	(610)	(370)	(940)	(590)	(1700)	(2300)	(560)	(680)	(680)	-	(13000)	-	-	廃棄部位：さや 06015えだまめ/生から推計

6 野菜類

食品番号	索引番号	食品名	水分	アミノ酸組成によるたんぱく質	たんぱく質	イソロイシン	ロイシン	リシン（リジン）	含硫アミノ酸 メチオニン	含硫アミノ酸 シスチン	含硫アミノ酸 合計	芳香族アミノ酸 フェニルアラニン	芳香族アミノ酸 チロシン	芳香族アミノ酸 合計
		成分識別子	WATER	PROTCAA	PROT-	ILE	LEU	LYS	MET	CYS	AAS	PHE	TYR	AAA
		単位	(……… g ………)			(……… mg ………)								
			可食部100 g当たり											
06018	482	エンダイブ　葉　生	94.6	(0.9)	1.2	(69)	(94)	(60)	(13)	(9.6)	(23)	(51)	(38)	(8
06019	483	（えんどう類）　トウミョウ　茎葉　生	90.9	(2.2)	3.8	(100)	(150)	(160)	(30)	(26)	(56)	(95)	(66)	(16
06329	484	（えんどう類）　トウミョウ　芽ばえ　生	92.2	(2.2)	3.8	(100)	(150)	(160)	(30)	(26)	(56)	(95)	(66)	(16
06330	485	（えんどう類）　トウミョウ　芽ばえ　ゆで	91.7	(2.1)	3.6	(99)	(140)	(150)	(29)	(25)	(54)	(91)	(64)	(15
06331	486	（えんどう類）　トウミョウ　芽ばえ　油いため	84.3	(2.9)	5.0	(140)	(190)	(210)	(40)	(33)	(73)	(120)	(87)	(21
06020	487	（えんどう類）　さやえんどう　若ざや　生	88.6	1.8	3.1	84	120	130	25	21	46	77	54	1
06021	488	（えんどう類）　さやえんどう　若ざや　ゆで	89.1	(1.8)	3.2	(85)	(120)	(130)	(25)	(21)	(47)	(79)	(54)	(13
06022	489	（えんどう類）　スナップえんどう　若ざや　生	86.6	(1.6)	2.9	(77)	(110)	(120)	(23)	(19)	(42)	(72)	(49)	(12
06023	490	（えんどう類）　グリンピース　生	76.5	5.0	6.9	260	460	450	57	71	130	320	180	5
06024	491	（えんどう類）　グリンピース　ゆで	72.2	(5.9)	8.3	(300)	(540)	(530)	(68)	(85)	(150)	(380)	(210)	(59
06025	492	（えんどう類）　グリンピース　冷凍	75.7	4.5	5.8	230	400	390	55	58	110	250	160	4
06374	493	（えんどう類）　グリンピース　冷凍　ゆで	74.6	4.8	6.2	260	430	420	61	62	120	280	180	4
06375	494	（えんどう類）　グリンピース　冷凍　油いため	70.1	4.8	6.3	250	430	420	61	65	130	270	180	4
06026	495	（えんどう類）　グリンピース　水煮缶詰	74.9	(2.6)	3.6	(130)	(240)	(230)	(29)	(37)	(66)	(160)	(90)	(25
06027	496	おおさかしろな　葉　生	94.9	(1.1)	1.4	(45)	(76)	(76)	(17)	(17)	(34)	(45)	(37)	(8
06028	497	おおさかしろな　葉　ゆで	94.0	(1.2)	1.6	(51)	(87)	(87)	(20)	(19)	(39)	(52)	(42)	(9
06029	498	おおさかしろな　塩漬	91.0	(1.0)	1.3	(42)	(70)	(71)	(16)	(16)	(32)	(42)	(34)	(7
06032	501	オクラ　果実　生	90.2	1.5	2.1	61	99	90	27	20	47	69	49	1
06033	502	オクラ　果実　ゆで	89.4	(1.5)	2.1	(59)	(98)	(89)	(27)	(20)	(47)	(68)	(47)	(12
06034	503	かぶ　葉　生	92.3	(2.0)	2.3	(100)	(180)	(140)	(29)	(19)	(48)	(130)	(80)	(21

トレオニン（スレオニン）	トリプトファン	バリン	ヒスチジン	アルギニン	アラニン	アスパラギン酸	グルタミン酸	グリシン	プロリン	セリン	ヒドロキシプロリン	アミノ酸組成計	アンモニア	剰余アンモニア	備考
THR	TRP	VAL	HIS	ARG	ALA	ASP	GLU	GLY	PRO	SER	HYP	AAT	AMMON	AMMON-E	
可食部100 g 当たり (mg)															
(48)	(4.8)	(60)	(22)	(60)	(60)	(120)	(160)	(56)	(57)	(47)	(0)	(1000)	-	-	別名： きくちしゃ、にがちしゃ 廃棄部位： 株元 米国成分表より推計
(130)	(31)	(150)	(52)	(120)	(190)	(580)	(260)	(100)	(85)	(230)	-	(2600)	(140)	-	NILSアミノ酸成分表より推計
(130)	(31)	(150)	(52)	(120)	(190)	(580)	(260)	(100)	(85)	(230)	-	(2600)	(140)	-	06019トウミョウ/茎葉から推計
(130)	(30)	(140)	(50)	(120)	(180)	(560)	(250)	(99)	(81)	(220)	-	(2500)	(140)	-	ゆでた後水冷し、手搾りしたもの 06019トウミョウ/茎葉から推計
(170)	(41)	(200)	(69)	(160)	(250)	(770)	(350)	(130)	(110)	(300)	-	(3400)	(190)	-	06019トウミョウ/茎葉から推計
110	26	120	43	100	160	480	220	84	69	190	-	2100	120	30	別名： きぬさやえんどう 廃棄部位： すじ及び両端
(100)	(26)	(120)	(44)	(100)	(160)	(490)	(220)	(86)	(70)	(170)	-	(2100)	-	-	別名： きぬさやえんどう すじ及び両端を除いたもの 06020さやえんどう/生から推計
(93)	(24)	(110)	(40)	(93)	(150)	(440)	(200)	(78)	(64)	(160)	-	(1900)	-	-	別名： スナックえんどう 廃棄部位： すじ及び両端 06020さやえんどう/生から推計
270	57	300	140	660	270	630	880	250	240	340	-	5800	110	-	別名： みえんどう さやを除いたもの
(300)	(68)	(350)	(170)	(780)	(320)	(750)	(1000)	(290)	(290)	(360)	-	(6900)	-	-	別名： みえんどう さやを除いたもの 06023グリーンピース/生から推計
250	52	270	120	570	290	550	860	210	200	280	-	5200	98	-	別名： みえんどう
260	57	300	140	600	290	600	900	230	220	310	-	5600	110	-	別名： みえんどう
270	55	300	130	610	310	590	920	230	220	300	-	5600	110	-	別名： みえんどう
(130)	(29)	(150)	(75)	(340)	(140)	(330)	(450)	(130)	(120)	(160)	-	(3000)	-	-	別名： みえんどう 液汁を除いたもの 06023グリーンピース/生から推計
(53)	(15)	(64)	(29)	(69)	(86)	(120)	(310)	(56)	(46)	(57)	-	(1200)	-	-	廃棄部位： 株元 06233はくさい/生から推計
(60)	(17)	(73)	(33)	(79)	(99)	(140)	(360)	(64)	(53)	(65)	-	(1400)	-	-	廃棄部位： 株元 ゆでた後水冷し、手搾りしたもの 06233はくさい/生から推計
(49)	(14)	(59)	(27)	(64)	(80)	(110)	(290)	(52)	(43)	(53)	-	(1100)	-	-	廃棄部位： 株元 水洗いし、手搾りしたもの 06233はくさい/生から推計
70	26	80	40	130	91	330	340	66	62	88	-	1700	71	-	廃棄部位： へた
(65)	(26)	(78)	(40)	(120)	(90)	(320)	(340)	(66)	(61)	(78)	-	(1700)	-	-	廃棄部位： へた 06032オクラ/生から推計
(110)	(50)	(140)	(57)	(150)	(130)	(270)	(370)	(120)	(110)	(110)	-	(2300)	-	-	別名： かぶら、すずな 廃棄部位： 葉柄基部 06086こまつな/生から推計

6 野菜類

食品番号	索引番号	食品名	水分	アミノ酸組成によるたんぱく質	たんぱく質	イソロイシン	ロイシン	リシン（リジン）	含硫アミノ酸 メチオニン	シスチン	合計	芳香族アミノ酸 フェニルアラニン	チロシン	合計
		可食部100 g 当たり												
		成分識別子	WATER	PROTCAA	PROT-	ILE	LEU	LYS	MET	CYS	AAS	PHE	TYR	AAA
		単位	(......... g ....)			(......... mg ....)								
06035	504	かぶ　葉　ゆで	92.2	(2.0)	2.3	(100)	(180)	(140)	(29)	(19)	(48)	(130)	(80)	(21
06036	505	かぶ　根　皮つき　生	93.9	0.6	0.7	27	45	50	9.4	11	20	28	23	[illegible]
06037	506	かぶ　根　皮つき　ゆで	93.8	(0.6)	0.7	(27)	(45)	(49)	(9.3)	(11)	(20)	(28)	(22)	(5
06038	507	かぶ　根　皮なし　生	93.9	0.5	0.6	24	40	43	8.7	9.4	18	24	20	[illegible]
06039	508	かぶ　根　皮なし　ゆで	93.7	(0.5)	0.6	(24)	(39)	(42)	(8.6)	(9.3)	(18)	(24)	(20)	(4
06040	509	かぶ　漬物　塩漬　葉	87.9	(2.0)	2.3	(100)	(180)	(140)	(29)	(19)	(48)	(130)	(80)	(21
06041	510	かぶ　漬物　塩漬　根　皮つき	90.5	(0.8)	1.0	(39)	(65)	(70)	(14)	(15)	(30)	(40)	(33)	(7
06042	511	かぶ　漬物　塩漬　根　皮なし	89.4	(0.7)	0.8	(32)	(52)	(56)	(11)	(12)	(24)	(32)	(26)	(5
06046	515	（かぼちゃ類）　日本かぼちゃ　果実　生	86.7	1.1	1.6	54	84	81	22	19	42	58	47	1
06047	516	（かぼちゃ類）　日本かぼちゃ　果実　ゆで	84.0	(1.3)	1.9	(63)	(99)	(95)	(26)	(23)	(49)	(68)	(54)	(12
06048	517	（かぼちゃ類）　西洋かぼちゃ　果実　生	76.2	1.2	1.9	55	96	92	24	24	49	81	43	1
06049	518	（かぼちゃ類）　西洋かぼちゃ　果実　ゆで	75.7	(1.0)	1.6	(45)	(80)	(77)	(20)	(20)	(41)	(68)	(35)	(10
06332	519	（かぼちゃ類）　西洋かぼちゃ　果実　焼き	68.2	(1.5)	2.5	(70)	(120)	(120)	(32)	(32)	(64)	(110)	(54)	(16
06050	520	（かぼちゃ類）　西洋かぼちゃ　果実　冷凍	78.1	(1.3)	2.2	(61)	(110)	(110)	(28)	(28)	(56)	(93)	(48)	(14
06051	521	（かぼちゃ類）　そうめんかぼちゃ　果実　生	92.4	(0.5)	0.7	(26)	(37)	(24)	(7.7)	(5.5)	(13)	(26)	(22)	(4
06052	522	からしな　葉　生	90.3	2.8	3.3	130	240	210	57	38	95	160	110	2
06053	523	からしな　塩漬	84.5	(3.3)	4.0	(160)	(290)	(260)	(68)	(46)	(110)	(190)	(130)	(3

可食部100ｇ当たり															備考
（スレオニン）トレオニン	トリプトファン	バリン	ヒスチジン	アルギニン	アラニン	アスパラギン酸	グルタミン酸	グリシン	プロリン	セリン	ヒドロキシプロリン	アミノ酸組成計	アンモニア	剰余アンモニア	
THR	TRP	VAL	HIS	ARG	ALA	ASP	GLU	GLY	PRO	SER	HYP	AAT	AMMON	AMMON-E	
(.....							mg							.....)	
(110)	(50)	(140)	(57)	(150)	(130)	(270)	(370)	(120)	(110)	(110)	-	(2300)	-	-	別名： かぶら、すずな 廃棄部位： 葉柄基部 ゆでた後水冷し、手搾りしたもの 06086こまつな/生から推計
35	9.5	40	18	30	39	73	120	33	32	37	-	660	38	14	別名： かぶら、すずな 廃棄部位： 根端及び葉柄基部
(32)	(9.4)	(39)	(18)	(30)	(38)	(73)	(120)	(33)	(32)	(33)	-	(650)	-	-	別名： かぶら、すずな 根端及び葉柄基部を除いたもの 06036かぶ/皮付き/生から推計
31	7.7	36	16	27	34	64	110	29	29	32	-	580	36	15	別名： かぶら、すずな 廃棄部位： 根端、葉柄基部及び皮
(29)	(7.7)	(35)	(15)	(26)	(33)	(63)	(110)	(29)	(28)	(28)	-	(570)	-	-	別名： かぶら、すずな 根端、葉柄基部及び皮を除いたもの 06038かぶ/皮むき/生から推計
(110)	(50)	(140)	(57)	(150)	(130)	(270)	(370)	(120)	(110)	(110)	-	(2300)	-	-	別名： かぶら、すずな 廃棄部位： 葉柄基部 水洗いし、手搾りしたもの 06086こまつな/生から推計
(48)	(13)	(58)	(26)	(44)	(56)	(110)	(180)	(48)	(47)	(47)	-	(950)	-	-	別名： かぶら、すずな 水洗いし、手搾りしたもの 06036かぶ/皮付き/生から推計
(38)	(10)	(46)	(21)	(35)	(44)	(84)	(140)	(39)	(37)	(37)	-	(760)	-	-	別名： かぶら、すずな 水洗いし、手搾りしたもの 06038かぶ/皮むき/生から推計
48	21	71	32	57	130	210	180	63	61	82	-	1300	39	-	別名： とうなす、ぼうぶら、なんきん 廃棄部位： わた、種子及び両端
(53)	(24)	(82)	(38)	(67)	(150)	(240)	(220)	(74)	(71)	(87)	-	(1500)	-	-	別名： とうなす、ぼうぶら、なんきん わた、種子及び両端を除いたもの 06046日本かぼちゃ/生から推計
56	22	69	37	120	81	130	250	68	58	76	-	1400	33	-	別名： くりかぼちゃ 廃棄部位： わた、種子及び両端
(44)	(18)	(57)	(31)	(96)	(68)	(110)	(210)	(57)	(48)	(57)	-	(1100)	-	-	別名： くりかぼちゃ わた、種子及び両端を除いたもの 06048西洋かぼちゃ/生から推計
(69)	(28)	(89)	(49)	(150)	(110)	(170)	(330)	(89)	(75)	(89)	-	(1800)	-	-	別名： くりかぼちゃ わた、種子及び両端を除いたもの 06048西洋かぼちゃ/生から推計
(60)	(25)	(78)	(43)	(130)	(93)	(150)	(290)	(78)	(65)	(78)	-	(1600)	-	-	別名： くりかぼちゃ 06048西洋かぼちゃ/生から推計
(20)	(9.8)	(28)	(12)	(36)	(27)	(70)	(110)	(24)	(23)	(26)	(0)	(540)	-	-	別名： ぺぽかぼちゃ、きんしうり、そうめんうり、いとかぼちゃ 廃棄部位： わた、種子、皮及び両端 米国成分表より推計
170	60	190	77	210	200	330	520	160	160	180	-	3200	140	40	別名： 葉がらし、菜がらし 株元を除いたもの
(190)	(72)	(220)	(93)	(240)	(240)	(390)	(620)	(190)	(180)	(190)	-	(3800)	-	-	別名： 葉がらし、菜がらし 株元を除いたもの 水洗いし、手搾りしたもの 06052からしな/生から推計

6 野菜類

食品番号	索引番号	食品名	水分	アミノ酸組成によるたんぱく質	たんぱく質	イソロイシン	ロイシン	リシン（リジン）	含硫アミノ酸 メチオニン	含硫アミノ酸 シスチン	含硫アミノ酸 合計	芳香族アミノ酸 フェニルアラニン	芳香族アミノ酸 チロシン	芳香族アミノ酸 合計
		成分識別子	WATER	PROTCAA	PROT-	ILE	LEU	LYS	MET	CYS	AAS	PHE	TYR	AAA
		単位	(……… g ………)			(…………………………………… mg ……………………………………)								
06054	524	カリフラワー　花序　生	90.8	2.1	3.0	110	180	190	47	37	84	120	85	20
06055	525	カリフラワー　花序　ゆで	91.5	(1.9)	2.7	(98)	(160)	(170)	(42)	(33)	(75)	(100)	(74)	(18
06056	526	かんぴょう　乾	19.8	4.4	6.3	220	310	270	59	82	140	240	130	38
06057	527	かんぴょう　ゆで	91.6	(0.5)	0.7	(25)	(35)	(30)	(6.6)	(9.2)	(16)	(28)	(15)	(4
06364	528	かんぴょう　甘煮	57.6	2.0	2.3	100	150	120	27	21	48	93	32	12
06058	529	きく　花びら　生	91.5	(1.2)	1.4	(61)	(110)	(80)	(22)	(13)	(35)	(76)	(48)	(12
06059	530	きく　花びら　ゆで	92.9	(0.8)	1.0	(44)	(76)	(57)	(16)	(9.0)	(25)	(54)	(34)	(8
06060	531	きく　菊のり	9.5	(9.5)	11.6	(510)	(890)	(660)	(180)	(100)	(290)	(630)	(400)	(100
06061	532	（キャベツ類）　キャベツ　結球葉　生	92.7	0.9	1.3	34	52	52	13	14	28	33	26	5
06062	533	（キャベツ類）　キャベツ　結球葉　ゆで	93.9	(0.6)	0.9	(23)	(36)	(36)	(9.2)	(9.7)	(19)	(22)	(17)	(4
06333	534	（キャベツ類）　キャベツ　結球葉　油いため	85.7	(1.1)	1.6	(39)	(62)	(62)	(16)	(17)	(33)	(39)	(30)	(6
06063	535	（キャベツ類）　グリーンボール　結球葉　生	93.4	(1.0)	1.4	(35)	(55)	(56)	(14)	(15)	(29)	(35)	(27)	(6
06064	536	（キャベツ類）　レッドキャベツ　結球葉　生	90.4	(1.3)	2.0	(48)	(64)	(69)	(20)	(17)	(36)	(50)	(31)	(8
06065	537	きゅうり　果実　生	95.4	0.7	1.0	29	47	40	11	8.1	20	31	24	5
06066	538	きゅうり　漬物　塩漬	92.1	(0.7)	1.0	(28)	(46)	(39)	(11)	(8.0)	(19)	(30)	(23)	(5
06069	541	きゅうり　漬物　ピクルス　スイート型	80.0	(0.2)	0.3	(11)	(13)	(16)	(5.2)	(5.2)	(10)	(11)	(5.2)	(1
06070	542	きゅうり　漬物　ピクルス　サワー型	93.4	(1.0)	1.4	(42)	(59)	(59)	(13)	(8.5)	(21)	(38)	(25)	(6
06071	543	ぎょうじゃにんにく　葉　生	88.8	(2.4)	3.5	(130)	(220)	(200)	(49)	(41)	(90)	(140)	(110)	(26
06075	544	キンサイ　茎葉　生	93.5	(0.9)	1.1	(38)	(56)	(50)	(8.5)	(7.7)	(16)	(35)	(28)	(6

可食部100 g 当たり

可食部100 g 当たり															
トレオニン（スレオニン）	トリプトファン	バリン	ヒスチジン	アルギニン	アラニン	アスパラギン酸	グルタミン酸	グリシン	プロリン	セリン	ヒドロキシプロリン	アミノ酸組成計	アンモニア	剰余アンモニア	備考
THR	TRP	VAL	HIS	ARG	ALA	ASP	GLU	GLY	PRO	SER	HYP	AAT	AMMON	AMMON-E	
(......mg......)															
130	36	160	60	130	190	250	360	120	110	160	-	2500	66	-	別名： はなやさい 廃棄部位： 茎葉
(110)	(32)	(140)	(53)	(110)	(170)	(230)	(330)	(110)	(99)	(130)	-	(2200)	-	-	別名： はなやさい 茎葉を除いたもの 06054カリフラワー/生から推計
200	32	270	120	330	410	480	1200	250	200	310	-	5100	220	17	
(22)	(3.6)	(30)	(14)	(37)	(46)	(55)	(140)	(28)	(22)	(31)	-	(570)	-	-	06056かんぴょう/乾から推計
90	8.1	120	48	89	110	200	730	90	120	120	-	2300	55	-	
(68)	(25)	(81)	(30)	(73)	(77)	(200)	(170)	(68)	(75)	(71)	-	(1300)	(53)	-	別名： 食用ぎく、料理ぎく 廃棄部位： 花床 NILSアミノ酸成分表より推計
(49)	(18)	(58)	(21)	(52)	(55)	(140)	(120)	(48)	(54)	(51)	-	(960)	(38)	-	別名： 食用ぎく、料理ぎく 花床を除いたもの ゆでた後水冷し、手搾りしたもの NILSアミノ酸成分表より推計
(560)	(200)	(670)	(240)	(600)	(640)	(1700)	(1400)	(560)	(620)	(590)	-	(11000)	(440)	-	別名： 乾燥食用ぎく NILSアミノ酸成分表より推計
44	11	49	30	69	63	120	350	38	40	54	-	1100	66	9.9	別名： かんらん、たまな 廃棄部位： しん
(28)	(7.6)	(33)	(20)	(47)	(43)	(84)	(240)	(26)	(27)	(33)	-	(740)	-	-	別名： かんらん、たまな しんを除いたもの 06061キャベツ/生から推計
(49)	(13)	(57)	(36)	(82)	(75)	(150)	(420)	(45)	(48)	(58)	-	(1300)	-	-	別名： かんらん、たまな しんを除いたもの 06061キャベツ/生から推計
(44)	(12)	(51)	(32)	(73)	(67)	(130)	(370)	(40)	(43)	(52)	-	(1200)	-	-	廃棄部位： しん 06061キャベツ/生から推計
(55)	(17)	(67)	(34)	(120)	(67)	(190)	(460)	(48)	(76)	(83)	(0)	(1500)	-	-	別名： 赤キャベツ、紫キャベツ 廃棄部位： しん 米国成分表より推計
27	11	35	16	43	37	60	250	37	26	47	-	770	36	-	廃棄部位： 両端
(25)	(11)	(34)	(16)	(42)	(36)	(59)	(240)	(36)	(25)	(42)	-	(760)	-	-	廃棄部位： 両端 水洗いし、水切りしたもの 06065きゅうり/生から推計
(11)	(5.2)	(11)	(3.6)	(16)	(13)	(22)	(87)	(13)	(5.2)	(16)	(0)	(270)	-	-	酢漬けしたもの 米国成分表より推計
(38)	(13)	(47)	(21)	(89)	(47)	(85)	(400)	(51)	(34)	(42)	(0)	(1100)	-	-	乳酸発酵したもの 米国成分表より推計
(130)	(52)	(160)	(66)	(160)	(190)	(290)	(450)	(140)	(130)	(160)	-	(2800)	-	-	別名： アイヌねぎ、ヒトビロ、やまびる 廃棄部位： 底盤部及び萌芽葉 06227葉ねぎ/生から推計
(39)	(13)	(56)	(23)	(32)	(44)	(220)	(260)	(35)	(35)	(43)	-	(1000)	-	-	別名： 中国セロリ、スープセロリ、リーフセロリ 廃棄部位： 株元 06119セロリ/生から推計

6 野菜類

食品番号	索引番号	食品名	水分	アミノ酸組成によるたんぱく質	たんぱく質	イソロイシン	ロイシン	リシン(リジン)	含硫アミノ酸 メチオニン	シスチン	合計	芳香族アミノ酸 フェニルアラニン	チロシン	合計
		成分識別子	WATER	PROTCAA	PROT-	ILE	LEU	LYS	MET	CYS	AAS	PHE	TYR	AAA
		単位	(......... g	.........)		(..........			mg				..........)	
06076	545	キンサイ　茎葉　ゆで	93.6	(0.9)	1.1	(38)	(56)	(50)	(8.5)	(7.7)	(16)	(35)	(28)	(6
06077	546	クレソン　茎葉　生	94.1	(1.5)	2.1	(85)	(150)	(120)	(18)	(6.4)	(25)	(100)	(58)	(16
06080	549	ケール　葉　生	90.2	(1.6)	2.1	(130)	(150)	(130)	(21)	(28)	(48)	(110)	(74)	(18
06081	550	コールラビ　球茎　生	93.2	(0.6)	1.0	(16)	(23)	(23)	(5.1)	(7.8)	(13)	(13)	(9.5)	(2
06082	551	コールラビ　球茎　ゆで	93.1	(0.6)	1.0	(16)	(23)	(23)	(5.1)	(7.8)	(13)	(13)	(9.5)	(2
06083	552	こごみ　若芽　生	90.7	(2.2)	3.0	(100)	(180)	(140)	(40)	(26)	(66)	(170)	(81)	(25
06084	553	ごぼう　根　生	81.7	1.1	1.8	41	50	63	9.4	12	22	36	26	6
06085	554	ごぼう　根　ゆで	83.9	(0.9)	1.5	(33)	(42)	(52)	(7.7)	(10)	(18)	(30)	(21)	(5
06086	555	こまつな　葉　生	94.1	1.3	1.5	67	120	94	19	12	31	85	55	14
06087	556	こまつな　葉　ゆで	94.0	(1.4)	1.6	(70)	(120)	(100)	(20)	(13)	(33)	(90)	(56)	(15
06088	558	ザーサイ　漬物	77.6	(2.0)	2.5	(98)	(180)	(160)	(43)	(29)	(71)	(120)	(82)	(20
06089	559	さんとうさい　葉　生	94.7	(0.8)	1.0	(32)	(54)	(54)	(12)	(12)	(24)	(32)	(26)	(5
06090	560	さんとうさい　葉　ゆで	94.3	(1.1)	1.4	(45)	(76)	(76)	(17)	(17)	(34)	(45)	(37)	(8
06091	561	さんとうさい　塩漬	90.3	(1.1)	1.5	(48)	(81)	(82)	(18)	(18)	(36)	(49)	(39)	(8
06092	562	しかくまめ　若ざや　生	92.8	(2.0)	2.4	(120)	(200)	(170)	(29)	(44)	(73)	(120)	(120)	(23
06093	563	ししとう　果実　生	91.4	1.3	1.9	60	93	100	21	33	54	66	57	12
06094	564	ししとう　果実　油いため	88.3	(1.3)	1.9	(59)	(92)	(100)	(21)	(32)	(53)	(66)	(55)	(12
06095	565	しそ　葉　生	86.7	3.1	3.9	170	340	220	69	45	110	220	140	36

可食部100 g 当たり

可食部100ｇ当たり															
（スレオニン）トレオニン	トリプトファン	バリン	ヒスチジン	アルギニン	アラニン	アスパラギン酸	グルタミン酸	グリシン	プロリン	セリン	ヒドロキシプロリン	アミノ酸組成計	アンモニア	剰余アンモニア	備考
THR	TRP	VAL	HIS	ARG	ALA	ASP	GLU	GLY	PRO	SER	HYP	AAT	AMMON	AMMON-E	
(......mg......)															
(39)	(13)	(56)	(23)	(32)	(44)	(220)	(260)	(35)	(35)	(43)	-	(1000)	-	-	別名：中国セロリ、スープセロリ、リーフセロリ 株元を除いたもの 06119セロリ/生から推計
(120)	(27)	(130)	(37)	(140)	(130)	(170)	(170)	(100)	(88)	(55)	(0)	(1700)	-	-	別名：オランダがらし、オランダみずがらし 廃棄部位：株元 米国成分表より推計
(94)	(25)	(110)	(44)	(120)	(110)	(190)	(240)	(100)	(120)	(88)	(0)	(1900)	-	-	別名：葉キャベツ、はごろもかんらん 廃棄部位：葉柄基部 米国成分表より推計
(19)	(8.9)	(28)	(8.9)	(32)	(35)	(54)	(280)	(18)	(45)	(24)	-	(650)	-	-	別名：球茎かんらん、かぶかんらん 廃棄部位：根元及び葉柄基部 豪州成分表より推計
(19)	(8.9)	(28)	(8.9)	(32)	(35)	(54)	(280)	(18)	(45)	(24)	-	(650)	-	-	別名：球茎かんらん、かぶかんらん 根元及び葉柄基部を除いたもの 豪州成分表より推計
(120)	(38)	(140)	(57)	(130)	(130)	(210)	(680)	(110)	(92)	(130)	-	(2600)	(99)	-	別名：くさそてつ、こごめ 06324生わらび/生から推計
42	13	47	29	320	35	200	80	33	160	43	-	1300	48	13	廃棄部位：皮、葉柄基部及び先端
(32)	(10)	(38)	(24)	(260)	(29)	(170)	(66)	(27)	(130)	(32)	-	(1000)	-	-	皮、葉柄基部及び先端を除いたもの 06084ごぼう/生から推計
77	33	96	38	100	88	180	240	78	73	79	-	1500	100	50	廃棄部位：株元
(76)	(35)	(100)	(40)	(110)	(93)	(190)	(260)	(83)	(76)	(75)	-	(1600)	-	-	廃棄部位：株元 ゆでた後水冷し、手搾りしたもの 06086こまつな/生から推計
(120)	(45)	(140)	(58)	(150)	(150)	(250)	(390)	(120)	(120)	(120)	-	(2400)	-	-	別名：ダイシンサイ 06052からしな/生から推計
(38)	(10)	(45)	(20)	(49)	(62)	(88)	(220)	(40)	(33)	(41)	-	(880)	-	-	別名：さんとうな 廃棄部位：根及び株元 06233はくさい/生から推計
(53)	(15)	(64)	(29)	(69)	(86)	(120)	(310)	(56)	(46)	(57)	-	(1200)	-	-	別名：さんとうな 根を除いたもの ゆでた後水冷し、手搾りしたもの 廃棄部位：株元 06233はくさい/生から推計
(57)	(16)	(68)	(31)	(74)	(93)	(130)	(340)	(60)	(50)	(61)	-	(1300)	-	-	別名：さんとうな 廃棄部位：株元 水洗いし、手搾りしたもの 06233はくさい/生から推計
(95)	(62)	(120)	(64)	(150)	(84)	(260)	(320)	(92)	(160)	(100)	(0)	(2300)	-	-	廃棄部位：さやの両端 米国成分表より推計
69	22	83	37	80	69	230	280	67	56	91	-	1500	56	-	別名：ししとうがらし 廃棄部位：へた
(64)	(22)	(80)	(37)	(78)	(68)	(230)	(270)	(67)	(55)	(80)	-	(1500)	-	-	別名：ししとうがらし へたを除いたもの 06093ししとう/生から推計
190	84	230	92	210	230	410	430	210	180	190	-	3700	74	-	試料：青じそ（別名 ： 大葉）

6 野菜類

食品番号	索引番号	食品名	水分	アミノ酸組成によるたんぱく質	たんぱく質	イソロイシン	ロイシン	リシン（リジン）	含硫アミノ酸 メチオニン	シスチン	合計	芳香族アミノ酸 フェニルアラニン	チロシン	合計
		成分識別子	WATER	PROTCAA	PROT-	ILE	LEU	LYS	MET	CYS	AAS	PHE	TYR	AAA
		単位	(……… g ………)			(……………………………………… mg ……………………………………….)								
06096	566	しそ　実　生	85.7	(2.7)	3.4	(150)	(300)	(190)	(60)	(39)	(99)	(190)	(130)	(32
06097	567	じゅうろくささげ　若ざや　生	91.9	(1.8)	2.5	(77)	(120)	(110)	(32)	(20)	(52)	(91)	(60)	(15
06098	568	じゅうろくささげ　若ざや　ゆで	90.2	(2.0)	2.8	(86)	(140)	(120)	(36)	(23)	(59)	(100)	(67)	(17
06099	569	しゅんぎく　葉　生	91.8	1.9	2.3	100	180	130	36	21	57	120	79	20
06100	570	しゅんぎく　葉　ゆで	91.1	(2.2)	2.7	(110)	(200)	(150)	(42)	(24)	(66)	(140)	(89)	(23
06102	572	（しょうが類）　葉しょうが　根茎　生	96.3	(0.4)	0.5	(16)	(24)	(12)	(5.4)	(5.9)	(11)	(16)	(15)	(3
06103	573	（しょうが類）　しょうが　根茎　皮なし　生	91.4	0.7	0.9	29	43	22	9.9	11	21	28	29	5
06365	574	（しょうが類）　しょうが　根茎　皮なし　生　おろし	81.6	(0.5)	0.7	(21)	(31)	(16)	(7.1)	(7.7)	(15)	(21)	(21)	(4
06366	575	（しょうが類）　しょうが　根茎　皮なし　生　おろし汁	95.1	(0.4)	0.4	(14)	(20)	(10)	(4.7)	(5.1)	(9.8)	(14)	(14)	(2
06104	576	（しょうが類）　しょうが　漬物　酢漬	89.2	(0.3)	0.3	(10)	(15)	(7.7)	(3.5)	(3.8)	(7.3)	(10)	(9.9)	(2
06105	577	（しょうが類）　しょうが　漬物　甘酢漬	86.0	(0.2)	0.2	(6.0)	(8.9)	(4.5)	(2.1)	(2.2)	(4.3)	(5.9)	(5.8)	(1
06386	578	（しょうが類）　新しょうが　根茎　生	96.0	(0.2)	0.3	(8.1)	(12)	(6.0)	(2.7)	(3.0)	(5.7)	(7.9)	(7.9)	(1
06106	579	しろうり　果実　生	95.3	(0.6)	0.9	(26)	(42)	(35)	(10)	(7.2)	(17)	(27)	(21)	(4
06107	580	しろうり　漬物　塩漬	92.8	(0.7)	1.0	(28)	(46)	(39)	(11)	(8.0)	(19)	(30)	(23)	(5
06109	582	ずいき　生ずいき　生	94.5	(0.2)	0.5	(26)	(39)	(25)	(7.9)	(6.4)	(14)	(20)	(18)	(3
06110	583	ずいき　生ずいき　ゆで	96.1	(0.2)	0.4	(21)	(31)	(20)	(6.3)	(5.1)	(11)	(16)	(14)	(3
06111	584	ずいき　干しずいき　乾	9.9	(2.6)	6.6	(340)	(520)	(330)	(100)	(85)	(190)	(260)	(240)	(49
06112	585	ずいき　干しずいき　ゆで	95.5	(0.2)	0.5	(26)	(39)	(25)	(7.9)	(6.4)	(14)	(20)	(18)	(3

可食部100 g 当たり

可食部100 g 当たり															
トレオニン（スレオニン）	トリプトファン	バリン	ヒスチジン	アルギニン	アラニン	アスパラギン酸	グルタミン酸	グリシン	プロリン	セリン	ヒドロキシプロリン	アミノ酸組成計	アンモニア	剰余アンモニア	備考
THR	TRP	VAL	HIS	ARG	ALA	ASP	GLU	GLY	PRO	SER	HYP	AAT	AMMON	AMMON-E	
(……mg……)															
(170)	(73)	(200)	(80)	(180)	(200)	(360)	(370)	(190)	(160)	(160)	-	(3200)	(64)	-	試料：青じそ NILSアミノ酸成分表より推計
(110)	(26)	(110)	(57)	(89)	(120)	(440)	(270)	(72)	(72)	(170)	-	(2000)	(95)	-	別名：長ささげ、三尺ささげ 廃棄部位：へた 06010さやいんげん/生から推計
(120)	(29)	(120)	(64)	(100)	(130)	(490)	(310)	(81)	(81)	(180)	-	(2300)	(110)	-	別名：長ささげ、三尺ささげ へたを除いたもの 06010さやいんげん/生から推計
110	40	130	49	120	130	330	280	110	120	120	-	2200	87	13	別名：きくな 廃棄部位：基部
(120)	(47)	(150)	(56)	(140)	(150)	(380)	(320)	(130)	(140)	(120)	-	(2500)	-	-	別名：きくな ゆでた後水冷し、手搾りしたもの 06099しゅんぎく/生から推計
(23)	(7.2)	(22)	(9.8)	(31)	(23)	(120)	(59)	(19)	(14)	(40)	-	(470)	-	-	別名：盆しょうが、はじかみ 廃棄部位：葉及び茎 06103しょうが/根茎/生から推計
44	13	41	18	56	42	230	110	34	25	82	-	860	39	-	ひねしょうが 廃棄部位：皮
(32)	(9.5)	(29)	(13)	(40)	(30)	(160)	(77)	(25)	(18)	(59)	-	(620)	(28)	-	別名：ひねしょうが 06103しょうが/根茎/生から推計
(21)	(6.3)	(19)	(8.5)	(27)	(20)	(110)	(51)	(16)	(12)	(39)	-	(410)	(19)	-	別名：ひねしょうが 06103しょうが/根茎/生から推計
(15)	(4.7)	(14)	(6.3)	(20)	(15)	(81)	(38)	(12)	(8.8)	(26)	-	(300)	-	-	ひねしょうが 別名：紅しょうが 液汁を除いたもの 06103しょうが/根茎/生から推計
(8.7)	(2.8)	(8.3)	(3.7)	(12)	(8.7)	(47)	(22)	(7.1)	(5.2)	(15)	-	(180)	-	-	ひねしょうが 別名：ガリ 液汁を除いたもの 06103しょうが/根茎/生から推計
(12)	(3.7)	(11)	(4.9)	(16)	(12)	(63)	(30)	(9.4)	(7.0)	(23)	-	(240)	(11)	-	06103しょうが/根茎/生から推計
(23)	(9.8)	(31)	(14)	(38)	(33)	(53)	(220)	(33)	(23)	(38)	-	(680)	-	-	別名：あさうり、つけうり 廃棄部位：わた及び両端 06065きゅうり/生から推計
(25)	(11)	(34)	(16)	(42)	(36)	(59)	(240)	(36)	(25)	(42)	-	(760)	-	-	別名：あさうり、つけうり 廃棄部位：両端 水洗いし、手搾りしたもの 06065きゅうり/生から推計
(17)	(4.8)	(26)	(11)	(22)	(0)	(0)	(0)	(0)	(0)	(0)	(0)	(220)	-	-	廃棄部位：株元及び表皮 米国成分表より推計
(13)	(3.9)	(21)	(9.2)	(18)	(0)	(0)	(0)	(0)	(0)	(0)	(0)	(180)	-	-	株元及び表皮を除いたもの ゆでた後水冷し、手搾りしたもの 米国成分表より推計
(220)	(64)	(340)	(150)	(290)	(0)	(0)	(0)	(0)	(0)	(0)	(0)	(2900)	-	-	別名：いもがら 米国成分表より推計
(17)	(4.8)	(26)	(11)	(22)	(0)	(0)	(0)	(0)	(0)	(0)	(0)	(220)	-	-	別名：いもがら ゆでた後水冷し、手搾りしたもの 米国成分表より推計

6 野菜類

食品番号	索引番号	食品名	可食部100 g 当たり						含硫アミノ酸			芳香族アミノ酸		
			水分	アミノ酸組成によるたんぱく質	たんぱく質	イソロイシン	ロイシン	リシン（リジン）	メチオニン	シスチン	合計	フェニルアラニン	チロシン	合計
		成分識別子	WATER	PROTCAA	PROT-	ILE	LEU	LYS	MET	CYS	AAS	PHE	TYR	AAA
		単位	(......... g ....)			(.. mg ....)								
06113	587	すぐきな　葉　生	90.5	(1.7)	1.9	(99)	(170)	(120)	(43)	(22)	(65)	(120)	(73)	(19
06114	588	すぐきな　根　生	93.7	(0.5)	0.6	(23)	(39)	(42)	(8.0)	(9.4)	(17)	(24)	(19)	(4
06115	589	すぐきな　すぐき漬	87.4	(2.1)	2.6	(99)	(170)	(180)	(35)	(41)	(75)	(100)	(82)	(19
06116	590	ズッキーニ　果実　生	94.9	(0.9)	1.3	(42)	(62)	(59)	(16)	(13)	(29)	(38)	(29)	(6
06117	591	せり　茎葉　生	93.4	(1.9)	2.0	(80)	(120)	(110)	(18)	(16)	(34)	(74)	(60)	(13
06118	592	せり　茎葉　ゆで	93.6	(1.9)	2.1	(84)	(130)	(110)	(19)	(17)	(36)	(78)	(63)	(14
06119	593	セロリ　葉柄　生	94.7	0.4	0.4	16	23	21	3.5	3.2	6.7	14	12	2
06120	594	ぜんまい　生ぜんまい　若芽　生	90.9	(1.3)	1.7	(56)	(100)	(79)	(22)	(15)	(37)	(94)	(46)	(14
06121	595	ぜんまい　生ぜんまい　若芽　ゆで	94.2	(0.8)	1.1	(37)	(66)	(51)	(15)	(9.7)	(24)	(61)	(30)	(9
06122	596	ぜんまい　干しぜんまい　干し若芽　乾	8.5	(10.8)	14.6	(480)	(870)	(680)	(190)	(130)	(320)	(800)	(390)	(120
06123	597	ぜんまい　干しぜんまい　干し若芽　ゆで	91.2	(1.3)	1.7	(56)	(100)	(79)	(22)	(15)	(37)	(94)	(46)	(14
06124	598	そらまめ　未熟豆　生	72.3	8.3	10.9	400	720	660	74	120	190	490	300	79
06125	599	そらまめ　未熟豆　ゆで	71.3	(7.8)	10.5	(370)	(690)	(630)	(71)	(110)	(180)	(470)	(280)	(75
06126	600	タアサイ　葉　生	94.3	(1.1)	1.3	(57)	(99)	(81)	(16)	(11)	(27)	(73)	(45)	(12
06127	601	タアサイ　葉　ゆで	95.0	(0.9)	1.1	(48)	(84)	(68)	(14)	(9.0)	(23)	(62)	(38)	(10
06128	602	（だいこん類）　かいわれだいこん　芽ばえ　生	93.4	(1.8)	2.1	(94)	(170)	(140)	(35)	(25)	(59)	(120)	(81)	(20
06129	603	（だいこん類）　葉だいこん　葉　生	92.6	(1.7)	2.0	(89)	(160)	(130)	(33)	(23)	(57)	(120)	(77)	(19
06130	604	（だいこん類）　だいこん　葉　生	90.6	1.9	2.2	100	180	140	37	26	63	130	88	22

可食部100 g 当たり															
（スレオニン）	トリプトファン	バリン	ヒスチジン	アルギニン	アラニン	アスパラギン酸	グルタミン酸	グリシン	プロリン	セリン	ヒドロキシプロリン	アミノ酸組成計	アンモニア	剰余アンモニア	備考
THR	TRP	VAL	HIS	ARG	ALA	ASP	GLU	GLY	PRO	SER	HYP	AAT	AMMON	AMMON-E	
(......mg......)															
(100)	(33)	(130)	(46)	(120)	(130)	(200)	(260)	(110)	(90)	(77)	(0)	(2000)	-	-	別名：かもな 廃棄部位：葉柄基部 米国成分表より推計
(28)	(8.1)	(34)	(15)	(26)	(33)	(62)	(100)	(28)	(27)	(28)	-	(560)	-	-	別名：かもな 廃棄部位：根端及び葉柄基部 06036かぶ/皮付き/生から推計
(120)	(35)	(150)	(67)	(110)	(140)	(270)	(450)	(120)	(120)	(120)	-	(2400)	-	-	水洗いし、手搾りしたもの 06036かぶ/皮付き/生から推計
(40)	(14)	(53)	(23)	(58)	(51)	(190)	(220)	(38)	(32)	(82)	-	(1100)	-	-	別名：つるなしかぼちゃ 廃棄部位：両端 豪州成分表より推計
(82)	(28)	(120)	(49)	(68)	(93)	(460)	(540)	(74)	(73)	(92)	-	(2200)	-	-	別名：かわな 廃棄部位：根及び株元 06119セロリ/生から推計
(86)	(30)	(130)	(51)	(71)	(98)	(490)	(560)	(78)	(77)	(96)	-	(2300)	-	-	別名：かわな 根を除いたもの 廃棄部位：株元 ゆでた後水冷し、手搾りしたもの 06119セロリ/生から推計
17	5.5	24	9.4	13	18	90	100	14	14	20	-	420	43	19	別名：セロリー、セルリー、オランダみつば 廃棄部位：株元、葉身及び表皮
(67)	(22)	(80)	(32)	(75)	(74)	(120)	(380)	(63)	(52)	(76)	-	(1500)	(56)	-	廃棄部位：株元及び裸葉 06324生わらび/生から推計
(43)	(14)	(51)	(21)	(49)	(48)	(78)	(250)	(40)	(34)	(49)	-	(940)	(36)	-	株元及び裸葉を除いたもの ゆでた後水冷し、水切りしたもの 06324生わらび/生から推計
(570)	(180)	(680)	(280)	(650)	(640)	(1000)	(3300)	(540)	(450)	(650)	-	(13000)	(480)	-	06324生わらび/生から推計
(67)	(22)	(80)	(32)	(75)	(74)	(120)	(380)	(63)	(52)	(76)	-	(1500)	(56)	-	06324生わらび/生から推計
370	83	460	270	1000	460	1100	1700	400	410	530	-	9600	220	-	廃棄部位：種皮
(330)	(79)	(430)	(260)	(990)	(440)	(1100)	(1600)	(380)	(390)	(460)	-	(9100)	-	-	廃棄部位：種皮 06124そらまめ/未熟豆/生から推計
(62)	(28)	(81)	(32)	(87)	(76)	(150)	(210)	(67)	(62)	(61)	-	(1300)	-	-	別名：ひさごな、ゆきな、タァサイ、ターサイ、ターツァイ、きさらぎな 廃棄部位：株元 06086こまつな/生から推計
(52)	(24)	(69)	(27)	(73)	(64)	(130)	(180)	(57)	(52)	(51)	-	(1100)	-	-	別名：ひさごな、ゆきな、タァサイ、ターサイ、ターツァイ、きさらぎな 廃棄部位：株元 ゆでた後水冷し、手搾りしたもの 06086こまつな/生から推計
(110)	(44)	(130)	(53)	(120)	(130)	(220)	(300)	(110)	(100)	(100)	-	(2100)	-	-	別名：かいわれ 茎基部約1 cmを除去したもの 06130だいこん/葉/生から推計
(100)	(42)	(120)	(51)	(110)	(130)	(210)	(280)	(110)	(97)	(97)	-	(2000)	-	-	試料：水耕栽培品 廃棄部位：株元及び根 06130だいこん/葉/生から推計
120	47	140	56	130	140	230	320	120	110	120	-	2200	88	22	廃棄部位：葉柄基部

6 野菜類

食品番号	索引番号	食品名	水分	アミノ酸組成によるたんぱく質	たんぱく質	イソロイシン	ロイシン	リシン（リジン）	含硫アミノ酸 メチオニン	含硫アミノ酸 シスチン	含硫アミノ酸 合計	芳香族アミノ酸 フェニルアラニン	芳香族アミノ酸 チロシン	芳香族アミノ酸 合計
		成分識別子	WATER	PROTCAA	PROT-	ILE	LEU	LYS	MET	CYS	AAS	PHE	TYR	AAA
		単位	(........ g	........)		(........			.... mg				........)	
06131	605	（だいこん類） だいこん 葉 ゆで	91.3	(1.9)	2.2	(98)	(180)	(140)	(36)	(26)	(62)	(130)	(85)	(21
06132	606	（だいこん類） だいこん 根 皮つき 生	94.6	0.4	0.5	18	23	24	5.4	6.3	12	16	12	
06133	607	（だいこん類） だいこん 根 皮つき ゆで	94.4	(0.3)	0.4	(14)	(18)	(19)	(4.3)	(5.0)	(9.3)	(12)	(9.4)	(2
06134	608	（だいこん類） だいこん 根 皮なし 生	94.6	0.3	0.4	13	17	18	4.2	5.2	9.4	11	8.7	
06367	609	（だいこん類） だいこん 根 皮なし 生 おろし	90.5	(0.5)	0.6	(21)	(26)	(27)	(6.5)	(8.1)	(15)	(18)	(14)	(3
06368	610	（だいこん類） だいこん 根 皮なし 生 おろし汁	96.5	(0.2)	0.3	(10)	(13)	(14)	(3.2)	(4.1)	(7.3)	(8.8)	(6.8)	(1
06369	611	（だいこん類） だいこん 根 皮なし 生 おろし水洗い	91.4	(0.4)	0.6	(19)	(23)	(25)	(5.8)	(7.3)	(13)	(16)	(12)	(2
06135	612	（だいこん類） だいこん 根 皮なし ゆで	94.8	(0.4)	0.5	(16)	(21)	(22)	(5.2)	(6.5)	(12)	(14)	(10)	(2
06136	613	（だいこん類） 切干しだいこん 乾	8.4	(7.3)	9.7	(310)	(400)	(430)	(100)	(130)	(230)	(270)	(200)	(48
06334	614	（だいこん類） 切干しだいこん ゆで	94.6	(0.7)	0.9	(28)	(37)	(39)	(9.1)	(11)	(21)	(25)	(19)	(4
06335	615	（だいこん類） 切干しだいこん 油いため	84.5	(1.1)	1.5	(49)	(63)	(66)	(16)	(20)	(35)	(42)	(32)	(7
06388	616	（だいこん類） 漬物 いぶりがっこ	73.8	(0.8)	1.1	(35)	(44)	(47)	(11)	(14)	(25)	(30)	(23)	(5
06137	617	（だいこん類） 漬物 ぬかみそ漬	87.1	(1.0)	1.3	(43)	(54)	(58)	(14)	(17)	(31)	(37)	(28)	(6
06138	618	（だいこん類） 漬物 たくあん漬 塩押しだいこん漬	85.0	(0.5)	0.6	(21)	(26)	(27)	(6.5)	(8.1)	(15)	(18)	(14)	(3
06139	619	（だいこん類） 漬物 たくあん漬 干しだいこん漬	88.8	(1.4)	1.9	(63)	(79)	(84)	(20)	(25)	(45)	(54)	(41)	(9
06141	621	（だいこん類） 漬物 べったら漬	83.1	(0.3)	0.4	(12)	(15)	(16)	(3.9)	(4.8)	(8.7)	(10)	(8.1)	(1
06144	624	（たいさい類） つまみな 葉 生	92.3	(1.7)	1.9	(85)	(150)	(120)	(24)	(16)	(40)	(110)	(69)	(18
06145	625	（たいさい類） たいさい 葉 生	93.7	(0.8)	0.9	(40)	(69)	(57)	(11)	(7.4)	(19)	(51)	(33)	(8
06146	626	（たいさい類） たいさい 塩漬	90.9	(1.4)	1.6	(72)	(120)	(100)	(20)	(13)	(33)	(91)	(58)	(15
06147	627	たかな 葉 生	92.7	(1.5)	1.8	(71)	(130)	(120)	(31)	(21)	(51)	(87)	(59)	(15
06148	628	たかな、たかな漬	87.2	(1.5)	1.9	(73)	(140)	(120)	(32)	(22)	(53)	(90)	(61)	(15
06149	629	たけのこ 若茎 生	90.8	2.5	3.6	89	160	150	40	42	82	100	180	2

可食部100 g当たり

可食部100 g 当たり															備考
（スレオニン）	トリプトファン	バリン	ヒスチジン	アルギニン	アラニン	アスパラギン酸	グルタミン酸	グリシン	プロリン	セリン	ヒドロキシプロリン	アミノ酸組成計	アンモニア	剰余アンモニア	
THR	TRP	VAL	HIS	ARG	ALA	ASP	GLU	GLY	PRO	SER	HYP	AAT	AMMON	AMMON-E	
(..........							mg							..........)	
(110)	(47)	(140)	(56)	(130)	(140)	(230)	(310)	(120)	(110)	(110)	-	(2200)	-	-	葉柄基部を除いたもの ゆでた後水冷し、手搾りしたもの 06130だいこん/葉/生から推計
21	4.9	27	11	22	22	44	150	18	17	20	-	460	38	15	廃棄部位：根端及び葉柄基部
(15)	(3.9)	(21)	(8.7)	(17)	(17)	(35)	(120)	(15)	(13)	(14)	-	(360)	-	-	根端及び葉柄基部を除いたもの 06132だいこん/皮付き/生から推計
15	3.8	20	8.0	16	17	34	120	14	12	15	-	350	30	12	廃棄部位：根端、葉柄基部及び皮
(24)	(5.9)	(31)	(12)	(25)	(26)	(52)	(190)	(21)	(19)	(23)	-	(550)	(47)	-	06134だいこん/皮むき/生から推計
(12)	(3.0)	(16)	(6.2)	(13)	(13)	(26)	(94)	(11)	(9.5)	(11)	-	(270)	(24)	-	06134だいこん/皮むき/生から推計
(22)	(5.3)	(28)	(11)	(23)	(24)	(47)	(170)	(19)	(17)	(20)	-	(490)	(42)	-	06134だいこん/皮むき/生から推計
(18)	(4.7)	(25)	(9.9)	(20)	(21)	(42)	(150)	(17)	(15)	(16)	-	(430)	-	-	根端、葉柄基部及び皮を除いたもの 06134だいこん/皮むき/生から推計
(350)	(92)	(480)	(190)	(390)	(410)	(810)	(2900)	(330)	(290)	(310)	-	(8400)	-	-	06134だいこん/皮むき/生から推計
(32)	(8.3)	(44)	(18)	(35)	(37)	(74)	(270)	(30)	(27)	(29)	-	(770)	-	-	水もどし後、ゆでた後湯切りしたもの 06134だいこん/皮むき/生から推計
(54)	(14)	(75)	(30)	(60)	(63)	(130)	(450)	(51)	(45)	(49)	-	(1300)	-	-	水もどし後、油いため 06134だいこん/皮むき/生から推計
(41)	(10)	(54)	(21)	(43)	(45)	(89)	(320)	(36)	(32)	(39)	-	(940)	(80)	-	06134だいこん/皮むき/生から推計
(50)	(12)	(66)	(26)	(53)	(55)	(110)	(390)	(45)	(40)	(48)	-	(1100)	(99)	-	根、皮つき 水洗いし、水切りしたもの 06134だいこん/皮むき/生から推計
(24)	(5.9)	(31)	(12)	(25)	(26)	(52)	(190)	(21)	(19)	(23)	-	(550)	(47)	-	別名：新漬たくあん、早漬たくあん 06134だいこん/皮むき/生から推計
(73)	(18)	(96)	(38)	(77)	(80)	(160)	(580)	(65)	(58)	(69)	-	(1700)	(140)	-	別名：本たくあん 06134だいこん/皮むき/生から推計
(14)	(3.5)	(19)	(7.4)	(15)	(16)	(31)	(110)	(13)	(11)	(14)	-	(330)	(28)	-	06134だいこん/皮むき/生から推計
(97)	(42)	(120)	(48)	(130)	(110)	(220)	(310)	(99)	(92)	(100)	-	(1900)	(130)	-	試料：若採りせっぱくたいさい（雪白体菜） 06086こまつな/生から推計
(46)	(20)	(58)	(23)	(61)	(53)	(110)	(150)	(47)	(44)	(48)	-	(920)	(61)	-	別名：しゃくしな 06086こまつな/生から推計
(82)	(35)	(100)	(40)	(110)	(94)	(190)	(260)	(83)	(78)	(85)	-	(1600)	(110)	-	別名：しゃくしな 水洗いし、手搾りしたもの 06086こまつな/生から推計
(87)	(32)	(100)	(42)	(110)	(110)	(180)	(280)	(87)	(83)	(88)	-	(1700)	-	-	廃棄部位：株元 06052からしな/生から推計
(91)	(34)	(100)	(43)	(110)	(110)	(180)	(290)	(90)	(86)	(91)	-	(1800)	-	-	06052からしな/生から推計
110	31	140	63	130	170	670	300	110	260	190	-	2900	110	-	廃棄部位：竹皮及び基部

6 野菜類

食品番号	索引番号	食品名	水分	アミノ酸組成によるたんぱく質	たんぱく質	イソロイシン	ロイシン	リシン（リジン）	含硫アミノ酸 メチオニン	含硫アミノ酸 シスチン	含硫アミノ酸 合計	芳香族アミノ酸 フェニルアラニン	芳香族アミノ酸 チロシン	芳香族アミノ酸 合計
		成分識別子	WATER	PROTCAA	PROT-	ILE	LEU	LYS	MET	CYS	AAS	PHE	TYR	AAA
		単位	(……… g ………)			(……………………………………… mg							………………………………………)	
06150	630	たけのこ　若茎　ゆで	89.9	(2.4)	3.5	(84)	(150)	(150)	(38)	(41)	(79)	(97)	(170)	(27
06151	631	たけのこ　水煮缶詰	92.8	(1.9)	2.7	(64)	(120)	(110)	(30)	(31)	(61)	(75)	(130)	(21
06152	632	たけのこ　めんま　塩蔵　塩抜き	93.9	(0.7)	1.0	(24)	(43)	(43)	(11)	(12)	(23)	(28)	(49)	(7
06153	633	（たまねぎ類）　たまねぎ　りん茎　生	90.1	0.7	1.0	14	25	43	7.8	9.2	17	24	22	[illegible]
06154	634	（たまねぎ類）　たまねぎ　りん茎　水さらし	93.0	(0.4)	0.6	(8.4)	(15)	(26)	(4.7)	(5.6)	(10)	(15)	(13)	(2
06155	635	（たまねぎ類）　たまねぎ　りん茎　ゆで	91.5	(0.5)	0.8	(11)	(20)	(35)	(6.3)	(7.4)	(14)	(19)	(18)	(3
06336	636	（たまねぎ類）　たまねぎ　りん茎　油いため	80.1	(0.9)	1.4	(19)	(34)	(59)	(11)	(13)	(23)	(33)	(30)	(6
06389	637	（たまねぎ類）　たまねぎ　りん茎　油いため（あめ色たまねぎ）	54.7	(2.1)	3.2	(44)	(80)	(140)	(25)	(30)	(55)	(78)	(70)	(15
06156	638	（たまねぎ類）　赤たまねぎ　りん茎　生	89.6	(0.6)	0.9	(13)	(23)	(39)	(7.1)	(8.4)	(15)	(22)	(20)	(4
06337	639	（たまねぎ類）　葉たまねぎ　りん茎及び葉　生	89.5	(1.2)	1.8	(24)	(44)	(76)	(14)	(16)	(30)	(43)	(38)	(8
06159	642	チコリ　若芽　生	94.7	(0.8)	1.0	(39)	(62)	(53)	(13)	(8.6)	(22)	(38)	(30)	(6
06376	643	ちぢみゆきな　葉　生	88.1	(3.2)	3.6	(160)	(280)	(230)	(45)	(30)	(75)	(200)	(130)	(33
06377	644	ちぢみゆきな　葉　ゆで	89.1	(3.3)	3.8	(170)	(290)	(240)	(47)	(31)	(78)	(210)	(140)	(35
06160	645	チンゲンサイ　葉　生	96.0	0.7	0.6	34	56	47	7.0	4.7	12	39	26	[illegible]
06161	646	チンゲンサイ　葉　ゆで	95.3	(1.0)	0.9	(49)	(83)	(70)	(10)	(6.9)	(17)	(58)	(38)	(9
06338	647	チンゲンサイ　葉　油いため	92.6	(0.8)	0.8	(41)	(69)	(58)	(8.6)	(5.8)	(14)	(48)	(31)	(8
06165	652	つるむらさき　茎葉　生	95.1	(0.5)	0.7	(27)	(45)	(35)	(11)	(9.2)	(20)	(33)	(26)	(5
06166	653	つるむらさき　茎葉　ゆで	94.5	(0.7)	0.9	(34)	(58)	(45)	(14)	(12)	(26)	(42)	(33)	(7

可食部100ｇ当たり															
トレオニン（スレオニン）	トリプトファン	バリン	ヒスチジン	アルギニン	アラニン	アスパラギン酸	グルタミン酸	グリシン	プロリン	セリン	ヒドロキシプロリン	アミノ酸組成計	アンモニア	剰余アンモニア	備考
THR	TRP	VAL	HIS	ARG	ALA	ASP	GLU	GLY	PRO	SER	HYP	AAT	AMMON	AMMON-E	
(..........mg..........)															
(100)	(30)	(130)	(61)	(120)	(160)	(650)	(290)	(110)	(250)	(160)	-	(2800)	-	-	竹皮及び基部を除いたもの 06149たけのこ/生から推計
(79)	(23)	(99)	(47)	(94)	(120)	(500)	(220)	(81)	(190)	(130)	-	(2200)	-	-	液汁を除いたもの 06149たけのこ/生から推計
(29)	(8.5)	(37)	(17)	(35)	(46)	(180)	(83)	(30)	(72)	(47)	-	(800)	-	-	別名：しなちく 06149たけのこ/生から推計
19	11	17	16	130	16	70	250	26	17	30	-	750	30	-	廃棄部位：皮（保護葉）、底盤部及び頭部
(11)	(6.7)	(11)	(9.5)	(80)	(9.7)	(43)	(150)	(16)	(10)	(18)	-	(460)	(18)	-	皮（保護葉）、底盤部及び頭部を除いたもの 06153たまねぎ/生から推計
(15)	(8.9)	(14)	(13)	(110)	(13)	(57)	(200)	(21)	(14)	(24)	-	(610)	(24)	-	皮（保護葉）、底盤部及び頭部を除いたもの 06153たまねぎ/生から推計
(26)	(15)	(24)	(22)	(180)	(22)	(97)	(350)	(36)	(23)	(41)	-	(1000)	(41)	-	皮（保護葉）、底盤部及び頭部を除いたもの 06153たまねぎ/生から推計
(61)	(35)	(56)	(51)	(430)	(52)	(230)	(810)	(85)	(54)	(97)	-	(2400)	(96)	-	06153たまねぎ/生から推計
(17)	(10)	(16)	(14)	(120)	(15)	(64)	(230)	(24)	(15)	(27)	-	(680)	(27)	-	別名：レッドオニオン、紫たまねぎ 廃棄部位：皮（保護葉）、底盤部及び頭部 06153たまねぎ/生から推計
(33)	(19)	(31)	(28)	(230)	(28)	(120)	(440)	(46)	(30)	(53)	-	(1300)	(53)	-	廃棄部位：底盤部 06153たまねぎ/生から推計
(46)	(12)	(48)	(19)	(48)	(48)	(130)	(180)	(40)	(39)	(44)	-	(900)	-	-	別名：きくにがな、アンディーブ、チコリー 廃棄部位：株元及びしん 06312レタス/生から推計
(180)	(79)	(230)	(91)	(240)	(210)	(430)	(580)	(190)	(170)	(190)	-	(3700)	(240)	-	廃棄部位：株元 06086こまつな/生から推計
(190)	(83)	(240)	(95)	(260)	(220)	(440)	(600)	(200)	(180)	(200)	-	(3800)	(250)	-	廃棄部位：株元 ゆでた後水冷し、手搾りしたもの 06086こまつな/生から推計
40	16	46	19	48	52	84	170	38	35	39	-	800	76	46	廃棄部位：しん
(55)	(24)	(67)	(28)	(70)	(77)	(130)	(250)	(56)	(52)	(52)	-	(1200)	-	-	廃棄部位：しん ゆでた後水冷し、手搾りしたもの 06160チンゲンサイ/生から推計
(46)	(20)	(56)	(23)	(59)	(64)	(100)	(210)	(47)	(43)	(43)	-	(970)	-	-	しんを除いたもの 06160チンゲンサイ/生から推計
(29)	(13)	(35)	(16)	(43)	(31)	(68)	(100)	(29)	(27)	(32)	-	(610)	(23)	-	06267ほうれんそう/生から推計
(38)	(17)	(45)	(21)	(56)	(40)	(88)	(130)	(38)	(34)	(41)	-	(790)	(30)	-	ゆでた後水冷し、手搾りしたもの 06267ほうれんそう/生から推計

6 野菜類

食品番号	索引番号	食品名	水分	アミノ酸組成によるたんぱく質	たんぱく質	イソロイシン	ロイシン	リシン（リジン）	含硫アミノ酸 メチオニン	シスチン	合計	芳香族アミノ酸 フェニルアラニン	チロシン	合計
		成分識別子	WATER	PROTCAA	PROT-	ILE	LEU	LYS	MET	CYS	AAS	PHE	TYR	AAA
		単位	(……… g	………)		(………			mg				………)	
			可食部100 g 当たり											
06169	656	とうがらし　葉･果実　生	86.7	(2.5)	3.4	(110)	(190)	(190)	(43)	(66)	(110)	(120)	(100)	(22
06170	657	とうがらし　葉･果実　油いため	79.5	(2.9)	4.0	(130)	(230)	(230)	(51)	(77)	(130)	(140)	(120)	(26
06171	658	とうがらし　果実　生	75.0	(2.9)	3.9	(130)	(220)	(220)	(50)	(75)	(120)	(140)	(120)	(26
06172	659	とうがらし　果実　乾	8.8	(10.8)	14.7	(490)	(830)	(840)	(190)	(280)	(470)	(530)	(440)	(97
06173	660	とうがん　果実　生	95.2	(0.3)	0.5	(14)	(23)	(20)	(5.7)	(4.0)	(9.7)	(15)	(12)	(2
06174	661	とうがん　果実　ゆで	95.3	(0.4)	0.6	(17)	(28)	(23)	(6.8)	(4.8)	(12)	(18)	(14)	(3
06175	662	（とうもろこし類）　スイートコーン　未熟種子　生	77.1	(2.7)	3.6	110	320	160	78	64	140	140	120	2
06176	663	（とうもろこし類）　スイートコーン　未熟種子　ゆで	75.4	(2.6)	3.5	(110)	(310)	(150)	(75)	(61)	(140)	(140)	(110)	(25
06339	664	（とうもろこし類）　スイートコーン　未熟種子　電子レンジ調理	73.5	(3.1)	4.2	(130)	(370)	(180)	(90)	(74)	(160)	(170)	(130)	(30
06177	665	（とうもろこし類）　スイートコーン　未熟種子　穂軸つき　冷凍	75.6	(3.1)	3.5	(140)	(380)	(150)	(73)	(29)	(100)	(160)	(130)	(30
06178	666	（とうもろこし類）　スイートコーン　未熟種子　カーネル　冷凍	75.5	2.4	2.9	99	320	98	66	57	120	130	110	2
06378	667	（とうもろこし類）　スイートコーン　未熟種子　カーネル　冷凍　ゆで	76.5	2.4	2.8	100	320	100	66	57	120	130	120	2
06379	668	（とうもろこし類）　スイートコーン　未熟種子　カーネル　冷凍　油いため	71.8	2.4	2.9	100	320	100	66	55	120	130	110	2
06179	669	（とうもろこし類）　スイートコーン　缶詰　クリームスタイル	78.2	(1.5)	1.7	(68)	(180)	(72)	(35)	(14)	(49)	(79)	(64)	(14
06180	670	（とうもろこし類）　スイートコーン　缶詰　ホールカーネルスタイル	78.4	(2.2)	2.3	(72)	(290)	(220)	(53)	(35)	(88)	(110)	(88)	(19
06181	671	（とうもろこし類）　ヤングコーン　幼雌穂　生	90.9	(1.7)	2.3	(70)	(200)	(99)	(49)	(40)	(90)	(90)	(72)	(16
06182	672	（トマト類）　赤色トマト　果実　生	94.0	0.5	0.7	16	25	26	6.4	9.0	15	18	15	

可食部100ｇ当たり															備考
（スレオニン）	トリプトファン	バリン	ヒスチジン	アルギニン	アラニン	アスパラギン酸	グルタミン酸	グリシン	プロリン	セリン	ヒドロキシプロリン	アミノ酸組成計	アンモニア	剰余アンモニア	
THR	TRP	VAL	HIS	ARG	ALA	ASP	GLU	GLY	PRO	SER	HYP	AAT	AMMON	AMMON-E	
(......mg......)															
(140)	(41)	(160)	(67)	(140)	(150)	(450)	(510)	(150)	(110)	(170)	-	(2900)	-	-	別名：なんばん、葉とうがらし 試料：辛味種 廃棄部位：硬い茎及びへた 重量比：葉6、実4 06245青ピーマン/生から推計
(160)	(48)	(180)	(79)	(160)	(170)	(520)	(600)	(170)	(130)	(210)	-	(3400)	-	-	別名：なんばん、葉とうがらし 試料：辛味種 硬い茎及びへたを除いたもの 06245青ピーマン/生から推計
(160)	(47)	(180)	(77)	(160)	(170)	(510)	(580)	(170)	(130)	(200)	-	(3300)	-	-	別名：なんばん 試料：辛味種 廃棄部位：へた 06245青ピーマン/生から推計
(610)	(180)	(670)	(290)	(600)	(640)	(1900)	(2200)	(630)	(490)	(750)	-	(13000)	-	-	別名：なんばん、赤とうがらし、たかのつめ 試料：辛味種 へたを除いたもの 06245青ピーマン/生から推計
(13)	(5.4)	(17)	(7.8)	(21)	(18)	(30)	(120)	(18)	(13)	(21)	-	(380)	-	-	別名：かもうり 廃棄部位：果皮、わた及びへた 06065きゅうり/生から推計
(15)	(6.5)	(21)	(9.4)	(25)	(22)	(36)	(150)	(22)	(15)	(25)	-	(450)	-	-	別名：かもうり 果皮、わた及びへたを除いたもの 06065きゅうり/生から推計
140	31	170	83	150	270	310	480	140	270	190	-	3200	73	-	廃棄部位：包葉、めしべ及び穂軸
(130)	(30)	(160)	(80)	(140)	(260)	(300)	(460)	(140)	(260)	(160)	-	(3000)	-	-	包葉及びめしべを除いたもの 廃棄部位：穂軸 06175スイートコーン/生から推計
(150)	(36)	(190)	(96)	(170)	(310)	(360)	(550)	(170)	(310)	(190)	-	(3700)	-	-	廃棄部位：穂軸 06175スイートコーン/生から推計
(140)	(25)	(200)	(96)	(140)	(320)	(260)	(690)	(140)	(320)	(170)	(0)	(3600)	-	-	廃棄部位：穂軸 米国成分表より推計
110	24	150	80	110	260	180	520	100	240	150	-	2800	67	-	穂軸を除いた実（尖帽を除いた種子）のみ
110	23	150	81	110	260	180	520	110	250	150	-	2800	67	-	穂軸を除いた実（尖帽を除いた種子）のみ
110	24	150	78	110	260	180	520	110	240	150	-	2800	66	-	穂軸を除いた実（尖帽を除いた種子）のみ
(68)	(12)	(98)	(47)	(69)	(160)	(130)	(340)	(66)	(150)	(81)	(0)	(1700)	-	-	米国成分表より推計
(69)	(21)	(110)	(62)	(95)	(190)	(160)	(450)	(83)	(290)	(130)	(0)	(2500)	-	-	液汁を除いたもの 米国成分表より推計
(82)	(20)	(100)	(52)	(91)	(170)	(190)	(300)	(90)	(170)	(100)	-	(2000)	-	-	別名：ベビーコーン、ミニコーン 穂軸基部を除いたもの 06175スイートコーン/生から推計
19	5.1	18	12	20	19	72	240	18	17	25	-	580	22	-	廃棄部位：へた

6 野菜類

食品番号	索引番号	食品名	水分	アミノ酸組成によるたんぱく質	たんぱく質	イソロイシン	ロイシン	リシン（リジン）	含硫アミノ酸 メチオニン	含硫アミノ酸 シスチン	含硫アミノ酸 合計	芳香族アミノ酸 フェニルアラニン	芳香族アミノ酸 チロシン	芳香族アミノ酸 合計
		成分識別子	WATER	PROTCAA	PROT-	ILE	LEU	LYS	MET	CYS	AAS	PHE	TYR	AAA
		単位	(……… g ………)			(……………………………… mg ……………………………)								
06183	673	（トマト類） 赤色ミニトマト 果実 生	91.0	(0.8)	1.1	(24)	(39)	(40)	(9.9)	(14)	(24)	(28)	(22)	(5
06391	674	（トマト類） 黄色トマト 果実 生	94.7	(0.8)	1.1	(24)	(39)	(40)	(9.9)	(14)	(24)	(28)	(23)	(5
06370	675	（トマト類） ドライトマト	9.5	9.3	14.2	250	390	300	90	150	240	350	200	5
06184	676	（トマト類） 加工品 ホール 食塩無添加	93.3	(0.9)	0.9	(25)	(31)	(32)	(9.1)	(9.1)	(18)	(31)	(21)	(5
06185	677	（トマト類） 加工品 トマトジュース 食塩添加	94.1	(0.7)	0.7	(19)	(24)	(25)	(7.1)	(7.1)	(14)	(24)	(16)	(4
06340	678	（トマト類） 加工品 トマトジュース 食塩無添加	94.1	(0.7)	0.7	(19)	(24)	(25)	(7.1)	(7.1)	(14)	(24)	(16)	(4
06186	679	（トマト類） 加工品 ミックスジュース 食塩添加	94.2	(0.5)	0.6	(12)	(17)	(19)	(3.9)	(6.5)	(10)	(18)	(9.0)	(2
06341	680	（トマト類） 加工品 ミックスジュース 食塩無添加	94.2	(0.5)	0.6	(12)	(17)	(19)	(3.9)	(6.5)	(10)	(18)	(9.0)	(2
06187	681	トレビス 葉 生	94.1	(0.9)	1.1	(43)	(68)	(59)	(15)	(9.4)	(24)	(42)	(32)	(7
06189	683	ながさきはくさい 葉 生	93.9	(1.0)	1.3	(42)	(70)	(71)	(16)	(16)	(32)	(42)	(34)	(7
06190	684	ながさきはくさい 葉 ゆで	93.2	(1.7)	2.2	(70)	(120)	(120)	(27)	(26)	(53)	(71)	(57)	(13
06191	685	（なす類） なす 果実 生	93.2	0.7	1.1	34	53	56	11	11	22	38	26	
06192	686	（なす類） なす 果実 ゆで	94.0	(0.7)	1.0	(30)	(47)	(50)	(10)	(10)	(20)	(34)	(23)	(5
06342	687	（なす類） なす 果実 油いため	85.8	(1.0)	1.5	(44)	(71)	(75)	(15)	(15)	(30)	(51)	(35)	(8
06343	688	（なす類） なす 果実 天ぷら	71.9	(1.1)	1.6	(48)	(77)	(82)	(16)	(16)	(33)	(56)	(38)	(9
06193	689	（なす類） べいなす 果実 生	93.0	(0.9)	1.1	(51)	(72)	(53)	(12)	(6.7)	(19)	(48)	(30)	(7
06194	690	（なす類） べいなす 果実 素揚げ	74.8	(0.8)	1.0	(46)	(65)	(48)	(11)	(6.1)	(17)	(44)	(28)	(7
06195	691	（なす類） 漬物 塩漬	90.4	(0.9)	1.4	(42)	(66)	(71)	(14)	(14)	(28)	(48)	(32)	(8
06201	697	（なばな類） 和種なばな 花らい・茎 生	88.4	(3.6)	4.4	(180)	(320)	(280)	(77)	(51)	(130)	(210)	(140)	(3

可食部100 g 当たり

可食部100 g当たり															
トレオニン（スレオニン）	トリプトファン	バリン	ヒスチジン	アルギニン	アラニン	アスパラギン酸	グルタミン酸	グリシン	プロリン	セリン	ヒドロキシプロリン	アミノ酸組成計	アンモニア	剰余アンモニア	備考
THR	TRP	VAL	HIS	ARG	ALA	ASP	GLU	GLY	PRO	SER	HYP	AAT	AMMON	AMMON-E	
(……mg……)															
(27)	(7.9)	(27)	(19)	(30)	(30)	(110)	(380)	(29)	(26)	(34)	-	(900)	-	-	別名：プチトマト、チェリートマト 廃棄部位：へた 06182トマト/生から推計
(29)	(7.9)	(27)	(19)	(31)	(30)	(110)	(380)	(29)	(26)	(38)	-	(910)	(35)	-	06182トマト/生から推計
320	76	280	180	320	550	2000	4500	300	240	320	-	11000	390	-	
(48)	(9.1)	(18)	(17)	(26)	(36)	(170)	(510)	(22)	(17)	(27)	(0)	(1100)	-	-	別名：トマト水煮缶詰 液汁を除いたもの 米国成分表より推計
(37)	(7.1)	(14)	(13)	(20)	(28)	(140)	(400)	(17)	(13)	(21)	(0)	(830)	-	-	果汁100 % 米国成分表より推計
(37)	(7.1)	(14)	(13)	(20)	(28)	(140)	(400)	(17)	(13)	(21)	(0)	(830)	-	-	果汁100 % 06185トマトジュース/食塩添加から推計
(19)	(4.5)	(12)	(9.7)	(14)	(19)	(92)	(290)	(13)	(10)	(17)	(0)	(590)	-	-	原材料：トマト、にんじん、セロリ等 米国成分表より推計
(19)	(4.5)	(12)	(9.7)	(14)	(19)	(92)	(290)	(13)	(10)	(17)	(0)	(590)	-	-	原材料：トマト、にんじん、セロリ等 06185トマトジュース/食塩添加から推計
(50)	(13)	(52)	(21)	(53)	(53)	(150)	(200)	(44)	(43)	(48)	-	(990)	-	-	別名：トレビッツ、あかめチコリ、レッドチコリ 廃棄部位：しん 06312レタス/生から推計
(49)	(14)	(59)	(27)	(64)	(80)	(110)	(290)	(52)	(43)	(53)	-	(1100)	-	-	別名：とうな、とうじんな、ちりめんはくさい 廃棄部位：株元 06233はくさい/生から推計
(83)	(23)	(100)	(45)	(110)	(140)	(190)	(490)	(88)	(73)	(90)	-	(1900)	-	-	別名：とうな、とうじんな、ちりめんはくさい 廃棄部位：株元 ゆでた後水冷し、手搾りしたもの 06233はくさい/生から推計
37	11	46	24	59	38	140	150	34	35	40	-	850	38	1.8	廃棄部位：へた
(31)	(10)	(40)	(22)	(52)	(34)	(130)	(140)	(30)	(32)	(32)	-	(760)	-	-	へたを除いたもの 06191なす/生から推計
(46)	(15)	(60)	(32)	(78)	(51)	(190)	(210)	(45)	(47)	(48)	-	(1100)	-	-	へたを除いたもの 06191なす/生から推計
(50)	(17)	(65)	(35)	(85)	(55)	(210)	(230)	(49)	(51)	(53)	-	(1200)	-	-	へたを除いたもの 06191なす/生から推計
(42)	(10)	(59)	(26)	(64)	(57)	(180)	(210)	(46)	(48)	(47)	(0)	(1100)	-	-	別名：洋なす 廃棄部位：へた及び果皮 米国成分表より推計
(38)	(9.2)	(54)	(23)	(58)	(52)	(170)	(190)	(42)	(44)	(43)	(0)	(970)	-	-	別名：洋なす 廃棄部位：へた及び果皮 米国成分表より推計
(43)	(14)	(56)	(30)	(73)	(48)	(180)	(190)	(43)	(44)	(45)	-	(1100)	-	-	水洗いし、水切りしたもの 06191なす/生から推計
(210)	(77)	(250)	(99)	(270)	(260)	(430)	(690)	(210)	(200)	(210)	-	(4200)	-	-	別名：なのはな、しんつみな、かぶれな 06052からしな/生から推計

6 野菜類

食品番号	索引番号	食品名	水分	アミノ酸組成によるたんぱく質	たんぱく質	イソロイシン	ロイシン	リシン（リジン）	含硫アミノ酸 メチオニン	含硫アミノ酸 シスチン	含硫アミノ酸 合計	芳香族アミノ酸 フェニルアラニン	芳香族アミノ酸 チロシン	芳香族アミノ酸 合計
			可食部100 g 当たり											
		成分識別子	WATER	PROTCAA	PROT-	ILE	LEU	LYS	MET	CYS	AAS	PHE	TYR	AAA
		単位	(......... g ....)			(... mg ....)								
06202	698	（なばな類）　和種なばな　花らい・茎　ゆで	90.2	(3.8)	4.7	(190)	(340)	(300)	(83)	(54)	(140)	(230)	(150)	(38
06203	699	（なばな類）　洋種なばな　茎葉　生	88.3	(3.3)	4.1	(160)	(300)	(260)	(72)	(47)	(120)	(200)	(130)	(33
06204	700	（なばな類）　洋種なばな　茎葉　ゆで	90.0	(2.9)	3.6	(140)	(260)	(230)	(63)	(41)	(100)	(170)	(120)	(29
06205	701	にがうり　果実　生	94.4	0.7	1.0	34	55	61	12	10	22	39	39	[illegible]
06206	702	にがうり　果実　油いため	90.3	(0.8)	1.2	(39)	(65)	(72)	(14)	(12)	(26)	(46)	(45)	(9
06207	703	（にら類）　にら　葉　生	92.6	1.3	1.7	64	110	93	25	17	42	77	56	1
06208	704	（にら類）　にら　葉　ゆで	89.8	(1.9)	2.6	(95)	(170)	(140)	(38)	(26)	(64)	(120)	(82)	(20
06344	705	（にら類）　にら　葉　油いため	85.8	(1.4)	1.9	(68)	(120)	(100)	(28)	(19)	(46)	(84)	(59)	(14
06209	706	（にら類）　花にら　花茎・花らい　生	91.4	(1.4)	1.9	(69)	(120)	(100)	(28)	(19)	(47)	(85)	(60)	(15
06210	707	（にら類）　黄にら　葉　生	94.0	(1.5)	2.1	(77)	(130)	(110)	(31)	(21)	(52)	(94)	(66)	(16
06212	709	（にんじん類）　にんじん　根　皮つき　生	89.1	0.5	0.7	24	36	36	9.4	7.6	17	24	17	[illegible]
06213	710	（にんじん類）　にんじん　根　皮つき　ゆで	90.2	(0.4)	0.6	(20)	(29)	(29)	(7.6)	(6.2)	(14)	(20)	(13)	(3
06214	711	（にんじん類）　にんじん　根　皮なし　生	89.7	0.6	0.8	26	38	36	9.6	9.1	19	26	18	[illegible]
06215	712	（にんじん類）　にんじん　根　皮なし　ゆで	90.0	(0.5)	0.7	(24)	(36)	(34)	(9.1)	(8.6)	(18)	(24)	(17)	(4
06345	713	（にんじん類）　にんじん　根　皮なし　油いため	79.1	(0.8)	1.1	(35)	(53)	(51)	(13)	(13)	(26)	(36)	(24)	(6
06346	714	（にんじん類）　にんじん　根　皮なし　素揚げ	80.6	(0.7)	1.0	(32)	(47)	(46)	(12)	(12)	(24)	(32)	(22)	(5
06347	715	（にんじん類）　にんじん　根　皮　生	90.4	(0.5)	0.7	(23)	(34)	(34)	(8.9)	(7.2)	(16)	(23)	(16)	(3
06216	716	（にんじん類）　にんじん　根　冷凍	90.2	0.7	0.8	26	38	36	9.6	9.0	19	24	19	[illegible]
06380	717	（にんじん類）　にんじん　根　冷凍　ゆで	91.7	0.6	0.7	28	42	39	10	9.1	19	25	20	[illegible]
06381	718	（にんじん類）　にんじん　根　冷凍　油いため	85.2	0.7	0.9	30	45	42	11	10	21	28	22	[illegible]
06348	719	（にんじん類）　にんじん　グラッセ	83.8	(0.5)	0.7	(21)	(32)	(31)	(8.2)	(7.7)	(16)	(22)	(15)	(3
06217	720	（にんじん類）　にんじん　ジュース　缶詰	92.0	(0.4)	0.6	(20)	(29)	(28)	(7.5)	(7.1)	(15)	(20)	(14)	(3

可食部100ｇ当たり															
（スレオニン）トレオニン	トリプトファン	バリン	ヒスチジン	アルギニン	アラニン	アスパラギン酸	グルタミン酸	グリシン	プロリン	セリン	ヒドロキシプロリン	アミノ酸組成計	アンモニア	剰余アンモニア	備考
THR	TRP	VAL	HIS	ARG	ALA	ASP	GLU	GLY	PRO	SER	HYP	AAT	AMMON	AMMON-E	
(……mg……)															
(230)	(83)	(260)	(110)	(290)	(280)	(460)	(740)	(230)	(220)	(230)	-	(4400)	-	-	別名：なのはな、しんつみな、かぶれな ゆでた後水冷し、手搾りしたもの 06052からしな/生から推計
(200)	(72)	(230)	(92)	(250)	(240)	(400)	(640)	(200)	(190)	(200)	-	(3900)	-	-	別名：なのはな、しんつみな、かぶれな 06052からしな/生から推計
(170)	(63)	(200)	(81)	(220)	(210)	(350)	(560)	(170)	(170)	(170)	-	(3400)	-	-	別名：なのはな、しんつみな、かぶれな ゆでた後水冷し、手搾りしたもの 06052からしな/生から推計
38	14	45	26	84	38	75	100	33	34	44	-	780	22	1.0	別名：つるれいし、ゴーヤ 廃棄部位：両端、わた及び種子
(43)	(16)	(53)	(31)	(99)	(45)	(89)	(120)	(39)	(40)	(46)	-	(920)	-	-	別名：つるれいし、ゴーヤ 両端、わた及び種子を除いたもの 06205にがうり/生から推計
78	31	82	31	77	100	160	250	74	65	86	-	1500	82	33	廃棄部位：株元
(110)	(48)	(120)	(47)	(120)	(150)	(240)	(370)	(110)	(98)	(120)	-	(2200)	-	-	株元を除いたもの ゆでた後水冷し、手搾りしたもの 06207にら/生から推計
(80)	(34)	(88)	(34)	(84)	(110)	(170)	(270)	(81)	(71)	(84)	-	(1600)	-	-	株元を除いたもの 06207にら/生から推計
(81)	(35)	(90)	(34)	(85)	(110)	(180)	(270)	(82)	(71)	(85)	-	(1600)	-	-	廃棄部位：花茎基部 06207にら/生から推計
(90)	(38)	(99)	(38)	(94)	(120)	(200)	(300)	(90)	(79)	(94)	-	(1800)	-	-	06207にら/生から推計
29	8.6	34	13	34	54	89	120	24	23	34	-	620	23	-	廃棄部位：根端及び葉柄基部
(22)	(7.0)	(27)	(11)	(27)	(44)	(73)	(100)	(20)	(19)	(25)	-	(500)	-	-	根端及び葉柄基部を除いたもの 06212にんじん/皮つき/生から推計
30	8.9	36	14	37	57	99	140	25	24	35	-	670	27	-	廃棄部位：根端、葉柄基部及び皮
(27)	(8.4)	(33)	(13)	(35)	(54)	(93)	(130)	(24)	(23)	(30)	-	(620)	-	-	根端、葉柄基部及び皮を除いたもの 06214にんじん/皮むき/生から推計
(40)	(12)	(49)	(19)	(52)	(80)	(140)	(190)	(35)	(34)	(44)	-	(920)	-	-	根端、葉柄基部及び皮を除いたもの 06214にんじん/皮むき/生から推計
(36)	(11)	(44)	(17)	(47)	(72)	(120)	(170)	(32)	(30)	(39)	-	(830)	-	-	別名：フライドキャロット 根端、葉柄基部及び皮を除いたもの 06214にんじん/皮むき/生から推計
(27)	(8.1)	(33)	(13)	(32)	(51)	(84)	(120)	(23)	(22)	(32)	-	(590)	(22)	-	06212にんじん/皮つき/生から推計
29	9.1	36	15	50	62	120	200	25	24	37	-	760	31	-	
29	8.7	37	15	47	50	93	160	26	23	35	-	690	24	-	
33	9.4	41	17	55	66	120	220	29	27	42	-	850	33	-	
(24)	(7.6)	(30)	(12)	(31)	(48)	(83)	(120)	(21)	(20)	(26)	-	(560)	-	-	06214にんじん/皮むき/生から推計
(22)	(7.0)	(28)	(11)	(29)	(45)	(77)	(110)	(20)	(19)	(24)	-	(510)	-	-	06214にんじん/皮むき/生から推計

6 野菜類

食品番号	索引番号	食品名	水分	アミノ酸組成によるたんぱく質	たんぱく質	イソロイシン	ロイシン	リシン（リジン）	含硫アミノ酸 メチオニン	含硫アミノ酸 シスチン	含硫アミノ酸 合計	芳香族アミノ酸 フェニルアラニン	芳香族アミノ酸 チロシン	芳香族アミノ酸 合計
		成分識別子	WATER	PROTCAA	PROT-	ILE	LEU	LYS	MET	CYS	AAS	PHE	TYR	AAA
		単位	(......... g	.........)		(...			mg				....)	
06218	721	（にんじん類） きんとき 根 皮つき 生	87.3	(1.3)	1.8	(60)	(90)	(88)	(23)	(19)	(42)	(60)	(41)	(10
06219	722	（にんじん類） きんとき 根 皮つき ゆで	87.7	(1.4)	1.9	(63)	(95)	(93)	(25)	(20)	(44)	(63)	(43)	(11
06220	723	（にんじん類） きんとき 根 皮なし 生	87.1	(1.3)	1.8	(59)	(88)	(85)	(23)	(21)	(44)	(60)	(41)	(10
06221	724	（にんじん類） きんとき 根 皮なし ゆで	87.1	(1.4)	1.9	(62)	(93)	(90)	(24)	(23)	(46)	(63)	(43)	(11
06222	725	（にんじん類） ミニキャロット 根 生	90.9	(0.5)	0.7	(23)	(35)	(34)	(9.1)	(7.3)	(16)	(23)	(16)	(3
06223	726	（にんにく類） にんにく りん茎 生	63.9	4.0	6.4	120	220	240	63	70	130	160	130	29
06349	727	（にんにく類） にんにく りん茎 油いため	53.7	(5.0)	8.2	(140)	(280)	(310)	(80)	(89)	(170)	(210)	(160)	(37
06224	728	（にんにく類） 茎にんにく 花茎 生	86.7	(1.4)	1.9	(69)	(120)	(100)	(28)	(19)	(47)	(85)	(60)	(15
06225	729	（にんにく類） 茎にんにく 花茎 ゆで	86.9	(1.2)	1.7	(62)	(110)	(92)	(25)	(17)	(42)	(76)	(54)	(13
06226	730	（ねぎ類） 根深ねぎ 葉 軟白 生	89.6	1.0	1.4	37	63	65	16	17	33	40	39	7
06350	731	（ねぎ類） 根深ねぎ 葉 軟白 ゆで	91.4	(0.8)	1.3	(32)	(56)	(58)	(14)	(15)	(29)	(35)	(34)	(6
06351	732	（ねぎ類） 根深ねぎ 葉 軟白 油いため	83.9	(1.1)	1.6	(40)	(70)	(72)	(18)	(18)	(36)	(44)	(42)	(8
06227	733	（ねぎ類） 葉ねぎ 葉 生	90.5	1.3	1.9	71	120	110	27	22	49	78	62	14
06352	734	（ねぎ類） 葉ねぎ 葉 油いため	83.9	(1.5)	2.1	(77)	(130)	(120)	(30)	(25)	(54)	(87)	(67)	(15
06228	735	（ねぎ類） こねぎ 葉 生	91.3	(1.4)	2.0	(73)	(130)	(120)	(28)	(23)	(52)	(82)	(63)	(15
06229	736	のざわな 葉 生	94.0	(0.8)	0.9	(39)	(69)	(56)	(11)	(7.4)	(19)	(51)	(31)	(8
06230	737	のざわな 漬物 塩漬	91.8	(1.0)	1.2	(52)	(92)	(75)	(15)	(9.8)	(25)	(67)	(42)	(11
06233	740	はくさい 結球葉 生	95.2	0.6	0.8	26	44	44	9.9	9.7	20	26	22	4
06234	741	はくさい 結球葉 ゆで	95.4	(0.7)	0.9	(29)	(49)	(49)	(11)	(11)	(22)	(29)	(24)	(5

The header over the nutrient columns reads "可食部100 g 当たり" (per 100 g edible portion).

可食部100 g 当たり															
（スレオニン）トレオニン	トリプトファン	バリン	ヒスチジン	アルギニン	アラニン	アスパラギン酸	グルタミン酸	グリシン	プロリン	セリン	ヒドロキシプロリン	アミノ酸組成計	アンモニア	剰余アンモニア	備考
THR	TRP	VAL	HIS	ARG	ALA	ASP	GLU	GLY	PRO	SER	HYP	AAT	AMMON	AMMON-E	
(…mg…)															
(67)	(21)	(84)	(33)	(83)	(130)	(220)	(310)	(60)	(58)	(75)	-	(1500)	-	-	別名：きょうにんじん 廃棄部位：根端及び葉柄基部 06212にんじん/皮つき/生から推計
(71)	(22)	(88)	(35)	(88)	(140)	(230)	(330)	(64)	(61)	(79)	-	(1600)	-	-	別名：きょうにんじん 根端及び葉柄基部を除いたもの 06212にんじん/皮つき/生から推計
(67)	(21)	(83)	(32)	(87)	(130)	(230)	(320)	(59)	(56)	(73)	-	(1500)	-	-	別名：きょうにんじん 廃棄部位：根端、葉柄基部及び皮 06214にんじん/皮むき/生から推計
(70)	(22)	(87)	(34)	(92)	(140)	(240)	(340)	(62)	(59)	(77)	-	(1600)	-	-	別名：きょうにんじん 根端、葉柄基部及び皮を除いたもの 06214にんじん/皮むき/生から推計
(26)	(8.3)	(32)	(13)	(32)	(52)	(86)	(120)	(24)	(22)	(29)	-	(590)	-	-	廃棄部位：根端及び葉柄基部 06212にんじん/皮つき/生から推計
150	69	190	87	1100	140	430	1000	160	100	200	-	4600	160	-	廃棄部位：茎、りん皮及び根盤部
(180)	(88)	(240)	(110)	(1300)	(180)	(540)	(1300)	(200)	(130)	(220)	-	(5800)	-	-	茎、りん皮及び根盤部を除いたもの 06223にんにく/生から推計
(81)	(35)	(90)	(34)	(85)	(110)	(180)	(270)	(82)	(71)	(85)	-	(1600)	-	-	別名：にんにくの芽 06207にら/生から推計
(73)	(31)	(80)	(30)	(76)	(100)	(160)	(240)	(73)	(64)	(76)	-	(1400)	-	-	別名：にんにくの芽 ゆでた後水冷し、水切りしたもの 06207にら/生から推計
44	13	50	21	52	91	140	280	43	38	80	-	1100	68	19	別名：長ねぎ 廃棄部位：株元及び緑葉部
(37)	(12)	(44)	(19)	(45)	(81)	(120)	(250)	(38)	(33)	(64)	-	(990)	-	-	別名：長ねぎ 株元及び緑葉部を除いたもの 06226根深ねぎ/生から推計
(46)	(15)	(55)	(24)	(57)	(100)	(150)	(310)	(47)	(42)	(80)	-	(1200)	-	-	別名：長ねぎ 株元及び緑葉部を除いたもの 06226根深ねぎ/生から推計
78	28	86	36	86	100	160	250	78	70	95	-	1600	61	12	別名：青ねぎ 廃棄部位：株元
(81)	(31)	(94)	(40)	(94)	(110)	(180)	(270)	(86)	(77)	(94)	-	(1700)	-	-	別名：青ねぎ 株元を除いたもの 06227葉ねぎ/生から推計
(77)	(30)	(89)	(38)	(89)	(110)	(170)	(260)	(82)	(74)	(90)	-	(1600)	-	-	万能ねぎ等を含む 廃棄部位：株元 06227葉ねぎ/生から推計
(43)	(20)	(56)	(22)	(60)	(52)	(110)	(140)	(46)	(43)	(42)	-	(900)	-	-	廃棄部位：株元 06086こまつな/生から推計
(57)	(26)	(75)	(30)	(80)	(70)	(140)	(190)	(62)	(57)	(56)	-	(1200)	-	-	廃棄部位：株元 水洗いし、手搾りしたもの 06086こまつな/生から推計
33	8.4	37	17	40	50	71	180	32	27	37	-	720	50	20	廃棄部位：株元
(34)	(9.3)	(41)	(18)	(45)	(56)	(79)	(200)	(36)	(30)	(37)	-	(790)	-	-	廃棄部位：株元 ゆでた後水冷し、手搾りしたもの 06233はくさい/生から推計

6 野菜類

食品番号	索引番号	食品名	水分	アミノ酸組成によるたんぱく質	たんぱく質	イソロイシン	ロイシン	リシン（リジン）	含硫アミノ酸 メチオニン	シスチン	合計	芳香族アミノ酸 フェニルアラニン	チロシン	合計
		成分識別子	WATER	PROTCAA	PROT-	ILE	LEU	LYS	MET	CYS	AAS	PHE	TYR	AAA
		単位	(……… g ………)			(……… mg ………)								
			可食部100 g 当たり											
06235	742	はくさい　漬物　塩漬	92.1	(1.1)	1.5	(48)	(81)	(81)	(18)	(18)	(36)	(48)	(39)	(8
06238	745	バジル　葉　生	91.5	(1.2)	2.0	(66)	(120)	(70)	(23)	(18)	(41)	(83)	(49)	(13
06239	746	パセリ　葉　生	84.7	3.2	4.0	180	330	240	72	54	130	230	150	38
06240	747	はつかだいこん　根　生	95.3	0.7	0.8	30	42	45	7.8	10	18	29	24	5
06241	749	はやとうり　果実　白色種　生	94.0	(0.4)	0.6	(23)	(36)	(28)	(6.0)	(7.2)	(13)	(26)	(22)	(4
06242	750	はやとうり　果実　白色種　塩漬	91.0	(0.4)	0.6	(23)	(36)	(28)	(6.0)	(7.2)	(13)	(26)	(22)	(4
06243	752	ビーツ　根　生	87.6	(1.0)	1.6	(48)	(68)	(58)	(18)	(19)	(37)	(46)	(38)	(8
06244	753	ビーツ　根　ゆで	86.9	(1.0)	1.5	(45)	(63)	(54)	(17)	(18)	(34)	(43)	(35)	(7
06245	754	（ピーマン類）　青ピーマン　果実　生	93.4	0.7	0.9	31	51	52	12	18	29	33	28	6
06246	755	（ピーマン類）　青ピーマン　果実　油いため	89.0	(0.7)	0.9	(30)	(51)	(51)	(11)	(17)	(29)	(32)	(27)	(5
06247	756	（ピーマン類）　赤ピーマン　果実　生	91.1	(0.8)	1.0	(21)	(36)	(36)	(6.1)	(19)	(25)	(51)	(9.1)	(6
06248	757	（ピーマン類）　赤ピーマン　果実　油いため	86.6	(0.8)	1.0	(21)	(36)	(36)	(6.1)	(19)	(25)	(51)	(9.1)	(6
06393	758	（ピーマン類）　オレンジピーマン　果実　生	94.2	0.7	0.9	37	37	39	7.6	17	24	25	19	4
06394	759	（ピーマン類）　オレンジピーマン　果実　油いため	85.8	(0.8)	1.1	(43)	(42)	(45)	(8.7)	(19)	(28)	(29)	(22)	(5
06249	760	（ピーマン類）　黄ピーマン　果実　生	92.0	(0.6)	0.8	(26)	(42)	(35)	(9.6)	(15)	(25)	(25)	(17)	(4
06250	761	（ピーマン類）　黄ピーマン　果実　油いため	87.6	(0.6)	0.8	(26)	(42)	(35)	(9.6)	(15)	(25)	(25)	(17)	(4

可食部100ｇ当たり															
（スレオニン）	トリプトファン	バリン	ヒスチジン	アルギニン	アラニン	アスパラギン酸	グルタミン酸	グリシン	プロリン	セリン	ヒドロキシプロリン	アミノ酸組成計	アンモニア	剰余アンモニア	備考
THR	TRP	VAL	HIS	ARG	ALA	ASP	GLU	GLY	PRO	SER	HYP	AAT	AMMON	AMMON-E	
(..........mg..........)															
(56)	(15)	(68)	(30)	(74)	(92)	(130)	(330)	(60)	(49)	(61)	-	(1300)	-	-	廃棄部位：株元 水洗いし、手搾りしたもの 06233はくさい/生から推計
(66)	(25)	(81)	(32)	(74)	(84)	(190)	(180)	(77)	(66)	(63)	(0)	(1400)	-	-	別名：バジリコ、スイートバジル 廃棄部位：茎及び穂 米国成分表より推計
200	88	230	95	200	210	410	460	200	200	200	-	3700	87	-	別名：オランダぜり 廃棄部位：茎
37	11	52	20	46	37	92	260	32	29	41	-	850	100	59	別名：ラディッシュ 試料：赤色球形種 廃棄部位：根端、葉及び葉柄基部
(16)	(4.8)	(25)	(11)	(31)	(22)	(50)	(44)	(17)	(17)	(23)	-	(410)	-	-	別名：せんなりうり 廃棄部位：種子 豪州成分表より推計
(16)	(4.8)	(25)	(11)	(31)	(22)	(50)	(44)	(17)	(17)	(23)	-	(410)	-	-	別名：せんなりうり 水洗いし、水切りしたもの 豪州成分表より推計
(47)	(19)	(56)	(21)	(42)	(60)	(120)	(430)	(31)	(42)	(59)	(0)	(1200)	-	-	別名：ビート、ビートルート、レッドビート、テーブルビート、かえんさい 廃棄部位：根端、皮及び葉柄基部 米国成分表より推計
(44)	(18)	(52)	(20)	(39)	(56)	(110)	(400)	(29)	(39)	(55)	(0)	(1100)	-	-	別名：ビート、ビートルート、レッドビート、テーブルビート、かえんさい 根端及び葉柄基部を除いたもの 廃棄部位：皮 米国成分表より推計
40	11	42	18	37	40	120	140	39	31	52	-	790	25	-	廃棄部位：へた、しん及び種子
(37)	(11)	(41)	(18)	(36)	(39)	(120)	(130)	(38)	(30)	(46)	-	(770)	-	-	へた、しん及び種子を除いたもの 06245青ピーマン/生から推計
(40)	(12)	(31)	(17)	(36)	(26)	(290)	(210)	(28)	(24)	(51)	(0)	(950)	-	-	別名：パプリカ、クィーンベル 廃棄部位：へた、しん及び種子 米国成分表より推計
(40)	(12)	(31)	(17)	(36)	(26)	(290)	(210)	(28)	(24)	(51)	(0)	(950)	-	-	別名：パプリカ、クィーンベル へた、しん及び種子を除いたもの 米国成分表より推計
44	7.7	34	16	32	33	220	150	27	24	62	-	830	37	-	別名：パプリカ 廃棄部位：へた、しん及び種子
(50)	(8.8)	(38)	(18)	(36)	(38)	(250)	(170)	(31)	(28)	(70)	-	(950)	(42)	-	06393オレンジピーマン/生から推計
(30)	(10)	(34)	(16)	(38)	(33)	(110)	(110)	(30)	(35)	(32)	(0)	(650)	-	-	別名：パプリカ、キングベル、イエローベル 廃棄部位：へた、しん及び種子 米国成分表より推計
(30)	(10)	(34)	(16)	(38)	(33)	(110)	(110)	(30)	(35)	(32)	(0)	(650)	-	-	別名：パプリカ、キングベル、イエローベル へた、しん及び種子を除いたもの 米国成分表より推計

6 野菜類

食品番号	索引番号	食品名	可食部100 g 当たり											
									含硫アミノ酸			芳香族アミノ酸		
			水分	アミノ酸組成によるたんぱく質	たんぱく質	イソロイシン	ロイシン	リシン（リジン）	メチオニン	シスチン	合計	フェニルアラニン	チロシン	合計
		成分識別子	WATER	PROTCAA	PROT-	ILE	LEU	LYS	MET	CYS	AAS	PHE	TYR	AAA
		単位	(........ g ....)			(.. mg						....)		
06251	762	（ピーマン類）　トマピー　果実　生	90.9	(0.8)	1.0	(21)	(36)	(36)	(6.1)	(19)	(25)	(51)	(9.1)	(6
06252	763	ひのな　根・茎葉　生	92.5	(0.8)	1.0	(38)	(64)	(70)	(13)	(16)	(29)	(40)	(32)	(7
06253	764	ひのな　根・茎葉　甘酢漬	76.4	(1.1)	1.4	(53)	(90)	(98)	(19)	(22)	(41)	(56)	(44)	(10
06254	765	ひろしまな　葉　生	92.7	(1.1)	1.5	(48)	(81)	(82)	(18)	(18)	(36)	(49)	(39)	(8
06255	766	ひろしまな　塩漬	92.7	(0.9)	1.2	(38)	(65)	(65)	(15)	(14)	(29)	(39)	(31)	(7
06263	774	ブロッコリー　花序　生	86.2	3.8	5.4	170	270	280	76	57	130	180	120	3
06264	775	ブロッコリー　花序　ゆで	89.9	(2.6)	3.9	(120)	(190)	(200)	(54)	(41)	(94)	(130)	(85)	(21
06395	776	ブロッコリー　花序　電子レンジ調理	85.3	(4.0)	5.7	(180)	(280)	(300)	(80)	(61)	(140)	(190)	(130)	(32
06396	777	ブロッコリー　花序　焼き	78.5	(6.9)	9.9	(300)	(490)	(510)	(140)	(100)	(240)	(330)	(220)	(56
06397	778	ブロッコリー　花序　油いため	79.2	(4.8)	6.9	(210)	(340)	(360)	(97)	(73)	(170)	(230)	(160)	(39
06354	779	ブロッコリー　芽ばえ　生	94.3	(1.3)	1.9	(58)	(92)	(97)	(26)	(20)	(46)	(63)	(42)	(11
06265	780	へちま　果実　生	94.9	(0.5)	0.8	(27)	(39)	(33)	(7.3)	(10)	(18)	(30)	(16)	(4
06266	781	へちま　果実　ゆで	94.2	(1.1)	1.6	(54)	(77)	(67)	(15)	(20)	(35)	(61)	(32)	(9
06267	782	ほうれんそう　葉　通年平均　生	92.4	1.7	2.2	83	140	110	35	29	64	100	80	1
06268	783	ほうれんそう　葉　通年平均　ゆで	91.5	2.1	2.6	100	190	150	48	37	85	130	110	2
06359	784	ほうれんそう　葉　通年平均　油いため	82.0	(3.0)	3.8	(150)	(280)	(210)	(70)	(54)	(120)	(190)	(160)	(34
06355	785	ほうれんそう　葉　夏採り　生	92.4	(1.7)	2.2	(83)	(140)	(110)	(35)	(29)	(64)	(100)	(80)	(18
06357	786	ほうれんそう　葉　夏採り　ゆで	91.5	(2.1)	2.6	(100)	(190)	(150)	(48)	(37)	(85)	(130)	(110)	(24
06356	787	ほうれんそう　葉　冬採り　生	92.4	(1.7)	2.2	(83)	(140)	(110)	(35)	(29)	(64)	(100)	(80)	(18
06358	788	ほうれんそう　葉　冬採り　ゆで	91.5	(2.1)	2.6	(100)	(190)	(150)	(48)	(37)	(85)	(130)	(110)	(24

可食部100ｇ当たり															備考
（スレオニン）	トリプトファン	バリン	ヒスチジン	アルギニン	アラニン	アスパラギン酸	グルタミン酸	グリシン	プロリン	セリン	ヒドロキシプロリン	アミノ酸組成計	アンモニア	剰余アンモニア	
THR	TRP	VAL	HIS	ARG	ALA	ASP	GLU	GLY	PRO	SER	HYP	AAT	AMMON	AMMON-E	
(......mg......)															
(40)	(12)	(31)	(17)	(36)	(26)	(290)	(210)	(28)	(24)	(51)	(0)	(950)	-	-	別名： ミニパプリカ 廃棄部位： へた、しん及び種子 米国成分表より推計
(46)	(13)	(56)	(26)	(43)	(54)	(100)	(170)	(47)	(45)	(47)	-	(930)	-	-	別名： えびな 廃棄部位： 根端 06036かぶ/皮付き/生から推計
(65)	(19)	(78)	(36)	(60)	(76)	(150)	(240)	(65)	(64)	(66)	-	(1300)	-	-	別名： えびな 06036かぶ/皮付き/生から推計
(57)	(16)	(68)	(31)	(74)	(93)	(130)	(340)	(60)	(50)	(61)	-	(1300)	-	-	別名： ひらぐきな、ひらぐき 廃棄部位： 株元 06233はくさい/生から推計
(45)	(12)	(55)	(25)	(59)	(74)	(110)	(270)	(48)	(40)	(49)	-	(1100)	-	-	別名： ひらぐきな、ひらぐき 廃棄部位： 株元 06233はくさい/生から推計
190	59	240	130	330	270	490	910	170	190	250	-	4400	150	-	廃棄部位： 茎葉
(130)	(42)	(170)	(90)	(230)	(190)	(350)	(640)	(120)	(130)	(160)	-	(3100)	-	-	茎葉を除いたもの 06263ブロッコリー/花序/生から推計
(200)	(62)	(260)	(130)	(350)	(280)	(520)	(960)	(180)	(200)	(270)	-	(4600)	(160)	-	06263ブロッコリー/生から推計
(350)	(110)	(440)	(230)	(600)	(490)	(900)	(1700)	(320)	(340)	(460)	-	(8000)	(270)	-	06263ブロッコリー/生から推計
(250)	(75)	(310)	(160)	(420)	(340)	(630)	(1200)	(220)	(240)	(320)	-	(5600)	(190)	-	06263ブロッコリー/生から推計
(67)	(20)	(84)	(44)	(110)	(92)	(170)	(310)	(60)	(64)	(87)	-	(1500)	(51)	-	別名： ブロッコリースプラウト 06263ブロッコリー/生から推計
(24)	(4.0)	(33)	(16)	(41)	(51)	(60)	(150)	(31)	(24)	(34)	-	(630)	-	-	別名： いとうり、ナーベーラー 、ナビャーラ 、ナベーラ、ナーベナ 廃棄部位： 両端及び皮 06056かんぴょう/乾から推計
(48)	(7.9)	(65)	(31)	(81)	(100)	(120)	(300)	(62)	(48)	(69)	-	(1300)	-	-	別名： いとうり、ナーベーラー 、ナビャーラ 、ナベーラ、ナーベナ 両端及び皮を除いたもの 06056かんぴょう/乾から推計
93	41	110	51	140	98	220	320	92	84	99	-	1900	74	8.8	廃棄部位： 株元
120	52	140	62	160	120	250	370	120	110	120	-	2400	67	-	廃棄部位： 株元 ゆでた後水冷し、手搾りしたもの
(160)	(76)	(200)	(90)	(230)	(180)	(370)	(540)	(180)	(160)	(160)	-	(3500)	-	-	株元を除いたもの 06268ほうれんそう/ゆでから推計
(93)	(41)	(110)	(51)	(140)	(98)	(220)	(320)	(92)	(84)	(99)	-	(1900)	(74)	-	廃棄部位： 株元 06267ほうれんそう/生から推計
(120)	(52)	(140)	(62)	(160)	(120)	(250)	(370)	(120)	(110)	(120)	-	(2400)	(67)	-	廃棄部位： 株元 ゆでた後水冷し、手搾りしたもの 06268ほうれんそう/ゆでから推計
(93)	(41)	(110)	(51)	(140)	(98)	(220)	(320)	(92)	(84)	(99)	-	(1900)	(74)	-	廃棄部位： 株元 06267ほうれんそう/生から推計
(120)	(52)	(140)	(62)	(160)	(120)	(250)	(370)	(120)	(110)	(120)	-	(2400)	(67)	-	廃棄部位： 株元 ゆでた後水冷し、手搾りしたもの 06268ほうれんそう/ゆでから推計

6 野菜類

食品番号	索引番号	食品名	水分	アミノ酸組成によるたんぱく質	たんぱく質	イソロイシン	ロイシン	リシン（リジン）	含硫アミノ酸 メチオニン	シスチン	合計	芳香族アミノ酸 フェニルアラニン	チロシン	合計
		成分識別子	WATER	PROTCAA	PROT-	ILE	LEU	LYS	MET	CYS	AAS	PHE	TYR	AAA
		単位	(........ g	........)		(........			.... mg				........)	
06269	789	ほうれんそう　葉　冷凍	92.2	2.4	2.9	120	230	180	56	43	99	150	130	2
06372	790	ほうれんそう　葉　冷凍　ゆで	90.6	2.8	3.7	150	290	220	72	50	120	180	150	3
06373	791	ほうれんそう　葉　冷凍　油いため	84.6	3.0	4.0	150	300	230	76	56	130	190	160	3
06270	792	ホースラディシュ　根茎　生	77.3	(2.5)	3.1	(110)	(140)	(150)	(34)	(39)	(73)	(97)	(76)	(17
06271	793	まこも　茎　生	93.5	(0.9)	1.3	(32)	(56)	(56)	(14)	(15)	(30)	(36)	(67)	(10
06272	794	みずかけな　葉　生	91.1	(2.5)	2.9	(130)	(220)	(180)	(36)	(24)	(60)	(160)	(100)	(26
06273	795	みずかけな　塩漬	85.6	(4.2)	4.9	(210)	(370)	(300)	(61)	(40)	(100)	(280)	(170)	(45
06072	796	みずな　葉　生	91.4	(1.9)	2.2	(96)	(170)	(140)	(27)	(18)	(45)	(120)	(77)	(20
06073	797	みずな　葉　ゆで	91.8	(1.7)	2.0	(87)	(150)	(120)	(25)	(16)	(41)	(110)	(70)	(18
06074	798	みずな　塩漬	88.2	(1.7)	2.0	(87)	(150)	(120)	(25)	(16)	(41)	(110)	(70)	(18
06274	799	（みつば類）　切りみつば　葉　生	93.8	(0.9)	1.0	(40)	(60)	(53)	(9.0)	(8.2)	(17)	(37)	(30)	(6
06275	800	（みつば類）　切りみつば　葉　ゆで	95.2	(0.8)	0.9	(36)	(54)	(48)	(8.1)	(7.4)	(15)	(33)	(27)	(6
06276	801	（みつば類）　根みつば　葉　生	92.7	(1.8)	1.9	(76)	(110)	(100)	(17)	(16)	(33)	(71)	(57)	(13
06277	802	（みつば類）　根みつば　葉　ゆで	92.9	(2.1)	2.3	(92)	(140)	(120)	(21)	(19)	(40)	(86)	(69)	(15
06278	803	（みつば類）　糸みつば　葉　生	94.6	(0.8)	0.9	(36)	(54)	(48)	(8.1)	(7.4)	(15)	(33)	(27)	(6
06279	804	（みつば類）　糸みつば　葉　ゆで	93.7	(1.0)	1.1	(44)	(66)	(59)	(9.9)	(9.0)	(19)	(41)	(33)	(7
06360	805	みぶな　葉　生	93.9	(0.9)	1.1	(46)	(81)	(66)	(13)	(8.7)	(22)	(60)	(37)	(9

可食部100 g 当たり

可食部100 g 当たり															備考
（スレオニン）	トリプトファン	バリン	ヒスチジン	アルギニン	アラニン	アスパラギン酸	グルタミン酸	グリシン	プロリン	セリン	ヒドロキシプロリン	アミノ酸組成計	アンモニア	剰余アンモニア	
THR	TRP	VAL	HIS	ARG	ALA	ASP	GLU	GLY	PRO	SER	HYP	AAT	AMMON	AMMON-E	
(......mg......)															
140	56	160	73	170	160	280	380	160	130	140	-	2800	58	-	
180	73	200	87	200	190	320	370	190	160	170	-	3300	47	-	ゆでた後水冷し、手搾りしたもの
180	74	200	91	220	200	350	470	200	170	180	-	3500	74	-	
(130)	(30)	(170)	(68)	(140)	(130)	(270)	(930)	(110)	(110)	(120)	-	(2900)	(240)	-	別名：わさびだいこん、せいようわさび 廃棄部位：皮 06132だいこん/皮つき/生から推計
(41)	(11)	(49)	(23)	(46)	(61)	(240)	(110)	(40)	(95)	(69)	-	(1100)	(38)	-	別名：まこもたけ 廃棄部位：葉鞘及び基部 06149たけのこ/生から推計
(140)	(63)	(180)	(72)	(190)	(170)	(340)	(460)	(150)	(140)	(140)	-	(2900)	-	-	別名：とうな（薹菜） 06086こまつな/生から推計
(230)	(110)	(310)	(120)	(330)	(290)	(570)	(780)	(250)	(230)	(230)	-	(4900)	-	-	別名：とうな（薹菜） 水洗いし、手搾りしたもの 06086こまつな/生から推計
(100)	(48)	(140)	(55)	(150)	(130)	(260)	(350)	(110)	(100)	(100)	-	(2200)	-	-	別名：きょうな、せんすじきょうな 廃棄部位：株元 06086こまつな/生から推計
(95)	(44)	(120)	(50)	(130)	(120)	(230)	(320)	(100)	(95)	(94)	-	(2000)	-	-	別名：きょうな、せんすじきょうな 株元を除いたもの ゆでた後水冷し、手搾りしたもの 06086こまつな/生から推計
(95)	(44)	(120)	(50)	(130)	(120)	(230)	(320)	(100)	(95)	(94)	-	(2000)	-	-	別名：きょうな、せんすじきょうな 廃棄部位：株元 水洗いし、手搾りしたもの 06086こまつな/生から推計
(41)	(14)	(60)	(24)	(34)	(47)	(230)	(270)	(37)	(37)	(46)	-	(1100)	-	-	軟白栽培品 06119セロリ/生から推計
(37)	(13)	(54)	(22)	(30)	(42)	(210)	(240)	(33)	(33)	(41)	-	(970)	-	-	軟白栽培品 ゆでた後水冷し、手搾りしたもの 06119セロリ/生から推計
(78)	(27)	(110)	(46)	(64)	(88)	(440)	(510)	(70)	(70)	(87)	-	(2000)	-	-	軟白栽培品 廃棄部位：根及び株元 06119セロリ/生から推計
(94)	(33)	(140)	(56)	(78)	(110)	(530)	(620)	(85)	(84)	(110)	-	(2500)	-	-	軟白栽培品 根及び株元を除いたもの ゆでた後水冷し、手搾りしたもの 06119セロリ/生から推計
(37)	(13)	(54)	(22)	(30)	(42)	(210)	(240)	(33)	(33)	(41)	-	(970)	-	-	別名：あおみつば 廃棄部位：株元 06119セロリ/生から推計
(45)	(16)	(65)	(27)	(37)	(51)	(250)	(290)	(41)	(40)	(50)	-	(1200)	-	-	別名：あおみつば 株元を除いたもの ゆでた後水冷し、手搾りしたもの 06119セロリ/生から推計
(50)	(23)	(66)	(26)	(71)	(62)	(120)	(170)	(55)	(50)	(50)	-	(1100)	-	-	別名：きょうな 廃棄部位：根 06086こまつな/生から推計

6 野菜類

食品番号	索引番号	食品名	水分	アミノ酸組成によるたんぱく質	たんぱく質	イソロイシン	ロイシン	リシン（リジン）	含硫アミノ酸 メチオニン	含硫アミノ酸 シスチン	含硫アミノ酸 合計	芳香族アミノ酸 フェニルアラニン	芳香族アミノ酸 チロシン	芳香族アミノ酸 合計
		成分識別子	WATER	PROTCAA	PROT-	ILE	LEU	LYS	MET	CYS	AAS	PHE	TYR	AAA
		単位	(……… g ………)			(………………………… mg …………………………)								
		可食部100 g当たり												
06280	806	（みょうが類） みょうが 花穂 生	95.6	(0.7)	0.9	(28)	(42)	(22)	(9.8)	(11)	(20)	(28)	(28)	(5
06281	807	（みょうが類） みょうがたけ 茎葉 生	97.1	(0.3)	0.4	(13)	(19)	(9.6)	(4.3)	(4.7)	(9.0)	(13)	(12)	(2
06282	808	むかご 肉芽 生	75.1	(1.8)	2.9	(71)	(110)	(86)	(30)	(28)	(58)	(88)	(46)	(13
06283	809	めキャベツ 結球葉 生	83.2	(3.9)	5.7	(140)	(220)	(200)	(42)	(53)	(95)	(120)	(86)	(20
06284	810	めキャベツ 結球葉 ゆで	83.8	(3.6)	5.3	(130)	(200)	(180)	(38)	(48)	(86)	(110)	(78)	(18
06287	813	（もやし類） だいずもやし 生	92.0	2.9	3.7	150	210	160	38	43	81	180	100	2
06288	814	（もやし類） だいずもやし ゆで	93.0	(2.2)	2.9	(110)	(170)	(120)	(29)	(33)	(63)	(140)	(75)	(22
06289	815	（もやし類） ブラックマッペもやし 生	94.7	1.4	2.2	83	94	63	19	10	30	100	49	1
06290	816	（もやし類） ブラックマッペもやし ゆで	95.8	(0.8)	1.3	(47)	(54)	(37)	(11)	(6.0)	(17)	(60)	(28)	(8
06398	817	（もやし類） ブラックマッペもやし 油いため	90.6	(1.4)	2.3	(87)	(98)	(66)	(20)	(11)	(31)	(110)	(52)	(16
06291	818	（もやし類） りょくとうもやし 生	95.4	1.2	1.7	66	72	81	13	6.6	19	86	38	1
06292	819	（もやし類） りょくとうもやし ゆで	95.9	(1.1)	1.6	(60)	(67)	(75)	(12)	(6.2)	(18)	(80)	(34)	(11
06293	820	モロヘイヤ 茎葉 生	86.1	(3.6)	4.8	(230)	(400)	(230)	(67)	(41)	(110)	(220)	(150)	(37
06294	821	モロヘイヤ 茎葉 ゆで	91.3	(2.2)	3.0	(140)	(250)	(140)	(42)	(26)	(68)	(140)	(95)	(23
06296	824	ゆりね りん茎 生	66.5	(2.4)	3.8	(69)	(130)	(140)	(38)	(42)	(79)	(97)	(77)	(17
06297	825	ゆりね りん茎 ゆで	66.5	(2.1)	3.4	(62)	(120)	(130)	(34)	(37)	(71)	(87)	(69)	(16
06298	826	ようさい 茎葉 生	93.0	(1.7)	2.2	(72)	(120)	(120)	(27)	(27)	(54)	(72)	(60)	(13
06299	827	ようさい 茎葉 ゆで	92.4	(1.7)	2.2	(72)	(120)	(120)	(27)	(27)	(54)	(72)	(60)	(13
06300	828	よめな 葉 生	84.6	(2.7)	3.4	(140)	(260)	(190)	(53)	(30)	(83)	(180)	(110)	(29
06301	829	よもぎ 葉 生	83.6	(4.2)	5.2	(220)	(390)	(290)	(81)	(46)	(130)	(280)	(170)	(45

可食部100 g 当たり															
（スレオニン）	トリプトファン	バリン	ヒスチジン	アルギニン	アラニン	アスパラギン酸	グルタミン酸	グリシン	プロリン	セリン	ヒドロキシプロリン	アミノ酸組成計	アンモニア	剰余アンモニア	備考
THR	TRP	VAL	HIS	ARG	ALA	ASP	GLU	GLY	PRO	SER	HYP	AAT	AMMON	AMMON-E	
(.........							mg						.........)		
(41)	(13)	(40)	(18)	(55)	(41)	(220)	(110)	(34)	(25)	(73)	-	(840)	-	-	別名：花みょうが、みょうがの子 廃棄部位：花茎 06103しょうが/根茎/生から推計
(18)	(5.8)	(18)	(7.8)	(24)	(18)	(100)	(47)	(15)	(11)	(32)	-	(370)	-	-	別名：花みょうが、みょうがの子 06103しょうが/根茎/生から推計
(78)	(30)	(100)	(50)	(250)	(150)	(210)	(460)	(77)	(59)	(210)	-	(2100)	-	-	廃棄部位：皮 06103しょうが/根茎/生から推計
(150)	(54)	(210)	(83)	(380)	(260)	(380)	(1100)	(150)	(840)	(190)	-	(4600)	-	-	別名：こもちかんらん、姫かんらん、姫キャベツ 豪州成分表より推計
(140)	(49)	(200)	(77)	(350)	(240)	(350)	(970)	(130)	(770)	(170)	-	(4200)	-	-	別名：こもちかんらん、姫かんらん、姫キャベツ 豪州成分表より推計
140	48	180	100	210	150	890	340	110	130	180	-	3400	150	-	廃棄部位：種皮及び損傷部
(100)	(38)	(140)	(80)	(160)	(110)	(690)	(260)	(87)	(100)	(130)	-	(2600)	-	-	種皮及び損傷部を除いたもの ゆでた後水冷し、水切りしたもの 06287だいずもやし/生から推計
64	23	110	60	92	65	490	94	35	44	79	-	1600	90	16	廃棄部位：種皮及び損傷部
(35)	(13)	(64)	(35)	(53)	(38)	(290)	(55)	(20)	(26)	(41)	-	(910)	-	-	種皮及び損傷部を除いたもの ゆでた後水冷し、水切りしたもの 06289ブラックマッペもやし/生から推計
(67)	(24)	(120)	(63)	(97)	(68)	(510)	(99)	(37)	(47)	(83)	-	(1700)	(94)	-	06289ブラックマッペもやし/生から推計
46	17	87	51	120	30	460	66	24	32	51	-	1400	75	8.0	廃棄部位：種皮及び損傷部
(40)	(16)	(80)	(47)	(110)	(28)	(430)	(62)	(22)	(30)	(43)	-	(1200)	-	-	種皮及び損傷部を除いたもの ゆでた後水冷し、水切りしたもの 06291りょくとうもやし/生から推計
(170)	(31)	(260)	(110)	(260)	(260)	(590)	(510)	(220)	(250)	(190)	(0)	(4200)	-	-	米国成分表より推計
(110)	(19)	(160)	(71)	(160)	(170)	(370)	(320)	(140)	(160)	(120)	(0)	(2600)	-	-	ゆでた後水冷し、手搾りしたもの 米国成分表より推計
(88)	(41)	(110)	(52)	(630)	(85)	(250)	(610)	(96)	(60)	(120)	-	(2700)	(95)	-	廃棄部位：根、根盤部及び損傷部 06223にんにく/りん茎/生から推計
(79)	(37)	(100)	(47)	(560)	(76)	(230)	(540)	(86)	(54)	(110)	-	(2500)	(85)	-	根、根盤部及び損傷部を除いたもの 06223にんにく/りん茎/生から推計
(90)	(23)	(100)	(46)	(110)	(140)	(200)	(500)	(89)	(75)	(100)	-	(2000)	(140)	-	別名：あさがおな、えんさい、くうしんさい 06233はくさい/生から推計
(90)	(23)	(100)	(46)	(110)	(140)	(200)	(500)	(89)	(75)	(100)	-	(2000)	(140)	-	別名：あさがおな、えんさい、くうしんさい ゆでた後水冷し、手搾りしたもの 06233はくさい/生から推計
(150)	(59)	(190)	(71)	(170)	(180)	(480)	(410)	(160)	(180)	(150)	-	(3200)	-	-	若葉 別名：おはぎ、うはぎ、はぎな 06099しゅんぎく/生から推計
(230)	(91)	(290)	(110)	(270)	(280)	(730)	(620)	(250)	(270)	(230)	-	(4900)	-	-	別名：もちぐさ、よもぎな 06099しゅんぎく/生から推計

6 野菜類

食品番号	索引番号	食品名	水分	アミノ酸組成によるたんぱく質	たんぱく質	イソロイシン	ロイシン	リシン（リジン）	含硫アミノ酸 メチオニン	含硫アミノ酸 シスチン	含硫アミノ酸 合計	芳香族アミノ酸 フェニルアラニン	芳香族アミノ酸 チロシン	芳香族アミノ酸 合計
		成分識別子	WATER	PROTCAA	PROT-	ILE	LEU	LYS	MET	CYS	AAS	PHE	TYR	AAA
		単位	(........ g ....)			(... mg							....)	
06302	830	よもぎ　葉　ゆで	85.9	(3.9)	4.8	(200)	(360)	(270)	(75)	(43)	(120)	(260)	(160)	[illegible]
06303	831	らっかせい　未熟豆　生	50.1	(11.2)	12.0	(450)	(860)	(470)	(140)	(180)	(320)	(710)	(510)	[illegible]
06304	832	らっかせい　未熟豆　ゆで	51.3	(11.1)	11.9	(440)	(860)	(470)	(140)	(180)	(320)	(700)	(500)	[illegible]
06305	833	（らっきょう類）　らっきょう　りん茎　生	68.3	0.9	1.4	29	47	74	13	12	25	43	27	[illegible]
06306	834	（らっきょう類）　らっきょう　甘酢漬	67.5	(0.3)	0.4	(8.7)	(14)	(23)	(4.0)	(3.7)	(7.7)	(13)	(8.1)	[illegible]
06307	835	（らっきょう類）　エシャレット　りん茎　生	79.1	(1.4)	2.3	(47)	(76)	(120)	(21)	(20)	(41)	(70)	(43)	[illegible]
06308	836	リーキ　りん茎葉　生	90.8	(1.2)	1.6	(56)	(94)	(88)	(19)	(24)	(43)	(53)	(38)	[illegible]
06309	837	リーキ　りん茎葉　ゆで	91.3	(1.0)	1.3	(46)	(77)	(72)	(15)	(20)	(35)	(43)	(31)	[illegible]
06312	841	（レタス類）　レタス　土耕栽培　結球葉　生	95.9	0.5	0.6	24	37	32	8.0	5.2	13	23	18	[illegible]
06361	842	（レタス類）　レタス　水耕栽培　結球葉　生	95.3	(0.6)	0.8	(30)	(48)	(42)	(10)	(6.7)	(17)	(30)	(23)	[illegible]
06313	843	（レタス類）　サラダな　葉　生	94.9	0.8	1.0	44	74	56	17	9.7	26	47	32	[illegible]
06314	844	（レタス類）　リーフレタス　葉　生	94.0	(1.0)	1.4	(86)	(81)	(86)	(16)	(16)	(33)	(57)	(33)	[illegible]
06315	845	（レタス類）　サニーレタス　葉　生	94.1	(0.7)	1.2	(34)	(63)	(41)	(14)	(8.1)	(23)	(60)	(26)	[illegible]
06362	846	（レタス類）　サンチュ　葉　生	94.5	(1.0)	1.2	(53)	(92)	(69)	(20)	(12)	(32)	(59)	(39)	[illegible]
06316	847	（レタス類）　コスレタス　葉　生	94.5	(0.8)	1.2	(44)	(74)	(62)	(15)	(5.9)	(20)	(63)	(24)	[illegible]
06317	848	れんこん　根茎　生	81.5	1.3	1.9	33	51	50	18	24	42	48	34	[illegible]
06318	849	れんこん　根茎　ゆで	81.9	(0.9)	1.3	(22)	(34)	(34)	(12)	(16)	(28)	(33)	(22)	[illegible]
06371	850	れんこん　甘酢れんこん	80.8	(0.5)	0.6	23	42	39	12	19	31	39	24	[illegible]

可食部100 g 当たり

可食部100 g 当たり															備考
（スレオニン）	トリプトファン	バリン	ヒスチジン	アルギニン	アラニン	アスパラギン酸	グルタミン酸	グリシン	プロリン	セリン	ヒドロキシプロリン	アミノ酸組成計	アンモニア	剰余アンモニア	
THR	TRP	VAL	HIS	ARG	ALA	ASP	GLU	GLY	PRO	SER	HYP	AAT	AMMON	AMMON-E	
(………mg………)															
(220)	(84)	(270)	(100)	(250)	(260)	(680)	(570)	(230)	(250)	(220)	-	(4500)	-	-	別名： もちぐさ、よもぎな ゆでた後水冷し、手搾りしたもの 06099しゅんぎく/生から推計
(370)	(130)	(560)	(330)	(1500)	(520)	(1600)	(2600)	(750)	(580)	(650)	-	(13000)	-	-	別名： なんきんまめ、ピーナッツ 廃棄部位： さや 05034らっかせい/乾から推計
(370)	(130)	(560)	(330)	(1500)	(510)	(1600)	(2600)	(750)	(570)	(650)	-	(13000)	-	-	別名： なんきんまめ、ピーナッツ 廃棄部位： さや 05034らっかせい/乾から推計
30	16	37	26	150	37	70	310	29	32	43	-	1000	46	1.8	別名： おおにら、さとにら 廃棄部位： 根、膜状りん片及び両端
(8.7)	(5.0)	(11)	(7.9)	(46)	(11)	(21)	(94)	(8.8)	(9.7)	(12)	-	(310)	-	-	別名： おおにら、さとにら 液汁を除いたもの 06305らっきょう/生から推計
(46)	(27)	(59)	(42)	(240)	(61)	(110)	(500)	(47)	(52)	(62)	-	(1700)	-	-	土寄せ軟白若採りのらっきょう 別名： エシャ、エシャらっきょう 廃棄部位： 株元及び緑葉部 06305らっきょう/生から推計
(61)	(13)	(74)	(23)	(70)	(80)	(170)	(310)	(62)	(51)	(74)	-	(1400)	-	-	別名： 西洋ねぎ、ポロねぎ 廃棄部位： 株元及び緑葉部 豪州成分表より推計
(50)	(11)	(60)	(19)	(57)	(65)	(140)	(250)	(51)	(41)	(60)	-	(1100)	-	-	別名： 西洋ねぎ、ポロねぎ 株元及び緑葉部を除いたもの 豪州成分表より推計
30	7.4	29	12	30	29	81	110	24	24	30	-	550	28	4.9	別名： たまちしゃ 廃棄部位： 株元
(36)	(9.6)	(37)	(15)	(38)	(37)	(100)	(140)	(31)	(30)	(34)	-	(700)	-	-	別名： たまちしゃ 廃棄部位： 株元 06312レタス/生から推計
50	17	53	21	55	54	130	170	47	45	51	-	970	56	20	廃棄部位： 株元
(61)	(9.3)	(72)	(23)	(73)	(58)	(150)	(190)	(59)	(49)	(40)	(0)	(1200)	-	-	別名： ちりめんちしゃ、あおちりめんちしゃ 廃棄部位： 株元 米国成分表より推計
(43)	(20)	(43)	(17)	(37)	(46)	(130)	(140)	(43)	(34)	(40)	(0)	(840)	-	-	別名： あかちりめんちしゃ 廃棄部位： 株元 米国成分表より推計
(57)	(21)	(65)	(26)	(67)	(67)	(150)	(210)	(57)	(55)	(56)	-	(1200)	-	-	別名： かきちしゃ 株元を除いたもの 06313サラダ菜/生から推計
(42)	(9.8)	(54)	(20)	(53)	(55)	(140)	(170)	(48)	(44)	(49)	(0)	(970)	-	-	別名： ロメインレタス、たちちしゃ、たちレタス 廃棄部位： 株元 米国成分表より推計
50	17	45	32	120	34	690	160	33	37	64	-	1500	94	-	廃棄部位： 節部及び皮
(32)	(11)	(30)	(21)	(80)	(23)	(470)	(110)	(22)	(25)	(38)	-	(1000)	-	-	節部及び皮を除いたもの 06317れんこん/生から推計
31	13	31	21	26	28	53	96	26	32	44	-	600	9.0	-	

6 野菜類

食品番号	索引番号	食品名	水分	アミノ酸組成によるたんぱく質	たんぱく質	イソロイシン	ロイシン	リシン（リジン）	含硫アミノ酸 メチオニン	含硫アミノ酸 シスチン	含硫アミノ酸 合計	芳香族アミノ酸 フェニルアラニン	芳香族アミノ酸 チロシン	芳香族アミノ酸 合計
		成分識別子	WATER	PROTCAA	PROT-	ILE	LEU	LYS	MET	CYS	AAS	PHE	TYR	AAA
		単位	(......... g	.........)		(.........			mg					.........)
06320	851	わけぎ　葉　生	90.3	(1.1)	1.6	(59)	(100)	(92)	(23)	(19)	(41)	(66)	(51)	(12
06321	852	わけぎ　葉　ゆで	90.4	(1.3)	1.9	(70)	(120)	(110)	(27)	(22)	(49)	(78)	(60)	(14
06324	855	わらび　生わらび　生	92.7	1.8	2.4	80	140	110	32	21	53	130	65	2
06325	856	わらび　生わらび　ゆで	95.2	(1.1)	1.5	(48)	(89)	(69)	(20)	(13)	(33)	(82)	(39)	(1
06326	857	わらび　干しわらび　乾	10.4	(14.5)	20.0	(640)	(1200)	(920)	(260)	(170)	(430)	(1100)	(520)	(16

可食部100 g 当たり															備考
トレオニン（スレオニン）	トリプトファン	バリン	ヒスチジン	アルギニン	アラニン	アスパラギン酸	グルタミン酸	グリシン	プロリン	セリン	ヒドロキシプロリン	アミノ酸組成計	アンモニア	剰余アンモニア	
THR	TRP	VAL	HIS	ARG	ALA	ASP	GLU	GLY	PRO	SER	HYP	AAT	AMMON	AMMON-E	
(………mg………)															
(61)	(24)	(71)	(30)	(71)	(86)	(130)	(210)	(66)	(59)	(72)	-	(1300)	-	-	廃棄部位：株元 06227葉ねぎ/生から推計
(73)	(28)	(85)	(36)	(85)	(100)	(160)	(250)	(78)	(70)	(85)	-	(1500)	-	-	株元を除いたもの 06227葉ねぎ/生から推計
94	30	110	46	110	100	170	540	88	74	110	-	2100	79	-	廃棄部位：基部
(55)	(19)	(68)	(28)	(65)	(65)	(100)	(340)	(55)	(45)	(59)	-	(1300)	-	-	基部を除いたもの ゆでた後水冷し、水切りしたもの 06324生わらび/生から推計
(730)	(250)	(910)	(380)	(870)	(870)	(1400)	(4500)	(730)	(600)	(790)	-	(17000)	-	-	06324生わらび/生から推計

7 果実類

食品番号	索引番号	食品名	水分	アミノ酸組成によるたんぱく質	たんぱく質	イソロイシン	ロイシン	リシン（リジン）	含硫アミノ酸 メチオニン	含硫アミノ酸 シスチン	含硫アミノ酸 合計	芳香族アミノ酸 フェニルアラニン	芳香族アミノ酸 チロシン	芳香族アミノ酸 合計
		成分識別子	WATER	PROTCAA	PROT-	ILE	LEU	LYS	MET	CYS	AAS	PHE	TYR	AAA
		単位	(........ g ....)			(.. mg						....)		
07005	869	アテモヤ　生	77.7	(1.1)	1.8	(48)	(72)	(48)	(24)	(11)	(36)	(48)	(36)	(8
07006	870	アボカド　生	71.3	1.6	2.1	83	140	120	38	38	76	85	63	1
07007	871	あんず　生	89.8	(0.8)	1.0	(29)	(55)	(69)	(4.3)	(2.1)	(6.4)	(37)	(21)	(5
07008	872	あんず　乾	16.8	(6.7)	9.2	(210)	(320)	(280)	(83)	(75)	(160)	(190)	(150)	(34
07009	873	あんず　缶詰	79.8	(0.4)	0.5	(15)	(29)	(35)	(2.8)	(1.9)	(4.7)	(21)	(11)	(3
07010	874	あんず　ジャム　高糖度	34.5	(0.2)	0.3	(9.1)	(18)	(21)	(1.7)	(1.1)	(2.8)	(12)	(6.8)	(1
07011	875	あんず　ジャム　低糖度	48.8	(0.3)	0.4	(12)	(23)	(28)	(2.3)	(1.5)	(3.8)	(17)	(9.1)	(2
07012	876	いちご　生	90.0	0.7	0.9	25	42	34	12	16	27	24	14	[illegible]
07013	877	いちご　ジャム　高糖度	36.0	(0.3)	0.4	(11)	(19)	(15)	(5.1)	(6.9)	(12)	(11)	(5.8)	(1
07014	878	いちご　ジャム　低糖度	50.7	(0.4)	0.5	(14)	(23)	(18)	(6.4)	(8.6)	(15)	(13)	(7.3)	(2
07160	879	いちご　乾	15.4	(0.4)	0.5	(14)	(23)	(18)	(6.4)	(8.6)	(15)	(13)	(7.3)	(2
07015	880	いちじく　生	84.6	0.4	0.6	17	26	23	5.1	9.1	14	14	7.3	[illegible]
07016	881	いちじく　乾	18.0	(2.0)	3.0	(84)	(130)	(120)	(25)	(45)	(71)	(69)	(35)	(10
07017	882	いちじく　缶詰	79.7	0.3	0.5	(14)	(21)	(19)	(4.2)	(7.5)	(12)	(11)	(5.8)	(1
07019	883	うめ　生	90.4	0.4	0.7	14	21	21	4.1	4.2	8.3	12	9.6	[illegible]
07020	884	うめ　梅漬　塩漬	72.3	(0.4)	0.7	(14)	(21)	(20)	(4.1)	(4.2)	(8.2)	(12)	(9.2)	(2
07022	886	うめ　梅干し　塩漬	72.2	(0.5)	0.9	(17)	(26)	(25)	(5.1)	(5.2)	(10)	(15)	(11)	(2
07037	890	オリーブ　塩漬　グリーンオリーブ	75.6	(0.7)	1.0	(37)	(60)	(38)	(14)	(0)	(14)	(35)	(27)	(6

可食部100 g 当たり

可食部100ｇ当たり															備考
トレオニン（スレオニン）	トリプトファン	バリン	ヒスチジン	アルギニン	アラニン	アスパラギン酸	グルタミン酸	グリシン	プロリン	セリン	ヒドロキシプロリン	アミノ酸組成計	アンモニア	剰余アンモニア	
THR	TRP	VAL	HIS	ARG	ALA	ASP	GLU	GLY	PRO	SER	HYP	AAT	AMMON	AMMON-E	
(......mg......)															
(60)	(36)	(72)	(24)	(36)	(72)	(120)	(230)	(60)	(180)	(72)	(0)	(1200)	-	-	廃棄部位： 果皮及び種子 米国成分表より推計
91	29	110	52	91	99	220	240	99	97	120	-	1800	41	-	別名： アボガド 廃棄部位： 果皮及び種子
(34)	(11)	(34)	(19)	(32)	(49)	(220)	(110)	(29)	(72)	(59)	(0)	(890)	-	-	別名： アプリコット 廃棄部位： 核及び果柄 米国成分表より推計
(230)	(88)	(260)	(140)	(200)	(340)	(3600)	(630)	(190)	(520)	(280)	-	(7800)	-	-	別名： アプリコット 果皮及び核を除いたもの 豪州成分表より推計
(18)	(8.5)	(18)	(8.5)	(20)	(25)	(120)	(51)	(15)	(30)	(29)	(0)	(450)	-	-	別名： アプリコット 試料: ヘビーシラップ漬 液汁を含んだもの (液汁 40 %) 米国成分表より推計
(11)	(5.1)	(11)	(5.1)	(12)	(15)	(69)	(31)	(9.1)	(18)	(18)	(0)	(270)	-	-	別名： アプリコット 米国成分表より推計
(14)	(6.8)	(14)	(6.8)	(16)	(20)	(92)	(41)	(12)	(24)	(23)	(0)	(360)	-	-	別名： アプリコット 米国成分表より推計
29	8.3	32	15	34	43	190	150	30	24	35	-	760	32	-	別名： オランダイチゴ 廃棄部位： へた及び果梗
(12)	(3.7)	(14)	(6.7)	(15)	(19)	(84)	(67)	(13)	(11)	(14)	-	(330)	-	-	別名： オランダイチゴ 07012いちご/生から推計
(15)	(4.6)	(17)	(8.4)	(19)	(24)	(100)	(83)	(17)	(13)	(17)	-	(410)	-	-	別名： オランダイチゴ 07012いちご/生から推計
(15)	(4.6)	(17)	(8.4)	(19)	(24)	(100)	(83)	(17)	(13)	(17)	-	(410)	-	-	ドライフルーツ 07012いちご/生から推計
19	5.4	23	8.8	14	32	140	52	19	34	29	-	480	21	-	廃棄部位： 果皮及び果柄
(87)	(27)	(110)	(44)	(69)	(160)	(700)	(260)	(94)	(170)	(130)	-	(2400)	-	-	07015いちじく/生から推計
(14)	(4.4)	(19)	(7.2)	(11)	(27)	(120)	(43)	(15)	(28)	(22)	-	(390)	-	-	試料： ヘビーシラップ漬 液汁を含んだもの（液汁 40 % ） 07015いちじく/生から推計
15	4.4	18	11	11	18	240	35	14	18	24	-	500	31	-	未熟果（青梅） 廃棄部位： 核
(14)	(4.3)	(18)	(11)	(11)	(18)	(240)	(34)	(14)	(18)	(21)	-	(490)	-	-	廃棄部位： 核 07019うめ/生から推計
(17)	(5.4)	(22)	(14)	(14)	(22)	(300)	(43)	(17)	(22)	(26)	-	(600)	-	-	廃棄部位： 核 07019うめ/生から推計
(31)	(0)	(45)	(27)	(80)	(51)	(110)	(110)	(58)	(48)	(37)	(0)	(810)	-	-	緑果の塩漬 試料: びん詰 液汁を除いたもの 廃棄部位： 種子 米国成分表より推計

7 果実類

食品番号	索引番号	食品名	水分	アミノ酸組成によるたんぱく質	たんぱく質	イソロイシン	ロイシン	リシン（リジン）	含硫アミノ酸 メチオニン	含硫アミノ酸 シスチン	含硫アミノ酸 合計	芳香族アミノ酸 フェニルアラニン	芳香族アミノ酸 チロシン	芳香族アミノ酸 合計
		成分識別子	WATER	PROTCAA	PROT-	ILE	LEU	LYS	MET	CYS	AAS	PHE	TYR	AAA
		単位	(……… g	………)		(……	……	……	…… mg	……	……	……	……)	
								可食部100 g当たり						
07038	891	オリーブ　塩漬　ブラックオリーブ	81.6	(0.6)	0.8	(30)	(48)	(30)	(11)	(0)	(11)	(28)	(22)	(5
07039	892	オリーブ　塩漬　スタッフドオリーブ	75.4	(0.6)	0.8	(30)	(48)	(30)	(11)	(0)	(11)	(28)	(22)	(5
07049	893	かき　甘がき　生	83.1	0.3	0.4	17	26	23	5.8	9.9	16	17	7.6	2
07050	894	かき　渋抜きがき　生	82.2	(0.3)	0.5	(21)	(32)	(28)	(7.2)	(12)	(19)	(21)	(9.1)	(3
07051	895	かき　干しがき	24.0	(1.0)	1.5	(62)	(95)	(85)	(22)	(37)	(58)	(62)	(27)	(8
07018	897	（かんきつ類）　いよかん　砂じょう　生	86.7	(0.5)	0.9	(16)	(28)	(31)	(5.5)	(10)	(16)	(16)	(9.9)	(2
07026	898	（かんきつ類）　うんしゅうみかん　じょうのう　早生　生	87.2	(0.3)	0.5	(10)	(18)	(19)	(4.2)	(6.5)	(11)	(10)	(6.0)	(1
07027	899	（かんきつ類）　うんしゅうみかん　じょうのう　普通　生	86.9	0.4	0.7	15	25	27	5.9	9.2	15	15	8.8	2
07028	900	（かんきつ類）　うんしゅうみかん　砂じょう　早生　生	87.8	(0.3)	0.5	(10)	(18)	(19)	(4.2)	(6.5)	(11)	(10)	(6.0)	(1
07029	901	（かんきつ類）　うんしゅうみかん　砂じょう　普通　生	87.4	(0.4)	0.7	(14)	(25)	(27)	(5.9)	(9.1)	(15)	(15)	(8.5)	(2
07030	902	（かんきつ類）　うんしゅうみかん　果実飲料　ストレートジュース	88.5	0.3	0.5	6.0	10	11	2.9	4.8	7.8	7.1	6.0	1
07031	903	（かんきつ類）　うんしゅうみかん　果実飲料　濃縮還元ジュース	89.3	0.3	0.5	6.4	11	12	3.4	4.5	7.9	7.6	6.4	1
07032	904	（かんきつ類）　うんしゅうみかん　果実飲料　果粒入りジュース	86.7	(0.1)	0.2	(2.3)	(4.3)	(4.7)	(1.3)	(1.8)	(3.1)	(3.0)	(2.4)	(5.
07033	905	（かんきつ類）　うんしゅうみかん　果実飲料　50%果汁入り飲料	84.9	(0.1)	0.2	(2.3)	(4.3)	(4.7)	(1.3)	(1.8)	(3.1)	(3.0)	(2.4)	(5.
07034	906	（かんきつ類）　うんしゅうみかん　果実飲料　20%果汁入り飲料	87.4	(0.1)	0.1	(1.2)	(2.2)	(2.4)	(0.7)	(0.9)	(1.6)	(1.5)	(1.2)	(2.
07040	909	（かんきつ類）　オレンジ　ネーブル　砂じょう　生	86.8	0.5	0.9	17	28	32	5.5	11	16	17	10	2
07041	910	（かんきつ類）　オレンジ　バレンシア　米国産　砂じょう　生	88.7	(0.7)	1.0	(27)	(25)	(51)	(21)	(11)	(32)	(33)	(17)	(5
07042	911	（かんきつ類）　オレンジ　バレンシア　果実飲料　ストレートジュース	87.8	0.5	0.8	10	17	21	3.9	5.4	9.3	14	8.9	2
07043	912	（かんきつ類）　オレンジ　バレンシア　果実飲料　濃縮還元ジュース	88.1	(0.3)	0.7	(8.0)	(13)	(9.0)	(3.0)	(5.0)	(8.0)	(9.0)	(4.0)	(1

可食部100 g 当たり															
トレオニン（スレオニン）	トリプトファン	バリン	ヒスチジン	アルギニン	アラニン	アスパラギン酸	グルタミン酸	グリシン	プロリン	セリン	ヒドロキシプロリン	アミノ酸組成計	アンモニア	剰余アンモニア	備考
THR	TRP	VAL	HIS	ARG	ALA	ASP	GLU	GLY	PRO	SER	HYP	AAT	AMMON	AMMON-E	
(...mg...)															
(25)	(0)	(36)	(22)	(64)	(41)	(88)	(89)	(47)	(38)	(30)	(0)	(650)	-	-	別名： ライプオリーブ 熟果の塩漬 試料： びん詰 液汁を除いたもの 廃棄部位： 種子 米国成分表より推計
(25)	(0)	(36)	(22)	(64)	(41)	(88)	(89)	(47)	(38)	(30)	(0)	(650)	-	-	緑果にピメントを詰めた塩漬 試料： びん詰 液汁を除いたもの 米国成分表より推計
20	6.8	19	8.4	17	18	36	41	18	18	17	-	320	8.6	-	廃棄部位： 果皮、種子及びへた
(23)	(8.4)	(23)	(10)	(20)	(23)	(44)	(51)	(22)	(23)	(18)	-	(400)	-	-	廃棄部位： 果皮、種子及びへた 07049甘がき/生から推計
(69)	(25)	(70)	(31)	(61)	(69)	(130)	(150)	(66)	(68)	(55)	-	(1200)	-	-	つるしがきを含む 廃棄部位： 種子及びへた 07049甘がき/生から推計
(17)	(4.8)	(22)	(11)	(59)	(29)	(120)	(53)	(19)	(110)	(33)	-	(600)	-	-	別名： いよ 廃棄部位： 果皮、じょうのう膜及び種子 07040ネーブル/生から推計
(11)	(2.9)	(14)	(7.1)	(37)	(23)	(52)	(36)	(12)	(51)	(21)	-	(340)	-	-	廃棄部位： 果皮 07027うんしゅうみかん/普通/生から推計
17	4.1	20	10	52	33	74	51	17	73	33	-	490	13	-	廃棄部位： 果皮
(11)	(2.9)	(14)	(7.1)	(37)	(23)	(52)	(36)	(12)	(51)	(21)	-	(340)	-	-	廃棄部位： 果皮及びじょうのう膜 07027うんしゅうみかん/普通/生から推計
(15)	(4.0)	(19)	(9.9)	(51)	(33)	(73)	(50)	(17)	(71)	(29)	-	(480)	-	-	廃棄部位： 果皮及びじょうのう膜 07027うんしゅうみかん/普通/生から推計
8.0	1.9	8.5	4.2	42	18	72	38	7.6	53	21	-	320	10	-	
8.5	2.2	9.0	4.5	44	19	75	40	8.0	51	23	-	340	11	-	
(3.1)	(0.9)	(3.5)	(1.8)	(17)	(7.7)	(30)	(16)	(3.1)	(20)	(8.1)	-	(130)	-	-	果粒（砂じょう） 20 % を含む 07030うんしゅうみかん/ストレートジュースから推計
(3.1)	(0.9)	(3.5)	(1.8)	(17)	(7.7)	(30)	(16)	(3.1)	(20)	(8.1)	-	(130)	-	-	07030うんしゅうみかん/ストレートジュースから推計
(1.6)	(0.4)	(1.7)	(0.9)	(8.6)	(3.9)	(15)	(7.9)	(1.6)	(9.9)	(4.0)	-	(65)	-	-	07030うんしゅうみかん/ストレートジュースから推計
19	4.8	23	11	60	29	130	54	20	110	38	-	610	18	-	別名： ネーブルオレンジ 廃棄部位： 果皮、じょうのう膜及び種子
(16)	(9.6)	(42)	(19)	(70)	(54)	(120)	(100)	(100)	(50)	(35)	(0)	(800)	-	-	別名： バレンシアオレンジ 廃棄部位： 果皮、じょうのう膜及び種子 米国成分表より推計
13	3.2	15	8.2	130	23	110	43	13	120	32	-	590	12	-	別名： バレンシアオレンジ
(8.0)	(2.0)	(11)	(3.0)	(47)	(15)	(75)	(33)	(9.0)	(44)	(13)	(0)	(310)	-	-	別名： バレンシアオレンジ 米国成分表より推計

7 果実類

食品番号	索引番号	食品名	水分	アミノ酸組成によるたんぱく質	たんぱく質	イソロイシン	ロイシン	リシン（リジン）	含硫アミノ酸 メチオニン	シスチン	合計	芳香族アミノ酸 フェニルアラニン	チロシン	合計
		成分識別子	WATER	PROTCAA	PROT-	ILE	LEU	LYS	MET	CYS	AAS	PHE	TYR	AAA
		単位	(......... g	.........)		(........................			mg				........................)	
07044	913	（かんきつ類） オレンジ バレンシア 果実飲料 50%果汁入り飲料	88.4	(0.2)	0.4	(4.6)	(7.4)	(5.1)	(1.7)	(2.9)	(4.6)	(5.1)	(2.3)	(7
07045	914	（かんきつ類） オレンジ バレンシア 果実飲料 30%果汁入り飲料	89.7	(0.1)	0.2	(2.3)	(3.7)	(2.6)	(0.9)	(1.4)	(2.3)	(2.6)	(1.1)	(3
07046	915	（かんきつ類） オレンジ バレンシア マーマレード 高糖度	36.4	(0.1)	0.2	(5.3)	(4.7)	(10)	(4.0)	(2.0)	(6.0)	(6.7)	(3.3)	(1
07047	916	（かんきつ類） オレンジ バレンシア マーマレード 低糖度	51.7	(0.2)	0.3	(8.0)	(7.0)	(15)	(6.0)	(3.0)	(9.0)	(10)	(5.0)	(1
07048	918	（かんきつ類） オロブランコ 砂じょう 生	88.7	(0.5)	0.8	(10)	(17)	(21)	(4.0)	(8.5)	(13)	(11)	(6.7)	(1
07162	920	（かんきつ類） かわちばんかん 砂じょう 生	90.0	(0.4)	0.7	(8.7)	(15)	(18)	(3.4)	(7.2)	(11)	(9.2)	(5.7)	(1
07163	921	（かんきつ類） きよみ 砂じょう 生	88.4	(0.4)	0.8	(14)	(24)	(27)	(4.8)	(9.0)	(14)	(14)	(8.6)	(2
07062	923	（かんきつ類） グレープフルーツ 白肉種 砂じょう 生	89.0	0.5	0.9	12	19	24	4.6	9.7	14	12	7.8	[illegible]
07164	924	（かんきつ類） グレープフルーツ 紅肉種 砂じょう 生	89.0	(0.7)	0.9	(9.4)	(18)	(22)	(8.2)	(9.4)	(18)	(15)	(9.4)	(2
07074	930	（かんきつ類） さんぼうかん 砂じょう 生	87.6	(0.4)	0.7	(13)	(21)	(24)	(4.3)	(8.1)	(12)	(13)	(7.7)	(2
07165	933	（かんきつ類） しらぬひ 砂じょう 生	85.8	(0.5)	0.8	(15)	(25)	(28)	(4.9)	(9.4)	(14)	(15)	(8.9)	(2
07166	936	（かんきつ類） せとか 砂じょう 生	86.9	(0.5)	0.8	(15)	(25)	(28)	(4.9)	(9.4)	(14)	(15)	(8.9)	(2
07093	939	（かんきつ類） なつみかん 砂じょう 生	88.6	0.5	0.9	16	28	30	4.4	9.9	14	16	10	[illegible]
07105	941	（かんきつ類） はっさく 砂じょう 生	87.2	(0.5)	0.8	(10)	(17)	(21)	(4.0)	(8.5)	(13)	(11)	(6.7)	(1
07167	942	（かんきつ類） はるみ 砂じょう 生	86.5	(0.5)	0.9	(16)	(27)	(30)	(5.3)	(10)	(15)	(16)	(9.5)	(2
07112	943	（かんきつ類） ひゅうがなつ じょうのう及びアルベド 生	87.2	(0.3)	0.6	(11)	(19)	(20)	(2.9)	(6.5)	(9.5)	(10)	(6.5)	(1

可食部100 g当たり

可食部100 g 当たり															
（スレオニン）	トリプトファン	バリン	ヒスチジン	アルギニン	アラニン	アスパラギン酸	グルタミン酸	グリシン	プロリン	セリン	ヒドロキシプロリン	アミノ酸組成計	アンモニア	剰余アンモニア	備考
THR	TRP	VAL	HIS	ARG	ALA	ASP	GLU	GLY	PRO	SER	HYP	AAT	AMMON	AMMON-E	
(........mg........)															
(4.6)	(1.1)	(6.3)	(1.7)	(27)	(8.6)	(43)	(19)	(5.1)	(25)	(7.4)	(0)	(180)	-	-	別名：バレンシアオレンジ 米国成分表より推計
(2.3)	(0.6)	(3.1)	(0.9)	(13)	(4.3)	(21)	(9.4)	(2.6)	(13)	(3.7)	(0)	(89)	-	-	別名：バレンシアオレンジ 米国成分表より推計
(3.3)	(2.0)	(8.7)	(4.0)	(14)	(11)	(24)	(20)	(20)	(10)	(6.7)	(0)	(160)	-	-	別名：バレンシアオレンジ 米国成分表より推計
(5.0)	(3.0)	(13)	(6.0)	(21)	(16)	(36)	(30)	(30)	(15)	(10)	(0)	(240)	-	-	別名：バレンシアオレンジ 米国成分表より推計
(14)	(3.7)	(14)	(9.1)	(83)	(28)	(170)	(50)	(14)	(48)	(28)	-	(540)	-	-	別名：スイーティー、スウィーティー 廃棄部位：果皮、じょうのう膜及び種子 07062グレープフルーツ/白肉種/生から推計
(12)	(3.1)	(12)	(7.8)	(70)	(24)	(140)	(42)	(12)	(41)	(24)	-	(460)	-	-	廃棄部位：果皮、じょうのう膜及び種子、露地栽培品 07062グレープフルーツ/白肉種/生から推計
(15)	(4.1)	(19)	(9.7)	(51)	(25)	(110)	(46)	(17)	(92)	(29)	-	(520)	-	-	廃棄部位：果皮、じょうのう膜及び種子、露地栽培品 07040ネーブル/生から推計
17	4.2	17	10	95	32	190	56	16	55	36	-	620	23	-	廃棄部位：果皮、じょうのう膜及び種子
(15)	(9.4)	(18)	(9.4)	(100)	(28)	(160)	(230)	(18)	(74)	(33)	(0)	(790)	-	-	廃棄部位：果皮、じょうのう膜及び種子 米国成分表より推計
(14)	(3.7)	(17)	(8.7)	(46)	(22)	(97)	(41)	(15)	(83)	(26)	-	(460)	-	-	廃棄部位：果皮、じょうのう膜及び種子 07040ネーブル/生から推計
(16)	(4.3)	(20)	(10)	(53)	(26)	(110)	(48)	(17)	(96)	(30)	-	(540)	-	-	別名：デコポン（全国糖酸度統一基準を満たすもの）、しらぬい、不知火 廃棄部位：果皮、じょうのう膜及び種子 ハウス栽培品及び露地栽培品 07040ネーブル/生から推計
(16)	(4.3)	(20)	(10)	(53)	(26)	(110)	(48)	(17)	(96)	(30)	-	(540)	-	-	廃棄部位：果皮、じょうのう膜及び種子 ハウス栽培品及び露地栽培品 07040ネーブル/生から推計
18	4.6	22	11	50	29	180	71	19	69	29	-	610	25	-	別名：なつだいだい なつかん、あまなつみかんを含む 廃棄部位：果皮、じょうのう膜及び種子
(14)	(3.7)	(14)	(9.1)	(83)	(28)	(170)	(50)	(14)	(48)	(28)	-	(540)	-	-	廃棄部位：果皮、じょうのう膜及び種子 07062グレープフルーツ/白肉種/生から推計
(17)	(4.6)	(22)	(11)	(57)	(28)	(120)	(51)	(19)	(100)	(32)	-	(580)	-	-	廃棄部位：果皮、じょうのう膜及び種子、露地栽培品 07040ネーブル/生から推計
(11)	(3.0)	(14)	(7.4)	(33)	(19)	(120)	(47)	(13)	(45)	(17)	-	(400)	-	-	別名：ニューサマーオレンジ、小夏みかん 廃棄部位：フラベド（果皮の外側の部分）及び種子 07093なつみかん/砂じょうから推計

7 果実類

食品番号	索引番号	食品名	水分	アミノ酸組成によるたんぱく質	たんぱく質	イソロイシン	ロイシン	リシン（リジン）	含硫アミノ酸 メチオニン	シスチン	合計	芳香族アミノ酸 フェニルアラニン	チロシン	合計
		成分識別子	WATER	PROTCAA	PROT-	ILE	LEU	LYS	MET	CYS	AAS	PHE	TYR	AAA
		単位	(……… g ………)			(……… mg ………)								
			可食部100 g 当たり											
07113	944	（かんきつ類）　ひゅうがなつ　砂じょう　生	90.7	(0.3)	0.6	(11)	(19)	(20)	(2.9)	(6.5)	(9.5)	(10)	(6.5)	(1
07126	945	（かんきつ類）　ぶんたん　砂じょう　生	89.0	(0.4)	0.7	(8.9)	(15)	(19)	(3.5)	(7.4)	(11)	(9.4)	(5.9)	(1
07127	946	（かんきつ類）　ぶんたん　ざぼん漬	14.0	(0.1)	0.2	(2.6)	(4.3)	(5.4)	(1.0)	(2.1)	(3.1)	(2.7)	(1.7)	(4.
07129	947	（かんきつ類）　ぽんかん　砂じょう　生	88.8	(0.5)	0.9	(18)	(32)	(35)	(7.5)	(12)	(19)	(19)	(11)	(3
07142	948	（かんきつ類）　ゆず　果皮　生	83.7	0.9	1.2	37	60	61	13	16	30	42	35	7
07143	949	（かんきつ類）　ゆず　果汁　生	92.0	(0.4)	0.5	(7.2)	(11)	(12)	(3.2)	(5.0)	(8.2)	(8.8)	(5.6)	(1
07145	950	（かんきつ類）　ライム　果汁　生	89.8	(0.3)	0.4	(5.8)	(9.0)	(9.6)	(2.5)	(4.0)	(6.5)	(7.0)	(4.5)	(1
07156	952	（かんきつ類）　レモン　果汁　生	90.5	0.3	0.4	5.8	9.0	9.6	2.5	4.0	6.5	7.0	4.5	1
07054	953	キウイフルーツ　緑肉種　生	84.7	0.8	1.0	46	56	51	19	30	49	36	20	5
07057	957	グァバ　赤肉種　生	88.9	(0.3)	0.6	(22)	(40)	(17)	(3.8)	(0)	(3.8)	(1.4)	(7.3)	(8.
07169	958	グァバ　白肉種　生	88.9	(0.3)	0.6	(22)	(40)	(17)	(3.8)	(0)	(3.8)	(1.4)	(7.3)	(8.
07185	961	くこ　実　乾	4.8	(6.6)	12.3	(230)	(390)	(200)	(75)	(120)	(200)	(230)	(190)	(43
07157	963	ココナッツ　ココナッツウォーター	94.3	(0.2)	0.2	(7.8)	(15)	(8.9)	(3.6)	(3.9)	(7.5)	(10)	(6.1)	(1
07158	964	ココナッツ　ココナッツミルク	78.8	(1.8)	1.9	(74)	(140)	(84)	(36)	(38)	(73)	(96)	(59)	(15
07070	966	さくらんぼ　国産　生	83.1	(0.8)	1.0	(19)	(28)	(30)	(9.4)	(9.4)	(19)	(23)	(13)	(3
07071	967	さくらんぼ　米国産　生	81.1	(1.0)	1.2	(23)	(34)	(36)	(11)	(11)	(23)	(27)	(16)	(4
07077	970	すいか　赤肉種　生	89.6	0.3	0.6	14	15	14	4.8	6.8	12	15	5.3	2
07171	971	すいか　黄肉種　生	89.6	(0.3)	0.6	(14)	(15)	(14)	(4.8)	(6.8)	(12)	(15)	(5.3)	(2
07182	972	（すぐり類）　カシス　冷凍	79.4	1.1	1.6	63	82	68	25	30	55	54	37	9

可食部100ｇ当たり															
（スレオニン）	トリプトファン	バリン	ヒスチジン	アルギニン	アラニン	アスパラギン酸	グルタミン酸	グリシン	プロリン	セリン	ヒドロキシプロリン	アミノ酸組成計	アンモニア	剰余アンモニア	備考
THR	TRP	VAL	HIS	ARG	ALA	ASP	GLU	GLY	PRO	SER	HYP	AAT	AMMON	AMMON-E	
(......mg......)															
(11)	(3.0)	(14)	(7.4)	(33)	(19)	(120)	(47)	(13)	(45)	(17)	-	(400)	-	-	別名：ニューサマーオレンジ、小夏みかん 廃棄部位：果皮（フラベドとアルベド）、じょうのう膜及び種子 07093なつみかん/砂じょうから推計
(12)	(3.2)	(12)	(8.0)	(72)	(25)	(150)	(43)	(12)	(42)	(25)	-	(470)	-	-	別名：ざぼん、ぼんたん 廃棄部位：果皮、じょうのう膜及び種子 07062グレープフルーツ/白肉種/生から推計
(3.4)	(0.9)	(3.6)	(2.3)	(21)	(7.1)	(42)	(12)	(3.5)	(12)	(7.1)	-	(130)	-	-	別名：ざぼん、ぼんたん 07062グレープフルーツ/白肉種/生から推計
(20)	(5.2)	(25)	(13)	(66)	(42)	(94)	(65)	(21)	(92)	(37)	-	(610)	-	-	廃棄部位：果皮、じょうのう膜及び種子 07027うんしゅうみかん/じょうのうから推計
41	11	48	27	48	48	220	120	47	120	56	-	1100	29	-	全果に対する果皮分：40％
(8.6)	(2.5)	(11)	(4.5)	(11)	(25)	(150)	(60)	(10)	(39)	(45)	-	(420)	(29)	-	全果に対する果汁分：25％ 07156レモン/果汁/生から推計。
(6.8)	(2.0)	(8.5)	(3.6)	(8.5)	(20)	(120)	(48)	(8.3)	(31)	(36)	-	(340)	(23)	-	全果に対する果汁分：35％ 07156レモン/果汁/生から推計。
6.8	2.0	8.5	3.6	8.5	20	120	48	8.3	31	36	-	340	23	2.0	全果に対する果汁分：30％
46	14	51	23	61	44	97	150	51	40	42	-	880	19	-	別名：キウイ 廃棄部位：果皮及び両端
(23)	(5.2)	(20)	(5.2)	(15)	(30)	(38)	(78)	(30)	(18)	(18)	(0)	(370)	-	-	別名：グアバ、ばんじろう、ばんざくろ 廃棄部位：果皮及び種子 米国成分表より推計
(23)	(5.2)	(20)	(5.2)	(15)	(30)	(38)	(78)	(30)	(18)	(18)	(0)	(370)	-	-	別名：グアバ、ばんじろう、ばんざくろ 廃棄部位：果皮及び種子 米国成分表より推計
(310)	(0)	(270)	(140)	(620)	(600)	(1500)	(1200)	(260)	(860)	(430)	(0)	(7700)	-	-	米国成分表より推計
(7.2)	(2.2)	(12)	(4.7)	(33)	(10)	(19)	(46)	(9.4)	(8.3)	(10)	(0)	(220)	-	-	全果に対する割合：20％ 米国成分表より推計
(69)	(22)	(120)	(43)	(310)	(97)	(190)	(430)	(90)	(79)	(98)	(0)	(2100)	-	-	試料：缶詰 米国成分表より推計
(21)	(8.5)	(23)	(14)	(17)	(25)	(540)	(78)	(22)	(37)	(28)	(0)	(940)	-	-	別名：おうとう、スイートチェリー 廃棄部位：核及び果柄 米国成分表より推計
(25)	(10)	(27)	(17)	(20)	(29)	(640)	(94)	(26)	(44)	(34)	(0)	(1100)	-	-	別名：おうとう、スイートチェリー 廃棄部位：核及び果柄 米国成分表より推計
9.9	5.3	14	9.5	51	13	35	80	9.5	11	13	-	330	11	-	廃棄部位：果皮及び種子
(9.9)	(5.3)	(14)	(9.5)	(51)	(13)	(35)	(80)	(9.5)	(11)	(13)	-	(330)	(11)	-	廃棄部位：果皮及び種子 07077すいか/赤肉種から推計
55	17	54	33	84	63	130	260	72	50	63	-	1200	46	-	別名：くろふさすぐり、くろすぐり

7 果実類

食品番号	索引番号	食品名	水分	アミノ酸組成によるたんぱく質	たんぱく質	イソロイシン	ロイシン	リシン（リジン）	含硫アミノ酸 メチオニン	含硫アミノ酸 シスチン	含硫アミノ酸 合計	芳香族アミノ酸 フェニルアラニン	芳香族アミノ酸 チロシン	芳香族アミノ酸 合計
		成分識別子	WATER	PROTCAA	PROT-	ILE	LEU	LYS	MET	CYS	AAS	PHE	TYR	AAA
		単位	(……… g	………)		(………				mg			………)	
			可食部100 g 当たり											
07069	974	スターフルーツ　生	91.4	(0.5)	0.7	(30)	(52)	(52)	(14)	(0)	(14)	(25)	(30)	[illegible]
07080	975	（すもも類）　にほんすもも　生	88.6	0.4	0.6	13	17	17	3.1	3.7	6.9	9.8	5.9	[illegible]
07081	976	（すもも類）　プルーン　生	86.2	(0.5)	0.7	(14)	(15)	(16)	(8.0)	(2.0)	(10)	(14)	(8.0)	[illegible]
07082	977	（すもも類）　プルーン　乾	33.3	(1.6)	2.4	(45)	(73)	(55)	(18)	(12)	(30)	(58)	(23)	[illegible]
07086	978	チェリモヤ　生	78.1	(0.8)	1.3	(35)	(52)	(35)	(17)	(8.3)	(26)	(35)	(26)	[illegible]
07088	981	（なし類）　日本なし　生	88.0	0.2	0.3	6.8	8.9	6.4	3.4	3.2	6.6	4.7	2.3	[illegible]
07089	982	（なし類）　日本なし　缶詰	80.5	(0.1)	0.1	(3.0)	(5.0)	(3.5)	(1.0)	(1.0)	(2.0)	(2.5)	(1.0)	[illegible]
07090	983	（なし類）　中国なし　生	86.8	(0.1)	0.2	(4.4)	(5.9)	(4.2)	(2.2)	(2.1)	(4.4)	(3.1)	(1.5)	[illegible]
07091	984	（なし類）　西洋なし　生	84.9	(0.2)	0.3	(9.2)	(16)	(14)	(1.7)	(1.7)	(3.3)	(9.2)	(1.7)	[illegible]
07092	985	（なし類）　西洋なし　缶詰	78.8	(0.1)	0.2	(6.0)	(10)	(7.0)	(2.0)	(2.0)	(4.0)	(5.0)	(2.0)	[illegible]
07096	987	なつめやし　乾	24.8	(1.2)	2.2	(44)	(75)	(59)	(20)	(60)	(80)	(45)	(13)	[illegible]
07097	988	パインアップル　生	85.2	0.4	0.6	18	24	24	11	19	30	14	14	[illegible]
07177	989	パインアップル　焼き	78.2	(0.7)	0.9	(29)	(39)	(38)	(18)	(31)	(49)	(23)	(22)	[illegible]
07102	994	パインアップル　缶詰	78.9	(0.3)	0.4	(11)	(15)	(19)	(11)	(1.2)	(12)	(11)	(9.4)	[illegible]
07103	995	パインアップル　砂糖漬	12.0	(0.4)	0.5	(15)	(21)	(21)	(9.5)	(17)	(26)	(13)	(12)	[illegible]
07107	998	バナナ　生	75.4	0.7	1.1	35	70	51	14	15	29	36	9.2	[illegible]
07108	999	バナナ　乾	14.3	(2.4)	3.8	(120)	(240)	(180)	(48)	(53)	(100)	(120)	(31)	[illegible]
07109	1000	パパイア　完熟　生	89.2	(0.2)	0.5	(8.5)	(17)	(27)	(2.1)	(0)	(2.1)	(9.6)	(5.3)	[illegible]
07110	1001	パパイア　未熟　生	88.7	(0.6)	1.3	(22)	(44)	(69)	(5.5)	(0)	(5.5)	(25)	(14)	[illegible]

可食部100 g 当たり															備考
トレオニン（スレオニン）	トリプトファン	バリン	ヒスチジン	アルギニン	アラニン	アスパラギン酸	グルタミン酸	グリシン	プロリン	セリン	ヒドロキシプロリン	アミノ酸組成計	アンモニア	剰余アンモニア	
THR	TRP	VAL	HIS	ARG	ALA	ASP	GLU	GLY	PRO	SER	HYP	AAT	AMMON	AMMON-E	
(………						mg								………)	
(30)	(5.4)	(34)	(5.4)	(14)	(48)	(66)	(100)	(34)	(34)	(56)	(0)	(630)	-	-	別名：ごれんし 廃棄部位：種子及びへた 米国成分表より推計
14	2.2	15	8.4	8.7	26	220	34	11	43	18	-	470	28	-	別名：すもも、はたんきょう、プラム 廃棄部位：核
(10)	(9.0)	(16)	(9.0)	(9.0)	(28)	(350)	(35)	(9.0)	(27)	(23)	(0)	(600)	-	-	別名：ヨーロッパすもも 廃棄部位：核及び果柄 米国成分表より推計
(54)	(28)	(62)	(30)	(41)	(73)	(890)	(130)	(52)	(140)	(65)	(0)	(1800)	-	-	別名：ヨーロッパすもも 米国成分表より推計
(43)	(26)	(52)	(17)	(26)	(52)	(87)	(160)	(43)	(130)	(52)	(0)	(900)	-	-	廃棄部位：果皮、種子及びへた 米国成分表より推計
8.3	1.4	12	3.1	3.5	11	140	15	5.2	7.5	11	-	260	13	-	廃棄部位：果皮及び果しん部
(2.5)	(0)	(3.5)	(1.0)	(1.5)	(3.5)	(20)	(7.0)	(3.0)	(2.5)	(3.5)	(0)	(65)	-	-	試料：ヘビーシラップ漬 液汁を含んだもの（液汁 40 %） 米国成分表より推計
(5.2)	(0.9)	(7.6)	(2.1)	(2.3)	(7.2)	(95)	(10)	(3.4)	(4.9)	(6.4)	-	(170)	-	-	廃棄部位：果皮及び果しん部 07088日本なし/生から推計
(9.2)	(1.7)	(14)	(1.7)	(8.3)	(12)	(88)	(25)	(11)	(18)	(13)	(0)	(250)	-	-	別名：洋なし 廃棄部位：果皮及び果しん部 米国成分表より推計
(5.0)	(0)	(7.0)	(2.0)	(3.0)	(7.0)	(39)	(14)	(6.0)	(5.0)	(7.0)	(0)	(130)	-	-	別名：洋なし 試料：ヘビーシラップ漬 液汁を含んだもの（液汁 40 %） 米国成分表より推計
(39)	(11)	(64)	(29)	(120)	(75)	(190)	(320)	(91)	(120)	(51)	(0)	(1400)	-	-	別名：デーツ 廃棄部位：へた及び核 米国成分表より推計
18	7.0	22	11	15	33	110	58	21	16	33	-	470	21	0.2	別名：パイナップル 廃棄部位：はく皮及び果しん部
(28)	(11)	(36)	(18)	(25)	(53)	(180)	(93)	(34)	(26)	(54)	-	(760)	(34)	-	別名：パイナップル はく皮及び果しん部を除いたもの 07097パインアップル/生から推計
(11)	(5.9)	(13)	(8.2)	(14)	(21)	(93)	(47)	(16)	(11)	(21)	(0)	(340)	-	-	別名：パイナップル 試料：ヘビーシラップ漬 液汁を含んだもの（液汁 37 %） 米国成分表より推計
(14)	(6.2)	(19)	(10)	(13)	(29)	(99)	(51)	(18)	(14)	(26)	-	(410)	-	-	07097パインアップル/生から推計
35	10	49	82	45	40	100	120	42	39	43	-	840	21	-	廃棄部位：果皮及び果柄
(110)	(35)	(170)	(280)	(150)	(140)	(340)	(420)	(140)	(130)	(130)	-	(2800)	-	-	07107バナナ/生から推計
(12)	(8.5)	(11)	(5.3)	(11)	(15)	(52)	(35)	(19)	(11)	(16)	(0)	(260)	-	-	別名：パパイヤ 廃棄部位：果皮及び種子 米国成分表より推計
(30)	(22)	(28)	(14)	(28)	(39)	(140)	(91)	(50)	(28)	(41)	(0)	(690)	-	-	別名：パパイヤ 廃棄部位：果皮及び種子 米国成分表より推計

7 果実類

食品番号	索引番号	食品名	可食部100 g当たり						含硫アミノ酸			芳香族アミノ酸		
			水分	アミノ酸組成によるたんぱく質	たんぱく質	イソロイシン	ロイシン	リシン（リジン）	メチオニン	シスチン	合計	フェニルアラニン	チロシン	合計
		成分識別子	WATER	PROTCAA	PROT-	ILE	LEU	LYS	MET	CYS	AAS	PHE	TYR	AAA
		単位	(........ g	.........)		(..........	....	....	mg	....	....	....	.........)	
07114	1002	びわ　生	88.6	(0.2)	0.3	(10)	(18)	(16)	(2.8)	(4.2)	(7.0)	(9.8)	(9.1)	(1
07115	1003	びわ　缶詰	79.6	(0.2)	0.3	(10)	(18)	(16)	(2.8)	(4.2)	(7.0)	(9.8)	(9.1)	(1
07116	1004	ぶどう　皮なし　生	83.5	0.2	0.4	6.4	11	11	3.2	4.6	7.8	6.8	3.0	9
07178	1005	ぶどう　皮つき　生	81.7	0.4	0.6	9.8	17	18	3.9	5.6	9.6	13	9.4	
07117	1006	ぶどう　干しぶどう	14.5	(2.0)	2.7	(61)	(93)	(82)	(24)	(22)	(46)	(55)	(44)	(9
07118	1007	ぶどう　果実飲料　ストレートジュース	84.8	(0.3)	0.3	(5.7)	(9.7)	(8.1)	(0.8)	(0)	(0.8)	(9.7)	(2.4)	(1
07119	1008	ぶどう　果実飲料　濃縮還元ジュース	87.2	(0.3)	0.3	(5.7)	(9.7)	(8.1)	(0.8)	(0)	(0.8)	(9.7)	(2.4)	(1
07120	1009	ぶどう　果実飲料　70%果汁入り飲料	86.8	(0.2)	0.2	(3.8)	(6.5)	(5.4)	(0.5)	(0)	(0.5)	(6.5)	(1.6)	(8
07122	1011	ぶどう　缶詰	78.9	(0.3)	0.4	(3.3)	(8.3)	(9.2)	(13)	(6.7)	(20)	(8.3)	(6.7)	(1
07123	1012	ぶどう　ジャム	51.4	(0.3)	0.5	(7.8)	(13)	(13)	(4.0)	(5.7)	(9.7)	(8.4)	(3.6)	(1
07124	1013	ブルーベリー　生	86.4	(0.3)	0.5	(16)	(30)	(8.8)	(8.1)	(5.4)	(14)	(18)	(6.1)	(2
07125	1014	ブルーベリー　ジャム	55.1	(0.4)	0.7	(22)	(42)	(12)	(11)	(7.6)	(19)	(25)	(8.5)	(3
07172	1015	ブルーベリー　乾	21.9	(1.5)	2.7	(83)	(160)	(47)	(43)	(29)	(72)	(94)	(33)	(13
07128	1016	ホワイトサポテ　生	79.0	(1.2)	1.5	(63)	(76)	(76)	(25)	(12)	(37)	(63)	(51)	(11
07130	1017	まくわうり　黄肉種　生	90.8	(0.6)	0.8	(20)	(28)	(29)	(11)	(1.9)	(13)	(22)	(13)	(3
07173	1018	まくわうり　白肉種　生	90.8	(0.6)	0.8	(20)	(28)	(29)	(11)	(1.9)	(13)	(22)	(13)	(3
07132	1020	マンゴー　生	82.0	(0.5)	0.6	(26)	(41)	(38)	(11)	(12)	(23)	(24)	(15)	(3
07179	1021	マンゴー　ドライマンゴー	9.3	2.3	3.1	120	210	170	48	50	98	140	83	2
07134	1023	メロン　温室メロン　生	87.8	(0.7)	1.1	(17)	(25)	(23)	(6.7)	(13)	(19)	(20)	(9.4)	(3
07135	1024	メロン　露地メロン　緑肉種　生	87.9	0.6	1.0	16	23	22	6.1	12	18	19	8.9	
07174	1025	メロン　露地メロン　赤肉種　生	87.9	(0.6)	1.0	(16)	(23)	(22)	(6.1)	(12)	(18)	(19)	(8.9)	(2
07136	1026	（もも類）　もも　白肉種　生	88.7	0.4	0.6	10	16	17	3.5	5.1	8.7	9.0	5.7	
07184	1027	（もも類）　もも　黄肉種　生	85.4	0.4	0.5	16	18	18	3.5	5.9	9.3	10	8.6	

可食部100ｇ当たり															
トレオニン（スレオニン）	トリプトファン	バリン	ヒスチジン	アルギニン	アラニン	アスパラギン酸	グルタミン酸	グリシン	プロリン	セリン	ヒドロキシプロリン	アミノ酸組成計	アンモニア	剰余アンモニア	備考
THR	TRP	VAL	HIS	ARG	ALA	ASP	GLU	GLY	PRO	SER	HYP	AAT	AMMON	AMMON-E	
(……mg……)															
(10)	(3.5)	(15)	(4.9)	(9.8)	(17)	(40)	(43)	(14)	(19)	(14)	(0)	(260)	-	-	廃棄部位：果皮及び種子 米国成分表より推計
(10)	(3.5)	(15)	(4.9)	(9.8)	(17)	(40)	(43)	(14)	(19)	(14)	(0)	(260)	-	-	試料：ヘビーシラップ漬 液汁を含んだもの（液汁 45％） 米国成分表より推計
11	2.2	9.3	7.8	38	40	13	42	8.3	30	11	-	260	12	5.0	廃棄部位：果皮及び種子
16	4.3	15	13	100	44	26	92	12	47	18	-	470	12	-	
(67)	(26)	(76)	(40)	(58)	(100)	(1100)	(180)	(57)	(150)	(83)	-	(2300)	-	-	別名：レーズン 豪州成分表より推計
(13)	(0)	(8.1)	(5.7)	(38)	(70)	(18)	(89)	(9.7)	(13)	(11)	(0)	(310)	-	-	米国成分表より推計
(13)	(0)	(8.1)	(5.7)	(38)	(70)	(18)	(89)	(9.7)	(13)	(11)	(0)	(310)	-	-	米国成分表より推計
(8.6)	(0)	(5.4)	(3.8)	(25)	(46)	(12)	(59)	(6.5)	(8.6)	(7.0)	(0)	(210)	-	-	米国成分表より推計
(11)	(1.7)	(11)	(15)	(29)	(17)	(49)	(83)	(13)	(13)	(19)	(0)	(320)	-	-	試料：ヘビーシラップ漬 液汁を含んだもの(液汁 37％) 米国成分表より推計
(12)	(2.8)	(11)	(9.7)	(46)	(50)	(16)	(53)	(10)	(37)	(12)	-	(320)	-	-	07116ぶどう/生から推計
(14)	(2.0)	(21)	(7.4)	(25)	(21)	(39)	(61)	(21)	(19)	(15)	(0)	(340)	-	-	試料：ハイブッシュブルーベリー 果実全体 米国成分表より推計
(19)	(2.8)	(29)	(10)	(35)	(29)	(54)	(86)	(29)	(26)	(21)	(0)	(470)	-	-	試料：ハイブッシュブルーベリー 米国成分表より推計
(72)	(11)	(110)	(40)	(130)	(110)	(210)	(330)	(110)	(100)	(80)	(0)	(1800)	-	-	ドライフルーツ 試料：有機栽培品含む 米国成分表より推計
(88)	(51)	(76)	(51)	(51)	(76)	(150)	(150)	(76)	(88)	(200)	(0)	(1400)	-	-	廃棄部位：果皮及び種子 米国成分表より推計
(16)	(1.9)	(31)	(14)	(28)	(90)	(130)	(200)	(25)	(18)	(40)	(0)	(720)	-	-	廃棄部位：果皮及び種子 米国成分表より推計
(16)	(1.9)	(31)	(14)	(28)	(90)	(130)	(200)	(25)	(18)	(40)	(0)	(720)	-	-	廃棄部位：果皮及び種子 米国成分表より推計
(24)	(9.0)	(30)	(14)	(33)	(65)	(57)	(71)	(27)	(26)	(30)	-	(550)	-	-	廃棄部位：果皮及び種子 豪州成分表より推計
130	32	160	87	180	330	250	320	130	150	150	-	2700	44	-	
(23)	(8.2)	(29)	(16)	(20)	(120)	(110)	(240)	(33)	(22)	(43)	-	(780)	-	-	試料：アールス系（緑肉種） 廃棄部位：果皮及び種子 07135露地メロン/生から推計
23	7.5	28	14	19	110	100	220	30	20	44	-	730	25	-	廃棄部位：果皮及び種子
(23)	(7.5)	(28)	(14)	(19)	(110)	(100)	(220)	(30)	(20)	(44)	-	(730)	(25)	-	廃棄部位：果皮及び種子 07135露地メロン/生から推計
15	2.4	14	7.8	8.4	23	260	34	11	12	19	-	480	28	-	別名：毛桃 試料：白肉種 廃棄部位：果皮及び核
14	3.2	14	8.4	11	17	200	34	12	12	19	-	430	31	1.7	廃棄部位：果皮及び核

7 果実類

食品番号	索引番号	食品名	水分	アミノ酸組成によるたんぱく質	たんぱく質	イソロイシン	ロイシン	リシン（リジン）	含硫アミノ酸 メチオニン	シスチン	合計	芳香族アミノ酸 フェニルアラニン	チロシン	合計
		成分識別子	WATER	PROTCAA	PROT-	ILE	LEU	LYS	MET	CYS	AAS	PHE	TYR	AAA
		単位	(……… g	………)		(……			mg				……)	
07138	1029	（もも類）　もも　缶詰　白肉種　果肉	78.5	(0.3)	0.5	(8.5)	(14)	(14)	(3.0)	(4.3)	(7.2)	(7.5)	(4.8)	(1
07175	1030	（もも類）　もも　缶詰　黄肉種　果肉	78.5	(0.4)	0.5	(16)	(18)	(18)	(3.5)	(5.9)	(9.3)	(10)	(8.6)	(1
07140	1032	（もも類）　ネクタリン　生	87.8	(0.4)	0.7	(5.9)	(9.2)	(11)	(4.0)	(3.3)	(7.3)	(14)	(4.6)	(1
07144	1034	ライチー　生	82.1	(0.6)	1.0	(20)	(41)	(35)	(9.9)	(0)	(9.9)	(23)	(19)	(4
07147	1036	りゅうがん　乾	19.4	(3.2)	5.1	(100)	(210)	(180)	(51)	(0)	(51)	(120)	(97)	(21
07148	1037	りんご　皮なし　生	84.1	0.1	0.1	3.8	5.7	5.0	1.7	2.3	4.0	3.1	1.3	4
07176	1038	りんご　皮つき　生	83.1	(0.1)	0.2	(3.5)	(7.5)	(6.9)	(0.6)	(0.6)	(1.2)	(3.5)	(0.6)	(4.
07180	1039	りんご　皮つき　焼き	77.2	(0.2)	0.2	(5.4)	(12)	(11)	(0.9)	(0.9)	(1.8)	(5.4)	(0.9)	(6.
07153	1044	りんご　缶詰	79.4	(0.2)	0.3	(12)	(18)	(18)	(3.3)	(3.3)	(6.7)	(8.3)	(5.0)	(1
07154	1045	りんご　ジャム	46.9	(0.2)	0.2	(6.1)	(9.4)	(8.3)	(2.8)	(3.7)	(6.5)	(5.1)	(2.0)	(7.

可食部100 g 当たり

可食部100 g 当たり															備考
（スレオニン）	トリプトファン	バリン	ヒスチジン	アルギニン	アラニン	アスパラギン酸	グルタミン酸	グリシン	プロリン	セリン	ヒドロキシプロリン	アミノ酸組成計	アンモニア	剰余アンモニア	
THR	TRP	VAL	HIS	ARG	ALA	ASP	GLU	GLY	PRO	SER	HYP	AAT	AMMON	AMMON-E	
(..........							mg							..........)	
(12)	(2.0)	(12)	(6.5)	(7.0)	(19)	(220)	(28)	(9.3)	(10)	(16)	-	(400)	(24)	-	別名： 毛桃 試料 ： ヘビーシラップ漬 内容総量に対する果肉分： 60 % 07136白肉種/生から推計
(14)	(3.2)	(14)	(8.4)	(11)	(17)	(200)	(34)	(12)	(12)	(19)	-	(430)	(31)	-	別名： 毛桃 内容総量に対する果肉分： 60 % 07184黄肉種/生から推計
(5.9)	(3.3)	(8.6)	(5.3)	(5.9)	(11)	(380)	(22)	(7.3)	(6.6)	(12)	(0)	(520)	-	-	別名： 油桃 廃棄部位： 果皮及び核 米国成分表より推計
(26)	(0)	(44)	(9.2)	(27)	(120)	(96)	(160)	(32)	(32)	(37)	(0)	(730)	-	-	試料： 冷凍品 別名： れいし 廃棄部位： 果皮及び種子 米国成分表より推計
(130)	(0)	(230)	(47)	(140)	(610)	(490)	(810)	(160)	(160)	(190)	(0)	(3700)	-	-	廃棄部位： 果皮及び種子 米国成分表より推計
3.8	0.9	4.3	2.1	2.7	5.1	47	12	3.7	3.6	4.8	-	110	4.7	-	廃棄部位： 果皮及び果しん部
(3.5)	(0.6)	(6.9)	(2.9)	(3.5)	(6.3)	(40)	(14)	(5.2)	(3.5)	(5.8)	(0)	(120)	-	-	廃棄部位： 果しん部 米国成分表より推計
(5.4)	(0.9)	(11)	(4.5)	(5.4)	(9.9)	(63)	(22)	(8.1)	(5.4)	(9.0)	(0)	(180)	-	-	果しん部を除いたもの 米国成分表より推計
(12)	(3.3)	(13)	(5.0)	(10)	(12)	(53)	(32)	(12)	(10)	(12)	(0)	(240)	-	-	試料： ヘビーシラップ漬 液汁を含んだもの (液汁 50 %) 米国成分表より推計
(5.9)	(1.5)	(7.0)	(3.5)	(4.4)	(8.4)	(77)	(20)	(6.1)	(5.9)	(7.1)	-	(180)	-	-	07148りんご/皮むき/生から推計

8 きのこ類

食品番号	索引番号	食品名	水分	アミノ酸組成によるたんぱく質	たんぱく質	イソロイシン	ロイシン	リシン（リジン）	含硫アミノ酸 メチオニン	含硫アミノ酸 シスチン	含硫アミノ酸 合計	芳香族アミノ酸 フェニルアラニン	芳香族アミノ酸 チロシン	芳香族アミノ酸 合計
		成分識別子	WATER	PROTCAA	PROT-	ILE	LEU	LYS	MET	CYS	AAS	PHE	TYR	AAA
		単位	(......... g	.........)		(..........			mg				..........)	
			可食部100 g 当たり											
08001	1046	えのきたけ　生	88.6	1.6	2.7	80	130	120	24	26	50	110	86	[illegible]
08002	1047	えのきたけ　ゆで	88.6	(1.6)	2.8	(81)	(130)	(120)	(25)	(27)	(51)	(110)	(86)	[illegible]
08037	1048	えのきたけ　油いため	83.3	(1.7)	3.0	(86)	(140)	(130)	(26)	(28)	(55)	(120)	(91)	[illegible]
08003	1049	えのきたけ　味付け瓶詰	74.1	2.4	3.6	130	190	150	30	25	55	130	73	[illegible]
08054	1050	（きくらげ類）　あらげきくらげ　生	93.6	0.5	0.7	26	47	29	6.2	8.5	15	28	19	[illegible]
08004	1051	（きくらげ類）　あらげきくらげ　乾	13.1	4.5	6.9	220	440	230	62	87	150	310	160	[illegible]
08005	1052	（きくらげ類）　あらげきくらげ　ゆで	82.3	(0.8)	1.2	(37)	(75)	(40)	(11)	(15)	(26)	(53)	(26)	[illegible]
08038	1053	（きくらげ類）　あらげきくらげ　油いため	64.2	(1.5)	2.3	(70)	(140)	(76)	(20)	(28)	(49)	(100)	(50)	[illegible]
08006	1054	（きくらげ類）　きくらげ　乾	14.9	5.3	7.9	260	500	340	90	92	180	310	220	[illegible]
08007	1055	（きくらげ類）　きくらげ　ゆで	93.8	(0.4)	0.6	(19)	(38)	(26)	(6.7)	(6.9)	(14)	(23)	(16)	[illegible]
08008	1056	（きくらげ類）　しろきくらげ　乾	14.6	3.4	4.9	160	270	210	57	110	170	170	180	[illegible]
08009	1057	（きくらげ類）　しろきくらげ　ゆで	92.6	(0.3)	0.4	(13)	(22)	(17)	(4.6)	(8.9)	(14)	(14)	(14)	[illegible]
08010	1058	くろあわびたけ　生	90.2	(2.3)	3.7	(120)	(190)	(160)	(28)	(31)	(59)	(130)	(110)	[illegible]
08039	1059	しいたけ　生しいたけ　菌床栽培　生	89.6	2.0	3.1	110	160	150	28	21	48	100	77	[illegible]
08040	1060	しいたけ　生しいたけ　菌床栽培　ゆで	91.5	(1.6)	2.5	(83)	(130)	(120)	(22)	(17)	(39)	(82)	(60)	[illegible]
08041	1061	しいたけ　生しいたけ　菌床栽培　油いため	84.7	(2.0)	3.3	(110)	(170)	(160)	(28)	(21)	(50)	(110)	(77)	[illegible]
08042	1063	しいたけ　生しいたけ　原木栽培　生	88.3	1.9	3.1	99	160	140	28	34	62	96	75	[illegible]
08043	1064	しいたけ　生しいたけ　原木栽培　ゆで	90.8	(1.5)	2.4	(76)	(120)	(110)	(22)	(26)	(48)	(75)	(57)	[illegible]
08044	1065	しいたけ　生しいたけ　原木栽培　油いため	81.3	(2.3)	3.8	(120)	(190)	(170)	(34)	(40)	(74)	(120)	(87)	[illegible]

可食部100 g 当たり															備考
（スレオニン）	トリプトファン	バリン	ヒスチジン	アルギニン	アラニン	アスパラギン酸	グルタミン酸	グリシン	プロリン	セリン	ヒドロキシプロリン	アミノ酸組成計	アンモニア	剰余アンモニア	
THR	TRP	VAL	HIS	ARG	ALA	ASP	GLU	GLY	PRO	SER	HYP	AAT	AMMON	AMMON-E	
(……mg……)															
100	34	100	69	89	180	130	260	97	79	100	-	1800	63	15	試料：栽培品 廃棄部位：柄の基部（いしづき）
(100)	(35)	(100)	(71)	(91)	(190)	(140)	(270)	(99)	(80)	(96)	-	(1900)	-	-	試料：栽培品 柄の基部（いしづき）を除いたもの 08001えのきたけ/生から推計
(110)	(37)	(110)	(75)	(97)	(200)	(150)	(290)	(110)	(85)	(100)	-	(2000)	-	-	試料：栽培品 柄の基部（いしづき）を除いたもの 08001えのきたけ/生から推計
130	27	150	75	120	190	240	670	140	140	140	-	2800	110	0.7	別名：なめたけ 試料：栽培品 液汁を除いたもの
40	11	39	16	40	50	64	63	31	34	36	-	590	20	4.6	別名：裏白きくらげ 試料：栽培品 廃棄部位：柄の基部（いしづき）
370	130	340	130	300	410	610	600	270	300	310	-	5300	190	43	別名：裏白きくらげ 試料：栽培品
(60)	(23)	(56)	(23)	(51)	(70)	(100)	(100)	(47)	(51)	(48)	-	(890)	-	-	試料：栽培品 08004あらげきくらげ/乾から推計
(110)	(43)	(110)	(44)	(97)	(130)	(200)	(190)	(89)	(98)	(91)	-	(1700)	-	-	水戻し後、油いため 試料：栽培品 08004あらげきくらげ/乾から推計
430	140	370	200	370	480	670	680	330	300	400	-	6200	180	17	試料：栽培品
(30)	(10)	(27)	(15)	(27)	(36)	(50)	(51)	(24)	(22)	(27)	-	(460)	-	-	試料：栽培品 08006きくらげ/乾から推計
250	89	220	90	350	240	430	450	230	210	260	-	4000	96	-	試料：栽培品
(19)	(7.2)	(18)	(7.3)	(28)	(19)	(35)	(37)	(18)	(16)	(19)	-	(320)	-	-	試料：栽培品 08008しろきくらげ/乾から推計
(140)	(42)	(150)	(73)	(180)	(240)	(230)	(440)	(130)	(110)	(140)	-	(2600)	-	-	試料：栽培品 廃棄部位：柄の基部（いしづき） 08026ひらたけ/生から推計
130	39	130	59	140	170	210	450	110	96	140	-	2300	88	8.5	
(100)	(32)	(100)	(47)	(110)	(140)	(170)	(360)	(91)	(76)	(98)	-	(1800)	-	-	試料：栽培品 柄全体を除いた傘のみ 08039生しいたけ/菌床栽培/生から推計
(130)	(41)	(130)	(61)	(140)	(180)	(210)	(470)	(120)	(98)	(130)	-	(2400)	-	-	試料：栽培品 柄全体を除いた傘のみ 08039生しいたけ/菌床栽培/生から推計
130	37	120	53	140	140	190	430	110	96	130	-	2200	76	1.5	試料：栽培品 廃棄部位：柄全体
(93)	(29)	(95)	(42)	(110)	(110)	(150)	(340)	(88)	(74)	(94)	-	(1700)	-	-	試料：栽培品 柄全体を除いた傘のみ 08042原木栽培/生から推計
(140)	(44)	(150)	(64)	(160)	(170)	(230)	(520)	(140)	(110)	(140)	-	(2600)	-	-	試料：栽培品 柄全体を除いた傘のみ 08042原木栽培/生から推計

8 きのこ類

食品番号	索引番号	食品名	水分	アミノ酸組成によるたんぱく質	たんぱく質	イソロイシン	ロイシン	リシン（リジン）	含硫アミノ酸 メチオニン	含硫アミノ酸 シスチン	含硫アミノ酸 合計	芳香族アミノ酸 フェニルアラニン	芳香族アミノ酸 チロシン	芳香族アミノ酸 合計
		成分識別子	WATER	PROTCAA	PROT-	ILE	LEU	LYS	MET	CYS	AAS	PHE	TYR	AAA
		単位	(......... g		)	(.. mg								....)
08013	1066	しいたけ　乾しいたけ　乾	9.1	14.1	21.2	680	1100	1000	240	260	510	700	440	110
08014	1067	しいたけ　乾しいたけ　ゆで	86.2	(2.0)	3.1	(96)	(160)	(150)	(35)	(38)	(74)	(100)	(62)	(16
08053	1068	しいたけ　乾しいたけ　甘煮	64.7	2.4	3.3	130	200	140	34	23	57	120	63	19
08016	1071	（しめじ類）　ぶなしめじ　生	91.1	1.6	2.7	80	130	120	17	25	41	80	61	14
08017	1072	（しめじ類）　ぶなしめじ　ゆで	91.1	(1.6)	2.7	(80)	(130)	(120)	(16)	(26)	(42)	(80)	(59)	(14
08046	1073	（しめじ類）　ぶなしめじ　油いため	85.9	(1.7)	3.0	(88)	(140)	(130)	(18)	(29)	(46)	(88)	(64)	(15
08055	1074	（しめじ類）　ぶなしめじ　素揚げ	70.5	2.4	3.9	120	200	170	31	35	67	120	90	21
08056	1075	（しめじ類）　ぶなしめじ　天ぷら	55.5	2.5	3.4	110	210	99	45	58	100	140	96	24
08019	1078	たもぎたけ　生	91.7	(2.2)	3.6	(110)	(180)	(150)	(27)	(30)	(57)	(120)	(110)	(23
08020	1079	なめこ　株採り　生	92.1	1.0	1.8	62	98	66	18	15	33	38	20	5
08021	1080	なめこ　株採り　ゆで	92.7	(0.9)	1.6	(55)	(88)	(59)	(16)	(13)	(30)	(34)	(17)	(5
08058	1081	なめこ　カットなめこ　生	94.9	0.7	1.1	36	69	51	8.5	9.4	18	40	26	6
08022	1082	なめこ　水煮缶詰	95.5	(0.6)	1.0	(34)	(55)	(37)	(10)	(8.3)	(19)	(21)	(11)	(3
08023	1083	ぬめりすぎたけ　生	92.6	(1.3)	2.3	(79)	(130)	(85)	(24)	(19)	(43)	(49)	(25)	(7
08024	1084	（ひらたけ類）　うすひらたけ　生	88.0	(3.7)	6.1	(190)	(310)	(260)	(46)	(51)	(96)	(210)	(180)	(39
08025	1085	（ひらたけ類）　エリンギ　生	90.2	1.7	2.8	97	150	140	30	26	56	95	77	17
08048	1086	（ひらたけ類）　エリンギ　ゆで	89.3	(2.0)	3.2	(110)	(180)	(160)	(34)	(30)	(64)	(110)	(86)	(19

可食部100ｇ当たり

可食部100ｇ当たり															備考
トレオニン（スレオニン）	トリプトファン	バリン	ヒスチジン	アルギニン	アラニン	アスパラギン酸	グルタミン酸	グリシン	プロリン	セリン	ヒドロキシプロリン	アミノ酸組成計	アンモニア	剰余アンモニア	
THR	TRP	VAL	HIS	ARG	ALA	ASP	GLU	GLY	PRO	SER	HYP	AAT	AMMON	AMMON-E	
(……mg……)															
900	260	840	400	860	980	1700	3600	800	700	990	-	16000	560	-	どんこ、こうしんを含む 試料：栽培品 廃棄部位：柄全体
(120)	(38)	(120)	(58)	(120)	(140)	(240)	(510)	(120)	(100)	(130)	-	(2300)	-	-	どんこ、こうしんを含む 試料：栽培品 柄全体を除いた傘のみ 08013乾しいたけ/乾から推計
130	31	140	60	120	140	260	760	120	140	150	-	2800	86	-	
100	19	100	50	150	150	140	320	93	82	110	-	1800	70	15	試料：栽培品 廃棄部位：柄の基部（いしづき）
(97)	(19)	(100)	(48)	(150)	(150)	(140)	(340)	(94)	(82)	(99)	-	(1800)	-	-	試料：栽培品 柄の基部（いしづき）を除いたもの 08016ぶなしめじ/生から推計
(110)	(21)	(110)	(53)	(160)	(160)	(150)	(370)	(100)	(90)	(110)	-	(2000)	-	-	試料：栽培品 柄の基部（いしづき）を除いたもの 08016ぶなしめじ/生から推計
160	47	150	74	230	200	240	490	140	120	170	-	2800	97	10	試料：栽培品 柄の基部（いしづき）を除いたもの
110	39	140	68	150	130	160	850	110	280	160	-	3000	120	-	試料：栽培品 柄の基部（いしづき）を除いたもの
(140)	(41)	(150)	(71)	(170)	(230)	(220)	(430)	(130)	(110)	(130)	-	(2600)	-	-	別名：にれたけ、たもきのこ 試料：栽培品 廃棄部位：柄の基部（いしづき） 08026ひらたけ/生から推計
79	11	77	36	79	87	110	190	64	65	77	-	1200	40	4.2	別名：なめたけ 試料：栽培品 廃棄部位：柄の基部（いしづき） （柄の基部を除いた市販品の場合：0％）
(67)	(10)	(68)	(32)	(70)	(78)	(99)	(170)	(57)	(58)	(62)	-	(1100)	-	-	別名：なめたけ 試料：栽培品 柄の基部（いしづき）を除いたもの 08020なめこ/生から推計
52	12	51	24	55	68	78	120	44	42	50	-	830	26	2.2	別名：なめたけ 試料：栽培品
(42)	(6.4)	(42)	(20)	(44)	(49)	(62)	(110)	(36)	(36)	(39)	-	(660)	-	-	試料：栽培品 液汁を除いたもの 08020なめこ/生から推計
(96)	(15)	(97)	(47)	(100)	(110)	(140)	(240)	(82)	(84)	(89)	-	(1500)	-	-	試料：栽培品 廃棄部位：柄の基部（いしづき） 08020なめこ/生から推計
(230)	(70)	(250)	(120)	(290)	(390)	(380)	(730)	(220)	(180)	(220)	-	(4300)	-	-	試料：栽培品 廃棄部位：柄の基部（いしづき） 08026ひらたけ/生から推計
120	38	120	49	130	160	180	280	110	95	120	-	2000	60	5.2	試料：栽培品 廃棄部位：柄の基部（いしづき）
(130)	(44)	(140)	(56)	(150)	(190)	(210)	(320)	(130)	(110)	(130)	-	(2300)	-	-	試料：栽培品 柄の基部（いしづき）を除いたもの 08025エリンギ/生から推計

8 きのこ類

食品番号	索引番号	食品名	水分	アミノ酸組成によるたんぱく質	たんぱく質	イソロイシン	ロイシン	リシン（リジン）	含硫アミノ酸 メチオニン	含硫アミノ酸 シスチン	含硫アミノ酸 合計	芳香族アミノ酸 フェニルアラニン	芳香族アミノ酸 チロシン	芳香族アミノ酸 合計
		可食部100 g 当たり												
		成分識別子	WATER	PROTCAA	PROT-	ILE	LEU	LYS	MET	CYS	AAS	PHE	TYR	AAA
		単位	(……… g	………)		(………			mg				………)	
08049	1087	（ひらたけ類） エリンギ 焼き	85.3	(2.6)	4.2	(140)	(230)	(220)	(45)	(39)	(84)	(140)	(110)	(26
08050	1088	（ひらたけ類） エリンギ 油いため	84.2	(2.0)	3.2	(110)	(170)	(160)	(34)	(29)	(63)	(110)	(85)	(19
08026	1089	（ひらたけ類） ひらたけ 生	89.4	2.1	3.3	110	170	140	25	28	53	110	100	22
08027	1090	（ひらたけ類） ひらたけ ゆで	89.1	(2.1)	3.4	(110)	(170)	(150)	(26)	(28)	(54)	(120)	(100)	(22
08028	1091	まいたけ 生	92.7	1.2	2.0	58	67	85	13	20	33	60	59	12
08029	1092	まいたけ ゆで	91.1	(0.9)	1.6	(46)	(54)	(69)	(11)	(16)	(27)	(49)	(47)	(9
08051	1093	まいたけ 油いため	85.5	1.7	2.6	90	140	120	29	29	57	93	77	17
08030	1094	まいたけ 乾	9.3	(12.8)	21.9	(630)	(740)	(940)	(150)	(220)	(370)	(660)	(630)	(130
08031	1095	マッシュルーム 生	93.9	1.7	2.9	98	150	120	28	18	46	88	43	13
08032	1096	マッシュルーム ゆで	91.5	(2.2)	3.8	(120)	(190)	(150)	(36)	(23)	(59)	(110)	(54)	(17
08052	1097	マッシュルーム 油いため	86.4	(2.1)	3.6	(120)	(180)	(140)	(34)	(22)	(56)	(110)	(51)	(16
08033	1098	マッシュルーム 水煮缶詰	92.0	(1.9)	3.4	(110)	(170)	(130)	(32)	(20)	(53)	(100)	(48)	(15
08034	1099	まつたけ 生	88.3	1.2	2.0	56	96	78	15	22	37	60	47	11

（スレオニン）	トリプトファン	バリン	ヒスチジン	アルギニン	アラニン	アスパラギン酸	グルタミン酸	グリシン	プロリン	セリン	ヒドロキシプロリン	アミノ酸組成計	アンモニア	剰余アンモニア	備考
可食部100 g当たり															
THR	TRP	VAL	HIS	ARG	ALA	ASP	GLU	GLY	PRO	SER	HYP	AAT	AMMON	AMMON-E	
(......							mg							......)	
(170)	(57)	(180)	(74)	(200)	(250)	(270)	(420)	(170)	(140)	(170)	-	(3000)	-	-	試料：栽培品 柄の基部（いしづき）を除いたもの 08025エリンギ/生から推計
(130)	(43)	(140)	(56)	(150)	(180)	(210)	(310)	(130)	(110)	(130)	-	(2300)	-	-	試料：栽培品 柄の基部（いしづき）を除いたもの 08025エリンギ/生から推計
130	38	140	65	160	210	210	400	120	100	140	-	2400	89	17	別名：かんたけ 試料：栽培品 廃棄部位：柄の基部（いしづき）
(130)	(39)	(140)	(67)	(160)	(220)	(210)	(410)	(120)	(100)	(120)	-	(2400)	-	-	試料：栽培品 柄の基部（いしづき）を除いたもの 08026ひらたけ/生から推計
87	26	86	42	87	100	130	220	79	67	92	-	1400	49	7.3	試料：栽培品 廃棄部位：柄の基部（いしづき）
(66)	(21)	(69)	(34)	(70)	(83)	(110)	(170)	(64)	(54)	(67)	-	(1100)	-	-	試料：栽培品 柄の基部（いしづき）を除いたもの 08028まいたけ/生から推計
120	37	120	56	120	130	190	290	100	93	120	-	2000	61	2.7	試料：栽培品 柄の基部（いしづき）を除いたもの
(900)	(290)	(930)	(460)	(950)	(1100)	(1500)	(2400)	(870)	(730)	(910)	-	(15000)	-	-	試料：栽培品 柄の基部（いしづき）を除いたもの 08028まいたけ/生から推計
110	36	120	50	85	250	140	340	99	120	110	-	2000	94	37	試料：栽培品 廃棄部位：柄の基部（いしづき）
(140)	(46)	(150)	(65)	(110)	(320)	(180)	(440)	(130)	(150)	(120)	-	(2500)	-	-	試料：栽培品 柄の基部（いしづき）を除いたもの 08031マッシュルーム/生から推計
(130)	(44)	(140)	(62)	(100)	(310)	(170)	(410)	(120)	(140)	(120)	-	(2400)	-	-	試料：栽培品 柄の基部（いしづき）を除いたもの 08031マッシュルーム/生から推計
(120)	(41)	(130)	(58)	(97)	(290)	(160)	(390)	(110)	(130)	(110)	-	(2300)	-	-	試料：栽培品 液汁を除いたもの 08031マッシュルーム/生から推計
80	17	70	38	72	120	120	260	68	66	78	-	1400	72	28	試料：天然物 廃棄部位：柄の基部（いしづき）

9 藻類

食品番号	索引番号	食品名	水分	アミノ酸組成によるたんぱく質	たんぱく質	イソロイシン	ロイシン	リシン（リジン）	含硫アミノ酸 メチオニン	含硫アミノ酸 シスチン	含硫アミノ酸 合計	芳香族アミノ酸 フェニルアラニン	芳香族アミノ酸 チロシン	芳香族アミノ酸 合計
		可食部100 g 当たり												
		成分識別子	WATER	PROTCAA	PROT-	ILE	LEU	LYS	MET	CYS	AAS	PHE	TYR	AAA
		単位	(........ g	........)		(.. mg							....)	
09001	1101	あおさ　素干し	16.9	16.9	22.1	810	1400	960	380	360	740	1100	670	18
09002	1102	あおのり　素干し	6.5	21.4	29.4	980	1800	1200	580	450	1000	1300	740	20
09003	1103	あまのり　ほしのり	8.4	30.7	39.4	1600	2800	1900	860	660	1500	1500	1300	27
09004	1104	あまのり　焼きのり	2.3	32.0	41.4	1500	2800	2000	840	620	1500	1500	1300	28
09005	1105	あまのり　味付けのり	3.4	31.5	40.0	1400	2600	1800	700	540	1200	1400	1100	25
09006	1106	あらめ　蒸し干し	16.7	(9.9)	12.4	(430)	(780)	(550)	(210)	(270)	(480)	(480)	(240)	(72
09007	1107	いわのり　素干し	8.4	(27.1)	34.8	(1400)	(2500)	(1700)	(760)	(580)	(1300)	(1300)	(1100)	(240
09011	1112	かわのり　素干し	13.7	(29.7)	38.1	(1600)	(2700)	(1900)	(830)	(630)	(1500)	(1400)	(1200)	(260
09013	1113	（こんぶ類）　えながおにこんぶ　素干し	10.4	(8.8)	11.0	(380)	(690)	(490)	(180)	(240)	(430)	(420)	(210)	(64
09014	1114	（こんぶ類）　がごめこんぶ　素干し	8.3	(6.3)	7.9	(270)	(500)	(350)	(130)	(170)	(310)	(300)	(150)	(46
09015	1115	（こんぶ類）　ながこんぶ　素干し	10.0	(6.7)	8.3	(290)	(520)	(370)	(140)	(180)	(320)	(320)	(160)	(48
09016	1116	（こんぶ類）　ほそめこんぶ　素干し	11.3	(5.5)	6.9	(240)	(430)	(300)	(110)	(150)	(270)	(270)	(130)	(40
09017	1117	（こんぶ類）　まこんぶ　素干し　乾	9.5	5.1	5.8	190	340	240	90	120	210	210	120	3
09056	1118	（こんぶ類）　まこんぶ　素干し　水煮	83.9	1.0	1.1	51	93	57	31	20	51	56	28	8
09018	1119	（こんぶ類）　みついしこんぶ　素干し	9.2	(6.2)	7.7	(270)	(490)	(340)	(130)	(170)	(300)	(300)	(150)	(44
09019	1120	（こんぶ類）　りしりこんぶ　素干し	13.2	(6.4)	8.0	(280)	(500)	(350)	(130)	(180)	(310)	(310)	(150)	(46
09020	1121	（こんぶ類）　刻み昆布	15.5	(4.3)	5.4	(190)	(340)	(240)	(90)	(120)	(210)	(210)	(100)	(31
09021	1122	（こんぶ類）　削り昆布	24.4	(5.2)	6.5	(230)	(410)	(290)	(110)	(140)	(250)	(250)	(120)	(38
09023	1124	（こんぶ類）　つくだ煮	49.6	4.7	6.0	220	340	230	78	56	130	230	82	3
09026	1127	てんぐさ　ところてん	99.1	(0.1)	0.2	(8.5)	(15)	(3.6)	(2.8)	(0)	(2.8)	(9.6)	(0.9)	(1
09027	1128	てんぐさ　角寒天	20.5	(1.0)	2.4	(100)	(170)	(43)	(33)	(0)	(33)	(120)	(11)	(13
09049	1130	てんぐさ　粉寒天	16.7	0.1	0.2	7.9	13	3.3	2.5	0	2.5	8.7	0.9	9
09050	1133	ひじき　ほしひじき　ステンレス釜　乾	6.5	7.4	9.2	440	750	310	230	120	350	490	250	74
09051	1134	ひじき　ほしひじき　ステンレス釜　ゆで	94.5	0.5	0.7	31	55	23	17	7.9	25	35	23	5
09052	1135	ひじき　ほしひじき　ステンレス釜　油いため	89.0	0.6	0.8	36	64	27	21	9.6	30	41	27	6
09033	1140	ひとえぐさ　つくだ煮	56.5	11.2	14.4	560	880	610	160	120	280	530	160	69

可食部100 g 当たり															備考
（スレオニン）	トリプトファン	バリン	ヒスチジン	アルギニン	アラニン	アスパラギン酸	グルタミン酸	グリシン	プロリン	セリン	ヒドロキシプロリン	アミノ酸組成計	アンモニア	剰余アンモニア	
THR	TRP	VAL	HIS	ARG	ALA	ASP	GLU	GLY	PRO	SER	HYP	AAT	AMMON	AMMON-E	
(……mg……)															
1100	340	1300	410	1200	1800	2400	2300	1300	910	1200	-	20000	460	-	
1400	430	1500	470	1400	2100	3400	3100	1500	1300	1400	-	25000	670	-	
2000	490	2500	550	2200	4300	3500	4300	2300	1600	1700	-	36000	830	-	すき干ししたもの 別名：のり
2100	520	2400	620	2300	4500	3800	4600	2200	1600	2000	-	37000	660	-	別名：のり
2000	440	2200	600	2000	3900	3400	7100	2200	1600	1900	-	37000	600	-	別名：のり
(530)	(140)	(590)	(210)	(400)	(880)	(1500)	(2600)	(610)	(640)	(480)	-	(12000)	-	-	09017まこんぶ/乾から推計
1800)	(430)	(2200)	(490)	(1900)	(3800)	(3100)	(3800)	(2000)	(1400)	(1500)	-	(32000)	(740)	-	すき干ししたもの 09003ほしのりから推計
1900)	(470)	(2400)	(540)	(2100)	(4100)	(3400)	(4200)	(2200)	(1500)	(1700)	-	(35000)	(810)	-	すき干ししたもの 09003ほしのりから推計
(470)	(130)	(530)	(190)	(360)	(780)	(1400)	(2300)	(540)	(560)	(420)	-	(10000)	-	-	別名：らうすこんぶ、おにこんぶ（和名） 09017まこんぶ/乾から推計
(340)	(91)	(380)	(140)	(260)	(560)	(970)	(1700)	(390)	(410)	(300)	-	(7400)	-	-	別名：がごめ（和名） 09017まこんぶ/乾から推計
(360)	(95)	(400)	(140)	(270)	(590)	(1000)	(1800)	(410)	(430)	(320)	-	(7800)	-	-	09017まこんぶ/乾から推計
(300)	(79)	(330)	(120)	(230)	(490)	(850)	(1500)	(340)	(350)	(260)	-	(6500)	-	-	09017まこんぶ/乾から推計
260	63	270	94	190	400	1000	1500	270	290	240	-	5900	99	-	
59	17	69	24	50	84	110	190	67	56	58	-	1100	24	-	
(330)	(88)	(370)	(130)	(250)	(550)	(950)	(1600)	(380)	(400)	(300)	-	(7200)	-	-	別名：日高こんぶ 09017まこんぶ/乾から推計
(340)	(92)	(380)	(140)	(260)	(570)	(980)	(1700)	(390)	(410)	(310)	-	(7500)	-	-	09017まこんぶ/乾から推計
(230)	(62)	(260)	(93)	(180)	(380)	(660)	(1100)	(270)	(280)	(210)	-	(5100)	-	-	09017まこんぶ/乾から推計
(280)	(75)	(310)	(110)	(210)	(460)	(800)	(1400)	(320)	(330)	(250)	-	(6100)	-	-	別名：おぼろこんぶ、とろろこんぶ 09017まこんぶ/乾から推計
210	30	270	100	250	300	460	1700	380	280	260	-	5500	140	-	試料：ごま入り
(3.4)	(0.4)	(10)	(0.6)	(2.1)	(9.5)	(9.5)	(12)	(6.5)	(4.3)	(2.8)	-	(100)	-	-	別名：まくさ（和名） 09049粉寒天から推計
(41)	(5.0)	(120)	(6.8)	(25)	(110)	(110)	(140)	(78)	(52)	(34)	-	(1200)	-	-	別名：まくさ（和名）、棒寒天 細寒天（糸寒天）を含む 09049粉寒天から推計
3.3	0.4	9.4	0.5	1.9	8.7	8.7	11	5.9	4.0	2.9	-	93	11	8.6	別名：まくさ（和名） 試料：てんぐさ以外の粉寒天も含む
500	160	550	160	430	630	990	1300	510	410	470	-	8700	170	-	ステンレス釜で煮熟後乾燥したもの
35	11	39	12	36	42	65	76	36	30	34	-	610	9.6	-	09050ほしひじきステンレス釜乾を水もどし後、ゆで
41	13	46	14	42	48	76	89	42	35	40	-	710	12	-	09050ほしひじきステンレス釜乾を水もどし後、油いため
520	53	670	270	450	830	940	4400	560	720	640	-	13000	370	-	別名：のりのつくだ煮

9 藻類

食品番号	索引番号	食品名	水分	アミノ酸組成によるたんぱく質	たんぱく質	イソロイシン	ロイシン	リシン（リジン）	含硫アミノ酸 メチオニン	含硫アミノ酸 シスチン	含硫アミノ酸 合計	芳香族アミノ酸 フェニルアラニン	芳香族アミノ酸 チロシン	芳香族アミノ酸 合計
			可食部100 g 当たり											
		成分識別子	WATER	PROTCAA	PROT-	ILE	LEU	LYS	MET	CYS	AAS	PHE	TYR	AAA
		単位	(........ g ....)			(.. mg					....)			
09034	1141	ふのり　素干し	14.7	(10.7)	13.8	(560)	(980)	(680)	(300)	(230)	(530)	(510)	(450)	(96
09035	1142	まつも　素干し	12.6	(23.5)	27.9	(1200)	(2300)	(1500)	(850)	(400)	(1200)	(1500)	(1100)	(260
09037	1144	（もずく類）　おきなわもずく　塩蔵　塩抜き	96.7	0.2	0.3	13	24	14	9.1	4.8	14	16	12	2
09038	1145	（もずく類）　もずく　塩蔵　塩抜き	97.7	0.2	0.2	8.9	17	11	6.1	2.9	8.9	10	8.2	1
09039	1146	わかめ　原藻　生	89.0	(1.4)	1.9	(84)	(160)	(110)	(48)	(19)	(67)	(94)	(48)	(14
09040	1147	わかめ　乾燥わかめ　素干し	12.7	(10.4)	13.6	(600)	(1100)	(760)	(340)	(140)	(480)	(670)	(340)	(100
09041	1148	わかめ　乾燥わかめ　素干し　水戻し	90.2	(1.5)	2.0	(88)	(160)	(110)	(50)	(20)	(70)	(99)	(51)	(15
09042	1149	わかめ　乾燥わかめ　板わかめ	7.2	(13.0)	16.7	(760)	(1400)	(950)	(430)	(170)	(590)	(830)	(440)	(130
09043	1150	わかめ　乾燥わかめ　灰干し　水戻し	96.0	(0.9)	1.1	(50)	(91)	(62)	(28)	(11)	(39)	(55)	(29)	(8
09044	1151	わかめ　カットわかめ　乾	9.2	14.0	17.9	810	1500	1000	460	180	640	890	470	14
09058	1152	わかめ　カットわかめ　水煮　（沸騰水で短時間加熱したもの）	93.6	(1.0)	1.3	(57)	(100)	(71)	(32)	(13)	(45)	(63)	(33)	(9
09045	1154	わかめ　湯通し塩蔵わかめ　塩抜き　生	93.3	1.3	1.5	73	130	91	46	17	63	81	60	14
09057	1155	わかめ　湯通し塩蔵わかめ　塩抜き　ゆで	97.5	0.5	0.6	29	52	35	19	7.0	26	32	25	5
09048	1156	わかめ　湯通し塩蔵わかめ　塩蔵	52.6	3.3	4.1	210	350	240	96	49	150	220	100	32
09046	1157	わかめ　くきわかめ　湯通し塩蔵　塩抜き	84.9	(0.8)	1.1	(50)	(50)	(50)	(50)	(50)	(100)	(50)	(50)	(10
09047	1158	わかめ　めかぶわかめ　生	94.2	0.7	0.9	31	58	47	21	12	32	35	24	5

可食部100 g当たり															
（スレオニン）	トリプトファン	バリン	ヒスチジン	アルギニン	アラニン	アスパラギン酸	グルタミン酸	グリシン	プロリン	セリン	ヒドロキシプロリン	アミノ酸組成計	アンモニア	剰余アンモニア	備考
THR	TRP	VAL	HIS	ARG	ALA	ASP	GLU	GLY	PRO	SER	HYP	AAT	AMMON	AMMON-E	
(……mg……)															
700)	(170)	(870)	(190)	(760)	(1500)	(1200)	(1500)	(810)	(550)	(600)	-	(13000)	(290)	-	別名： のげのり
500)	(540)	(1700)	(540)	(1600)	(2000)	(2900)	(3100)	(1700)	(1400)	(1600)	-	(27000)	(500)	-	すき干ししたもの
16	5.3	17	5.5	16	20	31	33	17	16	16	-	290	5.9	-	
11	3.8	12	3.8	11	14	21	22	12	10	11	-	200	3.6	-	
(88)	(33)	(110)	(38)	(91)	(130)	(180)	(210)	(110)	(77)	(84)	-	(1700)	-	-	基部を除いたもの 廃棄部位： 茎、中肋及びめかぶ 09044カットわかめから推計
630)	(240)	(770)	(280)	(650)	(910)	(1300)	(1500)	(750)	(550)	(600)	-	(12000)	-	-	9045カットわかめから推計
(93)	(35)	(110)	(41)	(96)	(130)	(190)	(220)	(110)	(81)	(89)	-	(1800)	-	-	09044カットわかめから推計
840)	(290)	(970)	(340)	(820)	(1100)	(1600)	(1800)	(930)	(690)	(840)	-	(15000)	(220)	-	09044カットわかめから推計
(55)	(19)	(64)	(23)	(54)	(74)	(110)	(120)	(61)	(46)	(55)	-	(1000)	(15)	-	09044カットわかめから推計
900	320	1000	370	870	1200	1700	2000	1000	740	900	-	16000	240	-	
(63)	(22)	(73)	(26)	(61)	(84)	(120)	(140)	(70)	(52)	(63)	-	(1100)	(17)	-	09044カットわかめから推計
79	30	93	32	94	110	150	170	90	70	79	-	1500	27	-	別名： 生わかめ
32	12	37	13	38	42	61	67	35	29	32	-	600	12	-	
200	59	260	81	220	290	390	450	240	170	180	-	3800	83	-	
(50)	(50)	(50)	(50)	(50)	(50)	(50)	(50)	(50)	(50)	(50)	(50)	(950)	(50)	-	09044カットわかめから推計
41	12	47	17	46	95	82	100	53	36	42	-	800	14	-	試料： 冷凍品 別名： めかぶ

10 魚介類

食品番号	索引番号	食品名	水分	アミノ酸組成によるたんぱく質	たんぱく質	イソロイシン	ロイシン	リシン（リジン）	含硫アミノ酸 メチオニン	含硫アミノ酸 シスチン	含硫アミノ酸 合計	芳香族アミノ酸 フェニルアラニン	芳香族アミノ酸 チロシン	芳香族アミノ酸 合計
		成分識別子	WATER	PROTCAA	PROT-	ILE	LEU	LYS	MET	CYS	AAS	PHE	TYR	AAA
		単位	(........ g	.........)		(..........			mg				..........)	
			可食部100 g 当たり											
10001	1159	<魚類> あいなめ 生	76.0	(15.8)	19.1	(880)	(1500)	(1800)	(590)	(220)	(810)	(750)	(640)	(14
10002	1160	<魚類> あこうだい 生	79.8	14.6	16.8	830	1400	1700	550	180	740	710	600	13
10003	1161	<魚類> （あじ類） まあじ 皮つき 生	75.1	16.8	19.7	870	1500	1800	580	210	790	790	690	15
10389	1162	<魚類> （あじ類） まあじ 皮なし 生	75.6	16.5	19.7	900	1500	1800	600	210	810	790	710	15
10004	1163	<魚類> （あじ類） まあじ 皮つき 水煮	70.3	(19.1)	22.4	(990)	(1700)	(2000)	(660)	(240)	(900)	(890)	(790)	(17
10005	1164	<魚類> （あじ類） まあじ 皮つき 焼き	65.3	(22.0)	25.9	(1100)	(2000)	(2300)	(770)	(270)	(1000)	(1000)	(910)	(19
10390	1165	<魚類> （あじ類） まあじ 皮つき フライ	52.3	16.6	20.1	880	1500	1600	570	230	800	800	650	14
10006	1166	<魚類> （あじ類） まあじ 開き干し 生	68.4	(17.2)	20.2	(890)	(1600)	(1800)	(600)	(210)	(810)	(800)	(710)	(15
10007	1167	<魚類> （あじ類） まあじ 開き干し 焼き	60.0	(20.9)	24.6	(1100)	(1900)	(2200)	(730)	(260)	(990)	(980)	(870)	(18
10391	1168	<魚類> （あじ類） まあじ 小型 骨付き 生	73.4	15.1	17.8	780	1300	1500	520	180	710	720	600	13
10392	1169	<魚類> （あじ類） まあじ 小型 骨付き から揚げ	50.3	19.5	24.0	1000	1700	2000	680	250	930	930	770	17
10393	1170	<魚類> （あじ類） まるあじ 生	71.2	18.1	22.1	940	1600	1900	680	240	910	840	750	16
10394	1171	<魚類> （あじ類） まるあじ 焼き	62.4	23.7	28.7	1200	2100	2500	860	300	1200	1100	1000	21
10008	1172	<魚類> （あじ類） にしまあじ 生	69.9	17.5	19.6	940	1600	1900	610	200	810	840	720	16
10009	1173	<魚類> （あじ類） にしまあじ 水煮	68.0	18.4	21.7	990	1700	2000	690	240	920	900	780	17
10010	1174	<魚類> （あじ類） にしまあじ 焼き	63.0	21.3	24.7	1100	2000	2300	810	270	1100	1000	900	19
10011	1175	<魚類> （あじ類） むろあじ 生	67.7	(19.7)	23.6	(1100)	(1800)	(2200)	(730)	(260)	(990)	(950)	(790)	(17

可食部100ｇ当たり															備考
（スレオニン）	トリプトファン	バリン	ヒスチジン	アルギニン	アラニン	アスパラギン酸	グルタミン酸	グリシン	プロリン	セリン	ヒドロキシプロリン	アミノ酸組成計	アンモニア	剰余アンモニア	
THR	TRP	VAL	HIS	ARG	ALA	ASP	GLU	GLY	PRO	SER	HYP	AAT	AMMON	AMMON-E	
(........mg........)															
840)	(210)	(970)	(520)	(1200)	(1100)	(1900)	(2800)	(990)	(680)	(750)	(150)	(18000)	(330)	-	別名：あぶらめ、あぶらこ 廃棄部位：頭部、内臓、骨、ひれ等（三枚下ろし） その他の魚類の平均値から推計
830	180	870	400	1000	1000	1800	2700	740	530	770	(130)	17000	280	-	切り身 ヒドロキシプロリン：その他の魚類の平均値から推計
960	230	990	790	1200	1200	2000	2800	1100	770	890	120	20000	280	-	別名：あじ 廃棄部位：頭部、内臓、骨、ひれ等（三枚下ろし）
950	230	1000	810	1200	1200	1900	2800	920	680	860	59	19000	270	-	別名：あじ
100)	(260)	(1100)	(890)	(1400)	(1400)	(2200)	(3200)	(1200)	(870)	(1000)	(140)	(22000)	(320)	-	別名：あじ 内臓等を除き水煮したもの 廃棄部位：頭部、骨、ひれ等 10003まあじ/生から推計
300)	(300)	(1300)	(1000)	(1600)	(1600)	(2600)	(3700)	(1400)	(1000)	(1200)	(160)	(26000)	(360)	-	別名：あじ 内臓等を除き焼いたもの 廃棄部位：頭部、骨、ひれ等 10003まあじ/生から推計
920	220	980	640	1200	1200	1900	3200	1000	880	930	110	19000	320	-	別名：あじ 三枚におろしたもの
980)	(230)	(1000)	(800)	(1300)	(1300)	(2000)	(2900)	(1100)	(790)	(910)	(120)	(20000)	(280)	-	別名：あじ 廃棄部位：頭部、骨、ひれ等 10003まあじ/生から推計
200)	(280)	(1200)	(980)	(1500)	(1500)	(2400)	(3500)	(1400)	(960)	(1100)	(150)	(24000)	(350)	-	別名：あじ 廃棄部位：頭部、骨、ひれ等 10003まあじ/生から推計
840	200	890	610	1100	1200	1700	2500	1100	740	800	170	18000	280	-	別名：あじ 廃棄部位：内臓、うろこ等
1100	260	1100	790	1400	1400	2200	3400	1400	1000	1000	210	23000	350	-	別名：あじ 内臓、うろこ等を除いて、調理したもの
1000	260	1100	1000	1300	1300	2100	3000	1100	790	930	110	21000	310	-	廃棄部位：頭部、内臓、骨、ひれ等（三枚おろし）
1400	340	1400	1300	1700	1700	2800	3900	1500	1000	1200	140	28000	400	-	内臓等を除き焼いたもの 廃棄部位：頭部、骨、ひれ等
1000	220	1000	620	1300	1300	2100	3000	1200	790	940	130	20000	300	-	三枚におろしたもの
1100	250	1100	630	1400	1300	2200	3200	1100	790	990	84	21000	290	-	廃棄部位：頭部、骨、ひれ等 内臓等を除き水煮したもの
1200	290	1300	740	1600	1500	2500	3600	1300	930	1200	120	25000	340	-	廃棄部位：頭部、骨、ひれ等 内臓等を除き焼いたもの
100)	(270)	(1200)	(1100)	(1400)	(1400)	(2300)	(3300)	(1200)	(830)	(900)	(110)	(23000)	(360)	-	廃棄部位：頭部、内臓、骨、ひれ等（三枚下ろし） あじ、いわし、さば、にしん、ぶり類の平均値から推計

10 魚介類

食品番号	索引番号	食品名	水分	アミノ酸組成によるたんぱく質	たんぱく質	イソロイシン	ロイシン	リシン（リジン）	含硫アミノ酸 メチオニン	シスチン	合計	芳香族アミノ酸 フェニルアラニン	チロシン	合計
		可食部100 g 当たり												
		成分識別子	WATER	PROTCAA	PROT-	ILE	LEU	LYS	MET	CYS	AAS	PHE	TYR	AAA
		単位	(......... g ....)			(.. mg ....)								
10012	1176	<魚類>　（あじ類）　むろあじ　焼き	61.9	(24.7)	29.7	(1400)	(2300)	(2700)	(910)	(330)	(1200)	(1200)	(1000)	(22
10013	1177	<魚類>　（あじ類）　むろあじ　開き干し	67.9	(19.1)	22.9	(1000)	(1800)	(2100)	(700)	(250)	(960)	(920)	(770)	(17
10014	1178	<魚類>　（あじ類）　むろあじ　くさや	38.6	41.6	49.9	(2300)	(3900)	(4600)	(1500)	(550)	(2100)	(2000)	(1700)	(37
10015	1179	<魚類>　あなご　生	72.2	14.4	17.3	830	1400	1600	520	210	730	680	570	12
10016	1180	<魚類>　あなご　蒸し	68.5	(14.7)	17.6	(850)	(1400)	(1600)	(530)	(210)	(740)	(690)	(580)	(13
10017	1181	<魚類>　あまご　養殖　生	76.8	(15.0)	18.3	(720)	(1300)	(1500)	(560)	(180)	(740)	(690)	(570)	(13
10018	1182	<魚類>　あまだい　生	76.5	16.0	18.8	940	1500	1800	600	240	850	770	650	14
10019	1183	<魚類>　あまだい　水煮	74.2	(17.6)	20.7	(1000)	(1700)	(2000)	(670)	(270)	(930)	(850)	(710)	(16
10020	1184	<魚類>　あまだい　焼き	73.6	(19.1)	22.5	(1100)	(1800)	(2200)	(720)	(290)	(1000)	(930)	(770)	(17
10021	1185	<魚類>　あゆ　天然　生	77.7	15.0	18.3	740	1300	1600	560	180	740	690	620	13
10022	1186	<魚類>　あゆ　天然　焼き	64.0	(21.8)	26.6	(1100)	(2000)	(2300)	(810)	(270)	(1100)	(1000)	(900)	(19
10025	1189	<魚類>　あゆ　養殖　生	72.0	14.6	17.8	740	1300	1600	540	180	720	690	620	13
10026	1190	<魚類>　あゆ　養殖　焼き	59.3	(18.6)	22.6	(940)	(1700)	(2000)	(690)	(230)	(920)	(870)	(780)	(17
10030	1194	<魚類>　アラスカめぬけ　生	78.4	(14.3)	17.2	(790)	(1400)	(1600)	(530)	(200)	(730)	(680)	(580)	(13
10031	1195	<魚類>　あんこう　生	85.4	(10.8)	13.0	(600)	(1000)	(1200)	(400)	(150)	(550)	(510)	(440)	(9
10032	1196	<魚類>　あんこう　きも　生	45.1	7.9	10.0	450	760	720	240	160	400	460	370	8

可食部100 g 当たり															備考
（スレオニン）	トリプトファン	バリン	ヒスチジン	アルギニン	アラニン	アスパラギン酸	グルタミン酸	グリシン	プロリン	セリン	ヒドロキシプロリン	アミノ酸組成計	アンモニア	剰余アンモニア	
THR	TRP	VAL	HIS	ARG	ALA	ASP	GLU	GLY	PRO	SER	HYP	AAT	AMMON	AMMON-E	
(……mg……)															
300)	(340)	(1600)	(1400)	(1700)	(1800)	(2900)	(4100)	(1500)	(1100)	(1100)	(140)	(29000)	(450)	-	内臓等を除き焼いたもの 廃棄部位：頭部、骨、ひれ等 あじ、いわし、さば、にしん、ぶり類の平均値から推計
000)	(260)	(1200)	(1100)	(1300)	(1400)	(2200)	(3200)	(1100)	(810)	(880)	(110)	(22000)	(350)	-	廃棄部位：頭部、骨、ひれ等 あじ、いわし、さば、にしん、ぶり類の平均値から推計
200)	(570)	(2600)	(2400)	(2900)	(3000)	(4900)	(6900)	(2500)	(1800)	(1900)	(230)	(48000)	(750)	-	廃棄部位：頭部、骨、ひれ等 あじ、いわし、さば、にしん、ぶり類の平均値から推計
780	180	880	520	1100	1000	1700	2400	970	620	720	(130)	17000	290	-	試料：まあなご 廃棄部位：頭部、内臓、骨、ひれ等 ヒドロキシプロリン：その他の魚類の平均値から推計
(790)	(180)	(890)	(530)	(1100)	(1000)	(1800)	(2400)	(990)	(630)	(730)	(140)	(17000)	(290)	-	試料：まあなご 切り身 10015あなご/生から推計
(840)	(190)	(850)	(620)	(1100)	(1100)	(1700)	(2400)	(1300)	(780)	(820)	(230)	(18000)	(250)	-	廃棄部位：頭部、内臓、骨、ひれ等（三枚下ろし） 10148にじます/淡水養殖/皮つき/生から推計
890	200	1000	410	1200	1100	2000	2800	900	610	800	(150)	19000	320	-	試料：あかあまだい 廃棄部位：頭部、内臓、骨、ひれ等（三枚下ろし） ヒドロキシプロリン：その他の魚類の平均値から推計
(980)	(230)	(1100)	(460)	(1300)	(1200)	(2200)	(3100)	(990)	(670)	(880)	(160)	(20000)	(360)	-	試料：あかあまだい 切り身 10018あまだい/生から推計
100)	(250)	(1200)	(500)	(1400)	(1300)	(2400)	(3300)	(1100)	(730)	(950)	(170)	(22000)	(390)	-	試料：あかあまだい 切り身 10018あまだい/生から推計
830	200	860	540	1100	1100	1700	2500	1100	750	820	180	17000	260	-	廃棄部位：頭部、内臓、骨、ひれ等（三枚下ろし）
200)	(290)	(1300)	(790)	(1600)	(1600)	(2500)	(3700)	(1600)	(1100)	(1200)	(260)	(25000)	(370)	-	廃棄部位：頭部、内臓、骨、ひれ等 10021あゆ/天然/生から推計
820	200	860	490	1100	1100	1700	2500	1000	720	800	130	17000	250	-	廃棄部位：頭部、内臓、骨、ひれ等（三枚下ろし）
000)	(250)	(1100)	(620)	(1400)	(1400)	(2200)	(3100)	(1300)	(920)	(1000)	(170)	(22000)	(320)	-	廃棄部位：頭部、内臓、骨、ひれ等 10025あゆ/養殖/生から推計
(750)	(190)	(870)	(470)	(1000)	(1000)	(1700)	(2500)	(900)	(610)	(670)	(130)	(17000)	(290)	-	別名：あかうお 切り身 その他の魚類の平均値から推計
(570)	(140)	(660)	(350)	(790)	(780)	(1300)	(1900)	(680)	(460)	(510)	(100)	(13000)	(220)	-	試料：きあんこう 切り身 その他の魚類の平均値から推計
500	140	570	250	560	530	930	1100	500	420	520	26	9300	160	-	試料：きあんこう 肝臓

10 魚介類

食品番号	索引番号	食品名	水分	アミノ酸組成によるたんぱく質	たんぱく質	イソロイシン	ロイシン	リシン（リジン）	含硫アミノ酸 メチオニン	シスチン	合計	芳香族アミノ酸 フェニルアラニン	チロシン	合計
		成分識別子	WATER	PROTCAA	PROT-	ILE	LEU	LYS	MET	CYS	AAS	PHE	TYR	AAA
		単位	(........ g ....)			(........ mg ....)								
			可食部100 g 当たり											
10033	1197	＜魚類＞ いかなご 生	74.2	14.1	17.2	790	1300	1500	540	200	740	670	590	13
10034	1198	＜魚類＞ いかなご 煮干し	38.0	(35.3)	43.1	(2000)	(3400)	(3700)	(1400)	(500)	(1900)	(1700)	(1500)	(32
10035	1199	＜魚類＞ いかなご つくだ煮	26.9	(24.1)	29.4	(1400)	(2300)	(2500)	(920)	(340)	(1300)	(1200)	(1000)	(22
10036	1200	＜魚類＞ いかなご あめ煮	28.1	(21.0)	25.6	(1200)	(2000)	(2200)	(800)	(300)	(1100)	(1000)	(880)	(19
10037	1201	＜魚類＞ いさき 生	75.8	(14.3)	17.2	(790)	(1400)	(1600)	(530)	(200)	(730)	(680)	(580)	(13
10038	1202	＜魚類＞ いしだい 生	71.6	(16.2)	19.5	(900)	(1500)	(1800)	(600)	(230)	(830)	(770)	(660)	(14
10039	1203	＜魚類＞ いとよりだい 生	78.8	15.6	18.1	840	1500	1700	530	180	710	720	670	14
10040	1204	＜魚類＞ いとよりだい すり身	76.9	(14.4)	16.7	(770)	(1400)	(1600)	(490)	(170)	(660)	(670)	(620)	(13
10041	1205	＜魚類＞ いぼだい 生	74.0	(13.6)	16.4	(750)	(1300)	(1500)	(510)	(190)	(700)	(650)	(550)	(12
10042	1206	＜魚類＞ （いわし類） うるめいわし 生	71.7	18.4	21.3	1000	1700	2000	640	210	860	890	770	17
10043	1207	＜魚類＞ （いわし類） うるめいわし 丸干し	40.1	(38.8)	45.0	(2200)	(3600)	(4300)	(1400)	(450)	(1800)	(1900)	(1600)	(35
10044	1208	＜魚類＞ （いわし類） かたくちいわし 生	68.2	15.3	18.2	830	1400	1600	550	190	740	750	610	14
10045	1209	＜魚類＞ （いわし類） かたくちいわし 煮干し	15.7	(54.1)	64.5	(2900)	(4900)	(5800)	(2000)	(680)	(2600)	(2600)	(2200)	(48
10046	1210	＜魚類＞ （いわし類） かたくちいわし 田作り	14.9	(55.9)	66.6	(3000)	(5100)	(6000)	(2000)	(700)	(2700)	(2700)	(2200)	(50
10047	1211	＜魚類＞ （いわし類） まいわし 生	68.9	16.4	19.2	910	1500	1800	570	190	760	800	670	15

可食部100 g 当たり															
（スレオニン）	トリプトファン	バリン	ヒスチジン	アルギニン	アラニン	アスパラギン酸	グルタミン酸	グリシン	プロリン	セリン	ヒドロキシプロリン	アミノ酸組成計	アンモニア	剰余アンモニア	備考
THR	TRP	VAL	HIS	ARG	ALA	ASP	GLU	GLY	PRO	SER	HYP	AAT	AMMON	AMMON-E	
(……mg……)															
850	200	910	450	930	1000	1600	2500	800	620	750	(130)	16000	310	-	別名：こうなご 小型魚全体 ヒドロキシプロリン：その他の魚類の平均値から推計
2100)	(500)	(2300)	(1100)	(2300)	(2600)	(4100)	(6200)	(2000)	(1600)	(1900)	(340)	(41000)	(770)	-	別名：こうなご 10033いかなご/生から推計
1400)	(340)	(1600)	(760)	(1600)	(1800)	(2800)	(4200)	(1400)	(1100)	(1300)	(230)	(28000)	(520)	-	別名：こうなご 10033いかなご/生から推計
1300)	(300)	(1400)	(670)	(1400)	(1500)	(2400)	(3700)	(1200)	(930)	(1100)	(200)	(24000)	(460)	-	別名：こうなご 10033いかなご/生から推計
(750)	(190)	(870)	(470)	(1000)	(1000)	(1700)	(2500)	(900)	(610)	(670)	(130)	(17000)	(290)	-	廃棄部位：頭部、内臓、骨、ひれ等（三枚下ろし） その他の魚類の平均値から推計
(860)	(210)	(990)	(530)	(1200)	(1200)	(1900)	(2800)	(1000)	(700)	(760)	(150)	(19000)	(330)	-	別名：くちぐろ 廃棄部位：頭部、内臓、骨、ひれ等（三枚下ろし） その他の魚類の平均値から推計
910	210	940	450	1200	1100	1900	2700	950	690	830	95	18000	260	-	別名：いとより 三枚におろしたもの
(840)	(190)	(860)	(420)	(1100)	(1000)	(1700)	(2500)	(880)	(640)	(770)	(87)	(17000)	(240)	-	別名：いとより 10039いとよりだい/生から推計
(720)	(180)	(830)	(440)	(990)	(980)	(1600)	(2400)	(850)	(590)	(640)	(130)	(16000)	(280)	-	別名：えぼだい 廃棄部位：頭部、内臓、骨、ひれ等（三枚下ろし） その他の魚類の平均値から推計
1000	260	1200	1100	1200	1300	2100	3000	980	770	930	(100)	21000	340	-	廃棄部位：頭部、内臓、骨、ひれ等（三枚下ろし） ヒドロキシプロリン：あじ、いわし、さば、にしん、ぶり類の平均値から推計
2200)	(550)	(2500)	(2400)	(2600)	(2700)	(4500)	(6400)	(2100)	(1600)	(2000)	(220)	(45000)	(730)	-	廃棄部位：頭部、ひれ等 10042うるめいわし/生から推計
880	200	960	920	1000	1100	1800	2600	830	610	800	(89)	18000	280	-	別名：しこいわし、ひしこ、せぐろ 廃棄部位：頭部、内臓、骨、ひれ等（三枚下ろし） ヒドロキシプロリン：あじ、いわし、さば、にしん、ぶり類の平均値から推計
3100)	(710)	(3400)	(3300)	(3700)	(4000)	(6300)	(9000)	(3000)	(2200)	(2800)	(310)	(63000)	(990)	-	別名：しこいわし、ひしこ、せぐろ、いりこ、ちりめん 魚体全体 10044かたくちいわし/生から推計
3200)	(730)	(3500)	(3400)	(3800)	(4100)	(6500)	(9300)	(3100)	(2200)	(2900)	(320)	(65000)	(1000)	-	別名：しこいわし、ひしこ、せぐろ、ごまめ 幼魚の乾燥品（調理前） 10044かたくちいわし/生から推計
950	220	1000	1000	1100	1200	1900	2700	930	660	850	(94)	19000	270	-	廃棄部位：頭部、内臓、骨、ひれ等（三枚下ろし） ヒドロキシプロリン：あじ、いわし、さば、にしん、ぶり類の平均値から推計

10 魚介類

食品番号	索引番号	食品名	水分	アミノ酸組成によるたんぱく質	たんぱく質	イソロイシン	ロイシン	リシン（リジン）	含硫アミノ酸 メチオニン	シスチン	合計	芳香族アミノ酸 フェニルアラニン	チロシン	合計
		成分識別子	WATER	PROTCAA	PROT-	ILE	LEU	LYS	MET	CYS	AAS	PHE	TYR	AAA
		単位	(......... g	.........)		(...			mg				....)	
10048	1212	<魚類> （いわし類） まいわし 水煮	61.7	(19.1)	22.4	(1100)	(1800)	(2000)	(670)	(220)	(880)	(940)	(780)	(170
10049	1213	<魚類> （いわし類） まいわし 焼き	57.8	(21.5)	25.3	(1200)	(2000)	(2300)	(750)	(240)	(990)	(1100)	(880)	(190
10395	1214	<魚類> （いわし類） まいわし フライ	37.8	15.9	20.0	830	1500	1500	540	220	760	810	640	14
10050	1215	<魚類> （いわし類） まいわし 塩いわし	66.3	(14.3)	16.8	(790)	(1300)	(1500)	(500)	(160)	(660)	(700)	(590)	(130
10051	1216	<魚類> （いわし類） まいわし 生干し	59.6	(17.5)	20.6	(970)	(1600)	(1900)	(610)	(200)	(810)	(860)	(720)	(160
10052	1217	<魚類> （いわし類） まいわし 丸干し	54.6	(27.9)	32.8	(1600)	(2600)	(3000)	(970)	(320)	(1300)	(1400)	(1100)	(250
10053	1218	<魚類> （いわし類） めざし 生	59.0	(15.2)	18.2	(830)	(1400)	(1700)	(560)	(200)	(760)	(730)	(610)	(130
10054	1219	<魚類> （いわし類） めざし 焼き	56.2	(19.7)	23.7	(1100)	(1800)	(2200)	(730)	(260)	(990)	(950)	(800)	(180
10396	1220	<魚類> （いわし類） しらす 生	81.8	11.6	15.0	620	1100	1200	390	150	540	560	520	11
10445	1221	<魚類> （いわし類） しらす 釜揚げしらす	77.4	(13.6)	17.6	(720)	(1300)	(1400)	(460)	(180)	(640)	(660)	(600)	(130
10055	1222	<魚類> （いわし類） しらす干し 微乾燥品	67.5	19.8	24.5	1000	1900	2100	660	260	920	970	900	19
10056	1223	<魚類> （いわし類） しらす干し 半乾燥品	46.0	33.1	40.5	1700	3100	3500	1100	460	1600	1600	1500	31
10057	1224	<魚類> （いわし類） たたみいわし	10.7	(61.4)	75.1	(3200)	(5800)	(6500)	(2100)	(850)	(2900)	(3000)	(2800)	(580
10058	1225	<魚類> （いわし類） みりん干し かたくちいわし	18.5	(37.2)	44.3	(2000)	(3400)	(4000)	(1300)	(470)	(1800)	(1800)	(1500)	(330
10059	1226	<魚類> （いわし類） みりん干し まいわし	33.5	(26.7)	31.4	(1500)	(2500)	(2900)	(930)	(300)	(1200)	(1300)	(1100)	(240
10060	1227	<魚類> （いわし類） 缶詰 水煮	66.3	(17.2)	20.7	(950)	(1600)	(1900)	(640)	(230)	(870)	(830)	(700)	(150
10061	1228	<魚類> （いわし類） 缶詰 味付け	59.1	(17.0)	20.4	(930)	(1600)	(1900)	(630)	(230)	(850)	(820)	(690)	(150

可食部100 g 当たり

(スレオニン)	トリプトファン	バリン	ヒスチジン	アルギニン	アラニン	アスパラギン酸	グルタミン酸	グリシン	プロリン	セリン	ヒドロキシプロリン	アミノ酸組成計	アンモニア	剰余アンモニア	備考
可食部100 g 当たり															
THR	TRP	VAL	HIS	ARG	ALA	ASP	GLU	GLY	PRO	SER	HYP	AAT	AMMON	AMMON-E	
(………mg………)															
1100)	(250)	(1200)	(1200)	(1300)	(1400)	(2200)	(3100)	(1100)	(770)	(990)	(110)	(22000)	(320)	-	頭部、内臓等を除き水煮したもの 廃棄部位：骨、ひれ等 10047まいわし/生から推計
200)	(290)	(1400)	(1300)	(1500)	(1500)	(2500)	(3500)	(1200)	(870)	(1100)	(120)	(25000)	(360)	-	内臓等を除き焼いたもの 廃棄部位：頭部、骨、ひれ等 10047まいわし/生から推計
870	240	990	740	1100	1100	1700	3100	910	860	900	63	19000	310	-	三枚におろしたもの
(830)	(190)	(920)	(870)	(970)	(1000)	(1700)	(2400)	(810)	(580)	(740)	(82)	(17000)	(240)	-	廃棄部位：頭部、内臓、骨、ひれ等 10047まいわし/生から推計
000)	(230)	(1100)	(1100)	(1200)	(1200)	(2000)	(2900)	(1000)	(710)	(910)	(100)	(20000)	(290)	-	廃棄部位：頭部、内臓、骨、ひれ等 10047まいわし/生から推計
600)	(370)	(1800)	(1700)	(1900)	(2000)	(3200)	(4600)	(1600)	(1100)	(1400)	(160)	(32000)	(460)	-	廃棄部位：頭部、ひれ等 10047まいわし/生から推計
(810)	(210)	(950)	(870)	(1100)	(1100)	(1800)	(2500)	(890)	(640)	(700)	(86)	(18000)	(270)	-	原材料：かたくちいわし、まいわし等 廃棄部位：頭部、ひれ等 あじ、いわし、さば、にしん、ぶり類の平均値から推計
100)	(270)	(1200)	(1100)	(1400)	(1400)	(2300)	(3300)	(1200)	(840)	(910)	(110)	(23000)	(360)	-	原材料：かたくちいわし、まいわし等 廃棄部位：頭部、ひれ等 あじ、いわし、さば、にしん、ぶり類の平均値から推計
680	160	750	400	870	870	1400	2000	710	530	640	51	14000	240	-	かたくちいわし、まいわし等の幼魚
(800)	(190)	(870)	(470)	(1000)	(1000)	(1600)	(2300)	(830)	(620)	(750)	(59)	(16000)	(280)	-	10396しらす/生から推計
1200	290	1200	600	1500	1400	2300	3400	1100	940	1100	85	23000	340	-	
2000	470	2100	1100	2500	2400	3900	5600	1900	1600	1900	150	39000	570	-	原材料：かたくちいわし、まいわし等の幼魚 主として関西向け
3700)	(880)	(3900)	(2000)	(4600)	(4400)	(7300)	(10000)	(3500)	(2900)	(3400)	(270)	(71000)	(1100)	-	原材料：かたくちいわし、まいわし等の幼魚 10056しらす干し/半乾燥品から推計
2100)	(490)	(2300)	(2200)	(2500)	(2800)	(4400)	(6200)	(2000)	(1500)	(2000)	(220)	(43000)	(680)	-	10044かたくちいわし/生から推計
600)	(350)	(1700)	(1600)	(1800)	(1900)	(3100)	(4400)	(1500)	(1100)	(1400)	(150)	(31000)	(440)	-	10047まいわし/生から推計
(920)	(240)	(1100)	(990)	(1200)	(1200)	(2000)	(2900)	(1000)	(730)	(790)	(97)	(20000)	(310)	-	まいわし製品 液汁を除いたもの あじ、いわし、さば、にしん、ぶり類の平均値から推計
(910)	(230)	(1100)	(970)	(1200)	(1200)	(2000)	(2800)	(1000)	(720)	(780)	(96)	(20000)	(310)	-	まいわし製品 液汁を除いたもの あじ、いわし、さば、にしん、ぶり類の平均値から推計

食品番号	索引番号	食品名	可食部100g当たり											
									含硫アミノ酸			芳香族アミノ酸		
			水分	アミノ酸組成によるたんぱく質	たんぱく質	イソロイシン	ロイシン	リシン（リジン）	メチオニン	シスチン	合計	フェニルアラニン	チロシン	合計
		成分識別子	WATER	PROTCAA	PROT-	ILE	LEU	LYS	MET	CYS	AAS	PHE	TYR	AAA
		単位	(........ g ....)			(.. mg ....)								
10062	1229	＜魚類＞ （いわし類） 缶詰 トマト漬	68.1	(14.6)	17.5	(800)	(1400)	(1600)	(540)	(190)	(730)	(700)	(590)	(130
10063	1230	＜魚類＞ （いわし類） 缶詰 油漬	46.2	(16.9)	20.3	(930)	(1600)	(1900)	(620)	(230)	(850)	(820)	(680)	(150
10064	1231	＜魚類＞ （いわし類） 缶詰 かば焼	56.1	(13.5)	16.2	(740)	(1300)	(1500)	(500)	(180)	(680)	(650)	(550)	(120
10397	1232	＜魚類＞ （いわし類） 缶詰 アンチョビ	54.3	21.3	24.2	1300	2100	2100	810	290	1100	1200	960	22
10066	1234	＜魚類＞ うぐい 生	77.0	(16.7)	20.1	(920)	(1600)	(1800)	(620)	(230)	(860)	(790)	(680)	(150
10067	1235	＜魚類＞ うなぎ 養殖 生	62.1	14.4	17.1	630	1100	1300	480	140	610	610	490	11
10069	1237	＜魚類＞ うなぎ 白焼き	52.1	(17.4)	20.7	(760)	(1300)	(1600)	(580)	(170)	(740)	(730)	(590)	(130
10070	1238	＜魚類＞ うなぎ かば焼	50.5	(19.3)	23.0	(850)	(1500)	(1700)	(640)	(190)	(830)	(810)	(660)	(150
10071	1239	＜魚類＞ うまづらはぎ 生	80.2	15.1	18.2	900	1500	1600	530	230	760	700	640	13
10072	1240	＜魚類＞ うまづらはぎ 味付け開き干し	21.5	(48.9)	58.9	(2900)	(4700)	(5200)	(1700)	(760)	(2500)	(2300)	(2100)	(430
10073	1241	＜魚類＞ えい 生	79.3	(9.5)	19.1	(590)	(910)	(1000)	(340)	(130)	(470)	(450)	(400)	(85
10074	1242	＜魚類＞ えそ 生	77.6	17.6	20.1	950	1700	2000	630	210	840	810	760	16
10075	1243	＜魚類＞ おいかわ 生	73.8	(15.9)	19.2	(880)	(1500)	(1800)	(590)	(220)	(820)	(760)	(650)	(140
10076	1244	＜魚類＞ おおさが 生	74.7	(13.5)	16.3	(750)	(1300)	(1500)	(500)	(190)	(690)	(640)	(550)	(120
10077	1245	＜魚類＞ おこぜ 生	78.8	(16.2)	19.6	(900)	(1500)	(1800)	(610)	(230)	(830)	(770)	(660)	(140
10078	1246	＜魚類＞ おひょう 生	77.0	(16.5)	19.9	(910)	(1600)	(1800)	(610)	(230)	(850)	(790)	(670)	(150
10079	1247	＜魚類＞ かさご 生	79.1	16.7	19.3	830	1500	1800	610	200	800	790	670	15

						可食部100 g 当たり									
（スレオニン）	トリプトファン	バリン	ヒスチジン	アルギニン	アラニン	アスパラギン酸	グルタミン酸	グリシン	プロリン	セリン	ヒドロキシプロリン	アミノ酸組成計	アンモニア	剰余アンモニア	備考
THR	TRP	VAL	HIS	ARG	ALA	ASP	GLU	GLY	PRO	SER	HYP	AAT	AMMON	AMMON-E	
(......							mg							......)	
(780)	(200)	(910)	(830)	(1000)	(1000)	(1700)	(2400)	(860)	(620)	(670)	(82)	(17000)	(260)	-	まいわし製品 液汁を除いたもの あじ、いわし、さば、にしん、ぶり類の平均値から推計
(900)	(230)	(1100)	(970)	(1200)	(1200)	(2000)	(2800)	(1000)	(720)	(780)	(96)	(20000)	(310)	-	別名：オイルサーディン まいわし製品 液汁を含んだもの あじ、いわし、さば、にしん、ぶり類の平均値から推計
(720)	(190)	(850)	(770)	(950)	(970)	(1600)	(2200)	(800)	(570)	(620)	(76)	(16000)	(240)	-	まいわし製品 液汁を含んだもの あじ、いわし、さば、にしん、ぶり類の平均値から推計
1300	400	1500	850	1400	1500	2500	3300	1200	950	1100	60	25000	340	-	かたくちいわし製品 液汁を除いたもの
(880)	(220)	(1000)	(540)	(1200)	(1200)	(2000)	(2900)	(1000)	(720)	(790)	(150)	(19000)	(340)	-	廃棄部位：頭部、内臓、骨、ひれ等（三枚下ろし） その他の魚類の平均値から推計
730	140	730	600	1100	1200	1500	2200	1700	990	730	490	17000	200	-	廃棄部位：頭部、内臓、骨、ひれ等
(880)	(160)	(880)	(730)	(1400)	(1400)	(1800)	(2700)	(2000)	(1200)	(890)	(590)	(20000)	(250)	-	10067うなぎ/養殖/生から推計
(980)	(180)	(980)	(810)	(1500)	(1600)	(2000)	(3000)	(2300)	(1300)	(990)	(650)	(23000)	(280)	-	10067うなぎ/養殖/生から推計
820	220	1000	440	1100	1100	1800	2500	940	640	740	(140)	18000	390	-	廃棄部位：頭部、内臓、骨、皮、ひれ等（三枚下ろし） ヒドロキシプロリン：その他の魚類の平均値から推計
[illegible]700)	(700)	(3300)	(1400)	(3700)	(3500)	(5800)	(8200)	(3000)	(2100)	(2400)	(460)	(57000)	(1300)	-	廃棄部位：骨、ひれ等 10071うまづらはぎ/生から推計
(550)	(140)	(570)	(280)	(740)	(660)	(1100)	(1700)	(560)	(420)	(480)	-	(11000)	(650)	-	別名：かすべ 切り身 10168よしきりざめ/生から推計
1000	240	1100	670	1300	1200	2100	3200	950	720	940	51	20000	280	-	試料：わにえそ、とかげえそ、まえそ等 三枚におろしたもの
(840)	(210)	(980)	(520)	(1200)	(1100)	(1900)	(2800)	(1000)	(690)	(750)	(150)	(19000)	(330)	-	別名：はや、やまべ 廃棄部位：頭部、内臓、骨、ひれ等（三枚下ろし） その他の魚類の平均値から推計
(720)	(180)	(830)	(440)	(990)	(970)	(1600)	(2400)	(850)	(580)	(640)	(130)	(16000)	(280)	-	別名：こうじんめぬけ 切り身 その他の魚類の平均値から推計
(860)	(210)	(1000)	(530)	(1200)	(1200)	(2000)	(2800)	(1000)	(700)	(770)	(150)	(19000)	(330)	-	試料：おにおこぜ 廃棄部位：頭部、内臓、骨、ひれ等（三枚下ろし） その他の魚類の平均値から推計
(870)	(220)	(1000)	(540)	(1200)	(1200)	(2000)	(2900)	(1000)	(710)	(780)	(150)	(19000)	(340)	-	別名：おおひらめ 切り身 その他の魚類の平均値から推計
970	200	910	440	1300	1200	2000	2900	1200	790	960	180	19000	270	-	三枚におろしたもの

10 魚介類

食品番号	索引番号	食品名	水分	アミノ酸組成によるたんぱく質	たんぱく質	イソロイシン	ロイシン	リシン（リジン）	含硫アミノ酸 メチオニン	シスチン	合計	芳香族アミノ酸 フェニルアラニン	チロシン	合計
		成分識別子	WATER	PROTCAA	PROT-	ILE	LEU	LYS	MET	CYS	AAS	PHE	TYR	AAA
		単位	(......... g	.........)		(........			mg					........)
10080	1248	＜魚類＞ かじか 生	76.4	(12.4)	15.0	(690)	(1200)	(1400)	(460)	(180)	(640)	(590)	(510)	(110
10081	1249	＜魚類＞ かじか 水煮	73.5	(13.1)	15.8	(730)	(1200)	(1400)	(490)	(180)	(670)	(620)	(530)	(120
10082	1250	＜魚類＞ かじか つくだ煮	23.8	(24.4)	29.4	(1300)	(2300)	(2700)	(910)	(340)	(1300)	(1200)	(990)	(220
10083	1251	＜魚類＞ （かじき類） くろかじき 生	75.6	18.6	22.9	1100	1700	1900	650	280	920	820	730	15
10084	1252	＜魚類＞ （かじき類） まかじき 生	73.8	(18.7)	23.1	(1000)	(1700)	(2000)	(650)	(240)	(900)	(860)	(760)	(160
10085	1253	＜魚類＞ （かじき類） めかじき 生	72.2	15.2	19.2	830	1400	1600	530	200	730	680	660	13
10398	1254	＜魚類＞ （かじき類） めかじき 焼き	59.9	22.4	27.5	1200	2100	2300	790	280	1100	1000	980	20
10086	1255	＜魚類＞ （かつお類） かつお 春獲り 生	72.2	20.6	25.8	1000	1800	2100	700	270	970	920	830	17
10087	1256	＜魚類＞ （かつお類） かつお 秋獲り 生	67.3	20.5	25.0	1100	1800	2100	700	270	970	930	830	18
10088	1257	＜魚類＞ （かつお類） そうだがつお 生	69.9	(20.9)	25.7	(1100)	(1900)	(2200)	(730)	(270)	(1000)	(950)	(840)	(180
10089	1258	＜魚類＞ （かつお類） 加工品 なまり	66.9	(24.3)	29.8	(1300)	(2200)	(2500)	(850)	(320)	(1200)	(1100)	(970)	(210
10090	1259	＜魚類＞ （かつお類） 加工品 なまり節	58.8	(30.9)	38.0	(1700)	(2800)	(3200)	(1100)	(400)	(1500)	(1400)	(1200)	(260
10446	1260	＜魚類＞ （かつお類） 加工品 裸節	22.6	(59.6)	71.6	(3300)	(5500)	(6200)	(2100)	(700)	(2800)	(2800)	(2500)	(530
10091	1261	＜魚類＞ （かつお類） 加工品 かつお節	15.2	64.2	77.1	3600	5900	6700	2200	760	3000	3000	2700	57
10092	1262	＜魚類＞ （かつお類） 加工品 削り節	17.2	64.0	75.7	3500	6000	6600	2200	810	3000	3100	2800	59
10093	1263	＜魚類＞ （かつお類） 加工品 削り節つくだ煮	36.1	(16.5)	19.5	(900)	(1500)	(1700)	(560)	(210)	(770)	(800)	(710)	(150
10094	1264	＜魚類＞ （かつお類） 加工品 角煮	41.4	(25.2)	31.0	(1400)	(2300)	(2700)	(880)	(330)	(1200)	(1200)	(1000)	(220
10095	1265	＜魚類＞ （かつお類） 加工品 塩辛	72.9	(9.7)	12.0	(520)	(890)	(1000)	(340)	(130)	(470)	(450)	(400)	(84
10096	1266	＜魚類＞ （かつお類） 缶詰 味付け フレーク	65.8	(14.9)	18.4	(800)	(1400)	(1600)	(520)	(190)	(710)	(680)	(610)	(130
10097	1267	＜魚類＞ （かつお類） 缶詰 油漬 フレーク	55.5	(15.3)	18.8	(820)	(1400)	(1600)	(530)	(200)	(730)	(700)	(620)	(130

可食部100 g 当たり

可食部100ｇ当たり															
（スレオニン）	トリプトファン	バリン	ヒスチジン	アルギニン	アラニン	アスパラギン酸	グルタミン酸	グリシン	プロリン	セリン	ヒドロキシプロリン	アミノ酸組成計	アンモニア	剰余アンモニア	備考
THR	TRP	VAL	HIS	ARG	ALA	ASP	GLU	GLY	PRO	SER	HYP	AAT	AMMON	AMMON-E	
(……mg……)															
(660)	(160)	(760)	(410)	(910)	(900)	(1500)	(2200)	(780)	(540)	(590)	(120)	(14000)	(260)	-	別名：ごり 魚体全体 その他の魚類の平均値から推計
(690)	(170)	(800)	(430)	(960)	(940)	(1600)	(2300)	(820)	(560)	(620)	(120)	(15000)	(270)	-	魚体全体を水煮したもの その他の魚類の平均値から推計
300)	(320)	(1500)	(800)	(1800)	(1800)	(2900)	(4300)	(1500)	(1000)	(1100)	(230)	(28000)	(500)	-	その他の魚類の平均値から推計
980	260	1200	1800	1300	1200	2000	2900	1100	770	840	(86)	22000	360	-	別名：くろかわ 切り身（皮なし） ヒドロキシプロリン：高度回遊魚の平均値から推計
000)	(270)	(1200)	(1700)	(1300)	(1300)	(2100)	(3000)	(1100)	(790)	(840)	(76)	(22000)	(310)	-	切り身（皮なし） 高度回遊魚の平均値から推計
880	220	910	1000	1100	1000	1700	2500	840	670	810	68	18000	250	-	別名：めか 切り身（皮なし）
1300	320	1400	1500	1600	1500	2400	3700	1200	990	1200	100	26000	360	-	切り身（皮なし）
1200	320	1200	2500	1400	1400	2200	3000	1100	800	1000	67	24000	330	-	別名：ほんがつお、まがつお、初がつお 試料：第3章参照 三枚におろしたもの
1100	310	1200	2400	1400	1400	2200	3000	1100	820	1000	85	24000	340	-	別名：ほんがつお、まがつお、戻りがつお 廃棄部位：頭部、内臓、骨、ひれ等（三枚下ろし）
100)	(300)	(1300)	(2100)	(1400)	(1400)	(2300)	(3300)	(1200)	(870)	(930)	(91)	(24000)	-	-	試料：まるそうだ、ひらそうだ 廃棄部位：頭部、内臓、骨、ひれ等（三枚下ろし） 高度回遊魚の平均値から推計
300)	(350)	(1500)	(2400)	(1700)	(1600)	(2700)	(3800)	(1400)	(1000)	(1100)	(110)	(28000)	-	-	高度回遊魚の平均値から推計
600)	(440)	(1900)	(3100)	(2100)	(2100)	(3400)	(4900)	(1700)	(1300)	(1400)	(130)	(36000)	-	-	高度回遊魚の平均値から推計
500)	(900)	(3800)	(5300)	(4100)	(4000)	(6800)	(9200)	(3200)	(2500)	(3000)	-	(69000)	(960)	-	10091かつお節から推計
3800	960	4100	5700	4400	4400	7300	9900	3400	2700	3200	-	75000	1000	-	10092削り節から推計
3800	1000	4100	4800	4400	4500	7400	9900	3500	2700	3300	-	74000	1100	-	試料：包装品
(990)	(260)	(1100)	(1200)	(1100)	(1200)	(1900)	(2600)	(910)	(690)	(840)	-	(19000)	(280)	-	10092削り節から推計
300)	(360)	(1600)	(2300)	(1700)	(1700)	(2800)	(4000)	(1400)	(1100)	(1100)	(100)	(29000)	(420)	-	高度回遊魚の平均値から推計
(520)	(140)	(600)	(880)	(670)	(670)	(1100)	(1500)	(560)	(410)	(440)	(40)	(11000)	(160)	-	別名：酒盗 高度回遊魚の平均値から推計
(800)	(220)	(920)	(1400)	(1000)	(1000)	(1700)	(2400)	(860)	(630)	(670)	(61)	(17000)	(250)	-	別名：ツナ缶 液汁を含んだもの 高度回遊魚の平均値から推計
(820)	(220)	(940)	(1400)	(1100)	(1000)	(1700)	(2400)	(880)	(640)	(690)	(62)	(18000)	(260)	-	別名：ツナ缶 液汁を含んだもの 高度回遊魚の平均値から推計

10 魚介類

食品番号	索引番号	食品名	水分	アミノ酸組成によるたんぱく質	たんぱく質	イソロイシン	ロイシン	リシン（リジン）	含硫アミノ酸 メチオニン	含硫アミノ酸 シスチン	含硫アミノ酸 合計	芳香族アミノ酸 フェニルアラニン	芳香族アミノ酸 チロシン	芳香族アミノ酸 合計
		可食部100 g 当たり												
		成分識別子	WATER	PROTCAA	PROT-	ILE	LEU	LYS	MET	CYS	AAS	PHE	TYR	AAA
		単位	(……… g ………)			(…………………………… mg ……………………………)								
10098	1268	＜魚類＞ かます 生	72.7	(15.5)	18.9	890	1500	1800	600	280	880	750	680	14
10099	1269	＜魚類＞ かます 焼き	70.3	(19.1)	23.3	(1100)	(1900)	(2200)	(740)	(340)	(1100)	(930)	(830)	(18
10100	1270	＜魚類＞ （かれい類） まがれい 生	77.8	17.8	19.6	970	1700	2000	640	230	870	820	750	16
10101	1271	＜魚類＞ （かれい類） まがれい 水煮	75.6	(19.5)	21.4	(1100)	(1800)	(2100)	(700)	(250)	(950)	(900)	(820)	(17
10102	1272	＜魚類＞ （かれい類） まがれい 焼き	73.9	(21.3)	23.4	(1200)	(2000)	(2300)	(770)	(270)	(1000)	(980)	(900)	(19
10103	1273	＜魚類＞ （かれい類） まこがれい 生	79.0	15.6	18.0	750	1300	1500	540	180	720	690	590	13
10399	1274	＜魚類＞ （かれい類） まこがれい 焼き	66.2	23.7	28.5	1100	2000	2300	830	280	1100	1100	920	20
10107	1278	＜魚類＞ かわはぎ 生	79.9	16.3	18.8	850	1500	1700	570	200	780	740	680	14
10108	1279	＜魚類＞ かんぱち 三枚おろし 生	73.3	(17.4)	21.0	(950)	(1600)	(1900)	(640)	(230)	(870)	(840)	(710)	(15
10424	1280	＜魚類＞ かんぱち 背側 生	76.1	18.8	22.2	1100	1800	2100	680	240	920	870	810	17
10109	1281	＜魚類＞ きす 生	80.8	16.1	18.5	860	1500	1800	590	200	780	750	670	14
10400	1282	＜魚類＞ きす 天ぷら	57.5	16.0	18.4	860	1500	1700	570	210	780	760	620	14
10110	1283	＜魚類＞ きちじ 生	63.9	12.2	13.6	620	1100	1300	450	150	600	610	490	11
10111	1284	＜魚類＞ きびなご 生	78.2	(15.6)	18.8	(860)	(1500)	(1700)	(580)	(220)	(800)	(740)	(630)	(14
10112	1285	＜魚類＞ きびなご 調味干し	32.2	(39.7)	47.9	(2200)	(3800)	(4400)	(1500)	(560)	(2000)	(1900)	(1600)	(35
10113	1286	＜魚類＞ キャビア 塩蔵品	51.0	(22.6)	26.2	(1100)	(2300)	(2000)	(690)	(480)	(1200)	(1100)	(1000)	(22
10114	1287	＜魚類＞ キングクリップ 生	80.5	(15.1)	18.2	(840)	(1400)	(1700)	(560)	(210)	(770)	(720)	(610)	(13
10115	1288	＜魚類＞ ぎんだら 生	67.4	12.1	13.6	620	1100	1300	450	140	590	540	500	10
10401	1289	＜魚類＞ ぎんだら 水煮	61.2	14.6	14.9	770	1300	1500	560	180	740	660	620	13
10116	1290	＜魚類＞ きんめだい 生	72.1	14.6	17.8	740	1300	1600	530	180	720	710	600	13
10117	1291	＜魚類＞ ぐち 生	80.1	15.3	18.0	930	1500	1700	590	220	810	760	640	14

可食部100ｇ当たり															備考
（スレオニン）	トリプトファン	バリン	ヒスチジン	アルギニン	アラニン	アスパラギン酸	グルタミン酸	グリシン	プロリン	セリン	ヒドロキシプロリン	アミノ酸組成計	アンモニア	剰余アンモニア	
THR	TRP	VAL	HIS	ARG	ALA	ASP	GLU	GLY	PRO	SER	HYP	AAT	AMMON	AMMON-E	
(......mg......)															
850	210	990	530	1100	1100	1800	2600	850	660	760	(92)	18000	310	-	試料：あかかます 廃棄部位：頭部、内臓、骨、ひれ等（三枚下ろし）
000)	(260)	(1200)	(660)	(1400)	(1300)	(2200)	(3200)	(1000)	(810)	(930)	(110)	(22000)	(380)	-	試料：あかかます 内臓等を除き焼いたもの 廃棄部位：頭部、骨、ひれ等 10098かます/生から推計
1000	230	1100	510	1300	1200	2200	3300	1000	700	1000	-	21000	310	-	五枚におろしたもの
100)	(250)	(1200)	(550)	(1400)	(1400)	(2400)	(3600)	(1100)	(770)	(1100)	-	(23000)	(330)	-	廃棄部位：頭部、骨、ひれ等 内臓等を除き水煮したもの 10100まがれい/生から推計
200)	(270)	(1300)	(610)	(1500)	(1500)	(2600)	(4000)	(1200)	(840)	(1200)	-	(25000)	(370)	-	廃棄部位：頭部、骨、ひれ等 内臓等を除き焼いたもの 10100まがれい/生から推計
830	180	860	400	1200	1200	1800	2600	1500	860	930	300	18000	260	-	廃棄部位：頭部、内臓、骨、ひれ等（五枚下ろし）
1300	280	1300	610	1900	1800	2700	4000	2200	1300	1400	450	28000	380	-	五枚におろしたもの
940	220	970	450	1200	1200	1900	2800	1100	760	910	140	19000	270	-	三枚におろしたもの
(930)	(240)	(1100)	(970)	(1200)	(1200)	(2000)	(2900)	(1000)	(740)	(800)	(96)	(20000)	-	-	三枚におろしたもの あじ、いわし、さば、にしん、ぶり類の平均値から推計
1100	260	1200	920	1400	1300	2200	3100	1100	790	980	68	22000	310	-	三枚におろした後、腹側を除いたもの
910	210	950	460	1200	1200	1900	2900	1100	720	850	130	19000	270	-	試料：しろぎす 廃棄部位：頭部、内臓、骨、ひれ等（三枚下ろし）
900	210	950	460	1200	1100	1900	3000	980	770	850	110	19000	280	-	頭部、内臓、骨、ひれ等を除いたもの 廃棄部位：尾
700	140	680	300	930	880	1500	2200	850	550	720	94	14000	190	-	別名：きんきん、きんき 三枚におろしたもの
(830)	(200)	(960)	(510)	(1100)	(1100)	(1900)	(2700)	(980)	(670)	(730)	(140)	(18000)	(320)	-	廃棄部位：頭部、内臓、骨、ひれ等（三枚下ろし） その他の魚類の平均値から推計
2100)	(520)	(2400)	(1300)	(2900)	(2900)	(4800)	(6900)	(2500)	(1700)	(1900)	(370)	(46000)	(820)	-	その他の魚類の平均値から推計
1300)	(340)	(1300)	(690)	(1700)	(1800)	(2500)	(3900)	(790)	(1300)	(2000)	(0)	(26000)	-	-	米国成分表より推計
(800)	(200)	(930)	(490)	(1100)	(1100)	(1800)	(2600)	(950)	(650)	(710)	(140)	(18000)	(310)	-	切り身 その他の魚類の平均値から推計
690	140	680	330	950	860	1400	2100	900	600	710	130	14000	210	-	切り身
850	180	840	390	1100	990	1700	2600	990	710	850	130	17000	230	-	切り身
810	180	860	540	1100	1100	1700	2500	970	650	780	110	17000	230	-	廃棄部位：頭部、内臓、骨、ひれ等（三枚下ろし）
850	210	1000	410	1100	1100	1900	2700	780	580	730	(140)	18000	320	-	試料：しろぐち（別名：いしもち） 廃棄部位：頭部、内臓、骨、ひれ等（三枚下ろし）

10 魚介類

食品番号	索引番号	食品名	水分	アミノ酸組成によるたんぱく質	たんぱく質	イソロイシン	ロイシン	リシン（リジン）	含硫アミノ酸 メチオニン	含硫アミノ酸 シスチン	含硫アミノ酸 合計	芳香族アミノ酸 フェニルアラニン	芳香族アミノ酸 チロシン	芳香族アミノ酸 合計
		成分識別子	WATER	PROTCAA	PROT-	ILE	LEU	LYS	MET	CYS	AAS	PHE	TYR	AAA
		単位	(……… g ………)			(……… mg ………)								
10118	1292	＜魚類＞　ぐち　焼き	74.3	(19.9)	23.4	(1200)	(1900)	(2200)	(770)	(290)	(1100)	(990)	(840)	(180
10119	1293	＜魚類＞　こい　養殖　生	71.0	14.8	17.7	730	1300	1500	510	160	680	720	570	13
10120	1294	＜魚類＞　こい　養殖　水煮	66.3	(16.0)	19.2	(800)	(1400)	(1700)	(560)	(180)	(730)	(780)	(620)	(140
10122	1296	＜魚類＞　（こち類）　まごち　生	75.4	(18.6)	22.5	(1000)	(1800)	(2100)	(700)	(260)	(960)	(890)	(760)	(160
10123	1297	＜魚類＞　（こち類）　めごち　生	81.1	17.3	17.1	860	1500	1800	590	200	780	810	680	150
10124	1298	＜魚類＞　このしろ　生	70.6	15.6	19.0	920	1500	1700	590	240	840	760	650	140
10125	1299	＜魚類＞　このしろ　甘酢漬	61.5	(15.7)	19.1	(920)	(1500)	(1700)	(600)	(240)	(840)	(760)	(650)	(140
10126	1300	＜魚類＞　（さけ・ます類）　からふとます　生	70.1	(18.0)	21.7	(1000)	(1700)	(2000)	(670)	(250)	(920)	(860)	(730)	(160
10127	1301	＜魚類＞　（さけ・ます類）　からふとます　焼き	62.1	(23.3)	28.1	(1300)	(2200)	(2600)	(870)	(330)	(1200)	(1100)	(950)	(210
10128	1302	＜魚類＞　（さけ・ます類）　からふとます　塩ます	64.6	(17.3)	20.9	(960)	(1600)	(1900)	(650)	(240)	(890)	(820)	(700)	(150
10129	1303	＜魚類＞　（さけ・ます類）　からふとます　水煮缶詰	69.7	(17.2)	20.7	(950)	(1600)	(1900)	(640)	(240)	(880)	(820)	(700)	(150
10130	1304	＜魚類＞　（さけ・ます類）　ぎんざけ　養殖　生	66.0	16.8	19.6	860	1500	1700	590	200	790	790	680	150
10131	1305	＜魚類＞　（さけ・ます類）　ぎんざけ　養殖　焼き	56.7	21.0	25.2	1100	1900	2200	750	250	1000	1000	860	190
10132	1306	＜魚類＞　（さけ・ます類）　さくらます　生	69.8	(17.3)	20.9	(960)	(1600)	(1900)	(650)	(240)	(890)	(820)	(700)	(150
10133	1307	＜魚類＞　（さけ・ます類）　さくらます　焼き	57.4	(23.5)	28.4	(1300)	(2200)	(2600)	(880)	(330)	(1200)	(1100)	(960)	(210
10134	1308	＜魚類＞　（さけ・ます類）　しろさけ　生	72.3	18.9	22.3	1000	1700	2000	690	240	930	890	780	170

可食部100 g当たり

可食部100 g 当たり															備考
（スレオニン）	トリプトファン	バリン	ヒスチジン	アルギニン	アラニン	アスパラギン酸	グルタミン酸	グリシン	プロリン	セリン	ヒドロキシプロリン	アミノ酸組成計	アンモニア	剰余アンモニア	
THR	TRP	VAL	HIS	ARG	ALA	ASP	GLU	GLY	PRO	SER	HYP	AAT	AMMON	AMMON-E	
(………mg………)															
100)	(270)	(1300)	(530)	(1500)	(1400)	(2500)	(3500)	(1000)	(750)	(950)	(180)	(23000)	(420)	-	試料：しろぐち（別名：いしもち）、にべ 内臓等を除き焼いたもの 廃棄部位：頭部、骨、ひれ等 10117ぐち/生から推計
820	180	840	590	1100	1100	1700	2400	1200	770	800	240	17000	240	-	廃棄部位：頭部、内臓、骨、ひれ等（三枚下ろし）
(890)	(200)	(910)	(640)	(1200)	(1200)	(1900)	(2600)	(1300)	(840)	(860)	(260)	(19000)	(260)	-	頭部、尾及び内臓等を除き水煮したもの 廃棄部位：骨、ひれ等 10119こい/養殖/生から推計
(990)	(250)	(1100)	(610)	(1400)	(1300)	(2200)	(3300)	(1200)	(800)	(880)	(170)	(22000)	(380)	-	別名：こち、がらごち、ぜにごち、ほんごち 廃棄部位：頭部、内臓、骨、ひれ等（三枚下ろし） その他の魚類の平均値から推計
990	200	980	460	1300	1300	2000	3000	1400	890	960	230	20000	280	-	関東で流通するめごち（ネズミゴチ）とは別種 三枚におろしたもの
850	210	1000	700	1100	1100	1900	2500	890	610	740	(92)	18000	330	-	別名：こはだ（小型魚）、つなし 廃棄部位：頭部、内臓、骨、ひれ等（三枚下ろし） ヒドロキシプロリン：あじ、いわし、さば、にしん、ぶり類の平均値から推計
(850)	(210)	(1000)	(700)	(1100)	(1100)	(1900)	(2500)	(900)	(610)	(740)	(93)	(18000)	(340)	-	10124このしろ/生から推計
(950)	(240)	(1100)	(590)	(1300)	(1300)	(2200)	(3100)	(1100)	(770)	(850)	(170)	(21000)	(370)	-	別名：あおます 切り身 その他の魚類の平均値から推計
1200)	(310)	(1400)	(760)	(1700)	(1700)	(2800)	(4100)	(1500)	(1000)	(1100)	(220)	(27000)	(480)	-	別名：あおます 切り身 その他の魚類の平均値から推計
(920)	(230)	(1100)	(570)	(1300)	(1200)	(2100)	(3000)	(1100)	(750)	(820)	(160)	(20000)	(360)	-	別名：あおます 廃棄部位：頭部、骨、ひれ等 その他の魚類の平均値から推計
(910)	(230)	(1100)	(560)	(1300)	(1200)	(2100)	(3000)	(1100)	(740)	(810)	(160)	(20000)	(350)	-	別名：あおます 液汁を除いたもの その他の魚類の平均値から推計
960	220	1000	890	1200	1200	1900	2700	1300	810	900	150	20000	280	-	別名：ぎんます 切り身
1200	280	1300	1100	1500	1500	2400	3400	1500	990	1100	160	25000	340	-	別名：ぎんます 切り身
(920)	(230)	(1100)	(570)	(1300)	(1200)	(2100)	(3000)	(1100)	(750)	(820)	(160)	(20000)	(360)	-	別名：ます 切り身 その他の魚類の平均値から推計
1200)	(310)	(1400)	(770)	(1700)	(1700)	(2800)	(4100)	(1500)	(1000)	(1100)	(220)	(27000)	(480)	-	別名：ます 切り身 その他の魚類の平均値から推計
1100	250	1200	1000	1300	1400	2200	3100	1200	830	1000	180	22000	300	-	別名：さけ（標準和名）、あきさけ、あきあじ 切り身

10 魚介類

食品番号	索引番号	食品名	水分	アミノ酸組成によるたんぱく質	たんぱく質	イソロイシン	ロイシン	リシン（リジン）	含硫アミノ酸 メチオニン	シスチン	合計	芳香族アミノ酸 フェニルアラニン	チロシン	合計
			可食部100 g 当たり											
		成分識別子	WATER	PROTCAA	PROT-	ILE	LEU	LYS	MET	CYS	AAS	PHE	TYR	AAA
		単位	(........ g ....)			(.. mg ....)								
10135	1309	＜魚類＞　（さけ・ます類）　しろさけ　水煮	68.5	21.0	25.5	1200	1900	2200	760	260	1000	1000	890	19
10136	1310	＜魚類＞　（さけ・ます類）　しろさけ　焼き	64.2	23.7	29.1	1300	2200	2500	840	280	1100	1100	990	21
10137	1311	＜魚類＞　（さけ・ます類）　しろさけ　新巻き　生	67.0	(19.3)	22.8	(1000)	(1700)	(2000)	(710)	(240)	(950)	(910)	(800)	(170
10138	1312	＜魚類＞　（さけ・ます類）　しろさけ　新巻き　焼き	59.5	(24.9)	29.3	(1300)	(2200)	(2600)	(910)	(310)	(1200)	(1200)	(1000)	(220
10139	1313	＜魚類＞　（さけ・ます類）　しろさけ　塩ざけ	63.6	(19.4)	22.4	1000	1700	2000	690	230	920	910	790	17
10140	1314	＜魚類＞　（さけ・ます類）　しろさけ　イクラ	48.4	(28.8)	32.6	(2100)	(3200)	(2600)	(900)	(540)	(1400)	(1700)	(1400)	(300
10141	1315	＜魚類＞　（さけ・ます類）　しろさけ　すじこ	45.7	27.0	30.5	2000	3000	2400	840	500	1300	1600	1300	28
10143	1317	＜魚類＞　（さけ・ます類）　しろさけ　水煮缶詰	68.2	(18.0)	21.2	(970)	(1600)	(1900)	(660)	(220)	(880)	(850)	(750)	(160
10447	1318	＜魚類＞　（さけ・ます類）　しろさけ　サケ節　削り節	14.3	(65.7)	77.4	(3500)	(5900)	(6900)	(2400)	(820)	(3200)	(3100)	(2700)	(580
10144	1319	＜魚類＞　（さけ・ます類）　たいせいようさけ　養殖　皮つき　生	62.1	17.3	20.1	900	1500	1800	590	210	810	810	710	15
10433	1320	＜魚類＞　（さけ・ます類）　たいせいようさけ　養殖　皮つき　水煮	58.6	19.8	22.5	1100	1800	2100	720	250	970	950	840	18
10434	1321	＜魚類＞　（さけ・ます類）　たいせいようさけ　養殖　皮つき　蒸し	60.2	20.0	23.8	1100	1800	2100	700	250	950	960	850	18
10435	1322	＜魚類＞　（さけ・ます類）　たいせいようさけ　養殖　皮つき　電子レンジ調理	61.2	19.0	22.9	1100	1700	2000	680	240	920	910	800	17
10145	1323	＜魚類＞　（さけ・ます類）　たいせいようさけ　養殖　皮つき　焼き	54.6	19.8	24.5	1100	1800	2100	730	250	980	940	830	18
10436	1324	＜魚類＞　（さけ・ます類）　たいせいようさけ　養殖　皮つき　ソテー	54.6	22.3	25.2	1200	2000	2400	800	280	1100	1100	950	20
10437	1325	＜魚類＞　（さけ・ます類）　たいせいようさけ　養殖　皮つき　天ぷら	52.6	18.2	21.0	980	1600	1900	650	240	890	870	720	16
10438	1326	＜魚類＞　（さけ・ます類）　たいせいようさけ　養殖　皮なし　生	62.5	16.7	19.6	900	1600	1800	600	220	820	820	740	16
10439	1327	＜魚類＞　（さけ・ます類）　たいせいようさけ　養殖　皮なし　水煮	58.7	19.1	22.7	1100	1800	2100	700	250	950	940	850	18

						可食部100 g 当たり									
（スレオニン）	トリプトファン	バリン	ヒスチジン	アルギニン	アラニン	アスパラギン酸	グルタミン酸	グリシン	プロリン	セリン	ヒドロキシプロリン	アミノ酸組成計	アンモニア	剰余アンモニア	備考
THR	TRP	VAL	HIS	ARG	ALA	ASP	GLU	GLY	PRO	SER	HYP	AAT	AMMON	AMMON-E	
(......mg......)															
1300	300	1400	1100	1500	1500	2400	3400	1200	890	1100	160	24000	310	-	別名：さけ（標準和名）、あきさけ、あきあじ 切り身
1400	330	1500	1200	1700	1700	2700	3900	1400	1000	1200	200	28000	360	-	別名：さけ（標準和名）、あきさけ、あきあじ 切り身
200)	(260)	(1200)	(1000)	(1400)	(1400)	(2200)	(3100)	(1200)	(850)	(1000)	(190)	(23000)	(300)	-	別名：さけ（標準和名）、あきさけ、あきあじ 切り身 10134しろさけ/生から推計
500)	(330)	(1600)	(1300)	(1800)	(1800)	(2900)	(4000)	(1500)	(1100)	(1300)	(240)	(29000)	(390)	-	別名：さけ（標準和名）、あきさけ、あきあじ 切り身 10134しろさけ/生から推計
1100	270	1200	590	1500	1500	2200	3100	1600	1000	1100	200	23000	310	-	別名：さけ（標準和名）、あきさけ、あきあじ 切り身
600)	(360)	(2400)	(890)	(2000)	(2600)	(3000)	(3800)	(930)	(1800)	(1900)	-	(34000)	(510)	-	別名：さけ（標準和名）、あきさけ、あきあじ 10141すじこより推計
1500	340	2300	830	1800	2400	2800	3500	870	1600	1700	-	31000	480	-	別名：さけ（標準和名）、あきさけ、あきあじ 卵巣を塩蔵したもの
100)	(240)	(1100)	(950)	(1300)	(1300)	(2100)	(2900)	(1100)	(790)	(950)	(170)	(21000)	(280)	-	別名：さけ（標準和名）、あきさけ、あきあじ 液汁を除いたもの 10134しろさけ/生から推計
3900)	(880)	(4200)	(3500)	(4600)	(4700)	(7600)	(11000)	(4000)	(2900)	(3500)	(640)	(76000)	(1000)	-	10134しろさけ/生から推計
1000	230	1100	540	1300	1300	2000	2800	1400	880	950	170	20000	280	-	別名：アトランティックサーモン 切り身
1200	290	1300	620	1500	1500	2300	3200	1400	930	1100	130	23000	320	-	別名：アトランティックサーモン 切り身
1200	280	1300	640	1500	1500	2300	3200	1400	950	1100	140	23000	330	-	別名：アトランティックサーモン 切り身
1100	270	1200	620	1400	1400	2200	3100	1400	900	990	140	22000	320	-	別名：アトランティックサーモン 切り身
1100	280	1300	640	1500	1500	2300	3200	1400	950	1000	150	23000	330	-	別名：アトランティックサーモン 切り身
1300	310	1400	720	1600	1600	2600	3600	1600	1100	1200	150	26000	370	-	別名：アトランティックサーモン 切り身
1100	250	1100	570	1300	1300	2100	3100	1300	930	980	140	21000	310	-	別名：アトランティックサーモン 切り身
1000	250	1100	540	1200	1200	2000	2700	1000	730	920	69	19000	260	-	別名：アトランティックサーモン 切り身。刺身と同等
1200	290	1300	620	1400	1400	2300	3200	1100	810	1000	47	22000	300	-	別名：アトランティックサーモン 切り身 廃棄部位：皮、小骨

10 魚介類

食品番号	索引番号	食品名	水分	アミノ酸組成によるたんぱく質	たんぱく質	イソロイシン	ロイシン	リシン（リジン）	メチオニン	シスチン	合計	フェニルアラニン	チロシン	合計
			可食部100 g 当たり						含硫アミノ酸			芳香族アミノ酸		
		成分識別子	WATER	PROTCAA	PROT-	ILE	LEU	LYS	MET	CYS	AAS	PHE	TYR	AAA
		単位	(........ g ....)			(.. mg ....)								
10440	1328	<魚類>　（さけ・ます類）　たいせいようさけ　養殖　皮なし　蒸し	60.3	19.4	23.2	1100	1800	2100	690	250	950	960	860	18
10441	1329	<魚類>　（さけ・ます類）　たいせいようさけ　養殖　皮なし　電子レンジ調理	60.2	18.5	22.7	1000	1700	2000	680	240	920	910	820	17
10442	1330	<魚類>　（さけ・ます類）　たいせいようさけ　養殖　皮なし　焼き	59.8	19.2	23.9	1100	1800	2100	710	260	970	940	850	18
10443	1331	<魚類>　（さけ・ます類）　たいせいようさけ　養殖　皮なし　ソテー	53.2	22.3	25.8	1300	2100	2400	820	300	1100	1100	990	21
10444	1332	<魚類>　（さけ・ます類）　たいせいようさけ　養殖　皮なし　天ぷら	54.8	17.3	20.0	950	1600	1900	620	230	850	850	710	16
10146	1333	<魚類>　（さけ・ます類）　にじます　海面養殖　皮つき　生	63.0	18.7	21.4	940	1600	1900	670	220	890	870	730	16
10402	1334	<魚類>　（さけ・ます類）　にじます　海面養殖　皮なし　生	67.5	17.8	20.5	970	1600	1900	650	230	880	870	760	16
10147	1335	<魚類>　（さけ・ます類）　にじます　海面養殖　皮つき　焼き	55.3	(23.9)	27.2	(1200)	(2000)	(2400)	(850)	(280)	(1100)	(1100)	(930)	(200
10148	1336	<魚類>　（さけ・ます類）　にじます　淡水養殖　皮つき　生	74.5	16.2	19.7	780	1400	1600	600	200	800	750	610	14
10149	1337	<魚類>　（さけ・ます類）　べにざけ　生	71.4	(18.6)	22.5	(1000)	(1800)	(2100)	(700)	(260)	(960)	(890)	(760)	(160
10150	1338	<魚類>　（さけ・ます類）　べにざけ　焼き	63.4	(23.6)	28.5	(1300)	(2200)	(2600)	(880)	(330)	(1200)	(1100)	(960)	(210
10152	1340	<魚類>　（さけ・ます類）　ますのすけ　生	66.5	(16.2)	19.5	(900)	(1500)	(1800)	(600)	(230)	(830)	(770)	(660)	(140
10153	1341	<魚類>　（さけ・ます類）　ますのすけ　焼き	54.9	(21.9)	26.4	(1200)	(2100)	(2400)	(820)	(310)	(1100)	(1000)	(890)	(190
10154	1342	<魚類>　（さば類）　まさば　生	62.1	17.8	20.6	960	1600	1800	690	220	910	840	710	16
10155	1343	<魚類>　（さば類）　まさば　水煮	57.4	(19.6)	22.6	(1100)	(1700)	(2000)	(760)	(240)	(1000)	(930)	(780)	(170
10156	1344	<魚類>　（さば類）　まさば　焼き	54.1	(21.8)	25.2	(1200)	(1900)	(2300)	(840)	(270)	(1100)	(1000)	(870)	(190
10403	1345	<魚類>　（さば類）　まさば　フライ	47.2	16.7	20.0	880	1500	1600	560	220	780	810	660	15

可食部100ｇ当たり															備考
（スレオニン）	トリプトファン	バリン	ヒスチジン	アルギニン	アラニン	アスパラギン酸	グルタミン酸	グリシン	プロリン	セリン	ヒドロキシプロリン	アミノ酸組成計	アンモニア	剰余アンモニア	
THR	TRP	VAL	HIS	ARG	ALA	ASP	GLU	GLY	PRO	SER	HYP	AAT	AMMON	AMMON-E	
(…mg…)															
1200	290	1300	640	1400	1400	2300	3200	1100	830	1000	53	23000	320	-	別名：アトランティックサーモン 切り身 廃棄部位：皮、小骨
1100	270	1200	610	1300	1400	2200	3000	1100	810	970	63	22000	310	-	別名：アトランティックサーモン 切り身 廃棄部位：皮、小骨
1100	290	1300	630	1400	1400	2300	3200	1100	820	990	59	22000	320	-	別名：アトランティックサーモン 切り身 廃棄部位：皮、小骨
1300	330	1500	730	1600	1600	2600	3700	1300	960	1200	71	26000	360	-	別名：アトランティックサーモン 切り身 廃棄部位：皮、小骨
1000	250	1100	550	1200	1300	2000	3000	1100	820	940	70	20000	300	-	別名：アトランティックサーモン 切り身 廃棄部位：皮、小骨
1100	250	1100	870	1400	1400	2100	2900	1600	950	1000	240	22000	300	-	別名：スチールヘッドトラウト、サーモントラウト 切り身
1100	250	1200	900	1300	1300	2100	2900	1000	730	920	53	21000	290	-	別名：スチールヘッドトラウト、サーモントラウト
400)	(320)	(1400)	(1100)	(1800)	(1800)	(2700)	(3800)	(2000)	(1200)	(1300)	(300)	(28000)	(380)	-	別名：スチールヘッドトラウト、サーモントラウト 切り身 10146にじます/皮つき/生から推計
900	200	910	670	1200	1200	1900	2600	1500	840	880	250	19000	270	-	廃棄部位：頭部、内臓、骨、ひれ等（三枚下ろし）
(990)	(250)	(1100)	(610)	(1400)	(1300)	(2200)	(3300)	(1200)	(800)	(880)	(170)	(22000)	(380)	-	切り身 その他の魚類の平均値から推計
300)	(310)	(1400)	(770)	(1700)	(1700)	(2800)	(4100)	(1500)	(1000)	(1100)	(220)	(27000)	(490)	-	切り身 その他の魚類の平均値から推計
(860)	(210)	(990)	(530)	(1200)	(1200)	(1900)	(2800)	(1000)	(700)	(760)	(150)	(19000)	(330)	-	別名：キングサーモン 切り身 その他の魚類の平均値から推計
200)	(290)	(1300)	(720)	(1600)	(1600)	(2600)	(3800)	(1400)	(940)	(1000)	(200)	(25000)	(450)	-	別名：キングサーモン 切り身 その他の魚類の平均値から推計
1000	230	1100	1300	1200	1200	2000	2900	1100	750	930	(100)	21000	290	-	別名：さば 廃棄部位：頭部、内臓、骨、ひれ等（三枚下ろし）
100)	(250)	(1200)	(1400)	(1300)	(1400)	(2200)	(3200)	(1200)	(830)	(1000)	(110)	(23000)	(320)	-	別名：さば 切り身 10154まさば/生から推計
300)	(280)	(1400)	(1600)	(1500)	(1500)	(2500)	(3500)	(1300)	(920)	(1100)	(120)	(25000)	(360)	-	別名：さば 切り身 10154まさば/生から推計
930	230	1000	1100	1100	1100	1800	2900	1000	850	920	94	19000	310	-	別名：さば 切り身

10 魚介類

食品番号	索引番号	食品名	水分	アミノ酸組成によるたんぱく質	たんぱく質	イソロイシン	ロイシン	リシン（リジン）	含硫アミノ酸 メチオニン	含硫アミノ酸 シスチン	含硫アミノ酸 合計	芳香族アミノ酸 フェニルアラニン	芳香族アミノ酸 チロシン	芳香族アミノ酸 合計
		成分識別子	WATER	PROTCAA	PROT-	ILE	LEU	LYS	MET	CYS	AAS	PHE	TYR	AAA
		単位	(……… g	………)		(…………	…………	…………	mg	…………	…………	…………)		
		可食部100 g当たり												
10404	1346	<魚類> （さば類） ごまさば 生	70.7	19.9	23.0	1000	1800	2000	680	240	920	920	840	18
10405	1347	<魚類> （さば類） ごまさば 水煮	68.8	20.9	24.8	1100	1900	2200	730	250	990	980	880	19
10406	1348	<魚類> （さば類） ごまさば 焼き	60.8	25.5	31.1	1400	2300	2600	890	300	1200	1200	1000	22
10157	1349	<魚類> （さば類） ごまさば さば節	14.6	(64.0)	73.9	(3400)	(5700)	(6600)	(2500)	(790)	(3300)	(3000)	(2600)	(56
10158	1350	<魚類> （さば類） たいせいようさば 生	54.5	15.3	17.2	830	1400	1600	520	180	700	720	660	14
10159	1351	<魚類> （さば類） たいせいようさば 水煮	51.4	16.3	18.6	880	1500	1700	580	190	770	770	710	15
10160	1352	<魚類> （さば類） たいせいようさば 焼き	47.0	18.2	21.8	990	1700	1900	630	200	840	860	790	16
10161	1353	<魚類> （さば類） 加工品 塩さば	52.1	22.8	26.2	1200	2000	2300	740	270	1000	1100	940	20
10162	1354	<魚類> （さば類） 加工品 開き干し	50.1	16.4	18.7	870	1500	1700	520	180	700	770	670	14
10163	1355	<魚類> （さば類） 加工品 しめさば	50.6	17.5	18.6	1000	1600	1900	550	190	740	850	710	16
10164	1356	<魚類> （さば類） 缶詰 水煮	66.0	(17.4)	20.9	(950)	(1600)	(1900)	(640)	(230)	(880)	(840)	(700)	(15
10165	1357	<魚類> （さば類） 缶詰 みそ煮	61.0	(13.6)	16.3	(740)	(1300)	(1500)	(500)	(180)	(680)	(660)	(550)	(12
10166	1358	<魚類> （さば類） 缶詰 味付け	59.6	(17.8)	21.4	(980)	(1700)	(2000)	(660)	(240)	(900)	(860)	(720)	(16
10167	1359	<魚類> （さめ類） あぶらつのざめ 生	72.4	(8.3)	16.8	(520)	(800)	(910)	(300)	(110)	(410)	(400)	(350)	(7
10168	1360	<魚類> （さめ類） よしきりざめ 生	79.2	9.4	18.9	580	900	1000	340	130	460	450	390	8
10169	1361	<魚類> （さめ類） ふかひれ	13.0	(41.7)	83.9	(2600)	(4000)	(4500)	(1500)	(560)	(2100)	(2000)	(1700)	(37
10170	1362	<魚類> さより 生	77.9	(16.2)	19.6	(900)	(1500)	(1800)	(610)	(230)	(830)	(770)	(660)	(14
10171	1363	<魚類> さわら 生	68.6	18.0	20.1	1000	1600	2000	650	220	880	840	720	16
10172	1364	<魚類> さわら 焼き	63.8	(21.1)	23.6	(1200)	(1900)	(2400)	(770)	(260)	(1000)	(990)	(850)	(18
10173	1365	<魚類> さんま 皮つき 生	55.6	16.3	18.1	860	1500	1600	570	200	770	760	660	14
10407	1366	<魚類> さんま 皮なし 生	57.0	15.7	17.8	860	1400	1600	560	200	760	740	660	14
10174	1367	<魚類> さんま 皮つき 焼き	53.2	19.3	23.3	1100	1800	2000	700	260	960	910	800	17

可食部100 g 当たり															備考
（スレオニン）	トリプトファン	バリン	ヒスチジン	アルギニン	アラニン	アスパラギン酸	グルタミン酸	グリシン	プロリン	セリン	ヒドロキシプロリン	アミノ酸組成計	アンモニア	剰余アンモニア	
THR	TRP	VAL	HIS	ARG	ALA	ASP	GLU	GLY	PRO	SER	HYP	AAT	AMMON	AMMON-E	
(…mg…)															
1100	300	1200	1600	1400	1400	2200	3100	1200	870	1000	110	23000	330	-	廃棄部位：頭部、内臓、骨、ひれ等（三枚おろし）
1200	310	1300	1500	1500	1400	2400	3300	1200	890	1100	87	24000	340	-	切り身
1500	360	1600	2000	1800	1800	2900	4000	1500	1100	1300	120	30000	430	-	切り身
(3700)	(820)	(4100)	(4700)	(4300)	(4400)	(7300)	(10000)	(3800)	(2700)	(3300)	(360)	(74000)	(1100)	-	10154まさば/生から推計
890	210	990	860	1100	1100	1700	2500	970	670	830	75	18000	270	-	別名：ノルウェーさば 三枚におろしたもの
960	230	1000	760	1200	1100	1900	2700	970	720	890	68	19000	260	-	別名：ノルウェーさば 切り身
1100	240	1200	980	1300	1300	2100	3000	1100	810	990	78	21000	320	-	別名：ノルウェーさば 切り身
1300	320	1400	1600	1600	1600	2600	3600	1500	1000	1200	170	27000	370	-	切り身
930	220	1000	1100	1200	1200	1800	2600	1100	750	860	130	19000	270	-	廃棄部位：頭部、骨、ひれ等
1000	260	1100	820	1200	1200	2000	3000	1000	780	920	74	20000	270	-	
(930)	(240)	(1100)	(1000)	(1200)	(1200)	(2000)	(2900)	(1000)	(740)	(800)	(98)	(20000)	(320)	-	液汁を除いたもの あじ、いわし、さば、にしん、ぶり類の平均値から推計
(730)	(190)	(850)	(780)	(950)	(970)	(1600)	(2300)	(800)	(580)	(620)	(77)	(16000)	(250)	-	液汁を含んだもの あじ、いわし、さば、にしん、ぶり類の平均値から推計
(950)	(240)	(1100)	(1000)	(1300)	(1300)	(2100)	(3000)	(1100)	(760)	(820)	(100)	(21000)	(320)	-	液汁を除いたもの あじ、いわし、さば、にしん、ぶり類の平均値から推計
(490)	(120)	(500)	(250)	(650)	(580)	(940)	(1500)	(490)	(370)	(420)	-	(9700)	(570)	-	別名：ふか、あぶらざめ 切り身 10168よしきりざめ/生から推計
550	140	570	280	740	660	1100	1700	550	420	470	-	11000	640	310	別名：ふか 切り身
(2400)	(610)	(2500)	(1200)	(3300)	(2900)	(4700)	(7500)	(2400)	(1900)	(2100)	-	(48000)	(2900)	-	別名：さめひれ、きんし 10168よしきりざめ/生から推計
(860)	(210)	(1000)	(530)	(1200)	(1200)	(2000)	(2800)	(1000)	(700)	(770)	(150)	(19000)	(330)	-	廃棄部位：頭部、内臓、骨、ひれ等（三枚下ろし） その他の魚類の平均値から推計
1000	230	1100	730	1300	1300	2100	3100	1100	800	940	(98)	21000	320	-	切り身
(1200)	(270)	(1300)	(850)	(1500)	(1500)	(2500)	(3600)	(1300)	(940)	(1100)	(110)	(25000)	(370)	-	切り身 10171さわら/生から推計
920	220	990	1200	1200	1100	1800	2500	1100	770	860	130	19000	280	-	別名：さいら 三枚におろしたもの
910	210	960	1200	1100	1100	1800	2500	910	670	820	60	18000	260	-	別名：さいら
1100	280	1200	1500	1300	1300	2300	3000	1100	830	1000	84	22000	320	-	別名：さいら 廃棄部位：頭部、内臓、骨、ひれ等（第1章表13参照） 魚体全体を焼いたもの（第1章表13参照）

食品番号	索引番号	食品名	水分	アミノ酸組成によるたんぱく質	たんぱく質	イソロイシン	ロイシン	リシン（リジン）	含硫アミノ酸 メチオニン	含硫アミノ酸 シスチン	含硫アミノ酸 合計	芳香族アミノ酸 フェニルアラニン	芳香族アミノ酸 チロシン	芳香族アミノ酸 合計
		成分識別子	WATER	PROTCAA	PROT-	ILE	LEU	LYS	MET	CYS	AAS	PHE	TYR	AAA
		単位	(........ g	........)		(........			mg				........)	
10175	1368	<魚類> さんま 開き干し	59.7	(17.5)	19.3	(920)	(1600)	(1700)	(610)	(220)	(830)	(810)	(700)	(150
10176	1369	<魚類> さんま みりん干し	25.1	(21.6)	23.9	(1100)	(1900)	(2100)	(750)	(270)	(1000)	(1000)	(870)	(190
10177	1370	<魚類> さんま 缶詰 味付け	53.9	(17.1)	18.9	(900)	(1500)	(1700)	(600)	(210)	(810)	(800)	(690)	(150
10178	1371	<魚類> さんま 缶詰 かば焼	57.0	(15.7)	17.4	(830)	(1400)	(1600)	(550)	(190)	(740)	(730)	(630)	(140
10179	1372	<魚類> しいら 生	75.5	(17.7)	21.3	(980)	(1700)	(2000)	(660)	(250)	(910)	(840)	(720)	(160
10180	1373	<魚類> （ししゃも類） ししゃも 生干し 生	67.6	(17.4)	21.0	(960)	(1700)	(1900)	(650)	(250)	(890)	(830)	(710)	(150
10181	1374	<魚類> （ししゃも類） ししゃも 生干し 焼き	64.1	(20.1)	24.3	(1100)	(1900)	(2200)	(750)	(280)	(1000)	(960)	(820)	(180
10182	1375	<魚類> （ししゃも類） からふとししゃも 生干し 生	69.3	12.6	15.6	740	1200	1200	410	230	650	620	530	11
10183	1376	<魚類> （ししゃも類） からふとししゃも 生干し 焼き	66.4	(14.7)	18.2	(860)	(1400)	(1400)	(480)	(270)	(760)	(720)	(620)	(130
10184	1377	<魚類> したびらめ 生	78.0	(15.9)	19.2	(880)	(1500)	(1800)	(590)	(220)	(820)	(760)	(650)	(140
10185	1378	<魚類> しまあじ 養殖 生	68.9	(18.2)	21.9	(1000)	(1700)	(2000)	(670)	(240)	(920)	(880)	(740)	(160
10186	1379	<魚類> しらうお 生	82.6	(11.3)	13.6	(620)	(1100)	(1200)	(420)	(160)	(580)	(540)	(460)	(99
10187	1380	<魚類> シルバー 生	72.4	(15.4)	18.6	(850)	(1500)	(1700)	(570)	(220)	(790)	(730)	(630)	(140
10188	1381	<魚類> すずき 生	74.8	(16.4)	19.8	(910)	(1600)	(1800)	(610)	(230)	(840)	(780)	(670)	(140
10189	1382	<魚類> （たい類） きだい 生	76.9	(15.4)	18.6	(850)	(1500)	(1700)	(570)	(220)	(790)	(730)	(630)	(140

可食部100 g当たり

可食部100ｇ当たり															備考
（スレオニン）	トリプトファン	バリン	ヒスチジン	アルギニン	アラニン	アスパラギン酸	グルタミン酸	グリシン	プロリン	セリン	ヒドロキシプロリン	アミノ酸組成計	アンモニア	剰余アンモニア	
THR	TRP	VAL	HIS	ARG	ALA	ASP	GLU	GLY	PRO	SER	HYP	AAT	AMMON	AMMON-E	
(......mg......)															
(980)	(240)	(1100)	(1300)	(1300)	(1200)	(2000)	(2700)	(1200)	(820)	(920)	(140)	(20000)	(300)	-	別名：さいら 廃棄部位：頭部、骨、ひれ等 10173さんま/生から推計
1200)	(290)	(1300)	(1600)	(1600)	(1500)	(2400)	(3400)	(1500)	(1000)	(1100)	(170)	(25000)	(370)	-	別名：さいら 廃棄部位：骨、ひれ等 10173さんま/生から推計
(960)	(230)	(1000)	(1200)	(1200)	(1200)	(1900)	(2700)	(1200)	(800)	(900)	(130)	(20000)	(290)	-	別名：さいら 液汁を除いたもの 10173さんま/生から推計
(890)	(210)	(950)	(1200)	(1100)	(1100)	(1800)	(2400)	(1100)	(740)	(830)	(120)	(18000)	(270)	-	別名：さいら 液汁を含んだもの 10173さんま/生から推計
(930)	(230)	(1100)	(580)	(1300)	(1300)	(2100)	(3100)	(1100)	(760)	(830)	(160)	(21000)	(360)	-	別名：まんびき 切り身 その他の魚類の平均値から推計
(920)	(230)	(1100)	(570)	(1300)	(1300)	(2100)	(3000)	(1100)	(750)	(820)	(160)	(20000)	(360)	-	試料：ひと塩品 廃棄部位：頭部及び尾 その他の魚類の平均値から推計
100)	(260)	(1200)	(660)	(1500)	(1500)	(2400)	(3500)	(1300)	(870)	(950)	(190)	(23000)	(410)	-	試料：ひと塩品 廃棄部位：頭部及び尾 その他の魚類の平均値から推計
730	200	900	380	920	950	1400	2000	780	660	800	(120)	15000	330	-	別名：カペリン 試料：ひと塩品 魚体全体 ヒドロキシプロリン：その他の魚類の平均値から推計
(850)	(230)	(1100)	(450)	(1100)	(1100)	(1600)	(2300)	(900)	(770)	(940)	(140)	(17000)	(380)	-	別名：カペリン 試料：ひと塩品 魚体全体 10182からふとししゃも/生干し/生から推計
(840)	(210)	(980)	(520)	(1200)	(1100)	(1900)	(2800)	(1000)	(690)	(750)	(150)	(19000)	(330)	-	試料：くろうしのした、あかしたびらめ 廃棄部位：頭部、内臓、骨、ひれ等（五枚下ろし） その他の魚類の平均値から推計
(970)	(250)	(1100)	(1000)	(1300)	(1300)	(2100)	(3000)	(1100)	(770)	(840)	(100)	(21000)	(330)	-	廃棄部位：頭部、内臓、骨、ひれ等（三枚下ろし） あじ、いわし、さば、にしん、ぶり類の平均値から推計
(600)	(150)	(690)	(370)	(830)	(810)	(1400)	(2000)	(710)	(490)	(530)	(100)	(13000)	(230)	-	その他の魚類の平均値から推計
(820)	(200)	(950)	(500)	(1100)	(1100)	(1900)	(2700)	(970)	(660)	(730)	(140)	(18000)	(320)	-	別名：銀ひらす、銀ワレフー 切り身 その他の魚類の平均値から推計
(870)	(220)	(1000)	(540)	(1200)	(1200)	(2000)	(2900)	(1000)	(710)	(770)	(150)	(19000)	(340)	-	切り身 その他の魚類の平均値から推計
(820)	(200)	(950)	(500)	(1100)	(1100)	(1900)	(2700)	(970)	(660)	(730)	(140)	(18000)	(320)	-	別名：れんこだい 廃棄部位：頭部、内臓、骨、ひれ等（三枚下ろし） その他の魚類の平均値から推計

10 魚介類

食品番号	索引番号	食品名	水分	アミノ酸組成によるたんぱく質	たんぱく質	イソロイシン	ロイシン	リシン（リジン）	含硫アミノ酸 メチオニン	含硫アミノ酸 シスチン	含硫アミノ酸 合計	芳香族アミノ酸 フェニルアラニン	芳香族アミノ酸 チロシン	芳香族アミノ酸 合計
		成分識別子	WATER	PROTCAA	PROT-	ILE	LEU	LYS	MET	CYS	AAS	PHE	TYR	AAA
		単位	(……… g ………)			(……………… mg ………………							)	
10190	1383	<魚類> （たい類） くろだい 生	71.4	(16.9)	20.4	(940)	(1600)	(1900)	(630)	(240)	(870)	(810)	(690)	(150
10191	1384	<魚類> （たい類） ちだい 生	76.8	16.6	19.4	900	1500	1800	610	210	820	780	700	15
10192	1385	<魚類> （たい類） まだい 天然 生	72.2	17.8	20.6	1000	1700	2000	640	230	880	850	730	16
10193	1386	<魚類> （たい類） まだい 養殖 皮つき 生	68.5	18.1	20.9	970	1700	2000	630	220	850	860	750	16
10194	1387	<魚類> （たい類） まだい 養殖 皮つき 水煮	65.0	(19.1)	22.2	(1000)	(1800)	(2100)	(670)	(240)	(900)	(910)	(800)	(170
10195	1388	<魚類> （たい類） まだい 養殖 皮つき 焼き	63.8	(19.6)	22.7	(1100)	(1800)	(2100)	(680)	(240)	(930)	(930)	(820)	(180
10408	1389	<魚類> （たい類） まだい 養殖 皮なし 生	71.9	18.5	21.2	1000	1700	2100	670	240	920	890	790	17
10196	1390	<魚類> たかさご 生	76.7	(16.7)	20.2	(930)	(1600)	(1900)	(620)	(240)	(860)	(800)	(680)	(150
10197	1391	<魚類> たかべ 生	71.0	(15.5)	18.7	(860)	(1500)	(1700)	(580)	(220)	(800)	(740)	(630)	(140
10198	1392	<魚類> たちうお 生	61.6	14.6	16.5	810	1300	1600	590	190	780	660	630	13
10199	1393	<魚類> （たら類） すけとうだら 生	81.6	(14.2)	17.4	680	1200	1500	550	190	740	630	580	12
10409	1394	<魚類> （たら類） すけとうだら フライ	61.9	16.5	19.2	820	1500	1600	570	220	790	780	660	14
10200	1395	<魚類> （たら類） すけとうだら すり身	75.1	(14.3)	17.5	(690)	(1300)	(1500)	(550)	(190)	(740)	(630)	(590)	(120
10201	1396	<魚類> （たら類） すけとうだら すきみだら	38.2	(33.0)	40.5	(1600)	(2900)	(3500)	(1300)	(440)	(1700)	(1500)	(1400)	(280
10202	1397	<魚類> （たら類） すけとうだら たらこ 生	65.2	21.0	24.0	1300	2200	1800	510	310	820	960	1100	21
10203	1398	<魚類> （たら類） すけとうだら たらこ 焼き	58.6	(24.8)	28.3	(1600)	(2600)	(2200)	(600)	(370)	(970)	(1100)	(1300)	(250
10204	1399	<魚類> （たら類） すけとうだら からしめんたいこ	66.6	(18.4)	21.0	(1200)	(1900)	(1600)	(450)	(270)	(720)	(840)	(980)	(180
10205	1400	<魚類> （たら類） まだら 生	80.9	14.2	17.6	710	1300	1500	530	190	720	650	610	13
10206	1401	<魚類> （たら類） まだら 焼き	72.8	(20.4)	25.2	(1000)	(1800)	(2200)	(760)	(270)	(1000)	(930)	(870)	(180

可食部100 g 当たり

可食部100 g 当たり															備考
（スレオニン）	トリプトファン	バリン	ヒスチジン	アルギニン	アラニン	アスパラギン酸	グルタミン酸	グリシン	プロリン	セリン	ヒドロキシプロリン	アミノ酸組成計	アンモニア	剰余アンモニア	
THR	TRP	VAL	HIS	ARG	ALA	ASP	GLU	GLY	PRO	SER	HYP	AAT	AMMON	AMMON-E	
(………………mg………………)															
(900)	(220)	(1000)	(550)	(1200)	(1200)	(2000)	(3000)	(1100)	(730)	(800)	(160)	(20000)	(350)	-	別名：ちぬ 廃棄部位：頭部、内臓、骨、ひれ等（三枚下ろし） その他の魚類の平均値から推計
950	230	1000	480	1300	1200	1900	2900	1100	760	870	130	19000	270	-	別名：はなだい 三枚におろしたもの
1000	230	1100	550	1300	1200	2200	3000	980	750	900	(160)	21000	330	-	廃棄部位：頭部、内臓、骨、ひれ等（三枚下ろし）
1000	240	1100	580	1400	1300	2100	3100	1200	820	940	150	21000	300	-	廃棄部位：頭部、内臓、骨、ひれ等（三枚下ろし）
1100)	(260)	(1200)	(620)	(1400)	(1400)	(2300)	(3300)	(1300)	(870)	(1000)	(160)	(22000)	(320)	-	頭部、内臓等を除き水煮したもの 廃棄部位：骨、ひれ等 10193まだい/養殖/生から推計
1100)	(260)	(1200)	(630)	(1500)	(1400)	(2300)	(3400)	(1300)	(890)	(1000)	(170)	(23000)	(330)	-	内臓等を除き焼いたもの 廃棄部位：頭部､骨､ひれ等 10193まだい/養殖/生から推計
1100	270	1200	620	1300	1300	2200	3200	1100	750	960	67	21000	320	-	
(890)	(220)	(1000)	(550)	(1200)	(1200)	(2000)	(2900)	(1100)	(720)	(790)	(160)	(19000)	(340)	-	別名：ぐるくん 廃棄部位：頭部、内臓、骨、ひれ等（三枚下ろし） その他の魚類の平均値から推計
(820)	(200)	(950)	(510)	(1100)	(1100)	(1900)	(2700)	(970)	(670)	(730)	(140)	(18000)	(320)	-	廃棄部位：頭部、内臓、骨、ひれ等（三枚下ろし） その他の魚類の平均値から推計
850	180	900	440	1000	1000	1800	2500	830	610	770	(130)	17000	250	-	廃棄部位：頭部、内臓、骨、ひれ等（三枚下ろし）
780	180	780	420	1100	1000	1700	2500	1100	670	850	140	17000	230	-	別名：すけそう、すけそうだら、すけとう 三枚におろしたもの
880	210	950	490	1200	1200	1900	3200	1100	880	1000	120	19000	310	-	切り身
(780)	(180)	(780)	(430)	(1100)	(1000)	(1700)	(2500)	(1100)	(670)	(860)	(140)	(17000)	(230)	-	10199すけとうだら/生から推計
1800)	(420)	(1800)	(990)	(2600)	(2400)	(3900)	(5700)	(2500)	(1600)	(2000)	(320)	(38000)	(540)	-	10199すけとうだら/生から推計
1200	280	1500	530	1200	1800	1900	3900	890	1400	1500	-	24000	370	-	別名：もみじこ
1400)	(330)	(1700)	(620)	(1400)	(2100)	(2300)	(4600)	(1000)	(1700)	(1800)	-	(29000)	(440)	-	別名：もみじこ 10202たらこ/生から推計
1100)	(250)	(1300)	(460)	(1100)	(1500)	(1700)	(3400)	(780)	(1300)	(1300)	-	(21000)	(320)	-	10202たらこ/生から推計
790	180	800	440	1100	1000	1700	2500	960	630	840	110	17000	230	-	別名：たら 切り身
1100)	(250)	(1100)	(630)	(1600)	(1500)	(2400)	(3600)	(1400)	(900)	(1200)	(150)	(24000)	(340)	-	別名：たら 切り身 10205まだら/生から推計

10 魚介類

食品番号	索引番号	食品名	水分	アミノ酸組成によるたんぱく質	たんぱく質	イソロイシン	ロイシン	リシン（リジン）	含硫アミノ酸 メチオニン	シスチン	合計	芳香族アミノ酸 フェニルアラニン	チロシン	合計
			可食部100 g 当たり											
		成分識別子	WATER	PROTCAA	PROT-	ILE	LEU	LYS	MET	CYS	AAS	PHE	TYR	AAA
		単位	(........ g	........)		(.. mg						....)		
10207	1402	＜魚類＞　（たら類）　まだら　しらこ　生	83.8	(7.3)	13.4	(350)	(720)	(1000)	(240)	(110)	(350)	(300)	(280)	(58
10208	1403	＜魚類＞　（たら類）　まだら　塩だら	82.1	(12.3)	15.2	(610)	(1100)	(1300)	(460)	(160)	(620)	(560)	(520)	(110
10209	1404	＜魚類＞　（たら類）　まだら　干しだら	18.5	(59.1)	73.2	(2900)	(5300)	(6400)	(2200)	(780)	(3000)	(2700)	(2500)	(520
10210	1405	＜魚類＞　（たら類）　加工品　でんぶ	26.9	(20.6)	25.5	(1000)	(1900)	(2200)	(770)	(270)	(1000)	(940)	(880)	(180
10448	1406	＜魚類＞　（たら類）　加工品　桜でんぶ	5.6	9.6	10.6	410	960	1000	320	130	450	460	380	84
10211	1407	＜魚類＞　ちか　生	78.3	(16.2)	19.5	(900)	(1500)	(1800)	(600)	(230)	(830)	(770)	(660)	(140
10213	1408	＜魚類＞　どじょう　生	79.1	13.5	16.1	750	1200	1400	450	170	620	660	500	120
10214	1409	＜魚類＞　どじょう　水煮	77.9	(14.3)	17.1	(790)	(1300)	(1400)	(480)	(180)	(660)	(700)	(530)	(120
10215	1410	＜魚類＞　とびうお　生	76.9	18.0	21.0	1100	1700	2000	680	270	940	840	750	160
10421	1411	＜魚類＞　とびうお　煮干し	12.5	68.0	80.0	3800	6400	7400	2300	850	3100	3300	2900	620
10422	1412	＜魚類＞　とびうお　焼き干し	11.8	61.5	73.4	3200	5600	6300	2100	720	2800	2800	2500	530
10212	1413	＜魚類＞　ナイルティラピア　生	73.5	17.0	19.8	990	1600	1900	610	250	860	810	690	150
10216	1414	＜魚類＞　なまず　生	72.0	(15.5)	18.4	(680)	(1200)	(1400)	(510)	(150)	(660)	(650)	(530)	(120
10217	1415	＜魚類＞　にぎす　生	78.5	(15.5)	18.7	(860)	(1500)	(1700)	(580)	(220)	(800)	(740)	(630)	(140
10218	1416	＜魚類＞　にしん　生	66.1	14.8	17.4	870	1400	1700	560	220	780	720	610	130
10219	1417	＜魚類＞　にしん　身欠きにしん	60.6	(17.8)	20.9	(1000)	(1700)	(2000)	(670)	(270)	(940)	(870)	(730)	(160
10220	1418	＜魚類＞　にしん　開き干し	59.8	(15.7)	18.5	(930)	(1500)	(1800)	(590)	(240)	(830)	(770)	(650)	(140

可食部100 g 当たり															備考
(スレオニン)	トリプトファン	バリン	ヒスチジン	アルギニン	アラニン	アスパラギン酸	グルタミン酸	グリシン	プロリン	セリン	ヒドロキシプロリン	アミノ酸組成計	アンモニア	剰余アンモニア	
THR	TRP	VAL	HIS	ARG	ALA	ASP	GLU	GLY	PRO	SER	HYP	AAT	AMMON	AMMON-E	
(...mg...)															
(450)	(42)	(530)	(180)	(840)	(640)	(620)	(1000)	(550)	(320)	(370)	-	(8500)	(0)	-	別名：たら NILSアミノ酸成分表より推計
(690)	(150)	(690)	(380)	(940)	(880)	(1500)	(2100)	(830)	(550)	(730)	(92)	(14000)	(200)	-	別名：たら 切り身 10205まだら/生から推計
3300)	(740)	(3300)	(1800)	(4500)	(4200)	(7100)	(10000)	(4000)	(2600)	(3500)	(440)	(69000)	(970)	-	別名：たら 試料：無頭開き干し品 廃棄部位：骨、皮等 10205まだら/生から推計
100)	(260)	(1200)	(640)	(1600)	(1500)	(2500)	(3600)	(1400)	(920)	(1200)	(150)	(24000)	(340)	-	別名：たら 別名：茶でんぶ、しょうゆでんぶ 試料：しょうゆ添加品 10205まだら/生から推計
570	120	610	260	710	660	1200	1800	490	420	570	23	11000	160	-	
(860)	(210)	(990)	(530)	(1200)	(1200)	(1900)	(2800)	(1000)	(700)	(760)	(150)	(19000)	(330)	-	廃棄部位：頭部、内臓、骨、ひれ等（三枚下ろし） その他の魚類の平均値から推計
740	160	840	370	1000	1000	1600	2200	1200	760	730	-	16000	290	-	魚体全体
(780)	(170)	(890)	(390)	(1100)	(1100)	(1700)	(2300)	(1300)	(810)	(780)	-	(17000)	(310)	-	魚体全体 10213どじょう/生から推計
980	250	1200	1100	1300	1200	2100	2900	970	670	840	(160)	21000	440	-	廃棄部位：頭部、内臓、骨、ひれ等（三枚下ろし） ヒドロキシプロリン：その他の魚類の平均値から推計
4000	930	4200	3000	5000	4700	8200	12000	3900	2900	3600	300	79000	1100	-	別名：あご 頭部等を除いたもの
3500	780	3600	2600	4600	4500	7200	10000	4400	3000	3300	670	72000	990	-	別名：あご、焼きあご 頭部等を除いたもの
940	220	1000	490	1200	1200	2000	3100	1200	700	780	(150)	20000	330	-	別名：いずみだい、ちかだい、テラピア 切り身
(790)	(150)	(780)	(650)	(1200)	(1300)	(1600)	(2400)	(1800)	(1100)	(790)	(520)	(18000)	(220)	-	試料：なまず（国産）、アメリカなまず 廃棄部位：頭部、内臓、骨、ひれ等（三枚下ろし） 10067うなぎ/養殖/生から推計
(820)	(200)	(950)	(510)	(1100)	(1100)	(1900)	(2700)	(970)	(670)	(730)	(140)	(18000)	(320)	-	廃棄部位：頭部、内臓、骨、ひれ等（三枚下ろし） その他の魚類の平均値から推計
820	200	1000	460	1100	1100	1800	2500	830	620	700	(85)	17000	260	-	別名：かどいわし 廃棄部位：頭部、内臓、骨、ひれ等（三枚下ろし） ヒドロキシプロリン：あじ、いわし、さば、にしん、ぶり類の平均値から推計
(980)	(240)	(1200)	(550)	(1300)	(1300)	(2100)	(3000)	(1000)	(750)	(840)	(100)	(21000)	(310)	-	別名：かどいわし 廃棄部位：頭部、内臓、骨、ひれ等 10218にしん/生から推計
(870)	(210)	(1100)	(480)	(1100)	(1100)	(1900)	(2600)	(890)	(660)	(750)	(90)	(18000)	(270)	-	別名：かどいわし 廃棄部位：頭部、骨、ひれ等 10218にしん/生から推計

10 魚介類

食品番号	索引番号	食品名	水分	アミノ酸組成によるたんぱく質	たんぱく質	イソロイシン	ロイシン	リシン（リジン）	含硫アミノ酸 メチオニン	シスチン	合計	芳香族アミノ酸 フェニルアラニン	チロシン	合計
		成分識別子	WATER	PROTCAA	PROT-	ILE	LEU	LYS	MET	CYS	AAS	PHE	TYR	AAA
		単位	(……… g	………)		(…………			mg			……………)		
10221	1419	<魚類> にしん くん製	43.9	(19.6)	23.1	(1200)	(1900)	(2200)	(740)	(300)	(1000)	(960)	(810)	(180
10222	1420	<魚類> にしん かずのこ 生	66.1	(27.1)	25.2	(1500)	(2800)	(2100)	(760)	(610)	(1400)	(1400)	(1400)	(280
10223	1421	<魚類> にしん かずのこ 乾	16.5	(70.1)	65.2	(3800)	(7300)	(5400)	(2000)	(1600)	(3600)	(3700)	(3700)	(740
10224	1422	<魚類> にしん かずのこ 塩蔵 水戻し	80.0	(16.1)	15.0	(860)	(1700)	(1200)	(450)	(360)	(810)	(850)	(850)	(170
10225	1423	<魚類> はぜ 生	79.4	16.1	19.1	940	1600	1700	590	250	840	830	680	15
10226	1424	<魚類> はぜ つくだ煮	23.2	(20.5)	24.3	(1200)	(2000)	(2200)	(750)	(320)	(1100)	(1100)	(860)	(190
10227	1425	<魚類> はぜ 甘露煮	29.5	(17.8)	21.1	(1000)	(1700)	(1900)	(650)	(280)	(930)	(910)	(750)	(170
10228	1426	<魚類> はたはた 生	78.8	12.8	14.1	670	1200	1300	460	160	610	570	500	11
10229	1427	<魚類> はたはた 生干し	71.1	14.8	16.7	720	1300	1500	500	160	670	660	580	12
10230	1428	<魚類> はまふえふき 生	77.7	(17.0)	20.5	(940)	(1600)	(1900)	(630)	(240)	(870)	(810)	(690)	(150
10231	1429	<魚類> はも 生	71.0	18.9	22.3	1100	1800	2300	670	270	940	840	780	16
10233	1430	<魚類> ひらまさ 生	71.1	18.8	22.6	(1000)	(1800)	(2100)	(700)	(250)	(950)	(910)	(760)	(170
10234	1431	<魚類> ひらめ 天然 生	76.8	(17.6)	20.0	(940)	(1600)	(1900)	(620)	(210)	(830)	(830)	(720)	(160
10235	1432	<魚類> ひらめ 養殖 皮つき 生	73.7	19.0	21.6	1000	1700	2000	670	220	890	890	780	17
10410	1433	<魚類> ひらめ 養殖 皮なし 生	76.0	(17.5)	21.2	970	1700	2000	630	230	870	850	770	16
10236	1434	<魚類> （ふぐ類） とらふぐ 養殖 生	78.9	15.9	19.3	(950)	(1500)	(1800)	(560)	(240)	(800)	(700)	(660)	(140
10237	1435	<魚類> （ふぐ類） まふぐ 生	79.3	15.6	18.9	930	1500	1700	540	240	780	680	650	13
10238	1436	<魚類> ふな 生	78.0	15.3	18.2	890	1500	1700	550	200	750	780	630	14
10239	1437	<魚類> ふな 水煮	75.6	(17.1)	20.3	(990)	(1700)	(1900)	(610)	(220)	(840)	(870)	(700)	(160
10240	1438	<魚類> ふな 甘露煮	28.7	(13.1)	15.5	(760)	(1300)	(1500)	(470)	(170)	(640)	(670)	(540)	(120
10449	1439	<魚類> ふな ふなずし	57.0	(19.1)	21.3	820	1700	1400	570	250	820	860	730	16

可食部100 g 当たり

可食部100 g 当たり															
（スレオニン）	トリプトファン	バリン	ヒスチジン	アルギニン	アラニン	アスパラギン酸	グルタミン酸	グリシン	プロリン	セリン	ヒドロキシプロリン	アミノ酸組成計	アンモニア	剰余アンモニア	備考
THR	TRP	VAL	HIS	ARG	ALA	ASP	GLU	GLY	PRO	SER	HYP	AAT	AMMON	AMMON-E	
(………mg………)															
1100)	(260)	(1300)	(600)	(1400)	(1400)	(2300)	(3300)	(1100)	(830)	(930)	(110)	(23000)	(340)	-	別名：かどいわし 廃棄部位：頭部、骨、ひれ等 10218にしん/生から推計
1900)	(520)	(2100)	(710)	(1800)	(2100)	(3000)	(4200)	(1200)	(1800)	(1600)	-	(32000)	(0)	-	別名：かどいわし NILSアミノ酸成分表より推計
5000)	(1300)	(5400)	(1800)	(4600)	(5400)	(7700)	(11000)	(3100)	(4600)	(4200)	-	(82000)	(0)	-	別名：かどいわし NILSアミノ酸成分表より推計
100)	(310)	(1200)	(420)	(1100)	(1200)	(1800)	(2500)	(710)	(1100)	(970)	-	(19000)	(0)	-	別名：かどいわし NILSアミノ酸成分表より推計
880	200	990	460	1100	1200	2000	2800	980	590	760	(150)	19000	360	-	廃棄部位：頭部、内臓、骨、ひれ等（三枚下ろし）
1100)	(260)	(1300)	(590)	(1400)	(1500)	(2500)	(3600)	(1200)	(750)	(970)	(190)	(24000)	(450)	-	10225はぜ/生から推計
(970)	(230)	(1100)	(510)	(1200)	(1300)	(2200)	(3100)	(1100)	(650)	(840)	(160)	(21000)	(390)	-	10225はぜ/生から推計
710	160	730	330	980	930	1500	2200	970	610	720	250	15000	230	-	三枚におろしたもの
850	170	820	390	1200	1100	1700	2600	1200	770	900	200	17000	240	-	廃棄部位：頭部、骨、ひれ等
(900)	(220)	(1000)	(560)	(1200)	(1200)	(2000)	(3000)	(1100)	(730)	(800)	(160)	(20000)	(350)	-	別名：たまみ 廃棄部位：頭部、内臓、骨、ひれ等（三枚下ろし） その他の魚類の平均値から推計
980	240	1200	620	1400	1300	2200	3300	1200	850	880	(170)	22000	380	-	切り身
1000)	(260)	(1200)	(1100)	(1300)	(1300)	(2200)	(3100)	(1100)	(800)	(870)	(110)	(22000)	(340)	-	切り身 あじ、いわし、さば、にしん、ぶり類の平均値から推計
1000)	(220)	(1100)	(540)	(1300)	(1300)	(2100)	(3000)	(1200)	(820)	(970)	(170)	(21000)	(290)	-	廃棄部位：頭部、内臓、骨、ひれ等（五枚下ろし） 10410ひらめ/養殖/生から推計
1100	230	1200	580	1400	1400	2200	3200	1300	880	1000	190	22000	310	-	廃棄部位：頭部、内臓、骨、ひれ等（五枚下ろし） 10237まふぐ/生から推計
1100	240	1100	570	1300	1200	2100	3100	940	700	970	54	20000	300	-	
(870)	(220)	(1000)	(460)	(1200)	(1200)	(1800)	(2600)	(1100)	(760)	(790)	(150)	(19000)	(410)	-	切り身（皮なし） 10237まふぐ/生から推計
860	220	1000	450	1200	1100	1800	2600	1100	740	780	(150)	18000	400	-	切り身（皮なし） ヒドロキシプロリン：その他の魚類の平均値から推計
820	180	970	520	1100	1100	1900	2600	1000	610	750	-	18000	340	-	廃棄部位：頭部、内臓、骨、ひれ等（三枚下ろし）
(920)	(200)	(1100)	(590)	(1200)	(1200)	(2100)	(2900)	(1100)	(680)	(830)	-	(20000)	(380)	-	内臓等を除去後水煮したもの 廃棄部位：頭部、骨、ひれ等 10238ふな/生から推計
(700)	(150)	(820)	(450)	(920)	(950)	(1600)	(2200)	(860)	(520)	(630)	-	(15000)	(290)	-	10238ふな/生から推計
1000	230	1200	460	1300	1700	1700	3200	2300	1400	1200	480	22000	330	-	

10 魚介類

食品番号	索引番号	食品名	水分	アミノ酸組成によるたんぱく質	たんぱく質	イソロイシン	ロイシン	リシン（リジン）	含硫アミノ酸 メチオニン	シスチン	合計	芳香族アミノ酸 フェニルアラニン	チロシン	合計
		可食部100 g 当たり												
		成分識別子	WATER	PROTCAA	PROT-	ILE	LEU	LYS	MET	CYS	AAS	PHE	TYR	AAA
		単位	(......... g ....)			(... mg						....)		
10241	1440	<魚類>　ぶり　成魚　生	59.6	(18.6)	21.4	1000	1700	2000	680	230	910	870	740	16
10242	1441	<魚類>　ぶり　成魚　焼き	51.8	(22.7)	26.2	(1300)	(2000)	(2400)	(830)	(290)	(1100)	(1100)	(900)	(200
10243	1442	<魚類>　ぶり　はまち　養殖　皮つき　生	61.5	17.8	20.7	920	1500	1800	590	200	790	800	680	15
10411	1443	<魚類>　ぶり　はまち　養殖　皮なし　生	66.4	17.6	21.0	990	1600	1900	600	220	820	820	720	15
10244	1444	<魚類>　ほうぼう　生	74.9	(16.2)	19.6	(900)	(1500)	(1800)	(610)	(230)	(830)	(770)	(660)	(140
10245	1445	<魚類>　ホキ　生	80.4	(14.1)	17.0	(780)	(1300)	(1600)	(530)	(200)	(720)	(670)	(570)	(120
10246	1446	<魚類>　ほっけ　生	77.1	15.4	17.3	880	1500	1800	530	190	720	720	660	14
10247	1447	<魚類>　ほっけ　塩ほっけ	72.4	(16.1)	18.1	(920)	(1500)	(1900)	(560)	(200)	(750)	(760)	(690)	(140
10248	1448	<魚類>　ほっけ　開き干し　生	67.0	18.0	20.6	950	1700	1900	630	220	860	840	750	16
10412	1449	<魚類>　ほっけ　開き干し　焼き	63.7	19.6	23.1	1000	1800	2100	680	240	920	920	820	17
10249	1450	<魚類>　ぼら　生	74.7	15.5	19.2	910	1500	1700	540	240	780	710	610	13
10251	1452	<魚類>　ほんもろこ　生	75.1	(14.8)	17.5	(860)	(1400)	(1700)	(530)	(190)	(720)	(750)	(610)	(140
10252	1453	<魚類>　（まぐろ類）　きはだ　生	74.0	20.6	24.3	1100	1800	2100	720	240	960	910	830	17
10253	1454	<魚類>　（まぐろ類）　くろまぐろ　天然　赤身　生	70.4	22.3	26.4	1200	2000	2300	760	260	1000	980	890	19
10254	1455	<魚類>　（まぐろ類）　くろまぐろ　天然　脂身　生	51.4	16.7	20.1	910	1500	1800	570	210	780	750	680	14
10450	1456	<魚類>　（まぐろ類）　くろまぐろ　養殖　赤身　生	68.8	20.5	24.8	1000	1800	2200	690	250	940	900	850	17
10451	1457	<魚類>　（まぐろ類）　くろまぐろ　養殖　赤身　水煮	64.1	22.5	27.2	950	2100	2500	780	270	1100	1000	950	20
10452	1458	<魚類>　（まぐろ類）　くろまぐろ　養殖　赤身　蒸し	62.0	22.9	28.0	1200	2100	2500	800	280	1100	1000	950	20

可食部100 g 当たり															備考
(スレオニン)	トリプトファン	バリン	ヒスチジン	アルギニン	アラニン	アスパラギン酸	グルタミン酸	グリシン	プロリン	セリン	ヒドロキシプロリン	アミノ酸組成計	アンモニア	剰余アンモニア	
THR	TRP	VAL	HIS	ARG	ALA	ASP	GLU	GLY	PRO	SER	HYP	AAT	AMMON	AMMON-E	
(......mg......)															
1000	250	1200	1700	1200	1300	2100	2800	1000	790	930	(100)	22000	300	-	切り身 ヒドロキシプロリン：あじ、いわし、さば、にしん、ぶり類の平均値から推計
300)	(310)	(1400)	(2100)	(1500)	(1500)	(2600)	(3500)	(1300)	(970)	(1100)	(130)	(26000)	(370)	-	切り身 10241ぶり/成魚/生から推計
990	230	1000	1300	1300	1300	1900	2800	1300	890	910	200	21000	280	-	切り身
990	250	1100	1500	1200	1200	2000	2800	990	720	880	64	20000	290	-	
(860)	(210)	(1000)	(530)	(1200)	(1200)	(2000)	(2800)	(1000)	(700)	(770)	(150)	(19000)	(330)	-	廃棄部位：頭部、内臓、骨、ひれ等（三枚下ろし） その他の魚類の平均値から推計
(750)	(190)	(860)	(460)	(1000)	(1000)	(1700)	(2500)	(890)	(610)	(660)	(130)	(16000)	(290)	-	切り身 その他の魚類の平均値から推計
890	180	980	530	1100	1000	1800	2700	800	640	820	(130)	18000	310	-	廃棄部位：頭部、内臓、骨、ひれ等（三枚下ろし） ヒドロキシプロリン：その他の魚類の平均値から推計
(930)	(190)	(1000)	(550)	(1200)	(1100)	(1900)	(2800)	(830)	(660)	(860)	(140)	(19000)	(330)	-	廃棄部位：骨、ひれ、皮等 10246ほっけ/生から推計
1100	220	1100	550	1400	1300	2100	3100	1200	820	1100	140	21000	310	-	廃棄部位：頭部、骨、ひれ等
1100	240	1200	590	1500	1400	2300	3300	1400	910	1200	160	23000	330	-	廃棄部位：頭部、骨、ひれ等
850	210	1000	600	1100	1100	1800	2600	960	650	740	(150)	18000	350	-	廃棄部位：頭部、内臓、骨、ひれ等（三枚下ろし）
(790)	(170)	(930)	(500)	(1000)	(1100)	(1800)	(2500)	(970)	(590)	(720)	-	(17000)	(320)	-	別名：もろこ 魚体全体 10238ふな/生から推計
1200	270	1200	2100	1400	1400	2300	3300	1100	840	1000	(91)	24000	310	-	別名：きはだまぐろ、きわだ 切り身（皮なし） ヒドロキシプロリン：高度回遊魚の平均値から推計
1200	300	1400	2500	1500	1400	2500	3500	1100	870	1100	(99)	26000	350	-	別名：まぐろ、ほんまぐろ、しび 切り身（皮なし） ヒドロキシプロリン：高度回遊魚の平均値から推計
920	230	1100	1700	1100	1100	1800	2500	930	710	800	(75)	19000	270	-	別名：まぐろ、ほんまぐろ、しび、とろ 切り身（皮なし） ヒドロキシプロリン：高度回遊魚の平均値から推計
1100	290	1300	2300	1400	1300	2200	3200	1100	800	1000	52	24000	330	-	別名：まぐろ、ほんまぐろ、しび 蓄養を含む 切り身
1300	320	1400	2300	1500	1500	2500	3500	1200	880	1100	43	26000	360	-	別名：まぐろ、ほんまぐろ、しび 蓄養を含む 切り身
1300	340	1400	2300	1600	1500	2500	3500	1200	900	1100	43	27000	360	-	別名：まぐろ、ほんまぐろ、しび 蓄養を含む 切り身

10 魚介類

食品番号	索引番号	食品名	水分	アミノ酸組成によるたんぱく質	たんぱく質	イソロイシン	ロイシン	リシン（リジン）	含硫アミノ酸 メチオニン	シスチン	合計	芳香族アミノ酸 フェニルアラニン	チロシン	合計
			可食部100 g 当たり											
		成分識別子	WATER	PROTCAA	PROT-	ILE	LEU	LYS	MET	CYS	AAS	PHE	TYR	AAA
		単位	(........ g ....)			(.. mg					....)			
10453	1459	<魚類>　（まぐろ類）　くろまぐろ　養殖　赤身　電子レンジ調理	60.0	24.9	30.4	1200	2200	2700	850	300	1100	1100	1000	21
10454	1460	<魚類>　（まぐろ類）　くろまぐろ　養殖　赤身　焼き	59.6	24.0	29.0	1200	2100	2600	830	300	1100	1100	1000	21
10455	1461	<魚類>　（まぐろ類）　くろまぐろ　養殖　赤身　ソテー	61.6	23.1	28.0	1100	2100	2500	780	270	1100	1000	960	20
10456	1462	<魚類>　（まぐろ類）　くろまぐろ　養殖　赤身　天ぷら	57.8	20.7	25.1	920	1900	2200	700	250	960	930	830	18
10255	1463	<魚類>　（まぐろ類）　びんなが　生	71.8	21.6	26.0	1200	2000	2300	750	290	1000	1000	910	19
10256	1464	<魚類>　（まぐろ類）　みなみまぐろ　赤身　生	77.0	16.9	21.6	950	1600	1800	580	220	800	780	740	15
10257	1465	<魚類>　（まぐろ類）　みなみまぐろ　脂身　生	50.3	16.6	20.3	930	1500	1800	560	210	780	770	710	15
10258	1466	<魚類>　（まぐろ類）　めじまぐろ　生	68.7	(20.4)	25.2	(1100)	(1900)	(2200)	(710)	(260)	(980)	(940)	(830)	(18
10425	1467	<魚類>　（まぐろ類）めばち　赤身　生	72.2	21.9	25.4	1200	2000	2300	760	270	1000	1000	930	19
10426	1468	<魚類>　（まぐろ類）めばち　脂身　生	67.8	20.0	23.9	1000	1800	2100	680	250	920	910	830	17
10260	1469	<魚類>　（まぐろ類）　缶詰　水煮　フレーク　ライト	82.0	(13.0)	16.0	(700)	(1200)	(1400)	(450)	(170)	(620)	(600)	(530)	(11
10261	1470	<魚類>　（まぐろ類）　缶詰　水煮　フレーク　ホワイト	77.6	(14.8)	18.3	(800)	(1400)	(1600)	(520)	(190)	(710)	(680)	(600)	(13
10262	1471	<魚類>　（まぐろ類）　缶詰　味付け　フレーク	65.7	(15.4)	19.0	(830)	(1400)	(1600)	(540)	(200)	(740)	(710)	(630)	(13
10263	1472	<魚類>　（まぐろ類）　缶詰　油漬　フレーク　ライト	59.1	(14.4)	17.7	(770)	(1300)	(1500)	(500)	(190)	(690)	(660)	(580)	(12
10264	1473	<魚類>　（まぐろ類）　缶詰　油漬　フレーク　ホワイト	56.0	(15.3)	18.8	(820)	(1400)	(1600)	(530)	(200)	(730)	(700)	(620)	(13

可食部100 g 当たり															
（スレオニン）	トリプトファン	バリン	ヒスチジン	アルギニン	アラニン	アスパラギン酸	グルタミン酸	グリシン	プロリン	セリン	ヒドロキシプロリン	アミノ酸組成計	アンモニア	剰余アンモニア	備考
THR	TRP	VAL	HIS	ARG	ALA	ASP	GLU	GLY	PRO	SER	HYP	AAT	AMMON	AMMON-E	
(……mg……)															
1400	360	1600	2600	1700	1600	2700	3900	1300	970	1200	44	29000	400	-	別名：まぐろ、ほんまぐろ、しび 蓄養を含む 切り身
1400	340	1500	2600	1600	1600	2600	3700	1300	940	1200	50	28000	380	-	別名：まぐろ、ほんまぐろ、しび 蓄養を含む 切り身
1300	330	1400	2500	1600	1500	2500	3600	1200	900	1200	53	27000	370	-	別名：まぐろ、ほんまぐろ、しび 蓄養を含む 切り身 植物油（なたね油）
1200	290	1300	2300	1400	1400	2200	3300	1100	850	1000	38	24000	350	-	別名：まぐろ、ほんまぐろ、しび 蓄養を含む 切り身 植物油（なたね油）
1300	320	1400	1600	1500	1500	2400	3400	1200	890	1100	50	25000	350	-	別名：びんちょう、とんぼ、びんながまぐろ 切り身（皮なし）
980	260	1100	1200	1200	1200	1900	2700	900	680	870	27	20000	280	-	別名：インドまぐろ 切り身（皮なし）
970	240	1100	1200	1200	1200	1900	2600	980	720	830	60	19000	270	-	別名：インドまぐろ、とろ 切り身（皮なし）
100)	(300)	(1300)	(1900)	(1400)	(1400)	(2300)	(3200)	(1200)	(860)	(920)	(83)	(24000)	(340)	-	くろまぐろの幼魚 別名：まめじ 切り身（皮なし） 高度回遊魚の平均値から推計
1300	320	1400	1700	1500	1500	2500	3500	1200	900	1100	68	25000	350	-	別名：ばちまぐろ、めばちまぐろ 切り身（皮なし）
1200	280	1200	1500	1400	1400	2200	3100	1300	880	1000	120	23000	320	-	別名：ばちまぐろ、めばちまぐろ、とろ 切り身（皮なし）
(700)	(190)	(800)	(1200)	(900)	(890)	(1500)	(2000)	(750)	(540)	(590)	(53)	(15000)	(220)	-	別名：ツナ缶 原材料：きはだ 液汁を含んだもの 高度回遊魚の平均値から推計
(800)	(210)	(920)	(1300)	(1000)	(1000)	(1700)	(2300)	(850)	(620)	(670)	(60)	(17000)	(250)	-	別名：ツナ缶 材料：びんなが 液汁を含んだもの 高度回遊魚の平均値から推計
(830)	(220)	(950)	(1400)	(1100)	(1100)	(1700)	(2400)	(890)	(650)	(690)	(63)	(18000)	(260)	-	別名：ツナ缶 液汁を含んだもの 高度回遊魚の平均値から推計
(770)	(210)	(890)	(1300)	(990)	(990)	(1600)	(2300)	(830)	(600)	(650)	(58)	(17000)	(240)	-	別名：ツナ缶 原材料：きはだ 液汁を含んだもの 高度回遊魚の平均値から推計
(820)	(220)	(940)	(1400)	(1100)	(1000)	(1700)	(2400)	(880)	(640)	(690)	(62)	(18000)	(260)	-	別名：ツナ缶 原材料：びんなが 液汁を含んだもの 高度回遊魚の平均値から推計

10 魚介類

食品番号	索引番号	食品名	水分	アミノ酸組成によるたんぱく質	たんぱく質	イソロイシン	ロイシン	リシン（リジン）	含硫アミノ酸 メチオニン	含硫アミノ酸 シスチン	含硫アミノ酸 合計	芳香族アミノ酸 フェニルアラニン	芳香族アミノ酸 チロシン	芳香族アミノ酸 合計
		成分識別子	WATER	PROTCAA	PROT-	ILE	LEU	LYS	MET	CYS	AAS	PHE	TYR	AAA
		単位	(........ g	.........)		(.........			mg				.........)	
			可食部100 g 当たり											
10265	1474	<魚類> マジェランあいなめ 生	62.8	(11.0)	13.3	(610)	(1000)	(1200)	(410)	(160)	(570)	(520)	(450)	(9
10266	1475	<魚類> まながつお 生	70.8	(13.9)	17.1	(750)	(1300)	(1500)	(480)	(180)	(660)	(640)	(560)	(12
10232	1476	<魚類> みなみくろたち 生	73.8	(18.0)	21.7	(1000)	(1700)	(2000)	(670)	(250)	(920)	(860)	(730)	(16
10267	1477	<魚類> みなみだら 生	81.9	(13.6)	16.4	(750)	(1300)	(1500)	(510)	(190)	(700)	(650)	(550)	(12
10268	1478	<魚類> むつ 生	69.7	14.5	16.7	770	1400	1600	540	180	720	700	610	13
10269	1479	<魚類> むつ 水煮	68.3	(19.3)	22.2	(1000)	(1800)	(2200)	(710)	(240)	(950)	(930)	(810)	(17
10270	1480	<魚類> めじな 生	74.7	(16.1)	19.4	(890)	(1500)	(1800)	(600)	(230)	(830)	(770)	(650)	(14
10271	1481	<魚類> めばる 生	77.2	15.6	18.1	910	1500	1800	590	230	820	770	640	14
10272	1482	<魚類> メルルーサ 生	81.1	14.6	17.0	850	1400	1700	570	210	780	690	620	13
10275	1485	<魚類> やまめ 養殖 生	75.6	(15.1)	18.4	(720)	(1300)	(1500)	(560)	(180)	(740)	(700)	(570)	(13
10276	1486	<魚類> わかさぎ 生	81.8	11.8	14.4	640	1100	1200	460	180	640	570	490	11
10277	1487	<魚類> わかさぎ つくだ煮	19.3	(23.6)	28.7	(1300)	(2200)	(2400)	(910)	(360)	(1300)	(1100)	(970)	(21
10278	1488	<魚類> わかさぎ あめ煮	21.0	(21.6)	26.3	(1200)	(2000)	(2200)	(840)	(330)	(1200)	(1000)	(890)	(19
10279	1489	<貝類> あかがい 生	80.4	10.6	13.5	530	890	880	330	200	520	430	440	8
10280	1490	<貝類> あげまき 生	87.1	(5.9)	8.1	(290)	(500)	(490)	(180)	(100)	(280)	(250)	(230)	(4
10281	1491	<貝類> あさり 生	90.3	4.6	6.0	220	380	390	130	80	210	200	190	4
10282	1492	<貝類> あさり つくだ煮	38.0	(16.1)	20.8	(770)	(1300)	(1400)	(450)	(280)	(730)	(700)	(670)	(14
10283	1493	<貝類> あさり 缶詰 水煮	73.2	(15.7)	20.3	(760)	(1300)	(1300)	(440)	(270)	(710)	(690)	(660)	(13

可食部100 g 当たり															
（スレオニン）	トリプトファン	バリン	ヒスチジン	アルギニン	アラニン	アスパラギン酸	グルタミン酸	グリシン	プロリン	セリン	ヒドロキシプロリン	アミノ酸組成計	アンモニア	剰余アンモニア	備考
THR	TRP	VAL	HIS	ARG	ALA	ASP	GLU	GLY	PRO	SER	HYP	AAT	AMMON	AMMON-E	
(......mg......)															
(580)	(140)	(680)	(360)	(810)	(790)	(1300)	(1900)	(690)	(470)	(520)	(100)	(13000)	(230)	-	別名：メロ、おおくち、マゼランあいなめ 切り身 高度回遊魚の平均値から推計
(740)	(200)	(860)	(1300)	(960)	(950)	(1600)	(2200)	(800)	(580)	(630)	(56)	(16000)	(230)	-	廃棄部位：頭部、内臓、骨、ひれ等（三枚下ろし） 高度回遊魚の平均値から推計
(950)	(240)	(1100)	(590)	(1300)	(1300)	(2200)	(3100)	(1100)	(770)	(850)	(170)	(21000)	(370)	-	別名：バラクータ、みなみおおすみやき、おおしびかます 切り身 高度回遊魚の平均値から推計
(720)	(180)	(830)	(440)	(990)	(980)	(1600)	(2400)	(850)	(590)	(640)	(130)	(16000)	(280)	-	切り身 高度回遊魚の平均値から推計
850	180	840	510	1000	1000	1800	2600	790	620	810	(130)	17000	260	-	切り身
100)	(240)	(1100)	(680)	(1400)	(1300)	(2400)	(3400)	(1000)	(820)	(1100)	(170)	(22000)	(350)	-	切り身 10268むつ/生から推計
(850)	(210)	(990)	(530)	(1200)	(1200)	(1900)	(2800)	(1000)	(690)	(760)	(150)	(19000)	(330)	-	別名：ぐれ 切り身 その他の魚類の平均値から推計
850	200	970	420	1100	1100	2000	2700	840	570	770	(140)	18000	310	-	廃棄部位：頭部、内臓、骨、ひれ等（三枚下ろし） ヒドロキシプロリン：その他の魚類の平均値から推計
790	190	930	370	1100	1000	1800	2700	750	540	720	(130)	17000	300	-	別名：ヘイク 切り身 廃棄部位：皮 ヒドロキシプロリン：その他の魚類の平均値から推計
(840)	(190)	(850)	(630)	(1100)	(1100)	(1800)	(2400)	(1400)	(780)	(820)	(230)	(18000)	(250)	-	別名：やまべ 廃棄部位：頭部、内臓、骨、ひれ等（三枚下ろし） 10148にじます/淡水養殖/生から推計
630	150	760	360	840	890	1400	2000	870	560	590	(110)	14000	320	-	ヒドロキシプロリン：その他の魚類の平均値から推計
200)	(290)	(1500)	(710)	(1700)	(1800)	(2800)	(4100)	(1700)	(1100)	(1200)	(220)	(28000)	(650)	-	10276わかさぎ/生から推計
100)	(270)	(1400)	(650)	(1500)	(1600)	(2500)	(3700)	(1600)	(1000)	(1100)	(200)	(25000)	(590)	-	10276わかさぎ/生から推計
600	130	560	270	990	710	1300	2100	870	450	600	(81)	12000	210	-	廃棄部位：貝殻及び内臓 ヒドロキシプロリン：軟体類の平均値から推計
(300)	(69)	(300)	(180)	(530)	(450)	(700)	(1000)	(570)	(330)	(300)	(71)	(6900)	(130)	-	廃棄部位：貝殻 軟体類の平均値から推計
270	57	250	110	390	390	570	820	470	210	260	(36)	5400	95	-	廃棄部位：貝殻 ヒドロキシプロリン：軟体類の平均値から推計
(930)	(200)	(860)	(400)	(1300)	(1300)	(2000)	(2800)	(1600)	(730)	(900)	(130)	(19000)	(330)	-	10281あさり/生から推計
(910)	(190)	(840)	(390)	(1300)	(1300)	(1900)	(2800)	(1600)	(710)	(880)	(120)	(18000)	(320)	-	液汁を除いたもの 10281あさり/生から推計

食品番号	索引番号	食品名	可食部100 g 当たり						含硫アミノ酸			芳香族アミノ酸		
			水分	アミノ酸組成によるたんぱく質	たんぱく質	イソロイシン	ロイシン	リシン（リジン）	メチオニン	シスチン	合計	フェニルアラニン	チロシン	合計
		成分識別子	WATER	PROTCAA	PROT-	ILE	LEU	LYS	MET	CYS	AAS	PHE	TYR	AAA
		単位	(......... g ....)			(.. mg ....)								
10284	1494	＜貝類＞ あさり 缶詰 味付け	67.2	(12.8)	16.6	(620)	(1000)	(1100)	(360)	(220)	(580)	(560)	(540)	(11[illegible]
10427	1495	＜貝類＞ あわび くろあわび 生	79.5	11.2	14.3	430	800	670	280	130	410	380	390	7[illegible]
10428	1496	＜貝類＞ あわび まだかあわび 生	80.0	(11.5)	14.6	(440)	(820)	(680)	(280)	(130)	(420)	(390)	(400)	(7[illegible]
10429	1497	＜貝類＞ あわび めがいあわび 生	80.1	8.8	12.2	360	640	500	200	130	330	290	280	5[illegible]
10286	1498	＜貝類＞ あわび 干し	27.9	(29.7)	38.0	(1100)	(2100)	(1800)	(730)	(340)	(1100)	(1000)	(1000)	(20[illegible]
10287	1499	＜貝類＞ あわび 塩辛	72.5	(11.6)	14.8	(450)	(830)	(690)	(290)	(130)	(420)	(390)	(400)	(7[illegible]
10288	1500	＜貝類＞ あわび 水煮缶詰	77.2	(15.2)	19.4	(590)	(1100)	(910)	(370)	(180)	(550)	(510)	(530)	(10[illegible]
10289	1501	＜貝類＞ いがい 生	82.9	7.5	10.3	350	540	680	190	180	370	360	400	7[illegible]
10290	1502	＜貝類＞ いたやがい 養殖 生	84.9	(7.8)	10.8	(380)	(670)	(650)	(240)	(130)	(370)	(330)	(300)	(6[illegible]
10291	1503	＜貝類＞ エスカルゴ 水煮缶詰	79.9	(12.0)	16.5	(590)	(1000)	(990)	(360)	(200)	(570)	(500)	(460)	(9[illegible]
10292	1504	＜貝類＞ かき 養殖 生	85.0	4.9	6.9	240	380	410	140	83	220	220	200	4[illegible]
10293	1505	＜貝類＞ かき 養殖 水煮	78.7	7.3	9.9	360	590	630	230	120	350	340	330	6[illegible]
10430	1506	＜貝類＞ かき 養殖 フライ	46.6	5.5	7.6	260	440	380	150	110	250	280	220	5[illegible]
10294	1507	＜貝類＞ かき くん製油漬缶詰	51.2	(8.8)	12.5	(430)	(690)	(750)	(250)	(150)	(410)	(410)	(370)	(7[illegible]
10295	1508	＜貝類＞ さざえ 生	78.0	14.2	19.4	640	1200	980	400	250	650	520	500	10[illegible]
10296	1509	＜貝類＞ さざえ 焼き	75.6	(15.6)	21.3	(700)	(1300)	(1100)	(430)	(280)	(710)	(570)	(550)	(11[illegible]
10318	1510	＜貝類＞ さるぼう 味付け缶詰	66.1	(12.3)	15.9	(590)	(1000)	(1000)	(350)	(210)	(560)	(540)	(510)	(11[illegible]
10297	1511	＜貝類＞ しじみ 生	86.0	5.8	7.5	300	470	530	170	100	280	280	290	5[illegible]
10413	1512	＜貝類＞ しじみ 水煮	76.0	12.3	15.4	620	1000	1200	410	200	610	610	620	12[illegible]
10298	1513	＜貝類＞ たいらがい 貝柱 生	75.2	(15.8)	21.8	(770)	(1300)	(1300)	(480)	(270)	(750)	(660)	(610)	(13[illegible]
10299	1514	＜貝類＞ たにし 生	78.8	(9.4)	13.0	(460)	(800)	(780)	(290)	(160)	(450)	(390)	(360)	(7[illegible]

可食部100ｇ当たり															備考
（スレオニン）	トリプトファン	バリン	ヒスチジン	アルギニン	アラニン	アスパラギン酸	グルタミン酸	グリシン	プロリン	セリン	ヒドロキシプロリン	アミノ酸組成計	アンモニア	剰余アンモニア	
THR	TRP	VAL	HIS	ARG	ALA	ASP	GLU	GLY	PRO	SER	HYP	AAT	AMMON	AMMON-E	
(…mg…)															
(740)	(160)	(690)	(320)	(1100)	(1100)	(1600)	(2300)	(1300)	(580)	(720)	(100)	(15000)	(260)	-	液汁を除いたもの 10281あさり/生から推計
580	110	490	180	1400	820	1200	1900	1400	750	790	430	13000	190	-	廃棄部位：貝殻及び内蔵
(590)	(110)	(500)	(190)	(1400)	(840)	(1200)	(2000)	(1400)	(770)	(810)	(440)	(13000)	(200)	-	廃棄部位：貝殻及び内蔵 10427くろあわび/生から推計
400	84	400	1000	120	710	940	1600	1200	630	550	(370)	10000	180	-	廃棄部位：貝殻及び内蔵
500)	(300)	(1300)	(480)	(3700)	(2200)	(3100)	(5100)	(3700)	(2000)	(2100)	(1100)	(35000)	(510)	-	10427くろあわび/生から推計
(600)	(120)	(510)	(190)	(1400)	(850)	(1200)	(2000)	(1400)	(770)	(820)	(450)	(14000)	(200)	-	10427くろあわび/生から推計
(790)	(150)	(670)	(250)	(1900)	(1100)	(1600)	(2600)	(1900)	(1000)	(1100)	(580)	(18000)	(260)	-	液汁を除いたもの 10427くろあわび/生から推計
490	140	400	210	620	480	930	1200	660	400	480	63	8700	180	-	別名：ムール貝 廃棄部位：貝殻、足糸等
(400)	(92)	(400)	(240)	(710)	(600)	(930)	(1400)	(760)	(440)	(400)	(94)	(9200)	(170)	-	別名：しゃくしがい 廃棄部位：貝殻 軟体類の平均値から推計
(620)	(140)	(620)	(370)	(1100)	(910)	(1400)	(2100)	(1200)	(680)	(620)	(140)	(14000)	(260)	-	液汁を除いたもの 軟体類の平均値から推計
290	63	270	140	370	380	590	870	380	330	290	31	5700	120	-	試料：まがき 廃棄部位：貝殻
430	100	410	200	560	510	940	1300	530	470	440	51	8500	170	-	試料：まがき むき身
290	71	300	150	360	350	600	1300	370	460	330	29	6500	170	-	試料：まがき むき身
(520)	(110)	(490)	(250)	(660)	(690)	(1100)	(1600)	(690)	(610)	(530)	(56)	(10000)	(210)	-	試料：まがき 液汁を含んだもの 10292かき/養殖/生から推計
720	140	690	250	1600	1100	1700	2600	1700	830	770	(120)	17000	380	-	廃棄部位：貝殻及び内臓
(790)	(160)	(760)	(270)	(1800)	(1200)	(1800)	(2900)	(1800)	(910)	(850)	(130)	(18000)	(410)	-	廃棄部位：貝殻及び内臓 10295さざえ/生から推計
(710)	(150)	(660)	(300)	(1000)	(1000)	(1500)	(2200)	(1200)	(560)	(690)	(96)	(14000)	(250)	-	別名：もがい、赤貝（さるぼう）味付け缶詰 液汁を除いたもの 10281あさり/生から推計
440	98	370	170	480	480	670	860	380	330	350	35	6800	140	-	廃棄部位：貝殻
950	210	780	340	1000	810	1500	1800	720	680	810	65	14000	240	-	廃棄部位：貝殻
(810)	(190)	(810)	(490)	(1400)	(1200)	(1900)	(2800)	(1500)	(890)	(820)	(190)	(18000)	(350)	-	別名：たいらぎ（標準和名） 軟体類の平均値から推計
(490)	(110)	(490)	(290)	(850)	(720)	(1100)	(1700)	(920)	(530)	(490)	(110)	(11000)	(210)	-	試料：まるたにし、ひめたにし 廃棄部位：貝殻 軟体類の平均値から推計

10 魚介類

食品番号	索引番号	食品名	水分	アミノ酸組成によるたんぱく質	たんぱく質	イソロイシン	ロイシン	リシン（リジン）	含硫アミノ酸 メチオニン	含硫アミノ酸 シスチン	含硫アミノ酸 合計	芳香族アミノ酸 フェニルアラニン	芳香族アミノ酸 チロシン	芳香族アミノ酸 合計
		成分識別子	WATER	PROTCAA	PROT-	ILE	LEU	LYS	MET	CYS	AAS	PHE	TYR	AAA
		単位	(……… g ………)			(…… mg							……)	
		可食部100 g 当たり												
10300	1515	＜貝類＞　つぶ　生	78.2	13.6	17.8	620	1200	1000	450	210	660	540	510	10
10301	1516	＜貝類＞　とこぶし　生	78.9	(11.6)	16.0	(570)	(990)	(960)	(350)	(200)	(550)	(490)	(450)	(93
10303	1517	＜貝類＞　とりがい　斧足　生	78.6	10.1	12.9	560	900	930	340	190	530	420	410	8
10304	1518	＜貝類＞　ばい　生	78.5	(11.8)	16.3	(580)	(1000)	(980)	(360)	(200)	(560)	(490)	(460)	(95
10305	1519	＜貝類＞　ばかがい　生	84.6	8.5	10.9	450	710	740	230	160	390	340	350	6
10306	1520	＜貝類＞　（はまぐり類）　はまぐり　生	88.8	4.5	6.1	230	380	390	130	96	220	180	190	3
10307	1521	＜貝類＞　（はまぐり類）　はまぐり　水煮	78.6	(10.9)	14.9	(560)	(920)	(960)	(310)	(240)	(550)	(440)	(470)	(92
10308	1522	＜貝類＞　（はまぐり類）　はまぐり　焼き	79.8	(9.7)	13.3	(500)	(820)	(860)	(280)	(210)	(490)	(400)	(420)	(82
10309	1523	＜貝類＞　（はまぐり類）　はまぐり　つくだ煮	40.1	(19.7)	27.0	(1000)	(1700)	(1700)	(560)	(430)	(990)	(800)	(860)	(170
10310	1524	＜貝類＞　（はまぐり類）　ちょうせんはまぐり　生	88.1	4.6	6.5	230	380	400	120	69	190	190	200	4
10311	1525	＜貝類＞　ほたてがい　生	82.3	10.0	13.5	460	790	810	290	180	470	400	350	7
10312	1526	＜貝類＞　ほたてがい　水煮	76.8	(13.0)	17.6	(600)	(1000)	(1100)	(380)	(230)	(620)	(530)	(450)	(98
10313	1527	＜貝類＞　ほたてがい　貝柱　生	78.4	12.3	16.9	580	1100	1100	390	250	640	510	440	9
10414	1528	＜貝類＞　ほたてがい　貝柱　焼き	67.8	18.0	23.8	840	1500	1600	570	340	910	740	630	14
10314	1529	＜貝類＞　ほたてがい　貝柱　煮干し	17.1	(49.9)	65.7	(2300)	(4300)	(4500)	(1600)	(940)	(2500)	(2100)	(1700)	(380
10315	1530	＜貝類＞　ほたてがい　貝柱　水煮缶詰	76.4	(14.8)	19.5	(690)	(1300)	(1300)	(470)	(280)	(740)	(610)	(510)	(110
10316	1531	＜貝類＞　ほっきがい　生	82.1	(8.1)	11.1	(390)	(690)	(670)	(250)	(140)	(380)	(340)	(310)	(65
10317	1532	＜貝類＞　みるがい　水管　生	78.9	(13.3)	18.3	(650)	(1100)	(1100)	(400)	(230)	(630)	(560)	(510)	(110

可食部100ｇ当たり															
トレオニン（スレオニン）	トリプトファン	バリン	ヒスチジン	アルギニン	アラニン	アスパラギン酸	グルタミン酸	グリシン	プロリン	セリン	ヒドロキシプロリン	アミノ酸組成計	アンモニア	剰余アンモニア	備考
THR	TRP	VAL	HIS	ARG	ALA	ASP	GLU	GLY	PRO	SER	HYP	AAT	AMMON	AMMON-E	
(……mg……)															
720	150	750	340	1500	1000	1600	2400	1100	770	770	(110)	16000	290	-	別名：ばい 試料：えぞぼら、ひめえぞぼら、えぞばいむき身 ヒドロキシプロリン：軟体類の平均値から推計
(600)	(140)	(600)	(360)	(1000)	(880)	(1400)	(2000)	(1100)	(660)	(600)	(140)	(14000)	(260)	-	廃棄部位：貝殻及び内臓 軟体類の平均値から推計
560	120	580	230	930	660	1200	1700	1100	380	530	(78)	12000	250	-	
(610)	(140)	(610)	(360)	(1100)	(900)	(1400)	(2100)	(1200)	(670)	(610)	(140)	(14000)	(260)	-	別名：つぶ 試料：ちじみえぞぼら、おおえっちゅうばい等 廃棄部位：貝殻及び内臓 軟体類の平均値から推計
450	100	430	180	760	820	990	1400	950	320	440	(66)	9900	240	-	別名：あおやぎ 廃棄部位：貝殻及び内臓 ヒドロキシプロリン：軟体類の平均値から推計
230	61	250	130	400	480	530	770	300	180	230	(37)	5200	100	-	廃棄部位：貝殻 ヒドロキシプロリン：軟体類の平均値から推計
(570)	(150)	(610)	(320)	(980)	(1200)	(1300)	(1900)	(740)	(450)	(560)	(90)	(13000)	(250)	-	廃棄部位：貝殻 10306はまぐり/生から推計
(510)	(130)	(540)	(290)	(870)	(1000)	(1100)	(1700)	(660)	(400)	(500)	(80)	(11000)	(220)	-	液汁を含んだもの 廃棄部位：貝殻 10306はまぐり/生から推計
1000)	(270)	(1100)	(580)	(1800)	(2100)	(2300)	(3400)	(1300)	(810)	(1000)	(160)	(23000)	(450)	-	10306はまぐり/生から推計
260	63	240	140	450	460	540	770	330	200	260	29	5300	100	-	廃棄部位：貝殻
550	100	480	250	920	620	1100	1700	1800	360	550	(81)	12000	200	-	廃棄部位：貝殻 ヒドロキシプロリン：軟体類の平均値から推計
(710)	(130)	(630)	(330)	(1200)	(810)	(1500)	(2200)	(2300)	(480)	(710)	(110)	(15000)	(270)	-	廃棄部位：貝殻 10311ほたてがい/生から推計
630	130	570	280	930	890	1400	2200	2000	450	660	22	15000	230	-	
910	200	830	400	1900	1200	2100	3100	2600	640	950	34	21000	310	-	
2500)	(540)	(2300)	(1100)	(5300)	(3300)	(5700)	(8600)	(7300)	(1800)	(2600)	(94)	(59000)	(850)	-	10313ほたてがい/貝柱/生から推計
(750)	(160)	(680)	(330)	(1600)	(990)	(1700)	(2600)	(2200)	(530)	(780)	(28)	(17000)	(250)	-	液汁を除いたもの 10313ほたてがい/貝柱/生から推計
(410)	(95)	(410)	(250)	(730)	(610)	(950)	(1400)	(780)	(450)	(420)	(97)	(9400)	(180)	-	別名：うばがい（標準和名） 廃棄部位：貝殻 軟体類の平均値から推計
(680)	(160)	(680)	(410)	(1200)	(1000)	(1600)	(2300)	(1300)	(750)	(690)	(160)	(16000)	(290)	-	別名：みるくい（標準和名） 廃棄部位：貝殻及び内臓 軟体類の平均値から推計

食品番号	索引番号	食品名	水分	アミノ酸組成によるたんぱく質	たんぱく質	イソロイシン	ロイシン	リシン（リジン）	含硫アミノ酸 メチオニン	シスチン	合計	芳香族アミノ酸 フェニルアラニン	チロシン	合計
		成分識別子	WATER	PROTCAA	PROT-	ILE	LEU	LYS	MET	CYS	AAS	PHE	TYR	AAA
		単位	(……… g ………)			(……………………………… mg						………………………………)		
						可食部100 g当たり								
10319	1533	＜えび・かに類＞　（えび類）　あまえび　生	78.2	15.2	19.8	800	1300	1400	460	200	660	700	630	13
10320	1534	＜えび・かに類＞　（えび類）　いせえび　生	76.6	17.4	20.9	860	1500	1600	540	210	740	810	720	15
10321	1535	＜えび・かに類＞　（えび類）　くるまえび　養殖　生	76.1	18.2	21.6	790	1400	1600	530	220	750	770	680	15
10322	1536	＜えび・かに類＞　（えび類）　くるまえび　養殖　ゆで	69.3	(23.8)	28.2	(1000)	(1900)	(2100)	(690)	(290)	(980)	(1000)	(880)	(190
10323	1537	＜えび・かに類＞　（えび類）　くるまえび　養殖　焼き	74.4	(19.9)	23.5	(860)	(1600)	(1700)	(580)	(240)	(820)	(840)	(740)	(160
10431	1538	＜えび・かに類＞　（えび類）　さくらえび　生	78.9	12.0	16.6	640	1100	1100	390	170	550	650	580	12
10324	1539	＜えび・かに類＞　（えび類）　さくらえび　ゆで	75.6	(13.2)	18.2	(700)	(1200)	(1200)	(420)	(180)	(610)	(710)	(630)	(130
10325	1540	＜えび・かに類＞　（えび類）　さくらえび　素干し	19.4	(46.9)	64.9	(2500)	(4200)	(4300)	(1500)	(660)	(2200)	(2500)	(2300)	(480
10326	1541	＜えび・かに類＞　（えび類）　さくらえび　煮干し	23.2	(42.8)	59.1	(2300)	(3800)	(3900)	(1400)	(600)	(2000)	(2300)	(2100)	(440
10327	1542	＜えび・かに類＞　（えび類）　大正えび　生	76.3	(17.9)	21.7	(860)	(1500)	(1700)	(570)	(240)	(810)	(830)	(700)	(150
10328	1543	＜えび・かに類＞　（えび類）　しばえび　生	79.3	15.7	18.7	840	1400	1500	550	260	800	750	640	14
10415	1544	＜えび・かに類＞　（えび類）　バナメイえび　養殖　生	78.6	16.5	19.6	790	1400	1600	520	230	750	770	680	15
10416	1545	＜えび・かに類＞　（えび類）　バナメイえび　養殖　天ぷら	62.0	17.1	20.0	840	1500	1600	550	240	790	820	670	15
10329	1546	＜えび・かに類＞　（えび類）　ブラックタイガー　養殖　生	79.9	(15.2)	18.4	(730)	(1300)	(1400)	(480)	(210)	(690)	(700)	(600)	(130
10330	1547	＜えび・かに類＞　（えび類）　加工品　干しえび	24.2	(40.0)	48.6	(1900)	(3400)	(3700)	(1300)	(550)	(1800)	(1900)	(1600)	(340
10331	1548	＜えび・かに類＞　（えび類）　加工品　つくだ煮	31.8	(21.3)	25.9	(1000)	(1800)	(2000)	(680)	(290)	(970)	(990)	(840)	(180
10332	1549	＜えび・かに類＞　（かに類）　がざみ　生	83.1	(10.8)	14.4	(540)	(900)	(950)	(330)	(140)	(470)	(500)	(440)	(94
10333	1550	＜えび・かに類＞　（かに類）　毛がに　生	81.9	12.1	15.8	600	1000	1000	370	160	530	540	500	10
10334	1551	＜えび・かに類＞　（かに類）　毛がに　ゆで	79.2	(13.8)	18.4	(690)	(1200)	(1200)	(420)	(180)	(590)	(640)	(560)	(120

可食部100 g 当たり															備考
（スレオニン）	トリプトファン	バリン	ヒスチジン	アルギニン	アラニン	アスパラギン酸	グルタミン酸	グリシン	プロリン	セリン	ヒドロキシプロリン	アミノ酸組成計	アンモニア	剰余アンモニア	
THR	TRP	VAL	HIS	ARG	ALA	ASP	GLU	GLY	PRO	SER	HYP	AAT	AMMON	AMMON-E	
(........mg........)															
680	200	790	370	1500	1000	1800	2500	1800	800	760	26	18000	280	-	別名：ほっこくあかえび（標準和名） 廃棄部位：頭部、殻、内臓、尾部等
780	180	890	430	2200	990	1900	2900	2200	730	840	(110)	20000	310	-	廃棄部位：頭部、殻、内臓、尾部等 ヒドロキシプロリン：えび類の平均値から推計
780	190	830	400	2100	1100	2000	3000	2600	1500	770	(110)	21000	310	-	廃棄部位：頭部、殻、内臓、尾部等 ヒドロキシプロリン：えび類の平均値から推計
1000)	(250)	(1100)	(530)	(2700)	(1500)	(2600)	(4000)	(3400)	(1900)	(1000)	(140)	(28000)	(400)	-	廃棄部位：頭部、殻、内臓、尾部等 10321くるまえび/生から推計
(840)	(210)	(900)	(440)	(2200)	(1200)	(2100)	(3300)	(2900)	(1600)	(830)	(120)	(23000)	(330)	-	廃棄部位：頭部、殻、内臓、尾部等 10321くるまえび/生から推計
680	170	710	330	840	960	1500	2000	740	910	580	16	14000	340	-	殻付き
(750)	(190)	(770)	(360)	(920)	(1100)	(1600)	(2200)	(810)	(1000)	(640)	(18)	(15000)	(370)	-	殻つき 10431さくらえび/生から推計
2700)	(660)	(2800)	(1300)	(3300)	(3800)	(5700)	(7800)	(2900)	(3600)	(2300)	(63)	(55000)	(1300)	-	殻つき 10431さくらえび/生から推計
2400)	(600)	(2500)	(1200)	(3000)	(3400)	(5200)	(7100)	(2600)	(3300)	(2100)	(57)	(50000)	(1200)	-	殻つき 10431さくらえび/生から推計
(760)	(200)	(890)	(420)	(2100)	(1100)	(2100)	(3100)	(1900)	(1000)	(730)	(100)	(21000)	(370)	-	別名：こうらいえび（標準和名） 廃棄部位：頭部、殻、内臓、尾部等 えび類の平均値から推計
730	200	840	360	1800	1000	1900	2800	1200	700	710	(95)	18000	450	-	廃棄部位：頭部、殻、内臓、尾部等 ヒドロキシプロリン：えび類の平均値から推計
770	190	830	400	1800	1200	1900	3000	1300	1100	770	99	19000	300	-	廃棄部位：頭部、殻、内臓、尾部等
790	210	870	420	1800	1100	2000	3300	1200	1100	820	85	20000	310	-	頭部、殻、内臓等除いたもの 廃棄部位：殻及び尾部
(640)	(170)	(750)	(360)	(1700)	(970)	(1700)	(2600)	(1600)	(880)	(620)	(88)	(18000)	(310)	-	別名：うしえび（標準和名） 無頭、殻つき 廃棄部位：殻及び尾部 えび類の平均値から推計
1700)	(460)	(2000)	(950)	(4600)	(2600)	(4600)	(7000)	(4300)	(2300)	(1600)	(230)	(47000)	(830)	-	試料（原材料）：さるえび えび類の平均値から推計
(910)	(240)	(1100)	(510)	(2400)	(1400)	(2500)	(3700)	(2300)	(1200)	(880)	(120)	(25000)	(440)	-	えび類の平均値から推計
(540)	(130)	(570)	(300)	(1300)	(770)	(1200)	(1800)	(1100)	(650)	(500)	-	(13000)	(230)	-	別名：わたりがに 廃棄部位：殻、内臓等 かに類の平均値から推計
640	130	630	320	1600	830	1300	1900	1100	820	630	-	14000	220	-	廃棄部位：殻、内臓等
(690)	(160)	(730)	(380)	(1700)	(980)	(1500)	(2300)	(1300)	(830)	(640)	-	(16000)	(290)	-	殻つきでゆでたもの 廃棄部位：殻、内臓等 かに類の平均値から推計

10 魚介類

食品番号	索引番号	食品名	可食部100 g 当たり						含硫アミノ酸			芳香族アミノ酸		
			水分	アミノ酸組成によるたんぱく質	たんぱく質	イソロイシン	ロイシン	リシン（リジン）	メチオニン	シスチン	合計	フェニルアラニン	チロシン	合計
		成分識別子	WATER	PROTCAA	PROT-	ILE	LEU	LYS	MET	CYS	AAS	PHE	TYR	AAA
		単位	(......... g ....)			(......... mg ....)								
10335	1552	<えび・かに類> （かに類） ずわいがに 生	84.0	10.6	13.9	550	880	940	310	130	440	500	440	9
10336	1553	<えび・かに類> （かに類） ずわいがに ゆで	82.5	(11.2)	15.0	(560)	(940)	(990)	(340)	(140)	(480)	(520)	(460)	(98
10337	1554	<えび・かに類> （かに類） ずわいがに 水煮缶詰	81.1	(12.2)	16.3	(610)	(1000)	(1100)	(370)	(160)	(530)	(570)	(500)	(110
10338	1555	<えび・かに類> （かに類） たらばがに 生	84.7	10.1	13.0	480	810	830	290	160	440	450	450	8
10339	1556	<えび・かに類> （かに類） たらばがに ゆで	80.0	14.3	17.5	710	1200	1200	420	230	650	660	640	13
10340	1557	<えび・かに類> （かに類） たらばがに 水煮缶詰	77.0	(15.4)	20.6	(770)	(1300)	(1400)	(470)	(200)	(670)	(720)	(630)	(130
10341	1558	<えび・かに類> （かに類） 加工品 がん漬	54.7	(6.3)	8.4	(320)	(530)	(550)	(190)	(81)	(270)	(290)	(260)	(55
10342	1559	<いか・たこ類> （いか類） あかいか 生	79.3	13.4	17.9	670	1200	1300	460	170	640	600	520	11
10343	1560	<いか・たこ類> （いか類） けんさきいか 生	80.0	(12.7)	17.5	(620)	(1100)	(1100)	(390)	(220)	(600)	(530)	(490)	(100
10344	1561	<いか・たこ類> （いか類） こういか 生	83.4	10.6	14.9	550	1000	1000	350	140	490	470	420	8
10345	1562	<いか・たこ類> （いか類） するめいか 生	80.2	(13.4)	17.9	(710)	(1200)	(1200)	(450)	(190)	(640)	(590)	(510)	(110
10346	1563	<いか・たこ類> （いか類） するめいか 水煮	74.6	(16.4)	21.9	(870)	(1500)	(1500)	(550)	(240)	(780)	(730)	(630)	(140
10347	1564	<いか・たこ類> （いか類） するめいか 焼き	71.8	(17.7)	23.6	(940)	(1600)	(1600)	(590)	(260)	(850)	(780)	(680)	(150
10417	1565	<いか・たこ類> （いか類） するめいか 胴 皮つき 生	79.8	13.8	18.6	730	1200	1300	460	190	650	620	530	11
10418	1566	<いか・たこ類> （いか類） するめいか 胴 皮なし 生	79.1	13.8	18.6	740	1300	1300	470	200	670	630	540	12
10419	1567	<いか・たこ類> （いか類） するめいか 胴 皮なし 天ぷら	64.9	13.1	16.7	720	1200	1200	450	200	650	610	490	11
10420	1568	<いか・たこ類> （いか類） するめいか 耳・足 生	80.8	13.0	16.9	680	1200	1100	430	200	630	560	500	11
10348	1569	<いか・たこ類> （いか類） ほたるいか 生	83.0	7.8	11.8	480	710	700	330	210	540	410	380	8
10349	1570	<いか・たこ類> （いか類） ほたるいか ゆで	78.1	(11.7)	17.7	(720)	(1100)	(1100)	(500)	(310)	(810)	(620)	(570)	(120
10350	1571	<いか・たこ類> （いか類） ほたるいか くん製	23.0	(28.6)	43.1	(1700)	(2600)	(2600)	(1200)	(760)	(2000)	(1500)	(1400)	(290

可食部100 g 当たり															
(スレオニン)	トリプトファン	バリン	ヒスチジン	アルギニン	アラニン	アスパラギン酸	グルタミン酸	グリシン	プロリン	セリン	ヒドロキシプロリン	アミノ酸組成計	アンモニア	剰余アンモニア	備考
THR	TRP	VAL	HIS	ARG	ALA	ASP	GLU	GLY	PRO	SER	HYP	AAT	AMMON	AMMON-E	
(mg)															
550	130	580	300	1100	770	1200	1800	1100	550	530	-	12000	250	-	別名：まつばがに 廃棄部位：殻、内臓等
(560)	(130)	(590)	(310)	(1300)	(800)	(1200)	(1900)	(1100)	(670)	(520)	-	(13000)	(240)	-	別名：まつばがに 殻つきでゆでたもの 廃棄部位：殻、内臓等 かに類の平均値から推計
(610)	(140)	(650)	(340)	(1500)	(870)	(1300)	(2000)	(1200)	(730)	(570)	-	(14000)	(260)	-	別名：まつばがに 液汁を除いたもの かに類の平均値から推計
510	130	510	270	1400	590	1000	1600	1400	540	530	24	12000	160	-	廃棄部位：殻、内臓等
780	200	770	400	1700	850	1600	2300	1500	780	800	24	17000	210	-	廃棄部位：殻、内臓等 殻つきでゆでたもの
(770)	(180)	(820)	(430)	(1800)	(1100)	(1700)	(2600)	(1500)	(930)	(710)	-	(18000)	(330)	-	液汁を除いたもの かに類の平均値から推計
(310)	(75)	(330)	(170)	(750)	(450)	(690)	(1000)	(610)	(380)	(290)	-	(7300)	(130)	-	しおまねきの塩辛 かに類の平均値から推計
720	160	660	430	1400	890	1500	2300	940	850	750	84	16000	250	-	別名：ばかいか、むらさきいか 廃棄部位：内臓等
(650)	(150)	(650)	(390)	(1100)	(970)	(1500)	(2200)	(1200)	(720)	(660)	(150)	(15000)	(280)	-	廃棄部位：内臓等 軟体類の平均値から推計
590	120	510	270	990	690	1300	1900	580	680	640	95	12000	190	-	別名：すみいか 廃棄部位：内臓等
(730)	(150)	(680)	(400)	(1200)	(950)	(1500)	(2300)	(960)	(990)	(760)	(160)	(16000)	(250)	-	廃棄部位：内臓等 胴 55.9 %、足・耳 44.1 % 10417するめいか/胴、10420するめいか/耳・足から推計
(890)	(180)	(830)	(500)	(1500)	(1200)	(1900)	(2800)	(1200)	(1200)	(930)	(190)	(19000)	(300)	-	内臓等を除き水煮したもの 10345するめいか/生から推計
(970)	(200)	(900)	(530)	(1600)	(1300)	(2000)	(3000)	(1300)	(1300)	(1000)	(210)	(21000)	(320)	-	内臓等を除き焼いたもの 10345するめいか/生から推計
740	160	710	460	1200	1000	1500	2300	930	1100	760	130	16000	260	-	
760	160	710	470	1200	960	1600	2400	800	1100	780	76	16000	260	-	
700	150	690	440	1100	860	1500	2400	730	1000	720	67	15000	260	-	
710	140	640	330	1300	890	1500	2200	1000	850	750	190	15000	230	-	
430	120	500	240	610	490	920	1100	490	470	410	(71)	9100	190	-	内臓等を含んだもの ヒドロキシプロリン：軟体類の平均値から推計
(650)	(180)	(750)	(360)	(920)	(740)	(1400)	(1700)	(730)	(710)	(610)	(110)	(14000)	(290)	-	内臓等を含んだもの 10348ほたるいか/生から推計
(1600)	(440)	(1800)	(870)	(2200)	(1800)	(3400)	(4100)	(1800)	(1700)	(1500)	(260)	(33000)	(700)	-	10348ほたるいか/生から推計

食品番号	索引番号	食品名	水分	アミノ酸組成によるたんぱく質	たんぱく質	イソロイシン	ロイシン	リシン（リジン）	含硫アミノ酸 メチオニン	含硫アミノ酸 シスチン	含硫アミノ酸 合計	芳香族アミノ酸 フェニルアラニン	芳香族アミノ酸 チロシン	芳香族アミノ酸 合計
		成分識別子	WATER	PROTCAA	PROT-	ILE	LEU	LYS	MET	CYS	AAS	PHE	TYR	AAA
		単位	(......... g	.........)		(.........				mg			.........)	
		可食部100 g 当たり												
10351	1572	<いか・たこ類> (いか類) ほたるいか つくだ煮	39.8	(17.9)	27.0	(1100)	(1600)	(1600)	(760)	(480)	(1200)	(940)	(880)	(180
10352	1573	<いか・たこ類> (いか類) やりいか 生	79.7	13.1	17.6	640	1100	1200	420	180	600	570	500	11
10353	1574	<いか・たこ類> (いか類) 加工品 するめ	20.2	(50.2)	69.2	(2500)	(4300)	(4200)	(1500)	(850)	(2400)	(2100)	(1900)	(400
10354	1575	<いか・たこ類> (いか類) 加工品 さきいか	26.4	(34.2)	45.5	(1800)	(3000)	(3000)	(1100)	(490)	(1600)	(1500)	(1300)	(280
10355	1576	<いか・たこ類> (いか類) 加工品 くん製	43.5	(26.4)	35.2	(1400)	(2400)	(2400)	(880)	(380)	(1300)	(1200)	(1000)	(220
10356	1577	<いか・たこ類> (いか類) 加工品 切りいかあめ煮	22.8	(16.5)	22.7	(810)	(1400)	(1400)	(500)	(280)	(780)	(690)	(640)	(130
10357	1578	<いか・たこ類> (いか類) 加工品 いかあられ	26.7	(14.5)	20.0	(710)	(1200)	(1200)	(440)	(250)	(690)	(610)	(560)	(120
10358	1579	<いか・たこ類> (いか類) 加工品 塩辛	67.3	(11.0)	15.2	(540)	(940)	(920)	(340)	(190)	(520)	(460)	(430)	(89
10359	1580	<いか・たこ類> (いか類) 加工品 味付け缶詰	66.9	(15.5)	21.4	(760)	(1300)	(1300)	(470)	(260)	(740)	(650)	(600)	(120
10360	1581	<いか・たこ類> (たこ類) いいだこ 生	83.2	(10.6)	14.6	(520)	(900)	(880)	(320)	(180)	(500)	(440)	(410)	(85
10361	1582	<いか・たこ類> (たこ類) まだこ 生	81.1	11.7	16.4	620	1000	990	300	140	450	480	460	94
10362	1583	<いか・たこ類> (たこ類) まだこ ゆで	76.2	(15.4)	21.7	(820)	(1400)	(1300)	(400)	(190)	(590)	(640)	(610)	(120
10432	1584	<いか・たこ類> (たこ類) みずだこ 生	83.5	9.4	13.4	490	830	790	280	130	410	400	390	78
10363	1585	<その他> あみ つくだ煮	35.0	(13.0)	19.1	(790)	(1200)	(1300)	(410)	(210)	(620)	(690)	(530)	(120
10364	1586	<その他> あみ 塩辛	63.7	(8.8)	12.9	(540)	(810)	(870)	(280)	(150)	(420)	(470)	(360)	(82
10365	1587	<その他> うに 生うに	73.8	11.7	16.0	620	930	960	360	260	620	540	580	110
10366	1588	<その他> うに 粒うに	51.8	(12.6)	17.2	(670)	(1000)	(1000)	(390)	(280)	(670)	(580)	(620)	(120
10367	1589	<その他> うに 練りうに	53.1	(9.9)	13.5	(530)	(780)	(810)	(310)	(220)	(530)	(450)	(490)	(94
10368	1590	<その他> おきあみ 生	78.5	10.2	15.0	620	940	1000	320	170	490	540	410	95
10369	1591	<その他> おきあみ ゆで	79.8	(9.4)	13.8	(570)	(860)	(930)	(300)	(160)	(450)	(500)	(380)	(88
10371	1593	<その他> しゃこ ゆで	77.2	15.3	19.2	870	1400	1600	470	220	690	730	680	140
10372	1594	<その他> なまこ 生	92.2	3.6	4.6	150	200	150	61	51	110	120	110	23

可食部100 g 当たり															
トレオニン（スレオニン）	トリプトファン	バリン	ヒスチジン	アルギニン	アラニン	アスパラギン酸	グルタミン酸	グリシン	プロリン	セリン	ヒドロキシプロリン	アミノ酸組成計	アンモニア	剰余アンモニア	備考
THR	TRP	VAL	HIS	ARG	ALA	ASP	GLU	GLY	PRO	SER	HYP	AAT	AMMON	AMMON-E	
(………mg………)															
(990)	(280)	(1200)	(540)	(1400)	(1100)	(2100)	(2600)	(1100)	(1100)	(930)	(160)	(21000)	(440)	-	10348ほたるいか/生から推計
700	140	630	320	1300	950	1500	2200	970	1200	720	130	15000	240	-	廃棄部位：内臓等
(2600)	(590)	(2600)	(1500)	(4500)	(3800)	(5900)	(8900)	(4900)	(2800)	(2600)	(600)	(59000)	(1100)	-	軟体類の平均値から推計
(1900)	(380)	(1700)	(1000)	(3100)	(2400)	(3900)	(5700)	(2500)	(2500)	(1900)	(400)	(40000)	(620)	-	10345するめいか/生から推計
(1400)	(300)	(1300)	(800)	(2400)	(1900)	(3000)	(4400)	(1900)	(2000)	(1500)	(310)	(31000)	(480)	-	10345するめいか/生から推計
(850)	(190)	(850)	(510)	(1500)	(1300)	(2000)	(2900)	(1600)	(930)	(850)	(200)	(19000)	(360)	-	軟体類の平均値から推計
(750)	(170)	(750)	(450)	(1300)	(1100)	(1700)	(2600)	(1400)	(820)	(750)	(170)	(17000)	(320)	-	軟体類の平均値から推計
(570)	(130)	(570)	(340)	(1000)	(840)	(1300)	(1900)	(1100)	(620)	(570)	(130)	(13000)	(240)	-	試料：赤作り 軟体類の平均値から推計
(800)	(180)	(800)	(480)	(1400)	(1200)	(1800)	(2700)	(1500)	(880)	(800)	(190)	(18000)	(340)	-	液汁を除いたもの 軟体類の平均値から推計
(550)	(120)	(540)	(330)	(960)	(810)	(1300)	(1900)	(1000)	(600)	(550)	(130)	(12000)	(230)	-	内臓等を含んだもの 軟体類の平均値から推計
690	120	600	310	1200	740	1400	2100	940	610	730	(99)	14000	230	-	廃棄部位：内臓等 ヒドロキシプロリン：軟体類の平均値から推計
(910)	(160)	(800)	(410)	(1600)	(990)	(1900)	(2800)	(1200)	(810)	(960)	(130)	(18000)	(310)	-	内臓等を除きゆでたもの 10361まだこ/生から推計
550	110	480	250	860	590	1100	1600	790	540	630	170	11000	190	-	廃棄部位：頭部、内臓
(740)	(180)	(860)	(370)	(870)	(990)	(1500)	(2100)	(1000)	(860)	(580)	-	(15000)	(440)	-	別名：にほんいさざあみ（標準和名） 10368おきあみ/生から推計
(500)	(120)	(580)	(250)	(580)	(670)	(990)	(1400)	(680)	(580)	(390)	-	(10000)	(300)	-	別名：にほんいさざあみ（標準和名） 10368おきあみ/生から推計
680	200	770	310	980	780	1200	1600	2000	480	650	-	14000	310	-	試料：むらさきうに、ばふんうに 生殖巣のみ
(730)	(210)	(820)	(330)	(1100)	(830)	(1200)	(1700)	(2100)	(520)	(700)	-	(15000)	(330)	-	10365うに/生うにから推計
(570)	(170)	(650)	(260)	(830)	(650)	(980)	(1300)	(1700)	(410)	(550)	-	(12000)	(260)	-	10365うに/生うにから推計
580	140	680	290	680	780	1100	1600	790	680	450	-	12000	340	6.1	試料：なんきょくおきあみ、冷凍品（殻つき）
(540)	(130)	(620)	(270)	(630)	(720)	(1100)	(1500)	(730)	(620)	(420)	-	(11000)	(320)	-	試料：なんきょくおきあみ 海水でゆでた後冷凍したもの 10368おきあみ/生から推計
800	220	950	470	1500	870	1800	2500	1100	770	770	-	18000	430	-	ゆでしゃこ（むきみ）
230	35	180	48	330	290	440	600	700	350	210	-	4200	95	-	廃棄部位：内臓等

10 魚介類

食品番号	索引番号	食品名	可食部100 g 当たり						含硫アミノ酸			芳香族アミノ酸		
			水分	アミノ酸組成によるたんぱく質	たんぱく質	イソロイシン	ロイシン	リシン（リジン）	メチオニン	シスチン	合計	フェニルアラニン	チロシン	合計
		成分識別子	WATER	PROTCAA	PROT-	ILE	LEU	LYS	MET	CYS	AAS	PHE	TYR	AAA
		単位	(......... g ....)			(... mg ....)								
10376	1598	＜水産練り製品＞　かに風味かまぼこ	75.6	(11.3)	12.1	(650)	(1100)	(1200)	(370)	(180)	(550)	(470)	(450)	(92
10423	1599	＜水産練り製品＞　黒はんぺん	70.4	9.5	11.2	510	880	990	320	110	420	440	350	7
10378	1601	＜水産練り製品＞　す巻きかまぼこ	75.8	(11.2)	12.0	(650)	(1100)	(1200)	(370)	(180)	(550)	(470)	(440)	(91
10379	1602	＜水産練り製品＞　蒸しかまぼこ	74.4	11.2	12.0	650	1100	1200	370	180	550	470	440	9
10380	1603	＜水産練り製品＞　焼き抜きかまぼこ	72.8	(15.1)	16.2	(870)	(1400)	(1600)	(490)	(240)	(740)	(630)	(600)	(120
10381	1604	＜水産練り製品＞　焼き竹輪	69.9	(11.3)	12.2	(660)	(1100)	(1200)	(370)	(180)	(560)	(480)	(450)	(93
10387	1610	＜水産練り製品＞　魚肉ハム	66.0	(12.0)	13.4	(660)	(1100)	(1100)	(350)	(200)	(550)	(530)	(420)	(96
10388	1611	＜水産練り製品＞　魚肉ソーセージ	66.1	10.3	11.5	560	930	950	300	170	470	460	360	8.

可食部100ｇ当たり															備考
（スレオニン）	トリプトファン	バリン	ヒスチジン	アルギニン	アラニン	アスパラギン酸	グルタミン酸	グリシン	プロリン	セリン	ヒドロキシプロリン	アミノ酸組成計	アンモニア	剰余アンモニア	
THR	TRP	VAL	HIS	ARG	ALA	ASP	GLU	GLY	PRO	SER	HYP	AAT	AMMON	AMMON-E	
(...mg...)															
(590)	(140)	(690)	(270)	(800)	(730)	(1300)	(2700)	(470)	(390)	(530)	-	(13000)	(190)	-	別名：かにかま 10379蒸しかまぼこから推計
540	140	580	400	650	650	1100	1800	620	410	510	38	11000	160	-	
(590)	(140)	(680)	(260)	(790)	(720)	(1300)	(2700)	(460)	(390)	(530)	-	(13000)	(190)	-	10379蒸しかまぼこから推計
590	140	680	260	790	720	1300	2700	460	390	530	-	13000	190	-	蒸し焼きかまぼこを含む
(800)	(190)	(920)	(360)	(1100)	(980)	(1800)	(3600)	(620)	(530)	(710)	-	(17000)	(260)	-	10379蒸しかまぼこから推計
(600)	(140)	(690)	(270)	(810)	(740)	(1300)	(2700)	(470)	(400)	(540)	-	(13000)	(190)	-	10379蒸しかまぼこから推計
(570)	(140)	(710)	(300)	(850)	(760)	(1300)	(2900)	(700)	(710)	(600)	-	(14000)	(260)	-	別名：フィッシュハム 10388魚肉ソーセージから推計
490	120	610	250	730	650	1100	2500	600	610	520	-	12000	220	-	別名：フィッシュソーセージ

11 肉類

食品番号	索引番号	食品名	可食部100 g 当たり											
									含硫アミノ酸			芳香族アミノ酸		
			水分	アミノ酸組成によるたんぱく質	たんぱく質	イソロイシン	ロイシン	リシン（リジン）	メチオニン	シスチン	合計	フェニルアラニン	チロシン	合計
		成分識別子	WATER	PROTCAA	PROT-	ILE	LEU	LYS	MET	CYS	AAS	PHE	TYR	AAA
		単位	(……… g ………)			(…………………………………… mg ……………………………………)								
11001	1612	＜畜肉類＞　いのしし　肉　脂身つき　生	60.1	(16.7)	18.8	(880)	(1500)	(1700)	(520)	(220)	(740)	(760)	(680)	(14
11002	1613	＜畜肉類＞　いのぶた　肉　脂身つき　生	56.7	(16.1)	18.1	(850)	(1500)	(1600)	(510)	(210)	(710)	(730)	(660)	(14
11003	1614	＜畜肉類＞　うさぎ　肉　赤肉　生	72.2	18.0	20.5	1000	1700	2000	590	230	820	840	770	16
11008	1619	＜畜肉類＞　うし　［和牛肉］　かたロース　脂身つき　生	47.9	(11.8)	13.8	(630)	(1100)	(1200)	(360)	(160)	(520)	(570)	(480)	(11
11009	1620	＜畜肉類＞　うし　［和牛肉］　かたロース　皮下脂肪なし　生	48.6	(11.9)	14.0	(640)	(1200)	(1300)	(360)	(160)	(520)	(580)	(490)	(11
11010	1621	＜畜肉類＞　うし　［和牛肉］　かたロース　赤肉　生	56.4	(13.9)	16.5	(760)	(1400)	(1500)	(430)	(190)	(620)	(680)	(580)	(13
11011	1622	＜畜肉類＞　うし　［和牛肉］　リブロース　脂身つき　生	34.5	8.4	9.7	430	760	820	230	110	340	390	330	7
11249	1623	＜畜肉類＞　うし　［和牛肉］　リブロース　脂身つき　ゆで	29.2	11.3	12.6	570	1000	1100	340	150	480	530	450	9
11248	1624	＜畜肉類＞　うし　［和牛肉］　リブロース　脂身つき　焼き	27.7	12.9	14.6	640	1200	1200	340	150	500	590	500	11
11012	1625	＜畜肉類＞　うし　［和牛肉］　リブロース　皮下脂肪なし　生	36.1	9.4	10.3	490	870	940	270	120	390	440	380	8
11013	1626	＜畜肉類＞　うし　［和牛肉］　リブロース　赤肉　生	47.2	12.1	14.0	660	1200	1300	370	160	530	580	510	11
11014	1627	＜畜肉類＞　うし　［和牛肉］　リブロース　脂身　生	17.7	4.6	4.2	170	330	320	91	51	140	190	130	3
11015	1628	＜畜肉類＞　うし　［和牛肉］　サーロイン　脂身つき　生	40.0	(10.2)	11.7	(530)	(960)	(1000)	(300)	(140)	(430)	(490)	(400)	(8
11016	1629	＜畜肉類＞　うし　［和牛肉］　サーロイン　皮下脂肪なし　生	43.7	11.4	12.9	630	1100	1200	380	160	540	550	460	10
11017	1630	＜畜肉類＞　うし　［和牛肉］　サーロイン　赤肉　生	55.9	(14.5)	17.1	(790)	(1400)	(1500)	(440)	(200)	(640)	(710)	(600)	(13
11018	1631	＜畜肉類＞　うし　［和牛肉］　ばら　脂身つき　生	38.4	(9.6)	11.0	(490)	(890)	(960)	(270)	(120)	(400)	(450)	(370)	(8
11019	1632	＜畜肉類＞　うし　［和牛肉］　もも　脂身つき　生	61.2	(16.2)	19.2	(880)	(1600)	(1700)	(520)	(220)	(730)	(790)	(670)	(15
11020	1633	＜畜肉類＞　うし　［和牛肉］　もも　皮下脂肪なし　生	63.4	17.4	20.2	960	1700	1800	550	230	780	840	740	16
11251	1634	＜畜肉類＞　うし　［和牛肉］　もも　皮下脂肪なし　ゆで	50.1	23.1	25.7	1300	2200	2500	730	300	1000	1100	990	21

可食部100 g 当たり															
(スレオニン)	トリプトファン	バリン	ヒスチジン	アルギニン	アラニン	アスパラギン酸	グルタミン酸	グリシン	プロリン	セリン	ヒドロキシプロリン	アミノ酸組成計	アンモニア	剰余アンモニア	備考
THR	TRP	VAL	HIS	ARG	ALA	ASP	GLU	GLY	PRO	SER	HYP	AAT	AMMON	AMMON-E	
(......							mg							......)	
(930)	(230)	(970)	(800)	(1300)	(1200)	(1800)	(2900)	(1100)	(860)	(840)	(230)	(19000)	(270)	-	別名： ぼたん肉 11123ぶた/ロース/脂身つき/生から推計
(900)	(220)	(930)	(770)	(1300)	(1100)	(1700)	(2800)	(1100)	(830)	(810)	(220)	(19000)	(260)	-	11123ぶた/ロース/脂身つき/生から推計
1000	240	1100	1000	1300	1200	2000	3300	870	760	900	-	21000	320	-	試料： 家うさぎ
(620)	(160)	(700)	(500)	(900)	(840)	(1300)	(2100)	(730)	(610)	(540)	(120)	(14000)	-	-	試料： 黒毛和種（去勢） 皮下脂肪： 1.8 %、筋間脂肪： 17.0 % 11013和牛/リブロース/赤肉/生、11014和牛/リブロース/脂身/生から推計
(630)	(170)	(700)	(510)	(910)	(850)	(1300)	(2200)	(720)	(610)	(550)	(110)	(14000)	-	-	試料： 黒毛和種（去勢） 筋間脂肪： 17.4 % 11013和牛/リブロース/赤肉/生、11014和牛/リブロース/脂身/生から推計
(750)	(200)	(820)	(600)	(1100)	(980)	(1600)	(2500)	(780)	(680)	(640)	(97)	(16000)	-	-	試料： 黒毛和種（去勢） 皮下脂肪及び筋間脂肪を除いたもの 11013和牛/リブロース/赤肉/生から推計
440	100	490	340	640	630	870	1400	660	490	420	160	9800	130	-	試料： 黒毛和種（去勢） 皮下脂肪： 8.8 %、筋間脂肪： 34.6 %
610	140	650	400	880	830	1200	1900	890	690	590	230	13000	170	-	試料： 黒毛和種（去勢）
680	150	720	510	1000	970	1300	2200	1100	790	660	300	15000	200	-	試料： 黒毛和種（去勢）
510	120	560	380	720	700	1000	1600	710	540	470	170	11000	150	-	試料： 黒毛和種（去勢） 筋間脂肪： 37.9 %
690	170	720	510	920	840	1300	2200	670	590	620	87	14000	200	-	試料： 黒毛和種（去勢） 皮下脂肪及び筋間脂肪を除いたもの
180	31	260	140	350	440	390	630	730	430	210	280	5400	61	-	試料： 黒毛和種（去勢） 皮下脂肪及び筋間脂肪
(530)	(130)	(600)	(420)	(780)	(750)	(1100)	(1800)	(720)	(560)	(460)	(140)	(12000)	-	-	試料： 黒毛和種（去勢） 皮下脂肪： 11.5 %、筋間脂肪： 24.5 % 11013和牛/リブロース/赤肉/生、11014和牛/リブロース/脂身/生から推計
680	150	670	530	840	790	1300	2100	570	530	600	-	13000	230	-	試料： 黒毛和種（去勢） 筋間脂肪： 27.7 %
(780)	(200)	(850)	(620)	(1100)	(1000)	(1600)	(2600)	(810)	(710)	(670)	(100)	(17000)	-	-	試料： 黒毛和種（去勢） 皮下脂肪及び筋間脂肪を除いたもの 11013和牛/リブロース/赤肉/生から推計
(490)	(120)	(550)	(410)	(750)	(690)	(1000)	(1700)	(700)	(530)	(450)	(160)	(11000)	-	-	別名： カルビ 試料： 黒毛和種（去勢） 11260交雑牛/ばら/脂身つき/生から推計
(870)	(240)	(950)	(790)	(1200)	(1100)	(1800)	(2900)	(910)	(770)	(750)	(100)	(19000)	-	-	試料： 黒毛和種（去勢） 皮下脂肪： 5.6 %、筋間脂肪： 6.8 % 11020和牛/もも/皮下脂肪なし/生、11266交雑牛/もも/脂身/生から推計
1000	250	1000	840	1300	1200	1900	3100	940	810	900	96	20000	300	-	試料： 黒毛和種（去勢） 筋間脂肪： 7.2 %
1300	340	1300	860	1800	1600	2600	4100	1300	1100	1200	190	27000	340	-	試料： 黒毛和種（去勢）

11 肉類

食品番号	索引番号	食品名	水分	アミノ酸組成によるたんぱく質	たんぱく質	イソロイシン	ロイシン	リシン（リジン）	メチオニン	シスチン	合計	フェニルアラニン	チロシン	合計
			可食部100 g 当たり						含硫アミノ酸			芳香族アミノ酸		
		成分識別子	WATER	PROTCAA	PROT-	ILE	LEU	LYS	MET	CYS	AAS	PHE	TYR	AAA
		単位	(........ g ....)			(.. mg ....)								
11250	1635	<畜肉類> うし ［和牛肉］ もも 皮下脂肪なし 焼き	49.5	23.9	27.7	1300	2300	2500	730	310	1000	1200	1000	22[illegible]
11021	1636	<畜肉類> うし ［和牛肉］ もも 赤肉 生	67.0	(17.9)	21.3	(990)	(1800)	(1900)	(580)	(240)	(820)	(880)	(750)	(16[illegible]
11022	1637	<畜肉類> うし ［和牛肉］ もも 脂身 生	20.3	(4.1)	4.4	(120)	(260)	(260)	(68)	(42)	(110)	(150)	(97)	(2[illegible]
11023	1638	<畜肉類> うし ［和牛肉］ そともも 脂身つき 生	60.8	(15.5)	17.8	(790)	(1400)	(1600)	(460)	(200)	(660)	(740)	(620)	(14[illegible]
11024	1639	<畜肉類> うし ［和牛肉］ そともも 皮下脂肪なし 生	63.3	(16.2)	18.7	(840)	(1500)	(1700)	(490)	(210)	(700)	(780)	(650)	(14[illegible]
11025	1640	<畜肉類> うし ［和牛肉］ そともも 赤肉 生	69.0	(17.9)	20.7	(940)	(1700)	(1900)	(550)	(240)	(780)	(860)	(730)	(16[illegible]
11026	1641	<畜肉類> うし ［和牛肉］ ランプ 脂身つき 生	53.8	(13.2)	15.1	(660)	(1200)	(1300)	(380)	(170)	(550)	(620)	(510)	(11[illegible]
11027	1642	<畜肉類> うし ［和牛肉］ ランプ 皮下脂肪なし 生	56.3	(14.0)	16.0	(700)	(1300)	(1400)	(410)	(180)	(590)	(660)	(550)	(12[illegible]
11028	1643	<畜肉類> うし ［和牛肉］ ランプ 赤肉 生	65.7	(16.6)	19.2	(870)	(1600)	(1700)	(510)	(220)	(730)	(800)	(680)	(15[illegible]
11029	1644	<畜肉類> うし ［和牛肉］ ヒレ 赤肉 生	64.6	(16.6)	19.1	(910)	(1700)	(1800)	(530)	(220)	(750)	(820)	(690)	(15[illegible]
11032	1649	<畜肉類> うし ［乳用肥育牛肉］ かた 赤肉 生	71.7	17.4	20.4	810	1700	1900	540	240	780	850	740	16[illegible]
11301	1650	<畜肉類> うし ［乳用肥育牛肉］ かた 赤肉 ゆで	63.2	24.5	27.9	1200	2400	2600	770	330	1100	1200	1100	23[illegible]
11302	1651	<畜肉類> うし ［乳用肥育牛肉］ かた 赤肉 焼き	63.4	23.6	26.9	1100	2300	2500	730	320	1000	1200	1000	22[illegible]
11034	1653	<畜肉類> うし ［乳用肥育牛肉］ かたロース 脂身つき 生	56.4	(13.7)	16.2	(730)	(1300)	(1400)	(410)	(190)	(600)	(650)	(550)	(12[illegible]
11035	1654	<畜肉類> うし ［乳用肥育牛肉］ かたロース 皮下脂肪なし 生	57.3	(13.9)	16.5	(740)	(1300)	(1500)	(420)	(190)	(620)	(670)	(560)	(12[illegible]
11036	1655	<畜肉類> うし ［乳用肥育牛肉］ かたロース 赤肉 生	65.9	(16.1)	19.1	(870)	(1500)	(1700)	(500)	(230)	(730)	(780)	(660)	(14[illegible]

可食部100 g 当たり															
トレオニン（スレオニン）	トリプトファン	バリン	ヒスチジン	アルギニン	アラニン	アスパラギン酸	グルタミン酸	グリシン	プロリン	セリン	ヒドロキシプロリン	アミノ酸組成計	アンモニア	剰余アンモニア	備考
THR	TRP	VAL	HIS	ARG	ALA	ASP	GLU	GLY	PRO	SER	HYP	AAT	AMMON	AMMON-E	
(..........							mg							..........)	
1400	340	1400	1000	1800	1700	2600	4300	1400	1100	1200	180	28000	380	-	試料：黒毛和種（去勢）
(980)	(270)	(1100)	(880)	(1400)	(1200)	(2000)	(3300)	(930)	(810)	(830)	(70)	(21000)	-	-	試料：黒毛和種（去勢） 皮下脂肪及び筋間脂肪を除いたもの 11020和牛/もも/皮下脂肪なし/生、11266交雑牛/もも/脂身/生から推計
(140)	(25)	(190)	(130)	(340)	(380)	(350)	(550)	(790)	(450)	(180)	(350)	(4900)	-	-	試料：黒毛和種（去勢） 皮下脂肪及び筋間脂肪 11266交雑牛/もも/脂身/生から推計
(810)	(220)	(880)	(680)	(1200)	(1100)	(1700)	(2800)	(1100)	(850)	(720)	(220)	(18000)	-	-	試料：黒毛和種（去勢） 皮下脂肪：6.0 %、筋間脂肪：11.4 % 11265交雑牛/もも/赤肉/生と11266交雑牛/もも/脂身/生から推計
(860)	(230)	(930)	(710)	(1200)	(1200)	(1800)	(2900)	(1100)	(870)	(760)	(210)	(19000)	-	-	試料：黒毛和種（去勢） 筋間脂肪：12.2 % 11265交雑牛/もも/赤肉/生と11266交雑牛/もも/脂身/生から推計
(960)	(260)	(1000)	(800)	(1400)	(1300)	(2000)	(3300)	(1100)	(920)	(840)	(180)	(21000)	-	-	試料：黒毛和種（去勢） 皮下脂肪及び筋間脂肪を除いたもの 11265交雑牛/もも/赤肉/生から推計
(680)	(180)	(740)	(570)	(1000)	(960)	(1400)	(2300)	(1000)	(770)	(610)	(250)	(15000)	-	-	試料：黒毛和種（去勢） 皮下脂肪：7.4 %、筋間脂肪：19.8 % 11265交雑牛/もも/赤肉/生と11266交雑牛/もも/脂身/生から推計
(720)	(190)	(790)	(600)	(1100)	(1000)	(1500)	(2500)	(1000)	(790)	(650)	(230)	(16000)	-	-	試料：黒毛和種（去勢） 筋間脂肪：21.4 % 11265交雑牛/もも/赤肉/生と11266交雑牛/もも/脂身/生から推計
(890)	(240)	(960)	(740)	(1300)	(1200)	(1800)	(3000)	(1000)	(860)	(770)	(170)	(19000)	-	-	試料：黒毛和種（去勢） 皮下脂肪及び筋間脂肪を除いたもの 11265交雑牛/もも/赤肉/生から推計
(910)	(250)	(980)	(700)	(1300)	(1100)	(1900)	(3100)	(890)	(760)	(770)	(86)	(19000)	-	-	試料：黒毛和種（去勢） 11267交雑牛/ヒレ/赤肉/生から推計
990	260	1000	710	1300	1200	1900	3300	960	840	900	110	20000	290	-	試料：ホルスタイン種（去勢、肥育牛） 皮下脂肪及び筋間脂肪を除いたもの
1400	380	1500	920	1900	1700	2700	4500	1400	1200	1300	190	29000	370	-	試料：ホルスタイン種（去勢、肥育牛） 皮下脂肪及び筋間脂肪を除いたもの
1400	360	1400	970	1800	1600	2600	4300	1300	1100	1200	140	27000	380	-	試料：ホルスタイン種（去勢、肥育牛） 皮下脂肪及び筋間脂肪を除いたもの
(730)	(190)	(780)	(640)	(1000)	(970)	(1500)	(2500)	(830)	(710)	(640)	(130)	(16000)	-	-	試料：ホルスタイン種（去勢、肥育牛） 皮下脂肪：2.2 %、筋間脂肪：16.6 % 11041乳牛/リブロース/赤肉/生と11042乳牛/リブロース/脂身/生から推計
(740)	(190)	(800)	(660)	(1100)	(990)	(1500)	(2500)	(840)	(710)	(650)	(130)	(16000)	-	-	試料：ホルスタイン種（去勢、肥育牛） 筋間脂肪：16.9 % 11041乳牛/リブロース/赤肉/生と11042乳牛/リブロース/脂身/生から推計
(870)	(230)	(930)	(770)	(1200)	(1100)	(1800)	(3000)	(900)	(790)	(760)	(100)	(19000)	-	-	試料：ホルスタイン種（去勢、肥育牛） 皮下脂肪及び筋間脂肪を除いたもの 11041乳牛/リブロース/赤肉/生から推計

11 肉類

食品番号	索引番号	食品名	可食部100 g 当たり						含硫アミノ酸			芳香族アミノ酸		
			水分	アミノ酸組成によるたんぱく質	たんぱく質	イソロイシン	ロイシン	リシン（リジン）	メチオニン	シスチン	合計	フェニルアラニン	チロシン	合計
		成分識別子	WATER	PROTCAA	PROT-	ILE	LEU	LYS	MET	CYS	AAS	PHE	TYR	AAA
		単位	(........ g	.........)		(..			mg			....)		
11037	1656	<畜肉類>　うし　［乳用肥育牛肉］　リブロース　脂身つき　生	47.9	12.5	14.1	630	1100	1200	350	160	510	580	490	11
11039	1657	<畜肉類>　うし　［乳用肥育牛肉］　リブロース　脂身つき　ゆで	39.1	16.8	17.2	870	1600	1700	460	210	670	790	670	15
11038	1658	<畜肉類>　うし　［乳用肥育牛肉］　リブロース　脂身つき　焼き	33.4	18.9	20.4	940	1700	1900	540	250	780	870	740	16
11040	1659	<畜肉類>　うし　［乳用肥育牛肉］　リブロース　皮下脂肪なし　生	50.7	(13.0)	15.0	(690)	(1200)	(1300)	(380)	(180)	(560)	(610)	(530)	(11
11041	1660	<畜肉類>　うし　［乳用肥育牛肉］　リブロース　赤肉　生	62.2	16.2	18.8	880	1500	1700	500	230	720	770	680	15
11042	1661	<畜肉類>　うし　［乳用肥育牛肉］　リブロース　脂身　生	15.6	3.2	3.7	100	210	200	51	27	78	120	77	2
11043	1662	<畜肉類>　うし　［乳用肥育牛肉］　サーロイン　脂身つき　生	54.4	(14.0)	16.5	(720)	(1300)	(1400)	(460)	(190)	(650)	(660)	(550)	(12
11044	1663	<畜肉類>　うし　［乳用肥育牛肉］　サーロイン　皮下脂肪なし　生	60.0	16.0	18.4	840	1500	1600	530	220	740	740	640	14
11045	1664	<畜肉類>　うし　［乳用肥育牛肉］　サーロイン　赤肉　生	68.2	(18.0)	21.1	(940)	(1700)	(1900)	(610)	(250)	(860)	(850)	(720)	(16
11046	1665	<畜肉類>　うし　［乳用肥育牛肉］　ばら　脂身つき　生	47.4	11.1	12.8	540	970	1100	330	150	480	500	430	9
11252	1666	<畜肉類>　うし　［乳用肥育牛肉］　ばら　脂身つき　焼き	38.7	13.8	15.9	690	1200	1300	390	170	560	630	540	12
11047	1667	<畜肉類>　うし　［乳用肥育牛肉］　もも　脂身つき　生	65.8	(16.0)	19.5	(850)	(1500)	(1700)	(490)	(210)	(700)	(780)	(660)	(14
11048	1668	<畜肉類>　うし　［乳用肥育牛肉］　もも　皮下脂肪なし　生	68.2	17.1	20.5	930	1600	1800	520	230	750	830	730	16
11050	1669	<畜肉類>　うし　［乳用肥育牛肉］　もも　皮下脂肪なし　ゆで	56.4	25.0	28.4	1400	2400	2700	800	350	1100	1200	1100	23
11049	1670	<畜肉類>　うし　［乳用肥育牛肉］　もも　皮下脂肪なし　焼き	56.9	23.4	28.0	1200	2200	2400	730	320	1100	1100	980	21
11051	1671	<畜肉類>　うし　［乳用肥育牛肉］　もも　赤肉　生	71.7	(17.9)	21.9	(970)	(1800)	(1900)	(560)	(240)	(800)	(880)	(750)	(16
11052	1672	<畜肉類>　うし　［乳用肥育牛肉］　もも　脂身　生	30.2	(4.8)	5.1	(140)	(300)	(300)	(79)	(49)	(130)	(180)	(110)	(2

可食部100 g 当たり															
（スレオニン）	トリプトファン	バリン	ヒスチジン	アルギニン	アラニン	アスパラギン酸	グルタミン酸	グリシン	プロリン	セリン	ヒドロキシプロリン	アミノ酸組成計	アンモニア	剰余アンモニア	備考
THR	TRP	VAL	HIS	ARG	ALA	ASP	GLU	GLY	PRO	SER	HYP	AAT	AMMON	AMMON-E	
(…………mg…………)															
670	160	720	500	960	910	1300	2200	990	740	620	250	15000	200	-	試料：ホルスタイン種（去勢、肥育牛） 皮下脂肪：7.7 %、筋間脂肪：23.1 %
920	220	990	560	1300	1200	1800	2900	1300	1000	850	340	20000	240	-	試料：ホルスタイン種（去勢、肥育牛）
1000	250	1100	750	1400	1400	2000	3300	1500	1100	960	350	22000	300	-	試料：ホルスタイン種（去勢、肥育牛）
(720)	(170)	(750)	(600)	(980)	(920)	(1400)	(2300)	(810)	(680)	(670)	(140)	(15000)	(210)	-	試料：ホルスタイン種（去勢、肥育牛） 筋間脂肪：24.9 % 収載済み(計算値)
920	230	940	760	1200	1100	1800	3000	890	800	840	110	19000	260	-	試料：ホルスタイン種（去勢、肥育牛） 皮下脂肪及び筋間脂肪を除いたもの
120	18	150	110	260	300	260	420	570	340	150	250	3700	42	-	試料：ホルスタイン種（去勢、肥育牛） 皮下脂肪及び筋間脂肪
(730)	(190)	(800)	(650)	(1100)	(1000)	(1500)	(2500)	(990)	(780)	(640)	(220)	(16000)	-	-	試料：ホルスタイン種（去勢、肥育牛） 皮下脂肪：12.7 %、筋間脂肪：13.7 % 11044乳牛/サーロイン/皮下脂肪なし/生、11042乳牛/リブロース/脂身/生から推計
890	210	920	740	1200	1100	1700	2800	1100	860	810	230	19000	250	-	試料：ホルスタイン種（去勢、肥育牛） 筋間脂肪：15.6 %
(950)	(250)	(1000)	(850)	(1400)	(1300)	(2000)	(3200)	(1100)	(940)	(830)	(210)	(21000)	-	-	試料：ホルスタイン種（去勢、肥育牛） 皮下脂肪及び筋間脂肪を除いたもの 11044乳牛/サーロイン/皮下脂肪なしから、筋間脂肪中のアミノ酸（11042乳牛/リブロース/脂身/生から推計）を差し引いて推計
580	130	610	460	870	830	1200	1900	980	680	560	300	13000	170	-	別名：カルビ 試料：ホルスタイン種（去勢、肥育牛）
730	180	770	570	1100	1000	1400	2400	1100	840	700	330	16000	220	-	別名：カルビ 試料：ホルスタイン種（去勢、肥育牛）
(860)	(240)	(930)	(770)	(1200)	(1100)	(1800)	(2900)	(910)	(760)	(740)	(110)	(19000)	-	-	試料：ホルスタイン種（去勢、肥育牛） 皮下脂肪：6.2 %、筋間脂肪：8.0 % 11048乳牛/もも/皮下脂肪なし、11266 交雑牛/もも/脂身/生 から推計
980	260	1000	820	1300	1200	1900	3100	920	800	880	95	20000	310	-	試料：ホルスタイン種（去勢、肥育牛） 筋間脂肪：8.5 %
1400	360	1400	910	1900	1700	2800	4500	1400	1200	1300	230	29000	360	-	試料：ホルスタイン種（去勢、肥育牛）
1300	350	1300	980	1800	1600	2600	4200	1500	1100	1200	250	27000	370	-	試料：ホルスタイン種（去勢、肥育牛）
(980)	(280)	(1000)	(880)	(1400)	(1200)	(2000)	(3300)	(910)	(800)	(830)	(59)	(21000)	-	-	試料：ホルスタイン種（去勢、肥育牛） 皮下脂肪及び筋間脂肪を除いたもの 11048乳牛/もも/皮下脂肪なしから、筋間脂肪中のアミノ酸量（11266 交雑牛/もも/脂身/生 から推計）を差し引いて推計
(170)	(29)	(220)	(150)	(400)	(450)	(410)	(640)	(920)	(530)	(220)	(410)	(5700)	-	-	試料：ホルスタイン種（去勢、肥育牛） 皮下脂肪及び筋間脂肪 11266 交雑牛/もも/脂身/生 から推計

食品番号	索引番号	食品名	水分	アミノ酸組成によるたんぱく質	たんぱく質	イソロイシン	ロイシン	リシン（リジン）	含硫アミノ酸 メチオニン	シスチン	合計	芳香族アミノ酸 フェニルアラニン	チロシン	合計
		成分識別子	WATER	PROTCAA	PROT-	ILE	LEU	LYS	MET	CYS	AAS	PHE	TYR	AAA
		単位	(……… g	………)		(……			mg				……)	
11053	1673	<畜肉類> うし ［乳用肥育牛肉］ そともも 脂身つき 生	64.0	(15.0)	18.2	(790)	(1400)	(1600)	(460)	(200)	(650)	(730)	(620)	(13
11054	1674	<畜肉類> うし ［乳用肥育牛肉］ そともも 皮下脂肪なし 生	67.8	(16.0)	19.6	(860)	(1600)	(1700)	(500)	(210)	(710)	(790)	(670)	(15
11055	1675	<畜肉類> うし ［乳用肥育牛肉］ そともも 赤肉 生	72.0	(17.4)	21.3	(940)	(1700)	(1900)	(540)	(230)	(780)	(860)	(730)	(16
11056	1676	<畜肉類> うし ［乳用肥育牛肉］ ランプ 脂身つき 生	62.1	(15.3)	18.6	(810)	(1500)	(1600)	(460)	(200)	(670)	(750)	(630)	(14
11057	1677	<畜肉類> うし ［乳用肥育牛肉］ ランプ 皮下脂肪なし 生	64.9	(16.1)	19.7	(860)	(1600)	(1700)	(500)	(220)	(710)	(790)	(670)	(15
11058	1678	<畜肉類> うし ［乳用肥育牛肉］ ランプ 赤肉 生	70.2	(17.9)	22.0	(970)	(1800)	(1900)	(560)	(240)	(800)	(890)	(760)	(16
11059	1679	<畜肉類> うし ［乳用肥育牛肉］ ヒレ 赤肉 生	67.3	17.7	20.8	980	1700	1900	560	230	800	860	760	16
11253	1680	<畜肉類> うし ［乳用肥育牛肉］ ヒレ 赤肉 焼き	56.3	24.8	27.2	1300	2400	2600	760	310	1100	1200	1000	22
11254	1681	<畜肉類> うし ［交雑牛肉］ リブロース 脂身つき 生	36.2	10.3	12.0	530	940	1000	290	140	430	480	410	9
11256	1682	<畜肉類> うし ［交雑牛肉］ リブロース 脂身つき ゆで	29.1	12.4	13.2	640	1200	1200	350	160	520	590	500	11
11255	1683	<畜肉類> うし ［交雑牛肉］ リブロース 脂身つき 焼き	26.4	12.6	14.5	640	1200	1200	340	160	510	590	500	11
11257	1684	<畜肉類> うし ［交雑牛肉］ リブロース 皮下脂肪なし 生	41.0	11.7	13.6	610	1100	1200	340	160	490	550	480	10
11258	1685	<畜肉類> うし ［交雑牛肉］ リブロース 赤肉 生	50.5	14.5	16.7	770	1400	1500	430	190	620	680	600	13
11259	1686	<畜肉類> うし ［交雑牛肉］ リブロース 脂身 生	10.6	2.9	3.6	97	210	170	53	37	90	120	76	2
11260	1687	<畜肉類> うし ［交雑牛肉］ ばら 脂身つき 生	41.4	10.8	12.2	560	990	1100	310	140	440	500	430	9
11261	1688	<畜肉類> うし ［交雑牛肉］ もも 脂身つき 生	53.9	14.6	16.4	750	1300	1500	430	190	620	690	590	13
11262	1689	<畜肉類> うし ［交雑牛肉］ もも 皮下脂肪なし 生	59.5	16.2	18.3	850	1500	1700	480	210	690	770	670	14
11264	1690	<畜肉類> うし ［交雑牛肉］ もも 皮下脂肪なし ゆで	49.8	22.7	25.7	1300	2200	2400	720	300	1000	1100	950	21

可食部100 g 当たり															
（スレオニン）	トリプトファン	バリン	ヒスチジン	アルギニン	アラニン	アスパラギン酸	グルタミン酸	グリシン	プロリン	セリン	ヒドロキシプロリン	アミノ酸組成計	アンモニア	剰余アンモニア	備考
THR	TRP	VAL	HIS	ARG	ALA	ASP	GLU	GLY	PRO	SER	HYP	AAT	AMMON	AMMON-E	
(……………mg……………)															
(800)	(220)	(870)	(720)	(1100)	(1100)	(1700)	(2700)	(880)	(730)	(690)	(120)	(17000)	-	-	試料：ホルスタイン種（去勢、肥育牛） 皮下脂肪：9.9 %、筋間脂肪：9.3 % 11051乳牛/もも/赤肉（推計値）、11266 交雑牛/もも/脂身/生 から推計
(870)	(240)	(940)	(780)	(1200)	(1100)	(1800)	(2900)	(880)	(750)	(750)	(92)	(19000)	-	-	試料：ホルスタイン種（去勢、肥育牛） 筋間脂肪：10.4 % 11051乳牛/もも/赤肉の推計値と11266交雑牛/もも/脂身から推計
(950)	(270)	(1000)	(850)	(1300)	(1200)	(2000)	(3200)	(880)	(780)	(810)	(58)	(20000)	-	-	試料：ホルスタイン種（去勢、肥育牛） 皮下脂肪及び筋間脂肪を除いたもの 11051乳牛/もも/赤肉の推計値から推計
(820)	(230)	(890)	(730)	(1200)	(1100)	(1700)	(2800)	(900)	(750)	(710)	(130)	(18000)	-	-	試料：ホルスタイン種（去勢、肥育牛） 皮下脂肪：7.7 %、筋間脂肪：12.4 % 11051乳牛/もも/赤肉（推計値）、11266交雑牛/もも/脂身/生から推計
(870)	(240)	(940)	(780)	(1200)	(1100)	(1800)	(2900)	(900)	(770)	(750)	(100)	(19000)	-	-	試料：ホルスタイン種（去勢、肥育牛） 筋間脂肪：13.4 % 11051乳牛/もも/赤肉（推計値）、11266交雑牛/もも/脂身/生から推計
(980)	(280)	(1100)	(880)	(1400)	(1200)	(2000)	(3300)	(910)	(810)	(830)	(59)	(21000)	-	-	試料：ホルスタイン種（去勢、肥育牛） 皮下脂肪及び筋間脂肪を除いたもの 11051乳牛/もも/赤肉の推計値から推計
1000	270	1100	760	1300	1200	2000	3300	880	800	910	59	21000	300	-	試料：ホルスタイン種（去勢、肥育牛）
1400	350	1400	1000	1900	1700	2700	4500	1500	1300	1300	250	29000	420	-	試料：ホルスタイン種（去勢、肥育牛）
560	130	610	430	790	770	1100	1800	780	590	520	180	12000	170	-	皮下脂肪：15.8 %、筋間脂肪：20.0 %
670	160	810	420	940	960	1300	2100	990	740	620	200	14000	180	-	
680	150	760	500	960	950	1300	2200	990	740	650	210	15000	200	-	
640	150	690	500	900	850	1300	2100	830	640	600	170	14000	190	-	筋間脂肪：23.7 %
810	200	850	630	1100	1000	1600	2600	920	740	740	160	17000	240	-	皮下脂肪及び筋間脂肪を除いたもの
110	19	190	86	220	310	230	370	540	310	130	210	3500	40	-	皮下脂肪及び筋間脂肪
590	140	630	460	840	770	1200	1900	790	600	560	180	13000	180	-	
810	200	840	630	1100	1000	1600	2600	1000	800	750	220	17000	240	-	皮下脂肪：13.5 %、筋間脂肪：6.0 %
910	230	930	710	1200	1100	1800	2900	1000	850	830	190	19000	270	-	筋間脂肪：7.0 %
1300	330	1400	870	1800	1600	2500	4100	1300	1000	1200	150	26000	340	-	

食品番号	索引番号	食品名	水分	アミノ酸組成によるたんぱく質	たんぱく質	イソロイシン	ロイシン	リシン（リジン）	含硫アミノ酸 メチオニン	シスチン	合計	芳香族アミノ酸 フェニルアラニン	チロシン	合計
		可食部100 g 当たり												
		成分識別子	WATER	PROTCAA	PROT-	ILE	LEU	LYS	MET	CYS	AAS	PHE	TYR	AAA
		単位	(......... g	.........)		(... mg					....)			
11263	1691	<畜肉類>　うし　［交雑牛肉］　もも　皮下脂肪なし　焼き	49.7	21.4	25.0	1200	2100	2300	660	280	940	1000	890	19
11265	1692	<畜肉類>　うし　［交雑牛肉］　もも　赤肉　生	62.7	17.1	19.3	900	1600	1800	510	220	740	810	710	15
11266	1693	<畜肉類>　うし　［交雑牛肉］　もも　脂身　生	17.6	4.6	4.8	140	280	280	75	46	120	170	110	2
11267	1694	<畜肉類>　うし　［交雑牛肉］　ヒレ　赤肉　生	62.3	16.8	19.0	930	1700	1800	530	220	750	820	710	15
11064	1699	<畜肉類>　うし　［輸入牛肉］　かたロース　脂身つき　生	63.8	(15.1)	17.9	(790)	(1400)	(1600)	(460)	(200)	(660)	(720)	(610)	(130
11065	1700	<畜肉類>　うし　［輸入牛肉］　かたロース　皮下脂肪なし　生	64.0	(15.2)	18.0	(790)	(1400)	(1600)	(460)	(200)	(660)	(720)	(610)	(130
11066	1701	<畜肉類>　うし　［輸入牛肉］　かたロース　赤肉　生	69.8	(16.6)	19.7	(880)	(1600)	(1700)	(510)	(220)	(730)	(790)	(680)	(150
11067	1702	<畜肉類>　うし　［輸入牛肉］　リブロース　脂身つき　生	63.8	17.3	20.1	910	1600	1800	520	230	740	810	710	15
11269	1703	<畜肉類>　うし　［輸入牛肉］　リブロース　脂身つき　ゆで	50.2	23.0	25.8	1300	2200	2500	710	310	1000	1100	990	21
11268	1704	<畜肉類>　うし　［輸入牛肉］　リブロース　脂身つき　焼き	49.8	21.6	25.0	1200	2100	2300	670	300	980	1000	910	19
11068	1705	<畜肉類>　うし　［輸入牛肉］　リブロース　皮下脂肪なし　生	64.5	(17.1)	20.3	(900)	(1600)	(1800)	(520)	(230)	(750)	(820)	(690)	(150
11069	1706	<畜肉類>　うし　［輸入牛肉］　リブロース　赤肉　生	68.6	(18.3)	21.7	(970)	(1700)	(1900)	(560)	(240)	(810)	(870)	(750)	(160
11070	1707	<畜肉類>　うし　［輸入牛肉］　リブロース　脂身　生	19.9	(4.7)	5.7	(150)	(320)	(300)	(78)	(41)	(120)	(180)	(110)	(29
11071	1708	<畜肉類>　うし　［輸入牛肉］　サーロイン　脂身つき　生	57.7	(14.7)	17.4	(760)	(1400)	(1500)	(440)	(190)	(630)	(690)	(580)	(130
11072	1709	<畜肉類>　うし　［輸入牛肉］　サーロイン　皮下脂肪なし　生	63.1	(16.1)	19.1	(840)	(1500)	(1700)	(490)	(210)	(700)	(760)	(650)	(140
11073	1710	<畜肉類>　うし　［輸入牛肉］　サーロイン　赤肉　生	72.1	(18.5)	22.0	(980)	(1800)	(1900)	(570)	(250)	(820)	(890)	(760)	(160
11075	1712	<畜肉類>　うし　［輸入牛肉］　もも　脂身つき　生	71.4	(16.5)	19.6	(860)	(1600)	(1700)	(500)	(210)	(710)	(780)	(670)	(150

可食部100 g 当たり															
トレオニン（スレオニン）	トリプトファン	バリン	ヒスチジン	アルギニン	アラニン	アスパラギン酸	グルタミン酸	グリシン	プロリン	セリン	ヒドロキシプロリン	アミノ酸組成計	アンモニア	剰余アンモニア	備考
THR	TRP	VAL	HIS	ARG	ALA	ASP	GLU	GLY	PRO	SER	HYP	AAT	AMMON	AMMON-E	
(……							mg							……)	
1200	310	1300	960	1600	1500	2400	3800	1200	990	1100	140	25000	340	-	
960	250	990	750	1300	1200	1900	3100	1000	880	880	180	20000	280	-	皮下脂肪及び筋間脂肪を除いたもの
170	28	210	140	390	420	390	610	870	500	230	410	5500	63	-	皮下脂肪及び筋間脂肪
970	250	1000	700	1300	1100	1900	3100	890	770	860	90	20000	280	-	
(790)	(220)	(850)	(690)	(1200)	(1100)	(1600)	(2700)	(990)	(790)	(690)	(180)	(18000)	-	-	皮下脂肪：0.5 %、筋間脂肪：12.1 % 11067輸入牛/リブロース/脂身つき/生、 11042乳牛/リブロース/脂身/生から推計
(790)	(220)	(850)	(690)	(1200)	(1100)	(1600)	(2700)	(990)	(800)	(700)	(180)	(18000)	-	-	筋間脂肪：12.1 % 11067輸入牛/リブロース/脂身つき/生、 11042乳牛/リブロース/脂身/生から推計
(880)	(240)	(940)	(760)	(1300)	(1200)	(1800)	(3000)	(1000)	(850)	(760)	(170)	(19000)	-	-	皮下脂肪及び筋間脂肪を除いたもの 11067輸入牛/リブロース/脂身つき/生、 11042乳牛/リブロース/脂身/生から推計
960	250	980	780	1300	1200	1900	3100	1100	910	880	220	20000	300	-	皮下脂肪：1.8 %、筋間脂肪：8.2 %
1300	330	1300	860	1800	1600	2600	4200	1200	1100	1200	150	27000	340	-	
1200	310	1200	920	1700	1500	2400	3900	1200	1000	1100	180	25000	340	-	
(900)	(250)	(970)	(780)	(1300)	(1200)	(1900)	(3100)	(1100)	(900)	(790)	(210)	(20000)	-	-	筋間脂肪：8.3 % 11067輸入牛/リブロ-ス/脂身つきから、皮下脂肪中のアミノ酸量（11042乳牛/リブロース/脂身から推計）を差し引いて推計
(970)	(270)	(1000)	(840)	(1400)	(1300)	(2000)	(3300)	(1100)	(940)	(840)	(190)	(21000)	-	-	皮下脂肪及び筋間脂肪を除いたもの 11067輸入牛/リブロ-ス/脂身つきから、皮下脂肪中のアミノ酸量（11042乳牛/リブロース/脂身から推計）を差し引いて推計
(170)	(27)	(230)	(170)	(390)	(460)	(400)	(630)	(870)	(510)	(210)	(370)	(5600)	-	-	皮下脂肪及び筋間脂肪 11042乳牛/リブロース/脂身/生から推計
(760)	(210)	(820)	(660)	(1100)	(1100)	(1600)	(2600)	(1000)	(800)	(670)	(210)	(17000)	-	-	皮下脂肪：12.8 %、筋間脂肪：15.5 % 11067輸入牛/リブロース/脂身つき/生、 11042乳牛/リブロース/脂身/生から推計
(840)	(230)	(910)	(730)	(1200)	(1200)	(1700)	(2900)	(1100)	(860)	(740)	(210)	(19000)	-	-	筋間脂肪：17.8 % 11067輸入牛/リブロース/脂身つき/生、 11042乳牛/リブロース/脂身/生から推計
(980)	(270)	(1000)	(850)	(1400)	(1300)	(2000)	(3400)	(1200)	(950)	(850)	(190)	(22000)	-	-	皮下脂肪及び筋間脂肪を除いたもの 11067輸入牛/リブロ-ス/脂身つきから、皮下脂肪中のアミノ酸量（11042乳牛/リブロース/脂身から推計）を差し引いて推計
(870)	(240)	(970)	(770)	(1300)	(1200)	(1800)	(2900)	(1100)	(860)	(750)	(170)	(19000)	-	-	皮下脂肪：3.4 %、筋間脂肪：4.0 % 11076輸入牛/もも/皮下脂肪なし/生、11266交雑牛/もも/脂身/生から推計

11 肉類

食品番号	索引番号	食品名	水分	アミノ酸組成によるたんぱく質	たんぱく質	イソロイシン	ロイシン	リシン（リジン）	含硫アミノ酸 メチオニン	含硫アミノ酸 シスチン	含硫アミノ酸 合計	芳香族アミノ酸 フェニルアラニン	芳香族アミノ酸 チロシン	芳香族アミノ酸 合計
		可食部100 g 当たり												
		成分識別子	WATER	PROTCAA	PROT-	ILE	LEU	LYS	MET	CYS	AAS	PHE	TYR	AAA
		単位	(……… g ………)			(……………………………… mg ……………………………………)								
11076	1713	＜畜肉類＞　うし　［輸入牛肉］　もも　皮下脂肪なし　生	73.0	17.2	20.0	910	1600	1800	520	220	740	810	720	15
11271	1714	＜畜肉類＞　うし　［輸入牛肉］　もも　皮下脂肪なし　ゆで	60.0	27.1	30.0	1500	2600	2800	850	350	1200	1300	1100	24
11270	1715	＜畜肉類＞　うし　［輸入牛肉］　もも　皮下脂肪なし　焼き	60.4	24.1	28.0	1300	2300	2500	740	320	1100	1100	1000	22
11077	1716	＜畜肉類＞　うし　［輸入牛肉］　もも　赤肉　生	74.2	(17.8)	21.2	(940)	(1700)	(1900)	(540)	(230)	(770)	(850)	(730)	(160
11078	1717	＜畜肉類＞　うし　［輸入牛肉］　もも　脂身　生	28.1	(6.0)	6.3	(180)	(370)	(370)	(98)	(60)	(160)	(220)	(140)	(36
11079	1718	＜畜肉類＞　うし　［輸入牛肉］　そともも　脂身つき　生	65.8	(15.8)	18.7	(820)	(1500)	(1600)	(470)	(200)	(670)	(750)	(640)	(140
11080	1719	＜畜肉類＞　うし　［輸入牛肉］　そともも　皮下脂肪なし　生	67.6	(16.3)	19.3	(850)	(1500)	(1700)	(490)	(210)	(700)	(770)	(660)	(140
11081	1720	＜畜肉類＞　うし　［輸入牛肉］　そともも　赤肉　生	73.6	(17.8)	21.2	(940)	(1700)	(1900)	(540)	(230)	(780)	(850)	(730)	(160
11082	1721	＜畜肉類＞　うし　［輸入牛肉］　ランプ　脂身つき　生	63.8	(15.6)	18.4	(800)	(1500)	(1600)	(460)	(200)	(660)	(730)	(620)	(140
11083	1722	＜畜肉類＞　うし　［輸入牛肉］　ランプ　皮下脂肪なし　生	67.7	(16.6)	19.7	(870)	(1600)	(1700)	(500)	(210)	(710)	(790)	(670)	(150
11084	1723	＜畜肉類＞　うし　［輸入牛肉］　ランプ　赤肉　生	73.8	(18.2)	21.6	(960)	(1700)	(1900)	(550)	(240)	(790)	(870)	(750)	(160
11085	1724	＜畜肉類＞　うし　［輸入牛肉］　ヒレ　赤肉　生	73.3	(18.5)	20.5	(1000)	(1800)	(2000)	(570)	(210)	(780)	(850)	(800)	(170
11086	1725	＜畜肉類＞　うし　［子牛肉］　リブロース　皮下脂肪なし　生	76.0	(17.9)	21.7	(1100)	(1700)	(1800)	(510)	(250)	(750)	(880)	(690)	(160
11087	1726	＜畜肉類＞　うし　［子牛肉］　ばら　皮下脂肪なし　生	74.5	(17.2)	20.9	(1000)	(1700)	(1700)	(490)	(240)	(720)	(840)	(670)	(150
11088	1727	＜畜肉類＞　うし　［子牛肉］　もも　皮下脂肪なし　生	74.8	(17.4)	21.2	(1000)	(1700)	(1700)	(500)	(240)	(730)	(860)	(680)	(150
11089	1728	＜畜肉類＞　うし　［ひき肉］　生	61.4	14.4	17.1	720	1300	1400	410	180	590	670	560	12
11272	1729	＜畜肉類＞　うし　［ひき肉］　焼き	52.2	(22.7)	25.9	1100	2100	2300	640	290	930	1100	890	20
11090	1730	＜畜肉類＞　うし　［副生物］　舌　生	54.0	12.3	13.3	630	1200	1200	350	160	510	590	500	11
11273	1731	＜畜肉類＞　うし　［副生物］　舌　焼き	41.4	17.9	20.2	900	1700	1800	510	250	750	850	720	16
11091	1732	＜畜肉類＞　うし　［副生物］　心臓　生	74.8	13.7	16.5	750	1400	1300	410	220	630	710	550	13

可食部100 g 当たり															備考
（スレオニン）	トリプトファン	バリン	ヒスチジン	アルギニン	アラニン	アスパラギン酸	グルタミン酸	グリシン	プロリン	セリン	ヒドロキシプロリン	アミノ酸組成計	アンモニア	剰余アンモニア	
THR	TRP	VAL	HIS	ARG	ALA	ASP	GLU	GLY	PRO	SER	HYP	AAT	AMMON	AMMON-E	
(......mg......)															
970	250	1000	800	1300	1200	1800	3000	1100	880	870	170	20000	270	-	筋間脂肪：4.2 %
1600	390	1600	970	2100	1900	3000	4800	1700	1400	1400	290	32000	400	-	
1400	350	1400	1000	1900	1700	2600	4300	1500	1200	1200	240	28000	380	-	
(950)	(260)	(1000)	(840)	(1400)	(1300)	(1900)	(3200)	(1100)	(900)	(810)	(140)	(21000)	-	-	皮下脂肪及び筋間脂肪を除いたもの 11076輸入牛/もも/皮下脂肪なし/生から、筋間中脂肪中のアミノ酸（11266交雑牛/もも/脂身/生から推計）を差しい引いて推計
(210)	(37)	(280)	(180)	(500)	(560)	(510)	(800)	(1100)	(650)	(270)	(510)	(7100)	-	-	皮下脂肪及び筋間脂肪 11266交雑牛/もも/脂身/生から推計
(830)	(230)	(920)	(730)	(1200)	(1200)	(1700)	(2800)	(1100)	(840)	(720)	(190)	(18000)	-	-	皮下脂肪：4.5 %、筋間脂肪：12.2 % 11077輸入牛/もも/赤肉（推計値）、11266交雑牛/もも/脂身/生から推計
(860)	(230)	(950)	(760)	(1300)	(1200)	(1800)	(2900)	(1100)	(860)	(740)	(180)	(19000)	-	-	筋間脂肪：12.8 % 11077輸入牛/もも/赤肉（推計値）、11266交雑牛/もも/脂身/生から推計
(950)	(260)	(1000)	(840)	(1400)	(1300)	(1900)	(3200)	(1100)	(900)	(810)	(140)	(21000)	-	-	皮下脂肪及び筋間脂肪を除いたもの 11077輸入牛/もも/赤肉（推計値）から推計
(810)	(220)	(900)	(720)	(1200)	(1200)	(1700)	(2700)	(1100)	(840)	(710)	(200)	(18000)	-	-	皮下脂肪：9.7 %、筋間脂肪：11.5 % 11077輸入牛/もも/赤肉（推計値）、11266交雑牛/もも/脂身/生から推計
(880)	(240)	(970)	(770)	(1300)	(1200)	(1800)	(3000)	(1100)	(870)	(760)	(180)	(19000)	-	-	筋間脂肪：12.8 % 11077輸入牛/もも/赤肉（推計値）、11266交雑牛/もも/脂身/生から推計
(970)	(270)	(1100)	(850)	(1400)	(1300)	(2000)	(3300)	(1100)	(920)	(830)	(150)	(21000)	-	-	皮下脂肪及び筋間脂肪を除いたもの 11077輸入牛/もも/赤肉（推計値）から推計
000)	(240)	(1100)	(780)	(1400)	(1300)	(2100)	(3500)	(920)	(890)	(870)	(100)	(21000)	-	-	米国成分表より推計
(950)	(220)	(1200)	(790)	(1300)	(1300)	(1900)	(3400)	(1100)	(910)	(810)	(110)	(21000)	-	-	米国成分表より推計
(910)	(210)	(1200)	(760)	(1200)	(1200)	(1800)	(3300)	(1100)	(870)	(780)	(0)	(20000)	-	-	米国成分表より推計
(930)	(210)	(1200)	(770)	(1200)	(1300)	(1800)	(3400)	(1100)	(890)	(800)	(0)	(20000)	-	-	米国成分表より推計
770	190	790	610	1100	1000	1500	2500	1100	820	730	280	17000	230	-	
1200	300	1300	950	1800	1600	2400	4000	1700	1300	1200	430	26000	370	-	
680	160	720	420	960	870	1300	2200	880	670	630	200	14000	220	-	別名：たん
990	230	1000	590	1400	1300	1900	3200	1300	990	930	310	21000	300	-	別名:たん焼き
750	210	880	440	1100	1000	1500	2400	950	760	690	-	16000	290	-	別名：はつ

11 肉類

食品番号	索引番号	食品名	水分	アミノ酸組成によるたんぱく質	たんぱく質	イソロイシン	ロイシン	リシン（リジン）	含硫アミノ酸 メチオニン	含硫アミノ酸 シスチン	含硫アミノ酸 合計	芳香族アミノ酸 フェニルアラニン	芳香族アミノ酸 チロシン	芳香族アミノ酸 合計
		成分識別子	WATER	PROTCAA	PROT-	ILE	LEU	LYS	MET	CYS	AAS	PHE	TYR	AAA
		単位	(……… g ………)			(……………………… mg ………………………)								
			可食部100 g 当たり											
11092	1733	＜畜肉類＞　うし　［副生物］　肝臓　生	71.5	17.4	19.6	920	1900	1600	480	340	820	1100	710	18
11093	1734	＜畜肉類＞　うし　［副生物］　じん臓　生	75.7	13.6	16.7	720	1500	1200	370	300	670	770	580	14
11094	1735	＜畜肉類＞　うし　［副生物］　第一胃　ゆで	66.6	(19.2)	24.5	(880)	(1700)	(1600)	(490)	(370)	(860)	(830)	(710)	(150
11095	1736	＜畜肉類＞　うし　［副生物］　第二胃　ゆで	71.6	(9.7)	12.4	(450)	(860)	(810)	(250)	(190)	(430)	(420)	(360)	(78
11096	1737	＜畜肉類＞　うし　［副生物］　第三胃　生	86.6	(9.2)	11.7	(420)	(810)	(760)	(230)	(180)	(410)	(400)	(340)	(74
11097	1738	＜畜肉類＞　うし　［副生物］　第四胃　ゆで	58.5	(8.7)	11.1	(400)	(770)	(720)	(220)	(170)	(390)	(380)	(320)	(70
11098	1739	＜畜肉類＞　うし　［副生物］　小腸　生	63.3	(7.8)	9.9	(360)	(680)	(640)	(200)	(150)	(350)	(340)	(290)	(62
11099	1740	＜畜肉類＞　うし　［副生物］　大腸　生	77.2	(7.3)	9.3	(330)	(640)	(600)	(190)	(140)	(330)	(320)	(270)	(59
11100	1741	＜畜肉類＞　うし　［副生物］　直腸　生	80.7	(9.1)	11.6	(420)	(800)	(750)	(230)	(170)	(410)	(390)	(340)	(73
11274	1745	＜畜肉類＞　うし　［副生物］　横隔膜　生	57.0	13.1	14.8	670	1300	1300	390	170	560	650	540	12
11296	1746	＜畜肉類＞　うし　［副生物］　横隔膜　ゆで	39.6	20.2	21.3	1000	2000	2100	630	260	880	1000	850	18
11297	1747	＜畜肉類＞　うし　［副生物］　横隔膜　焼き	39.4	19.8	21.1	1000	2000	2000	610	260	880	980	830	180
11104	1748	＜畜肉類＞　うし　［加工品］　ローストビーフ	64.0	18.9	21.7	1000	1800	2000	540	230	780	900	800	17
11105	1749	＜畜肉類＞　うし　［加工品］　コンビーフ缶詰	63.4	18.1	19.8	960	1600	1700	510	160	660	850	740	160
11106	1750	＜畜肉類＞　うし　［加工品］　味付け缶詰	64.3	17.4	19.2	910	1600	1700	420	180	600	820	640	150
11107	1751	＜畜肉類＞　うし　［加工品］　ビーフジャーキー	24.4	47.5	54.8	2600	4500	4700	1400	580	2000	2200	1900	41
11108	1752	＜畜肉類＞　うし　［加工品］　スモークタン	55.9	16.0	18.1	800	1500	1500	420	200	620	740	630	140
11109	1753	＜畜肉類＞　うま　肉　赤肉　生	76.1	17.6	20.1	1000	1700	1900	550	220	780	850	710	160
11110	1754	＜畜肉類＞　くじら　肉　赤肉　生	74.3	19.9	24.1	1100	2000	2500	630	210	840	950	790	170
11114	1758	＜畜肉類＞　しか　あかしか　赤肉　生	74.6	(18.9)	22.3	(880)	(1900)	(1900)	(550)	(250)	(800)	(910)	(790)	(170
11275	1759	＜畜肉類＞　しか　にほんじか　赤肉　生	71.4	22.0	23.9	1100	1900	2300	780	260	1000	1000	900	190
11294	1760	＜畜肉類＞　しか　にほんじか　えぞしか　赤肉　生	71.4	20.8	22.6	1100	1800	2100	740	250	990	980	850	180

可食部100 g当たり															備考
（スレオニン）	トリプトファン	バリン	ヒスチジン	アルギニン	アラニン	アスパラギン酸	グルタミン酸	グリシン	プロリン	セリン	ヒドロキシプロリン	アミノ酸組成計	アンモニア	剰余アンモニア	
THR	TRP	VAL	HIS	ARG	ALA	ASP	GLU	GLY	PRO	SER	HYP	AAT	AMMON	AMMON-E	
(……mg……)															
960	290	1200	610	1200	1200	1900	2700	1200	1100	990	-	20000	370	-	別名：レバー 試料：和牛
750	260	980	440	1000	950	1500	2000	1100	870	760	-	16000	400	-	別名：まめ
(960)	(240)	(1200)	(470)	(1700)	(1500)	(2000)	(3200)	(2400)	(1500)	(960)	-	(23000)	-	-	別名：みの、がつ アミノ酸組成表9-28うし胃腸から推計
(480)	(120)	(580)	(240)	(860)	(740)	(1000)	(1600)	(1200)	(770)	(480)	-	(11000)	-	-	別名：はちのす アミノ酸組成表9-28うし胃腸から推計
(460)	(110)	(550)	(220)	(810)	(700)	(960)	(1500)	(1100)	(730)	(460)	-	(11000)	-	-	別名：せんまい アミノ酸組成表9-28うし胃腸から推計
(430)	(110)	(520)	(210)	(770)	(670)	(910)	(1400)	(1100)	(690)	(430)	-	(10000)	-	-	別名：あかせんまい、ギアラ、あぼみ アミノ酸組成表9-28うし胃腸から推計
(390)	(95)	(470)	(190)	(680)	(590)	(810)	(1300)	(950)	(610)	(390)	-	(9100)	-	-	別名：ひも アミノ酸組成表9-28うし胃腸から推計
(360)	(89)	(440)	(180)	(640)	(560)	(760)	(1200)	(890)	(580)	(360)	-	(8600)	-	-	別名：しまちょう、てっちゃん アミノ酸組成表9-28うし胃腸から推計
(450)	(110)	(550)	(220)	(800)	(700)	(950)	(1500)	(1100)	(720)	(450)	-	(11000)	-	-	別名：てっぽう アミノ酸組成表9-28うし胃腸から推計
720	180	750	510	1000	930	1400	2400	810	680	680	140	15000	220	-	別名：はらみ、さがり
1100	290	1200	700	1600	1400	2200	3600	1200	1100	1100	250	23000	300	-	別名：はらみ、さがり
1100	280	1100	730	1600	1400	2100	3600	1200	1000	1000	210	23000	320	-	別名：はらみ、さがり
1100	270	1100	870	1400	1300	2100	3400	1100	920	980	150	22000	300	-	
970	240	1100	660	1300	1300	1900	3500	1300	1100	900	320	21000	260	-	
980	220	990	610	1300	1300	1900	3400	1200	1000	940	260	20000	270	-	試料：大和煮缶詰 液汁を含んだもの（液汁36 %）
2700	690	2800	2200	3500	3400	5100	9200	2800	2200	2400	300	55000	760	-	
880	210	880	480	1200	1100	1700	2900	1300	920	840	320	19000	250	-	
1000	240	1100	1000	1300	1200	2000	3200	880	840	860	-	20000	290	-	別名：さくら肉 皮下脂肪及び筋間脂肪を除いたもの
1100	290	1100	890	1500	1400	2100	3500	1000	1100	1000	-	23000	310	-	試料：ミンクくじら 皮下脂肪及び筋間脂肪を除いたもの
(1000)	(0)	(1000)	(1100)	(1600)	(1400)	(2100)	(3200)	(1100)	(1100)	(950)	(0)	(22000)	-	-	試料：冷凍品、ニュージーランド産 米国成分表より推計
1300	300	1400	1200	1600	1600	2500	3500	1600	1000	1200	170	26000	360	-	試料：えぞしか、ほんしゅうじか・きゅうしゅうじか
1200	280	1300	1100	1500	1500	2400	3300	1500	970	1100	160	24000	340	-	試料：えぞしか

食品番号	索引番号	食品名	水分	アミノ酸組成によるたんぱく質	たんぱく質	イソロイシン	ロイシン	リシン（リジン）	含硫アミノ酸 メチオニン	シスチン	合計	芳香族アミノ酸 フェニルアラニン	チロシン	合計
			可食部100 g 当たり											
		成分識別子	WATER	PROTCAA	PROT-	ILE	LEU	LYS	MET	CYS	AAS	PHE	TYR	AAA
		単位	(……… g ………)			(……… mg ………)								
11295	1761	＜畜肉類＞ しか にほんじか ほんしゅうじか・きゅうしゅうじか 赤肉 生	74.4	18.5	22.6	1000	1800	2000	600	240	840	910	800	170
11119	1766	＜畜肉類＞ ぶた ［大型種肉］ かたロース 脂身つき 生	62.6	(14.7)	17.1	(760)	(1400)	(1500)	(460)	(200)	(650)	(680)	(600)	(130
11120	1767	＜畜肉類＞ ぶた ［大型種肉］ かたロース 皮下脂肪なし 生	65.1	(15.2)	17.8	(790)	(1400)	(1600)	(480)	(200)	(680)	(710)	(630)	(130
11121	1768	＜畜肉類＞ ぶた ［大型種肉］ かたロース 赤肉 生	71.3	(16.7)	19.7	(890)	(1600)	(1700)	(540)	(230)	(760)	(790)	(700)	(150
11122	1769	＜畜肉類＞ ぶた ［大型種肉］ かたロース 脂身 生	23.6	(5.4)	5.4	(170)	(360)	(360)	(97)	(54)	(150)	(210)	(140)	(35
11123	1770	＜畜肉類＞ ぶた ［大型種肉］ ロース 脂身つき 生	60.4	17.2	19.3	900	1600	1700	540	220	760	780	700	150
11125	1771	＜畜肉類＞ ぶた ［大型種肉］ ロース 脂身つき ゆで	51.0	21.7	23.9	1200	2000	2200	690	270	960	1000	920	190
11124	1772	＜畜肉類＞ ぶた ［大型種肉］ ロース 脂身つき 焼き	49.1	23.2	26.7	1300	2100	2400	730	300	1000	1100	960	200
11276	1773	＜畜肉類＞ ぶた ［大型種肉］ ロース 脂身つき とんかつ	31.2	19.0	22.0	1000	1800	1800	570	260	830	910	690	160
11126	1774	＜畜肉類＞ ぶた ［大型種肉］ ロース 皮下脂肪なし 生	65.7	(18.4)	21.1	(980)	(1700)	(1900)	(580)	(240)	(820)	(850)	(780)	(1600
11127	1775	＜畜肉類＞ ぶた ［大型種肉］ ロース 赤肉 生	70.3	19.7	22.7	1100	1800	2000	620	260	890	920	840	180
11128	1776	＜畜肉類＞ ぶた ［大型種肉］ ロース 脂身 生	18.3	5.3	5.1	170	340	340	92	52	140	200	140	34
11129	1777	＜畜肉類＞ ぶた ［大型種肉］ ばら 脂身つき 生	49.4	12.8	14.4	630	1100	1200	340	160	490	580	510	110
11277	1778	＜畜肉類＞ ぶた ［大型種肉］ ばら 脂身つき 焼き	37.1	16.5	19.6	850	1500	1600	480	210	690	770	680	140
11130	1779	＜畜肉類＞ ぶた ［大型種肉］ もも 脂身つき 生	68.1	(16.9)	20.5	(900)	(1600)	(1700)	(560)	(240)	(800)	(810)	(700)	(1500
11131	1780	＜畜肉類＞ ぶた ［大型種肉］ もも 皮下脂肪なし 生	71.2	18.0	21.5	980	1700	1900	600	260	850	850	770	160
11133	1781	＜畜肉類＞ ぶた ［大型種肉］ もも 皮下脂肪なし ゆで	61.8	25.2	28.9	1400	2400	2700	810	350	1200	1200	1100	230
11132	1782	＜畜肉類＞ ぶた ［大型種肉］ もも 皮下脂肪なし 焼き	60.4	26.8	30.2	1500	2600	2800	840	370	1200	1300	1200	240
11134	1783	＜畜肉類＞ ぶた ［大型種肉］ もも 赤肉 生	73.0	(18.0)	22.1	(980)	(1700)	(1900)	(610)	(260)	(870)	(870)	(760)	(1600
11135	1784	＜畜肉類＞ ぶた ［大型種肉］ もも 脂身 生	25.5	(6.5)	6.5	(210)	(430)	(430)	(120)	(65)	(180)	(250)	(170)	(420

可食部100 g 当たり															備考
[illegible]（スレオニン）	トリプトファン	バリン	ヒスチジン	アルギニン	アラニン	アスパラギン酸	グルタミン酸	グリシン	プロリン	セリン	ヒドロキシプロリン	アミノ酸組成計	アンモニア	剰余アンモニア	
THR	TRP	VAL	HIS	ARG	ALA	ASP	GLU	GLY	PRO	SER	HYP	AAT	AMMON	AMMON-E	
(..................mg..................)															
1100	290	1100	1000	1400	1300	2000	3300	930	810	960	46	22000	310	-	試料：ほんしゅうじか・きゅうしゅうじか
(790)	(200)	(830)	(770)	(1100)	(1000)	(1600)	(2600)	(950)	(760)	(710)	(160)	(17000)	-	-	皮下脂肪：5.7 %、筋間脂肪：12.4 % 11127ぶた大型/ロース/赤肉、11128ぶた大型/ロース/脂身から推計
(830)	(210)	(870)	(800)	(1200)	(1100)	(1700)	(2700)	(950)	(770)	(730)	(140)	(18000)	-	-	筋間脂肪：13.1 % 11127ぶた大型/ロース/赤肉、11128ぶた大型/ロース/脂身から推計
(930)	(240)	(960)	(890)	(1300)	(1100)	(1900)	(3000)	(950)	(800)	(810)	(100)	(19000)	-	-	皮下脂肪及び筋間脂肪を除いたもの 11127ぶた大型/ロース/赤肉から推計
(200)	(33)	(270)	(220)	(450)	(490)	(480)	(710)	(960)	(560)	(240)	(410)	(6400)	-	-	皮下脂肪及び筋間脂肪 11128ぶた大型/ロース/脂身から推計
960	230	1000	820	1300	1200	1800	3000	1100	890	870	240	20000	280	-	皮下脂肪：11.4 %、筋間脂肪：7.9 %
1200	310	1300	870	1700	1500	2400	3800	1300	1100	1100	220	25000	330	-	
1300	330	1400	1100	1800	1600	2500	4100	1500	1100	1200	250	27000	370	-	
1000	260	1100	890	1400	1200	2000	3700	1200	1100	980	200	22000	360	-	
(1100)	(260)	(1100)	(960)	(1400)	(1300)	(2000)	(3200)	(1100)	(900)	(980)	(150)	(21000)	(290)	-	筋間脂肪：8.9 % 収載済み(計算値)
1200	280	1100	1000	1500	1300	2200	3500	1100	940	1100	130	23000	310	-	皮下脂肪及び筋間脂肪を除いたもの
200	31	260	210	440	470	460	670	920	540	260	410	6200	74	-	皮下脂肪及び筋間脂肪
680	160	730	520	1000	940	1300	2200	1100	790	660	290	15000	210	-	
900	220	970	670	1300	1200	1800	2800	1300	930	850	300	19000	260	-	
(910)	(260)	(1000)	(860)	(1300)	(1100)	(1900)	(3000)	(1000)	(810)	(780)	(140)	(20000)	-	-	皮下脂肪：6.9 %、筋間脂肪：3.4 % 11131ぶた大型/もも/皮下脂肪なし、11128ぶた大型/ロース/脂身から推計
1000	270	1100	910	1400	1200	2000	3200	1000	840	920	120	21000	310	-	筋間脂肪：3.7 %
1500	400	1500	970	2000	1700	2800	4500	1300	1200	1300	150	29000	380	-	
1600	400	1600	1200	2100	1800	3000	4800	1400	1300	1400	140	31000	430	-	
(980)	(280)	(1100)	(920)	(1400)	(1200)	(2000)	(3200)	(990)	(830)	(840)	(98)	(21000)	-	-	皮下脂肪及び筋間脂肪を除いたもの 11131ぶた大型/もも/皮下脂肪なし、11128ぶた大型/ロース/脂身から推計
(240)	(39)	(320)	(260)	(550)	(590)	(580)	(850)	(1200)	(680)	(290)	(490)	(7700)	-	-	皮下脂肪及び筋間脂肪 11128ぶた大型/ロース/脂身から推計

11 肉類

食品番号	索引番号	食品名	可食部100 g 当たり						含硫アミノ酸			芳香族アミノ酸		
			水分	アミノ酸組成によるたんぱく質	たんぱく質	イソロイシン	ロイシン	リシン（リジン）	メチオニン	シスチン	合計	フェニルアラニン	チロシン	合計
		成分識別子	WATER	PROTCAA	PROT-	ILE	LEU	LYS	MET	CYS	AAS	PHE	TYR	AAA
		単位	(......... g ....)			(... mg ....)								
11136	1785	<畜肉類>　ぶた　[大型種肉]　そともも　脂身つき　生	63.5	(15.6)	18.8	(820)	(1500)	(1600)	(510)	(220)	(730)	(740)	(640)	(14
11137	1786	<畜肉類>　ぶた　[大型種肉]　そともも　皮下脂肪なし　生	67.9	(16.6)	20.2	(890)	(1600)	(1700)	(550)	(240)	(790)	(790)	(690)	(15
11138	1787	<畜肉類>　ぶた　[大型種肉]　そともも　赤肉　生	71.8	(17.5)	21.4	(950)	(1700)	(1800)	(590)	(250)	(840)	(840)	(740)	(16
11139	1788	<畜肉類>　ぶた　[大型種肉]　そともも　脂身　生	24.9	(6.6)	6.6	(210)	(440)	(440)	(120)	(66)	(180)	(260)	(170)	(43
11140	1789	<畜肉類>　ぶた　[大型種肉]　ヒレ　赤肉　生	73.4	(18.5)	22.2	1000	1800	2000	590	260	850	880	810	17
11278	1790	<畜肉類>　ぶた　[大型種肉]　ヒレ　赤肉　焼き	53.8	(33.2)	39.3	1900	3200	3500	1100	450	1500	1600	1500	3
11279	1791	<畜肉類>　ぶた　[大型種肉]　ヒレ　赤肉　とんかつ	33.3	21.8	25.1	1200	2100	2100	640	310	950	1100	830	19
11145	1796	<畜肉類>　ぶた　[中型種肉]　かたロース　脂身つき　生	62.0	(15.2)	17.7	(790)	(1400)	(1500)	(470)	(200)	(670)	(710)	(620)	(13
11146	1797	<畜肉類>　ぶた　[中型種肉]　かたロース　皮下脂肪なし　生	64.8	(15.8)	18.5	(830)	(1500)	(1600)	(500)	(210)	(710)	(740)	(650)	(14
11147	1798	<畜肉類>　ぶた　[中型種肉]　かたロース　赤肉　生	71.5	(17.4)	20.6	(920)	(1600)	(1800)	(560)	(240)	(800)	(820)	(730)	(15
11148	1799	<畜肉類>　ぶた　[中型種肉]　かたロース　脂身　生	22.3	(5.4)	5.4	(170)	(360)	(360)	(97)	(54)	(150)	(210)	(140)	(35
11149	1800	<畜肉類>　ぶた　[中型種肉]　ロース　脂身つき　生	58.0	(15.6)	18.3	(870)	(1500)	(1600)	(520)	(210)	(730)	(730)	(610)	(13
11150	1801	<畜肉類>　ぶた　[中型種肉]　ロース　皮下脂肪なし　生	64.6	17.8	20.6	1000	1700	1800	600	240	830	830	720	15
11151	1802	<畜肉類>　ぶた　[中型種肉]　ロース　赤肉　生	71.2	(19.3)	22.9	(1100)	(1800)	(2000)	(660)	(260)	(930)	(910)	(770)	(170

可食部100 g 当たり															備考
（スレオニン）	トリプトファン	バリン	ヒスチジン	アルギニン	アラニン	アスパラギン酸	グルタミン酸	グリシン	プロリン	セリン	ヒドロキシプロリン	アミノ酸組成計	アンモニア	剰余アンモニア	
THR	TRP	VAL	HIS	ARG	ALA	ASP	GLU	GLY	PRO	SER	HYP	AAT	AMMON	AMMON-E	
(..........							mg						..........)		
830)	(230)	(920)	(780)	(1200)	(1100)	(1700)	(2700)	(1000)	(780)	(720)	(170)	(18000)	-	-	皮下脂肪： 10.2 %、筋間脂肪： 7.4 % 11134ぶた大型/もも/赤肉（推計値）、11139ぶた大型/ロース/脂身から推計
890)	(250)	(980)	(840)	(1300)	(1100)	(1800)	(2900)	(980)	(790)	(770)	(130)	(19000)	-	-	筋間脂肪： 8.3 % 11134ぶた大型/もも/赤肉（推計値）、11139ぶた大型/ロース/脂身から推計
950)	(270)	(1000)	(890)	(1300)	(1200)	(1900)	(3100)	(960)	(800)	(810)	(95)	(20000)	-	-	皮下脂肪及び筋間脂肪を除いたもの 11134ぶた大型/もも/赤肉（推計値）から推計
250)	(40)	(330)	(270)	(550)	(600)	(590)	(860)	(1200)	(690)	(300)	(500)	(7800)	-	-	皮下脂肪及び筋間脂肪 11139ぶた大型/ロース/脂身から推計
1100	290	1100	880	1400	1200	2100	3300	930	820	950	53	21000	320	-	
1900	500	2000	1600	2500	2200	3700	5900	1700	1500	1700	97	39000	580	-	
1200	320	1300	970	1600	1400	2300	4500	1100	1200	1200	68	25000	440	-	
820)	(210)	(860)	(790)	(1200)	(1100)	(1700)	(2700)	(990)	(780)	(730)	(170)	(18000)	-	-	別名： 黒豚 試料： バークシャー種 皮下脂肪： 6.6 %、筋間脂肪： 12.6 % 11127ぶた大型/ロース/赤肉、11128ぶた大型/ロース/脂身から推計
860)	(220)	(900)	(830)	(1200)	(1100)	(1800)	(2800)	(980)	(800)	(760)	(150)	(18000)	-	-	別名： 黒豚 試料： バークシャー種 筋間脂肪： 13.6 % 11127ぶた大型/ロース/赤肉、11128ぶた大型/ロース/脂身から推計
960)	(250)	(990)	(920)	(1300)	(1200)	(2000)	(3100)	(990)	(820)	(860)	(110)	(20000)	-	-	別名： 黒豚 試料： バークシャー種 皮下脂肪及び筋間脂肪を除いたもの 11127ぶた大型/ロース/赤肉から推計
200)	(33)	(270)	(220)	(450)	(490)	(480)	(710)	(960)	(560)	(240)	(410)	(6400)	-	-	別名： 黒豚 試料： バークシャー種 皮下脂肪及び筋間脂肪 11128ぶた大型/ロース/脂身から推計
830)	(220)	(960)	(910)	(1100)	(1000)	(1800)	(2900)	(850)	(770)	(700)	-	(18000)	-	-	別名： 黒豚 試料： バークシャー種 皮下脂肪： 13.8 %、筋間脂肪： 10.6 % 11150ぶた中型/ロース/皮下脂肪なし、11128ぶた大型/ロース/脂身から推計
1000	250	1100	1000	1300	1200	2000	3300	880	850	880	-	21000	330	-	別名： 黒豚 試料： バークシャー種 筋間脂肪： 12.2 %
100)	(280)	(1200)	(1200)	(1400)	(1300)	(2200)	(3700)	(890)	(890)	(860)	-	(22000)	-	-	別名： 黒豚 試料： バークシャー種 皮下脂肪及び筋間脂肪を除いたもの 11150ぶた中型/ロース/皮下脂肪なしから、筋肉間脂肪中のアミノ酸量（11128ぶた大型/ロース/脂身から推計）を差し引いて推計

11 肉類

食品番号	索引番号	食品名	水分	アミノ酸組成によるたんぱく質	たんぱく質	イソロイシン	ロイシン	リシン（リジン）	含硫アミノ酸 メチオニン	含硫アミノ酸 シスチン	含硫アミノ酸 合計	芳香族アミノ酸 フェニルアラニン	芳香族アミノ酸 チロシン	芳香族アミノ酸 合計
		成分識別子	WATER	PROTCAA	PROT-	ILE	LEU	LYS	MET	CYS	AAS	PHE	TYR	AAA
		単位	(......... g	.........)		(..					mg		....)	
		可食部100 g当たり												
11152	1803	<畜肉類> ぶた [中型種肉] ロース 脂身 生	17.3	(4.1)	4.1	(130)	(270)	(270)	(73)	(41)	(110)	(160)	(110)	(2
11153	1804	<畜肉類> ぶた [中型種肉] ばら 脂身つき 生	45.8	(11.6)	13.4	(570)	(1000)	(1100)	(310)	(140)	(460)	(530)	(460)	(9
11154	1805	<畜肉類> ぶた [中型種肉] もも 脂身つき 生	64.2	(16.1)	19.5	(850)	(1500)	(1700)	(530)	(230)	(760)	(770)	(660)	(14
11155	1806	<畜肉類> ぶた [中型種肉] もも 皮下脂肪なし 生	69.6	(17.4)	21.3	(940)	(1700)	(1800)	(590)	(250)	(840)	(840)	(730)	(16
11156	1807	<畜肉類> ぶた [中型種肉] もも 赤肉 生	71.5	(17.9)	21.9	(970)	(1700)	(1900)	(600)	(260)	(860)	(860)	(750)	(16
11157	1808	<畜肉類> ぶた [中型種肉] もも 脂身 生	20.7	(5.2)	5.2	(160)	(340)	(340)	(93)	(52)	(150)	(200)	(140)	(3
11158	1809	<畜肉類> ぶた [中型種肉] そともも 脂身つき 生	60.6	(14.9)	18.0	(780)	(1400)	(1500)	(490)	(210)	(700)	(710)	(610)	(13
11159	1810	<畜肉類> ぶた [中型種肉] そともも 皮下脂肪なし 生	69.2	(17.2)	21.0	(920)	(1600)	(1800)	(570)	(250)	(820)	(830)	(720)	(15
11160	1811	<畜肉類> ぶた [中型種肉] そともも 赤肉 生	72.0	(17.9)	21.9	(970)	(1700)	(1900)	(610)	(260)	(860)	(860)	(750)	(16
11161	1812	<畜肉類> ぶた [中型種肉] そともも 脂身 生	22.2	(4.9)	4.9	(160)	(320)	(320)	(88)	(49)	(140)	(190)	(130)	(3
11162	1813	<畜肉類> ぶた [中型種肉] ヒレ 赤肉 生	74.2	(18.5)	22.7	(1000)	(1800)	(2000)	(600)	(260)	(860)	(890)	(800)	(17
11163	1814	<畜肉類> ぶた [ひき肉] 生	64.8	15.9	17.7	780	1400	1500	460	200	660	720	630	13
11280	1815	<畜肉類> ぶた [ひき肉] 焼き	51.5	22.3	25.7	1200	2000	2200	670	290	960	1000	910	20
11164	1816	<畜肉類> ぶた [副生物] 舌 生	66.7	12.6	15.9	700	1200	1200	390	210	600	600	500	11

可食部100ｇ当たり															
（スレオニン）	トリプトファン	バリン	ヒスチジン	アルギニン	アラニン	アスパラギン酸	グルタミン酸	グリシン	プロリン	セリン	ヒドロキシプロリン	アミノ酸組成計	アンモニア	剰余アンモニア	備考
THR	TRP	VAL	HIS	ARG	ALA	ASP	GLU	GLY	PRO	SER	HYP	AAT	AMMON	AMMON-E	
(.................mg.................)															
(150)	(25)	(200)	(170)	(340)	(370)	(360)	(540)	(730)	(430)	(180)	(310)	(4900)	-	-	別名：黒豚 試料：バークシャー種 皮下脂肪及び筋間脂肪 11128ぶた大型/ロース/脂身から推計
(580)	(140)	(660)	(480)	(920)	(870)	(1200)	(2000)	(980)	(720)	(540)	(260)	(14000)	-	-	別名：黒豚 試料：バークシャー種 11129ぶた大型/ばら肉から推計
(860)	(240)	(950)	(810)	(1200)	(1100)	(1800)	(2800)	(980)	(780)	(740)	(140)	(19000)	-	-	別名：黒豚 試料：バークシャー種 皮下脂肪：11.1 %、筋間脂肪：3.2 % 11131ぶた大型/もも/皮下脂肪なし、11128ぶた大型/ロース/脂身から推計
(950)	(270)	(1000)	(890)	(1300)	(1200)	(1900)	(3100)	(990)	(820)	(810)	(110)	(20000)	-	-	別名：黒豚 試料：バークシャー種 筋間脂肪：3.6 % 11131ぶた大型/もも/皮下脂肪なしから推計
(970)	(280)	(1100)	(920)	(1400)	(1200)	(2000)	(3200)	(990)	(830)	(830)	(100)	(21000)	-	-	別名：黒豚 試料：バークシャー種 皮下脂肪及び筋間脂肪を除いたもの 11131ぶた大型/もも/皮下脂肪なし、11128ぶた大型/ロース/脂身から推計
(190)	(31)	(260)	(210)	(440)	(470)	(460)	(680)	(930)	(540)	(230)	(390)	(6200)	-	-	別名：黒豚 試料：バークシャー種 皮下脂肪及び筋間脂肪 11128ぶた大型/ロース/脂身から推計
(790)	(220)	(880)	(750)	(1200)	(1000)	(1600)	(2600)	(950)	(750)	(690)	(160)	(17000)	-	-	別名：黒豚 試料：バークシャー種 皮下脂肪：18.4 %、筋間脂肪：4.5 % 11134ぶた大型/もも/赤肉（推計値）、11139ぶた大型/ロース/脂身から推計
(930)	(260)	(1000)	(880)	(1300)	(1200)	(1900)	(3100)	(1000)	(830)	(800)	(130)	(20000)	-	-	別名：黒豚 試料：バークシャー種 筋間脂肪：5.5 % 11134ぶた大型/もも/赤肉（推計値）、11139ぶた大型/ロース/脂身から推計
(970)	(280)	(1100)	(920)	(1400)	(1200)	(2000)	(3200)	(980)	(820)	(830)	(97)	(21000)	-	-	別名：黒豚 試料：バークシャー種 皮下脂肪及び筋間脂肪を除いたもの 11134ぶた大型/もも/赤肉（推計値）から推計
(180)	(30)	(240)	(200)	(410)	(450)	(440)	(640)	(870)	(510)	(220)	(370)	(5800)	-	-	別名：黒豚 試料：バークシャー種 皮下脂肪及び筋間脂肪 11139ぶた大型/ロース/脂身から推計
(1000)	(290)	(1100)	(890)	(1400)	(1200)	(2100)	(3300)	(940)	(820)	(860)	(52)	(21000)	-	-	別名：黒豚 試料：バークシャー種 11140ぶた大型/ヒレから推計
860	210	880	690	1300	1200	1700	2700	1300	930	830	340	19000	260	-	
1200	300	1300	1000	1700	1600	2400	3800	1600	1200	1100	350	26000	370	-	
670	200	770	450	960	910	1400	2200	990	730	600	-	15000	270	-	別名：たん

11 肉類

食品番号	索引番号	食品名	水分	アミノ酸組成によるたんぱく質	たんぱく質	イソロイシン	ロイシン	リシン（リジン）	含硫アミノ酸 メチオニン	含硫アミノ酸 シスチン	含硫アミノ酸 合計	芳香族アミノ酸 フェニルアラニン	芳香族アミノ酸 チロシン	芳香族アミノ酸 合計
		成分識別子	WATER	PROTCAA	PROT-	ILE	LEU	LYS	MET	CYS	AAS	PHE	TYR	AAA
		単位	(........ g	.........)		(..........			mg				..........)	
11165	1817	<畜肉類> ぶた ［副生物］ 心臓 生	75.7	13.4	16.2	740	1400	1300	410	260	680	690	550	12
11166	1818	<畜肉類> ぶた ［副生物］ 肝臓 生	72.0	17.3	20.4	930	1800	1500	500	360	860	1100	750	18
11167	1819	<畜肉類> ぶた ［副生物］ じん臓 生	79.0	11.4	14.1	610	1200	950	310	250	550	650	530	12
11168	1820	<畜肉類> ぶた ［副生物］ 胃 ゆで	76.8	(13.9)	17.4	(700)	(1300)	(1300)	(370)	(260)	(630)	(700)	(560)	(130
11169	1821	<畜肉類> ぶた ［副生物］ 小腸 ゆで	73.7	(11.2)	14.0	(560)	(1100)	(1000)	(290)	(210)	(500)	(560)	(450)	(100
11170	1822	<畜肉類> ぶた ［副生物］ 大腸 ゆで	74.1	(9.4)	11.7	(470)	(890)	(850)	(250)	(180)	(420)	(470)	(370)	(84
11171	1823	<畜肉類> ぶた ［副生物］ 子宮 生	83.8	(11.7)	14.6	(580)	(1100)	(1100)	(310)	(220)	(530)	(580)	(470)	(11
11173	1825	<畜肉類> ぶた ［副生物］ 軟骨 ゆで	63.5	(15.1)	17.8	(390)	(930)	(830)	(110)	(160)	(260)	(570)	(320)	(89
11174	1826	<畜肉類> ぶた ［ハム類］ 骨付きハム	62.9	14.4	16.7	780	1300	1400	420	180	600	680	590	13
11175	1827	<畜肉類> ぶた ［ハム類］ ボンレスハム	72.0	15.8	18.7	890	1500	1600	450	190	640	750	670	14
11176	1828	<畜肉類> ぶた ［ハム類］ ロースハム ロースハム	61.1	16.0	18.6	760	1500	1600	500	200	700	750	660	14
11303	1829	<畜肉類> ぶた ［ハム類］ ロースハム ゆで	58.9	17.4	19.7	680	1700	1800	560	210	770	830	730	16
11304	1830	<畜肉類> ぶた ［ハム類］ ロースハム 焼き	54.6	20.6	23.6	810	2000	2100	640	250	900	970	860	18
11305	1831	<畜肉類> ぶた ［ハム類］ ロースハム フライ	27.8	15.4	17.3	680	1400	1400	420	220	640	760	550	13
11177	1832	<畜肉類> ぶた ［ハム類］ ショルダーハム	62.7	13.9	16.1	760	1300	1400	390	180	560	650	580	12
11181	1833	<畜肉類> ぶた ［ハム類］ 生ハム 促成	55.0	20.6	24.0	1100	1900	2000	590	270	850	950	820	18
11182	1834	<畜肉類> ぶた ［ハム類］ 生ハム 長期熟成	49.5	22.0	25.7	1200	2100	2300	690	260	950	1000	910	19
11178	1835	<畜肉類> ぶた ［プレスハム類］ プレスハム	73.3	12.9	15.4	710	1200	1300	380	160	540	610	510	11
11180	1836	<畜肉類> ぶた ［プレスハム類］ チョップドハム	68.0	10.1	11.7	530	910	900	260	130	390	500	400	8
11183	1837	<畜肉類> ぶた ［ベーコン類］ ばらベーコン	45.0	11.2	12.9	600	1000	1100	300	130	430	520	450	9
11184	1838	<畜肉類> ぶた ［ベーコン類］ ロースベーコン	62.5	14.6	16.8	790	1300	1500	400	170	570	680	600	13
11185	1839	<畜肉類> ぶた ［ベーコン類］ ショルダーベーコン	65.4	16.2	17.2	850	1500	1600	440	210	660	770	670	14

可食部100 g 当たり

可食部100 g 当たり															
トレオニン（スレオニン）	トリプトファン	バリン	ヒスチジン	アルギニン	アラニン	アスパラギン酸	グルタミン酸	グリシン	プロリン	セリン	ヒドロキシプロリン	アミノ酸組成計	アンモニア	剰余アンモニア	備考
THR	TRP	VAL	HIS	ARG	ALA	ASP	GLU	GLY	PRO	SER	HYP	AAT	AMMON	AMMON-E	
(.......................mg.......................)															
730	210	860	420	1100	970	1500	2300	890	730	680	-	16000	290	-	別名：はつ
990	300	1200	580	1100	1200	1900	2700	1100	1100	1000	-	20000	370	-	別名：レバー
620	220	800	380	870	820	1200	1600	880	690	650	-	13000	280	-	別名：まめ
(710)	(210)	(890)	(420)	(1300)	(1000)	(1500)	(2100)	(1400)	(970)	(700)	-	(16000)	-	-	別名：がつ、ぶたみの アミノ酸組成表9-82ぶた胃腸から推計
(570)	(170)	(710)	(340)	(1000)	(830)	(1200)	(1700)	(1100)	(780)	(560)	-	(13000)	-	-	別名：ひも アミノ酸組成表9-82ぶた胃腸から推計
(480)	(140)	(600)	(280)	(840)	(690)	(980)	(1400)	(950)	(660)	(470)	-	(11000)	-	-	アミノ酸組成表9-82ぶた胃腸から推計
(600)	(180)	(740)	(350)	(1100)	(860)	(1200)	(1800)	(1200)	(820)	(580)	-	(14000)	-	-	別名：こぶくろ アミノ酸組成表9-82ぶた胃腸から推計
(500)	(34)	(660)	(210)	(1500)	(1800)	(1300)	(2200)	(3500)	(2300)	(750)	(0)	(18000)	-	-	別名：ふえがらみ 米国成分表より推計
820	210	850	590	1100	1000	1600	2600	910	740	740	170	17000	220	-	廃棄部位：皮及び骨
910	230	960	760	1200	1100	1800	3000	860	730	820	100	18000	270	-	
910	230	960	740	1200	1100	1700	2900	970	800	830	160	19000	250	-	
1000	260	1000	780	1400	1200	1900	3200	1000	860	920	150	20000	260	-	
1200	300	1200	980	1600	1400	2300	3800	1200	1000	1100	190	24000	320	-	
810	220	920	670	1100	980	1500	3400	910	1000	820	140	18000	320	-	
790	200	820	530	1100	960	1500	2600	850	720	720	140	16000	220	-	
1100	280	1200	900	1500	1400	2200	4100	1500	990	1000	170	24000	320	-	ラックスハムを含む
1300	300	1300	1100	1600	1500	2400	3900	1300	1100	1100	190	26000	440	-	プロシュートを含む
740	190	760	600	930	840	1400	2500	680	650	690	75	15000	220	-	
530	140	590	390	720	630	1100	2100	790	530	560	76	12000	180	-	
620	150	670	480	860	790	1200	2100	800	610	570	180	13000	180	-	別名：ベーコン
820	210	870	680	1100	980	1600	2800	870	730	750	130	17000	230	-	
900	230	940	640	1200	1100	1700	3300	950	860	870	150	19000	260	-	

11 肉類

食品番号	索引番号	食品名	水分	アミノ酸組成によるたんぱく質	たんぱく質	イソロイシン	ロイシン	リシン（リジン）	含硫アミノ酸 メチオニン	含硫アミノ酸 シスチン	含硫アミノ酸 合計	芳香族アミノ酸 フェニルアラニン	芳香族アミノ酸 チロシン	芳香族アミノ酸 合計
		成分識別子	WATER	PROTCAA	PROT-	ILE	LEU	LYS	MET	CYS	AAS	PHE	TYR	AAA
		単位	(........ g ....)			(.. mg							....)	
			可食部100 g 当たり											
11186	1840	<畜肉類>　ぶた　［ソーセージ類］　ウインナーソーセージ　ウインナーソーセージ	52.3	10.5	11.5	470	900	940	290	110	400	470	370	8
11306	1841	<畜肉類>　ぶた　［ソーセージ類］　ウインナーソーセージ　ゆで	52.3	10.9	12.1	450	970	1000	300	120	420	490	400	8
11307	1842	<畜肉類>　ぶた　［ソーセージ類］　ウインナーソーセージ　焼き	50.2	11.8	13.0	530	1000	1100	320	130	450	530	440	9
11308	1843	<畜肉類>　ぶた　［ソーセージ類］　ウインナーソーセージ　フライ	45.8	11.2	12.8	620	980	990	300	130	430	510	400	9
11187	1844	<畜肉類>　ぶた　［ソーセージ類］　セミドライソーセージ	46.8	14.6	16.9	760	1300	1400	370	170	530	680	540	12
11188	1845	<畜肉類>　ぶた　［ソーセージ類］　ドライソーセージ	23.5	23.1	26.7	1200	2100	2200	650	290	930	1100	860	19
11189	1846	<畜肉類>　ぶた　［ソーセージ類］　フランクフルトソーセージ	54.0	11.0	12.7	560	990	1000	280	130	410	510	430	9
11190	1847	<畜肉類>　ぶた　［ソーセージ類］　ボロニアソーセージ	60.9	11.0	12.5	570	990	1000	280	120	410	520	420	9
11191	1848	<畜肉類>　ぶた　［ソーセージ類］　リオナソーセージ	65.2	13.4	14.9	680	1200	1200	330	140	470	640	540	12
11192	1849	<畜肉類>　ぶた　［ソーセージ類］　レバーソーセージ	47.7	12.8	14.7	690	1300	1200	320	180	510	680	550	12
11193	1850	<畜肉類>　ぶた　［ソーセージ類］　混合ソーセージ	58.2	10.2	11.8	490	860	920	270	110	370	440	320	7
11194	1851	<畜肉類>　ぶた　［ソーセージ類］　生ソーセージ	58.6	12.2	14.0	620	1100	1200	320	150	470	550	470	10
11195	1852	<畜肉類>　ぶた　［その他］　焼き豚	64.3	16.3	19.4	890	1500	1600	440	210	650	790	630	14
11196	1853	<畜肉類>　ぶた　［その他］　レバーペースト	45.8	11.0	12.9	570	1100	990	270	160	440	590	470	11
11197	1854	<畜肉類>　ぶた　［その他］　スモークレバー	57.6	24.9	29.6	1400	2700	2200	640	440	1100	1500	1100	27
11198	1855	<畜肉類>　ぶた　［その他］　ゼラチン	11.3	86.0	87.6	1200	2900	3600	830	17	850	2000	280	23
11199	1856	<畜肉類>　めんよう　［マトン］　ロース　脂身つき　生	68.2	17.7	19.3	920	1600	1800	500	210	710	830	730	16
11281	1857	<畜肉類>　めんよう　［マトン］　ロース　脂身つき　焼き	52.3	23.7	25.8	1200	2200	2400	710	310	1000	1100	970	21
11245	1858	<畜肉類>　めんよう　［マトン］　ロース　皮下脂肪なし　生	72.3	17.6	22.2	870	1700	1900	580	250	830	830	770	16
11200	1859	<畜肉類>　めんよう　［マトン］　もも　脂身つき　生	65.0	17.2	18.8	900	1600	1800	490	200	690	810	710	15

（スレオニン）	トリプトファン	バリン	ヒスチジン	アルギニン	アラニン	アスパラギン酸	グルタミン酸	グリシン	プロリン	セリン	ヒドロキシプロリン	アミノ酸組成計	アンモニア	剰余アンモニア	備考
THR	TRP	VAL	HIS	ARG	ALA	ASP	GLU	GLY	PRO	SER	HYP	AAT	AMMON	AMMON-E	
可食部100 g 当たり (mg)															
540	130	580	420	800	750	1100	2000	880	650	540	250	12000	170	-	
580	140	620	440	840	790	1100	2000	910	670	570	250	13000	170	-	
630	150	660	470	910	850	1200	2200	970	720	610	270	14000	180	-	
590	140	620	440	840	790	1100	2200	910	720	590	250	13000	190	-	
790	200	840	620	1100	1000	1500	2900	1000	830	750	220	17000	240	-	ソフトサラミを含む
1300	300	1300	990	1700	1600	2400	4800	1400	1300	1200	270	27000	370	-	サラミを含む
590	150	620	440	830	740	1200	2200	780	660	590	190	13000	180	-	
580	150	640	450	800	710	1200	2300	720	680	590	150	13000	190	-	
690	170	790	510	980	860	1400	2600	960	940	740	240	16000	230	-	
730	200	820	430	940	890	1400	2100	880	750	730	140	15000	210	-	
530	130	540	480	780	730	1100	1900	880	620	520	280	12000	150	-	
660	150	700	510	940	890	1300	2200	990	730	630	260	14000	200	-	別名： フレッシュソーセージ
910	230	980	670	1200	1100	1800	3100	980	850	880	140	19000	270	-	試料： 蒸し焼きしたもの
600	160	700	360	770	770	1200	1800	860	730	630	180	13000	190	-	
1400	490	1800	810	1700	1700	2700	3600	1700	1500	1500	170	29000	440	-	
2000	7.7	2700	670	8100	9400	5500	10000	24000	13000	3500	13000	100000	250	-	試料： 家庭用
1000	240	1000	840	1400	1200	1900	3100	1100	890	900	210	21000	300	-	別名： ひつじ 試料： ニュージーランド及びオーストラリア産
1300	330	1400	1000	1900	1700	2500	4200	1600	1200	1200	320	28000	380	-	別名： ひつじ 試料： ニュージーランド及びオーストラリア産
1100	260	1000	760	1400	1100	2000	3200	930	790	940	110	20000	300	-	別名： ひつじ 試料： オーストラリア産
980	230	980	820	1300	1200	1900	3000	1100	870	880	200	20000	290	-	別名： ひつじ 試料： ニュージーランド及びオーストラリア産 11199マトン/ロース/脂身つきから推計

11 肉類

食品番号	索引番号	食品名	水分	アミノ酸組成によるたんぱく質	たんぱく質	イソロイシン	ロイシン	リシン（リジン）	含硫アミノ酸 メチオニン	含硫アミノ酸 シスチン	含硫アミノ酸 合計	芳香族アミノ酸 フェニルアラニン	芳香族アミノ酸 チロシン	芳香族アミノ酸 合計
		成分識別子	WATER	PROTCAA	PROT-	ILE	LEU	LYS	MET	CYS	AAS	PHE	TYR	AAA
		単位	(......... g	.........)		(..				mg		....	)	
11201	1860	<畜肉類> めんよう ［ラム］ かた 脂身つき 生	64.8	14.9	17.1	750	1400	1500	440	200	630	690	600	13
11202	1861	<畜肉類> めんよう ［ラム］ ロース 脂身つき 生	56.5	13.6	15.6	680	1200	1300	400	180	580	630	550	12
11282	1862	<畜肉類> めんよう ［ラム］ ロース 脂身つき 焼き	43.5	19.0	21.8	970	1800	1900	560	240	800	890	780	17
11246	1863	<畜肉類> めんよう ［ラム］ ロース 皮下脂肪なし 生	72.3	18.0	22.3	840	1700	1900	600	250	850	860	770	16
11203	1864	<畜肉類> めんよう ［ラム］ もも 脂身つき 生	69.7	17.6	20.0	930	1700	1800	540	240	780	830	740	16
11283	1865	<畜肉類> めんよう ［ラム］ もも 脂身つき 焼き	53.5	25.0	28.6	1400	2400	2600	800	350	1100	1200	1100	23
11204	1867	<畜肉類> やぎ 肉 赤肉 生	75.4	18.9	21.9	1100	1800	2000	620	270	890	900	800	17
11207	1868	<鳥肉類> うずら 肉 皮つき 生	65.4	(17.8)	20.5	(1100)	(1700)	(1700)	(620)	(360)	(970)	(860)	(890)	(17
11239	1869	<鳥肉類> がちょう フォアグラ ゆで	39.7	(7.0)	8.3	(440)	(750)	(630)	(200)	(110)	(310)	(410)	(290)	(7
11208	1870	<鳥肉類> かも まがも 肉 皮なし 生	72.1	(19.8)	23.6	(1100)	(1900)	(2100)	(630)	(280)	(910)	(970)	(850)	(18
11205	1871	<鳥肉類> かも あいがも 肉 皮つき 生	56.0	(12.4)	14.2	(630)	(1100)	(1200)	(360)	(170)	(520)	(570)	(480)	(11
11206	1872	<鳥肉類> かも あひる 肉 皮つき 生	62.7	(13.3)	14.9	(680)	(1200)	(1300)	(380)	(180)	(560)	(610)	(530)	(11
11247	1873	<鳥肉類> かも あひる 肉 皮なし 生	77.2	17.2	20.1	970	1700	1800	540	240	780	830	750	16
11284	1874	<鳥肉類> かも あひる 皮 生	41.3	7.6	7.3	260	490	490	150	84	230	280	200	4
11209	1875	<鳥肉類> きじ 肉 皮なし 生	75.0	(19.7)	23.0	(1300)	(1900)	(2100)	(670)	(300)	(970)	(900)	(750)	(17
11210	1876	<鳥肉類> しちめんちょう 肉 皮なし 生	74.6	19.8	23.5	1200	1900	2100	660	260	920	930	800	17
11212	1878	<鳥肉類> にわとり ［親・主品目］ 手羽 皮つき 生	66.0	(20.8)	23.0	(980)	(1700)	(1900)	(600)	(250)	(850)	(900)	(750)	(16
11213	1879	<鳥肉類> にわとり ［親・主品目］ むね 皮つき 生	62.6	(15.5)	19.5	(830)	(1400)	(1600)	(500)	(210)	(710)	(720)	(630)	(13
11214	1880	<鳥肉類> にわとり ［親・主品目］ むね 皮なし 生	72.8	(19.7)	24.4	(1100)	(1900)	(2100)	(650)	(270)	(920)	(920)	(800)	(17

可食部100 g 当たり

トレオニン（スレオニン）	トリプトファン	バリン	ヒスチジン	アルギニン	アラニン	アスパラギン酸	グルタミン酸	グリシン	プロリン	セリン	ヒドロキシプロリン	アミノ酸組成計	アンモニア	剰余アンモニア	備考
THR	TRP	VAL	HIS	ARG	ALA	ASP	GLU	GLY	PRO	SER	HYP	AAT	AMMON	AMMON-E	
可食部100 g 当たり (mg)															
[illegible]	[illegible]	[illegible]	[illegible]	[illegible]	[illegible]	1600	2600	1100	810	760	240	17000	260	-	別名： ひつじ 試料： ニュージーランド及びオーストラリア産 11201ラム/ロース/脂身つきから推計
[illegible]	[illegible]	[illegible]	[illegible]	[illegible]	[illegible]	[illegible]	2400	990	740	690	220	16000	240	-	別名： ひつじ 試料： ニュージーランド及びオーストラリア産
[illegible]	[illegible]	[illegible]	[illegible]	[illegible]	[illegible]	[illegible]	3300	1300	1000	980	280	22000	310	-	別名： ひつじ 試料： ニュージーランド及びオーストラリア産
1100	270	1100	960	1400	[illegible]	[illegible]	3200	920	810	940	94	21000	310	-	別名： ひつじ 試料： ニュージーランド及びオーストラリア産
1000	260	1000	810	1400	1200	1900	3100	1100	860	910	150	20000	310	-	別名： ひつじ 試料： ニュージーランド及びオーストラリア産
1400	370	1500	980	2000	1700	2700	4500	1500	1200	1300	240	29000	410	-	別名： ひつじ 試料： ニュージーランド及びオーストラリア産
1100	250	1100	930	1400	1300	2100	3400	1000	880	950	-	22000	370	-	
(990)	(300)	(1100)	(730)	(1300)	(1300)	(1700)	(2600)	(1600)	(900)	(980)	(0)	(21000)	-	-	米国成分表より推計
(370)	(120)	(520)	(220)	(510)	(480)	(790)	(1100)	(480)	(410)	(360)	(0)	(8200)	-	-	試料： 調味料無添加品 米国成分表より推計
(1100)	(300)	(1200)	(810)	(1600)	(1400)	(2200)	(3500)	(1100)	(920)	(950)	(97)	(23000)	-	-	試料： 冷凍品 皮下脂肪を除いたもの 11247あひる/皮なしから推計
(630)	(160)	(690)	(460)	(1000)	(940)	(1300)	(2100)	(1000)	(750)	(580)	(280)	(14000)	-	-	試料： 冷凍品 11247あひる/皮なしから推計
(710)	(170)	(750)	(480)	(1100)	(1000)	(1400)	(2200)	(1100)	(800)	(690)	(310)	(16000)	(210)	-	皮及び皮下脂肪： 40.4 % 11247あひる/皮なし、1128あひる/皮から推計
1000	260	1000	690	1400	1200	1900	3000	930	800	910	87	20000	280	-	皮下脂肪を除いたもの
300	43	340	170	660	680	660	1100	1400	800	360	640	9000	110	-	皮下脂肪を含んだもの
(1200)	(320)	(1300)	(920)	(1400)	(1400)	(2200)	(3400)	(1000)	(840)	(990)	(0)	(23000)	-	-	試料： 冷凍品 皮下脂肪を除いたもの 米国成分表より推計
1100	280	1200	1200	1500	1300	2200	3600	970	860	980	-	23000	320	-	皮下脂肪を除いたもの
(1000)	(240)	(1100)	(910)	(1700)	(1600)	(2200)	(3400)	(2100)	(1400)	(950)	(670)	(24000)	-	-	廃棄部位： 骨 11218若鶏肉/手羽（推計値）から推計
(820)	(230)	(900)	(970)	(1200)	(1100)	(1700)	(2700)	(900)	(710)	(710)	(110)	(18000)	-	-	皮及び皮下脂肪： 32.8 % 11219若鶏肉/むね/皮付きから推計
(1100)	(300)	(1200)	(1200)	(1500)	(1400)	(2200)	(3500)	(1000)	(860)	(920)	(62)	(23000)	-	-	皮下脂肪を除いたもの 11220若鶏肉/むね/皮なしから推計

食品番号	索引番号	食品名	可食部100 g当たり						含硫アミノ酸					
			水分	アミノ酸組成によるたんぱく質	たんぱく質	イソロイシン	ロイシン	リシン（リジン）	メチオニン					
		成分識別子	WATER	PROTCAA	PROT-	ILE	LEU	LYS	MET					
		単位	(......... g ....)			(..............................								
11215	1881	<鳥肉類> にわとり ［親・主品目］ もも 皮つき 生	62.9	(17.4)	17.3	(890)	(1500)	(1700)						
11216	1882	<鳥肉類> にわとり ［親・主品目］ もも 皮なし 生	72.3	(18.5)	22.0	(1000)	(1700)	(1900)						
11217	1883	<鳥肉類> にわとり ［親・副品目］ ささみ 生	73.2	(20.3)	24.6	(1200)	(2000)	(2200)						
11218	1884	<鳥肉類> にわとり ［若どり・主品目］ 手羽 皮つき 生	68.1	(16.5)	17.8	(780)	(1400)	(1500)						
11285	1885	<鳥肉類> にわとり ［若どり・主品目］ 手羽さき 皮つき 生	67.1	16.3	17.4	720	1300	1400	430	180	610	670	550	12(
11286	1886	<鳥肉類> にわとり ［若どり・主品目］ 手羽もと 皮つき 生	68.9	16.7	18.2	840	1400	1600	500	210	710	730	640	14(
11219	1887	<鳥肉類> にわとり ［若どり・主品目］ むね 皮つき 生	72.6	17.3	21.3	930	1600	1800	550	230	780	790	710	15(
11287	1888	<鳥肉類> にわとり ［若どり・主品目］ むね 皮つき 焼き	55.1	29.2	34.7	1600	2700	3000	940	390	1300	1300	1200	25(
11220	1889	<鳥肉類> にわとり ［若どり・主品目］ むね 皮なし 生	74.6	19.2	23.3	1100	1800	2000	630	260	890	890	800	17(
11288	1890	<鳥肉類> にわとり ［若どり・主品目］ むね 皮なし 焼き	57.6	33.2	38.8	1800	3100	3500	1100	450	1500	1600	1400	29(
11221	1891	<鳥肉類> にわとり ［若どり・主品目］ もも 皮つき 生	68.5	17.0	16.6	880	1500	1700	520	220	740	770	660	14(
11223	1892	<鳥肉類> にわとり ［若どり・主品目］ もも 皮つき ゆで	62.9	(22.1)	22.0	(1100)	(2000)	(2200)	(680)	(290)	(970)	(1000)	(850)	(190
11222	1893	<鳥肉類> にわとり ［若どり・主品目］ もも 皮つき 焼き	58.4	(26.4)	26.3	(1300)	(2400)	(2600)	(820)	(350)	(1200)	(1200)	(1000)	(220
11289	1894	<鳥肉類> にわとり ［若どり・主品目］ もも 皮つき から揚げ	41.2	20.5	24.2	1100	1800	1900	540	270	810	940	690	16(
11224	1895	<鳥肉類> にわとり ［若どり・主品目］ もも 皮なし 生	76.1	16.3	19.0	900	1500	1700	520	220	740	760	670	14(
11226	1896	<鳥肉類> にわとり ［若どり・主品目］ もも 皮なし ゆで	69.1	(21.1)	25.1	(1200)	(2000)	(2200)	(690)	(290)	(970)	(1000)	(850)	(180
11225	1897	<鳥肉類> にわとり ［若どり・主品目］ もも 皮なし 焼き	68.1	(21.5)	25.5	(1200)	(2000)	(2200)	(700)	(290)	(990)	(1000)	(870)	(190
11290	1898	<鳥肉類> にわとり ［若どり・主品目］ もも 皮なし から揚げ	47.1	20.8	25.4	1100	1900	2000	570	280	850	980	740	17(
11227	1899	<鳥肉類> にわとり ［若どり・副品目］ ささみ 生	75.0	19.7	23.9	1200	1900	2200	670	270	930	940	840	18(
11229	1900	<鳥肉類> にわとり ［若どり・副品目］ ささみ ゆで	69.2	25.4	29.6	1500	2500	2800	890	350	1200	1200	1100	23(

可食部100 g 当たり															
（スレオニン）トレオニン	トリプトファン	バリン	ヒスチジン	アルギニン	アラニン	アスパラギン酸	グルタミン酸	グリシン	プロリン	セリン	ヒドロキシプロリン	アミノ酸組成計	アンモニア	剰余アンモニア	備考
THR	TRP	VAL	HIS	ARG	ALA	ASP	GLU	GLY	PRO	SER	HYP	AAT	AMMON	AMMON-E	
(......mg......)															
(880)	(230)	(950)	(710)	(1400)	(1300)	(1900)	(3100)	(1400)	(970)	(810)	(350)	(20000)	-	-	皮及び皮下脂肪： 30.6 % 11221若鶏肉/もも/皮つきから推計
(990)	(280)	(1100)	(800)	(1500)	(1300)	(2100)	(3400)	(1100)	(890)	(870)	(170)	(22000)	-	-	皮下脂肪を除いたもの 11224若鶏肉/もも/皮なしから推計
(1200)	(300)	(1200)	(790)	(1600)	(1400)	(2300)	(3700)	(1000)	(850)	(1100)	(29)	(24000)	(350)	-	廃棄部位： すじ 11227若鶏肉/ささ身から推計
(840)	(190)	(890)	(710)	(1300)	(1200)	(1700)	(2700)	(1600)	(1100)	(830)	(550)	(19000)	(250)	-	別名： ブロイラー 廃棄部位： 骨 手羽先： 44.5 %、手羽元： 55.5 % 11285手羽先、11286手羽元から推計
790	170	830	630	1400	1300	1600	2600	1900	1200	800	730	19000	240	-	別名： ブロイラー 廃棄部位： 骨
880	210	930	770	1300	1200	1800	2800	1400	990	850	410	19000	260	-	別名： ブロイラー 廃棄部位： 骨
970	250	1000	1100	1300	1200	1900	3000	1000	790	880	130	20000	280	-	別名： ブロイラー 皮及び皮下脂肪： 9.0 %
1600	420	1700	1700	2300	2000	3200	5100	1600	1300	1500	200	34000	470	-	別名: ブロイラー
1100	290	1100	1200	1500	1300	2100	3400	980	840	990	63	22000	320	-	別名： ブロイラー 皮下脂肪を除いたもの
1900	490	1900	1900	2600	2300	3700	5800	1700	1500	1700	120	39000	540	-	別名： ブロイラー 皮下脂肪を除いたもの
920	220	940	690	1400	1200	1800	3000	1300	950	870	350	20000	280	-	別名： ブロイラー 皮及び皮下脂肪： 21.2 %
(1100)	(290)	(1200)	(910)	(1800)	(1600)	(2400)	(3900)	(1700)	(1200)	(1000)	(440)	(26000)	-	-	別名: ブロイラー 11221若鶏肉/もも/皮付き/生から推計
(1300)	(350)	(1500)	(1100)	(2100)	(1900)	(2800)	(4700)	(2100)	(1500)	(1200)	(530)	(31000)	-	-	別名: ブロイラー 11221若鶏肉/もも/皮付き/生から推計
1100	270	1100	810	1500	1400	2100	4300	1400	1200	1100	350	24000	370	-	別名: ブロイラー
920	240	950	700	1300	1100	1800	3000	980	780	840	160	19000	290	-	別名： ブロイラー 皮下脂肪を除いたもの
(1100)	(310)	(1200)	(910)	(1700)	(1500)	(2400)	(3900)	(1300)	(1000)	(990)	(200)	(25000)	-	-	別名： ブロイラー 皮下脂肪を除いたもの 11224若鶏肉/もも/皮なし/生から推計
(1100)	(320)	(1200)	(930)	(1700)	(1500)	(2400)	(3900)	(1300)	(1000)	(1000)	(200)	(25000)	-	-	別名： ブロイラー 皮下脂肪を除いたもの 11224若鶏肉/もも/皮なし/生から推計
1100	300	1200	870	1500	1400	2200	4500	1200	1100	1100	160	24000	380	-	別名： ブロイラー 皮下脂肪を除いたもの
1100	290	1200	770	1600	1300	2200	3600	970	820	1000	28	23000	340	-	別名： ブロイラー 廃棄部位： すじ
1500	380	1500	920	2000	1700	2900	4600	1200	1000	1400	36	29000	410	-	別名： ブロイラー すじを除いたもの

11 肉類

食品番号	索引番号	食品名	水分	アミノ酸組成によるたんぱく質	たんぱく質	イソロイシン	ロイシン	リシン（リジン）	含硫アミノ酸 メチオニン	含硫アミノ酸 シスチン	含硫アミノ酸 合計	芳香族アミノ酸 フェニルアラニン	芳香族アミノ酸 チロシン	芳香族アミノ酸 合計
		成分識別子	WATER	PROTCAA	PROT-	ILE	LEU	LYS	MET	CYS	AAS	PHE	TYR	AAA
		単位	(……… g ………)			(……………………………… mg ……………………………)								
11228	1901	<鳥肉類>　にわとり　［若どり・副品目］　ささみ　焼き	66.4	26.9	31.7	1600	2600	2900	900	360	1300	1300	1100	240
11298	1902	<鳥肉類>　にわとり　［若どり・副品目］　ささみ　ソテー	57.3	30.6	36.1	1800	3000	3300	1000	410	1400	1500	1300	280
11300	1903	<鳥肉類>　にわとり　［若どり・副品目］　ささみ　フライ	52.4	22.4	26.8	1300	2200	2400	740	310	1000	1100	880	200
11299	1904	<鳥肉類>　にわとり　［若どり・副品目］　ささみ　天ぷら	59.3	22.2	25.7	1300	2200	2400	740	310	1100	1100	850	190
11230	1905	<鳥肉類>　にわとり　［二次品目］　ひき肉　生	70.2	14.6	17.5	760	1300	1500	450	200	640	670	590	130
11291	1906	<鳥肉類>　にわとり　［二次品目］　ひき肉　焼き	57.1	23.1	27.5	1200	2100	2300	710	300	1000	1100	940	200
11231	1907	<鳥肉類>　にわとり　［副品目］　心臓　生	69.0	12.2	14.5	680	1200	1200	370	250	610	620	530	120
11232	1908	<鳥肉類>　にわとり　［副品目］　肝臓　生	75.7	16.1	18.9	880	1700	1400	470	300	770	920	740	170
11233	1909	<鳥肉類>　にわとり　［副品目］　すなぎも　生	79.0	15.5	18.3	790	1400	1200	480	240	720	680	600	130
11234	1910	<鳥肉類>　にわとり　［副品目］　皮　むね　生	41.5	6.8	9.4	270	480	510	170	99	270	270	180	44
11235	1911	<鳥肉類>　にわとり　［副品目］　皮　もも　生	41.6	5.3	6.6	170	320	330	100	50	150	190	130	32
11237	1913	<鳥肉類>　にわとり　［その他］　焼き鳥缶詰	62.8	15.5	18.4	860	1400	1500	430	160	590	720	570	130
11292	1914	<鳥肉類>　にわとり　［その他］　チキンナゲット	53.7	13.0	15.5	710	1200	1200	370	180	540	620	470	110
11293	1915	<鳥肉類>　にわとり　［その他］　つくね	57.9	13.5	15.2	710	1200	1200	340	170	510	640	460	110
11238	1916	<鳥肉類>　はと　肉　皮なし　生	71.5	(19.0)	21.8	(1200)	(1900)	(1900)	(690)	(380)	(1100)	(950)	(1000)	(2000
11240	1917	<鳥肉類>　ほろほろちょう　肉　皮なし　生	75.2	19.4	22.5	1200	1900	2100	630	250	880	920	780	170

可食部100 g 当たり

可食部100 g 当たり															備考
（スレオニン）	トリプトファン	バリン	ヒスチジン	アルギニン	アラニン	アスパラギン酸	グルタミン酸	グリシン	プロリン	セリン	ヒドロキシプロリン	アミノ酸組成計	アンモニア	剰余アンモニア	
THR	TRP	VAL	HIS	ARG	ALA	ASP	GLU	GLY	PRO	SER	HYP	AAT	AMMON	AMMON-E	
(…mg…)															
1600	410	1700	1000	2100	1800	3000	4900	1300	1100	1400	36	31000	450	-	別名：ブロイラー すじを除いたもの
1800	450	1900	1200	2400	2100	3400	5600	1500	1300	1600	45	36000	510	-	別名：ブロイラー すじを除いたもの
1300	330	1300	830	1700	1500	2400	4400	1100	1000	1200	34	26000	420	-	別名：ブロイラー すじを除いたもの
1300	340	1300	850	1700	1500	2500	4200	1100	1000	1200	35	26000	400	-	別名：ブロイラー すじを除いたもの
800	200	830	710	1200	1000	1600	2500	1000	760	760	220	17000	250	-	
1300	320	1300	1100	1800	1600	2500	4100	1500	1200	1200	300	27000	380	-	
670	200	820	380	970	860	1300	2100	820	650	610	-	14000	250	-	別名：はつ
950	270	1100	540	1200	1100	1800	2500	970	910	950	-	19000	320	-	別名：レバー
800	170	870	400	1400	1200	1600	2900	1600	1100	780	-	18000	310	-	別名：砂ぎも
280	58	370	340	600	610	660	930	1200	680	300	-	8000	120	-	皮下脂肪を含んだもの
210	30	230	170	450	470	460	730	940	550	240	460	6200	78	-	皮下脂肪を含んだもの
830	210	920	760	1200	1100	1700	2800	1100	800	770	270	18000	250	-	液汁を含んだもの（液汁 33 %）
700	190	760	720	940	860	1400	2600	770	670	690	82	15000	240	-	
710	170	780	550	990	910	1400	2700	950	820	720	220	16000	250	-	
1100)	(340)	(1200)	(830)	(1400)	(1300)	(1800)	(2800)	(1400)	(800)	(1100)	(0)	(22000)	-	-	試料：冷凍品 米国成分表より推計
1100	290	1200	1200	1500	1300	2200	3400	950	880	930	-	23000	310	-	試料：冷凍品 皮下脂肪を除いたもの

12 卵類

食品番号	索引番号	食品名	水分	アミノ酸組成によるたんぱく質	たんぱく質	イソロイシン	ロイシン	リシン（リジン）	含硫アミノ酸 メチオニン	シスチン	合計	芳香族アミノ酸 フェニルアラニン	チロシン	合計
		成分識別子	WATER	PROTCAA	PROT-	ILE	LEU	LYS	MET	CYS	AAS	PHE	TYR	AAA
		単位	(……… g	………)		(…………	…………	…………	mg	…………	…………	…………	…………)	
			可食部100 g 当たり											
12001	1923	うこっけい卵　全卵　生	73.7	(10.7)	12.0	(570)	(1000)	(830)	(500)	(390)	(890)	(640)	(480)	(110
12002	1924	うずら卵　全卵　生	72.9	11.4	12.6	690	1200	970	460	350	810	670	540	12
12003	1925	うずら卵　水煮缶詰	73.3	(9.7)	11.0	(580)	(1000)	(840)	(400)	(300)	(700)	(580)	(460)	(100
12004	1926	鶏卵　全卵　生	75.0	(11.3)	12.2	(660)	(1100)	(940)	(410)	(300)	(710)	(660)	(590)	(130
12005	1927	鶏卵　全卵　ゆで	76.7	(11.2)	12.5	(670)	(1100)	(920)	(430)	(280)	(710)	(670)	(580)	(130
12006	1928	鶏卵　全卵　ポーチドエッグ	74.9	(10.6)	12.3	(610)	(1000)	(890)	(390)	(300)	(690)	(630)	(550)	(120
12021	1929	鶏卵　全卵　目玉焼き	67.0	12.7	14.8	520	1300	1000	470	320	790	770	660	14
12022	1930	鶏卵　全卵　いり	70.0	12.1	13.3	520	1200	1000	450	320	760	730	630	14
12023	1931	鶏卵　全卵　素揚げ	54.8	12.8	14.3	500	1300	990	470	320	790	800	670	15
12007	1932	鶏卵　全卵　水煮缶詰	77.5	(9.3)	10.8	(530)	(900)	(780)	(340)	(260)	(610)	(560)	(480)	(100
12008	1933	鶏卵　全卵　加糖全卵	58.2	(8.4)	9.8	(480)	(820)	(710)	(310)	(240)	(550)	(500)	(440)	(94
12009	1934	鶏卵　全卵　乾燥全卵	4.5	(42.3)	49.1	(2400)	(4100)	(3500)	(1600)	(1200)	(2800)	(2500)	(2200)	(470
12010	1935	鶏卵　卵黄　生	49.6	13.8	16.5	830	1400	1200	390	300	690	680	760	14
12011	1936	鶏卵　卵黄　ゆで	50.3	13.5	16.1	810	1400	1200	380	290	670	660	730	14
12012	1937	鶏卵　卵黄　加糖卵黄	42.0	(9.9)	12.1	(580)	(1000)	(910)	(290)	(210)	(500)	(480)	(540)	(100
12013	1938	鶏卵　卵黄　乾燥卵黄	3.2	(24.8)	30.3	(1500)	(2500)	(2300)	(730)	(530)	(1300)	(1200)	(1400)	(260
12014	1939	鶏卵　卵白　生	88.3	9.5	10.1	560	910	730	420	260	680	630	470	110
12015	1940	鶏卵　卵白　ゆで	87.9	9.9	10.5	590	940	760	430	270	700	660	490	120
12016	1941	鶏卵　卵白　乾燥卵白	7.1	(77.0)	86.5	(4400)	(7300)	(6100)	(3200)	(2500)	(5700)	(5100)	(3900)	(900

可食部100ｇ当たり															
（スレオニン）	トリプトファン	バリン	ヒスチジン	アルギニン	アラニン	アスパラギン酸	グルタミン酸	グリシン	プロリン	セリン	ヒドロキシプロリン	アミノ酸組成計	アンモニア	剰余アンモニア	備考
THR	TRP	VAL	HIS	ARG	ALA	ASP	GLU	GLY	PRO	SER	HYP	AAT	AMMON	AMMON-E	
(……							mg						……)		
590)	(160)	(730)	(300)	(800)	(670)	(1300)	(1700)	(390)	(420)	(1000)	-	(12000)	(0)	-	廃棄部位： 付着卵白を含む卵殻（卵殻： 13 %） 卵黄：卵白＝ 38：62 NILSアミノ酸成分表より推計
760	190	870	380	760	690	1300	1600	460	460	1000	-	13000	240	-	廃棄部位： 付着卵白を含む卵殻（卵殻： 12 %） 卵黄：卵白＝ 38：62
(620)	(160)	(740)	(330)	(650)	(600)	(1100)	(1300)	(400)	(400)	(770)	-	(11000)	-	-	液汁を除いたもの 12002うずら卵/全卵/生から推計
(640)	(190)	(820)	(340)	(840)	(720)	(1300)	(1700)	(430)	(510)	(1000)	-	(13000)	(210)	-	廃棄部位： 卵殻（付着卵白を含まない） 卵黄 ： 卵白＝32 ： 68 12010卵黄/生、12014/卵白生から計算
(640)	(190)	(840)	(350)	(820)	(710)	(1200)	(1700)	(420)	(500)	(1100)	-	(13000)	(210)	-	廃棄部位: 卵殻 卵黄:卵白＝ 31：69 12011卵黄/ゆで、12015卵白/ゆでから計算
(580)	(180)	(760)	(310)	(780)	(690)	(1200)	(1600)	(410)	(490)	(900)	-	(12000)	-	-	12004全卵/生から推計
740	220	970	390	940	810	1500	1900	490	570	1200	-	15000	240	-	
710	210	930	360	900	770	1400	1800	460	550	1100	-	14000	220	-	別名： スクランブルエッグ
750	210	990	410	910	830	1500	1900	510	580	1200	-	15000	250	-	
(510)	(150)	(670)	(270)	(680)	(600)	(1100)	(1400)	(360)	(430)	(790)	-	(11000)	-	-	12004全卵/生から推計
(460)	(140)	(610)	(240)	(620)	(550)	(990)	(1300)	(330)	(390)	(720)	-	(9800)	-	-	試料： 冷凍品 12004全卵/生から推計
2300)	(700)	(3000)	(1200)	(3100)	(2700)	(5000)	(6300)	(1600)	(1900)	(3600)	-	(49000)	-	-	12004全卵/生から推計
850	230	950	430	1200	810	1500	2000	480	660	1500	-	16000	270	-	
820	220	930	430	1100	790	1400	1900	460	650	1400	-	16000	260	-	
(580)	(160)	(660)	(310)	(850)	(600)	(1100)	(1400)	(350)	(480)	(970)	-	(12000)	-	-	試料： 冷凍品 12010卵黄/生から推計
1500)	(390)	(1600)	(780)	(2100)	(1500)	(2800)	(3500)	(870)	(1200)	(2400)	-	(29000)	-	-	12010卵黄/生から推計
510	170	740	290	610	630	1100	1400	380	390	810	-	11000	170	-	
530	170	770	300	640	650	1100	1500	390	410	840	-	11000	180	-	
4000)	(1300)	(5800)	(2100)	(5000)	(5300)	(9300)	(12000)	(3200)	(3300)	(6000)	-	(89000)	-	-	12014卵白/生から推計

13 乳類

食品番号	索引番号	食品名	水分	アミノ酸組成によるたんぱく質	たんぱく質	イソロイシン	ロイシン	リシン（リジン）	含硫アミノ酸 メチオニン	含硫アミノ酸 シスチン	含硫アミノ酸 合計	芳香族アミノ酸 フェニルアラニン	芳香族アミノ酸 チロシン	芳香族アミノ酸 合計
		成分識別子	WATER	PROTCAA	PROT-	ILE	LEU	LYS	MET	CYS	AAS	PHE	TYR	AAA
		単位	(……… g ………)			(……………………………… mg ………………………………)								
13001	1945	<牛乳及び乳製品> （液状乳類） 生乳 ジャージー種	85.5	3.5	3.9	200	370	310	95	31	130	180	200	3
13002	1946	<牛乳及び乳製品> （液状乳類） 生乳 ホルスタイン種	87.7	(2.8)	3.2	170	310	260	84	29	110	150	120	2
13003	1947	<牛乳及び乳製品> （液状乳類） 普通牛乳	87.4	3.0	3.3	170	320	270	80	26	110	160	160	3
13006	1948	<牛乳及び乳製品> （液状乳類） 脱脂乳	91.0	3.1	3.4	180	340	280	82	27	110	170	180	3
13004	1949	<牛乳及び乳製品> （液状乳類） 加工乳 濃厚	86.3	3.0	3.4	180	330	270	81	29	110	160	170	3
13005	1950	<牛乳及び乳製品> （液状乳類） 加工乳 低脂肪	88.8	3.4	3.8	190	370	310	92	31	120	180	190	3
13007	1952	<牛乳及び乳製品> （液状乳類） 乳飲料 コーヒー	88.1	1.9	2.2	110	200	160	48	17	66	99	100	2
13009	1954	<牛乳及び乳製品> （粉乳類） 全粉乳	3.0	(22.9)	25.5	(1300)	(2500)	(2100)	(620)	(200)	(820)	(1200)	(1200)	(250
13010	1955	<牛乳及び乳製品> （粉乳類） 脱脂粉乳	3.8	30.6	34.0	1800	3300	2700	840	270	1100	1700	1600	33
13011	1956	<牛乳及び乳製品> （粉乳類） 乳児用調製粉乳	2.6	(10.8)	12.4	730	1200	980	300	220	510	510	400	9
13012	1957	<牛乳及び乳製品> （練乳類） 無糖練乳	72.5	(6.2)	6.8	(360)	(670)	(550)	(160)	(51)	(210)	(330)	(270)	(61
13013	1958	<牛乳及び乳製品> （練乳類） 加糖練乳	26.1	7.0	7.7	400	770	630	180	58	240	380	310	6
13014	1959	<牛乳及び乳製品> （クリーム類） クリーム 乳脂肪	48.2	(1.6)	1.9	89	170	140	44	21	65	86	85	1
13015	1960	<牛乳及び乳製品> （クリーム類） クリーム 乳脂肪・植物性脂肪	49.8	(3.9)	4.4	(220)	(420)	(360)	(110)	(42)	(150)	(210)	(200)	(41
13016	1961	<牛乳及び乳製品> （クリーム類） クリーム 植物性脂肪	55.5	1.1	1.3	54	120	100	30	11	42	59	61	1
13017	1962	<牛乳及び乳製品> （クリーム類） ホイップクリーム 乳脂肪	44.3	(1.5)	1.8	(86)	(170)	(140)	(43)	(20)	(63)	(83)	(82)	(17
13018	1963	<牛乳及び乳製品> （クリーム類） ホイップクリーム 乳脂肪・植物性脂肪	44.0	(3.5)	4.0	(200)	(390)	(330)	(97)	(38)	(140)	(190)	(180)	(37
13019	1964	<牛乳及び乳製品> （クリーム類） ホイップクリーム 植物性脂肪	43.7	(5.5)	6.3	(260)	(610)	(510)	(150)	(56)	(210)	(290)	(300)	(59
13020	1965	<牛乳及び乳製品> （クリーム類） コーヒーホワイトナー 液状 乳脂肪	70.3	(4.8)	5.2	270	490	420	140	29	170	260	270	54

可食部100 g 当たり

可食部100 g 当たり															
（スレオニン）	トリプトファン	バリン	ヒスチジン	アルギニン	アラニン	アスパラギン酸	グルタミン酸	グリシン	プロリン	セリン	ヒドロキシプロリン	アミノ酸組成計	アンモニア	剰余アンモニア	備考
THR	TRP	VAL	HIS	ARG	ALA	ASP	GLU	GLY	PRO	SER	HYP	AAT	AMMON	AMMON-E	
(……mg……)															
180	53	240	110	140	130	290	810	72	380	240	-	4000	80	-	未殺菌のもの
140	42	210	89	100	100	250	620	60	310	170	-	3200	76	-	未殺菌のもの
150	46	210	93	110	100	250	700	61	320	190	-	3400	70	-	
160	47	220	97	120	110	260	730	63	340	210	-	3600	74	-	
160	47	210	95	110	110	270	710	64	310	210	-	3500	71	-	
170	52	240	110	130	120	290	800	70	370	230	-	3900	76	-	
95	28	130	58	69	68	160	440	42	200	120	-	2100	46	-	
[illegible]200)	(350)	(1600)	(720)	(870)	(800)	(2000)	(5400)	(470)	(2500)	(1500)	-	(26000)	(540)	-	13003普通牛乳から推計
1600	470	2200	1000	1100	1100	2600	7000	650	3600	2000	-	35000	700	-	別名： スキムミルク
690	160	790	300	350	500	1100	2300	230	1100	650	-	13000	310	-	別名： 育児用粉ミルク 育児用栄養強化品
(320)	(87)	(440)	(200)	(230)	(220)	(540)	(1500)	(130)	(680)	(410)	-	(7100)	(140)	-	別名： エバミルク 13013加糖練乳から推計
360	99	500	230	260	250	610	1700	150	770	470	-	8100	160	-	別名： コンデンスミルク
91	22	110	51	70	63	150	340	43	150	120	-	1800	36	-	
(200)	(50)	(270)	(120)	(150)	(150)	(350)	(900)	(88)	(400)	(240)	-	(4500)	-	-	脂質： 乳脂肪由来22.5 g 、植物性脂肪由来19.6 g 13014クリーム/乳脂肪、13016クリーム/植物性脂肪から推計
61	14	81	36	42	42	100	260	24	120	76	-	1300	30	-	別名： 植物性生クリーム
(88)	(22)	(100)	(49)	(68)	(61)	(140)	(330)	(41)	(150)	(110)	-	(1800)	(35)	-	クリームにグラニュー糖を加えて泡だてたもの 13014クリーム/乳脂肪から推計
(180)	(46)	(250)	(110)	(140)	(130)	(320)	(820)	(80)	(360)	(220)	-	(4100)	-	-	クリームにグラニュー糖を加えて泡だてたもの 脂質： 乳脂肪由来19.1 g、植物性脂肪由来17.1 g 13014クリーム/乳脂肪、13016クリーム/植物性脂肪から推計
(300)	(69)	(400)	(180)	(210)	(210)	(490)	(1300)	(120)	(590)	(370)	-	(6400)	(150)	-	クリームにグラニュー糖を加えて泡だてたもの 13016クリーム/植物性脂肪から推計
240	64	340	150	190	170	380	1100	100	540	330	-	5500	97	-	別名： コーヒー用ミルク、コーヒー用クリーム

13 乳類

食品番号	索引番号	食品名	水分	アミノ酸組成によるたんぱく質	たんぱく質	イソロイシン	ロイシン	リシン（リジン）	含硫アミノ酸 メチオニン	含硫アミノ酸 シスチン	含硫アミノ酸 合計	芳香族アミノ酸 フェニルアラニン	芳香族アミノ酸 チロシン	芳香族アミノ酸 合計
			可食部100 g 当たり											
		成分識別子	WATER	PROTCAA	PROT-	ILE	LEU	LYS	MET	CYS	AAS	PHE	TYR	AAA
		単位	(........ g ....)			(........ mg ....)								
13021	1966	<牛乳及び乳製品>　（クリーム類）　コーヒーホワイトナー　液状　乳脂肪・植物性脂肪	69.2	(4.2)	4.8	(240)	(460)	(390)	(120)	(45)	(160)	(230)	(220)	(44
13022	1967	<牛乳及び乳製品>　（クリーム類）　コーヒーホワイトナー　液状　植物性脂肪	68.4	(3.8)	4.3	(180)	(420)	(350)	(100)	(38)	(140)	(200)	(210)	(41
13023	1968	<牛乳及び乳製品>　（クリーム類）　コーヒーホワイトナー　粉末状　乳脂肪	2.8	(6.5)	7.6	(360)	(700)	(580)	(180)	(85)	(270)	(350)	(350)	(7
13024	1969	<牛乳及び乳製品>　（クリーム類）　コーヒーホワイトナー　粉末状　植物性脂肪	2.7	(1.8)	2.1	(87)	(200)	(170)	(49)	(18)	(68)	(96)	(99)	(2
13025	1970	<牛乳及び乳製品>　（発酵乳・乳酸菌飲料）ヨーグルト　全脂無糖	87.7	3.3	3.6	200	350	300	90	36	130	170	170	3
13053	1971	<牛乳及び乳製品>　（発酵乳・乳酸菌飲料）ヨーグルト　低脂肪無糖	89.2	3.4	3.7	190	360	300	90	30	120	180	190	3
13054	1972	<牛乳及び乳製品>　（発酵乳・乳酸菌飲料）ヨーグルト　無脂肪無糖	89.1	3.8	4.0	230	420	350	96	40	140	200	200	3
13026	1973	<牛乳及び乳製品>　（発酵乳・乳酸菌飲料）ヨーグルト　脱脂加糖	82.6	4.0	4.3	220	410	350	99	35	130	210	190	4
13027	1974	<牛乳及び乳製品>　（発酵乳・乳酸菌飲料）ヨーグルト　ドリンクタイプ　加糖	83.8	2.6	2.9	150	280	240	69	25	93	140	140	2
13028	1975	<牛乳及び乳製品>　（発酵乳・乳酸菌飲料）乳酸菌飲料　乳製品	82.1	0.9	1.1	57	100	77	26	12	38	50	40	[illegible]
13029	1976	<牛乳及び乳製品>　（発酵乳・乳酸菌飲料）乳酸菌飲料　殺菌乳製品	45.5	1.3	1.5	74	140	120	34	14	47	68	60	1
13030	1977	<牛乳及び乳製品>　（発酵乳・乳酸菌飲料）乳酸菌飲料　非乳製品	89.3	0.3	0.4	19	33	27	7.9	4.7	13	18	17	[illegible]
13031	1978	<牛乳及び乳製品>　（チーズ類）　ナチュラルチーズ　エダム	41.0	(29.4)	28.9	(1500)	(3000)	(3100)	(830)	(290)	(1100)	(1700)	(1700)	(330
13032	1979	<牛乳及び乳製品>　（チーズ類）　ナチュラルチーズ　エメンタール	33.5	(27.2)	27.3	(1600)	(3000)	(2600)	(790)	(290)	(1100)	(1700)	(1700)	(340
13033	1980	<牛乳及び乳製品>　（チーズ類）　ナチュラルチーズ　カテージ	79.0	13.2	13.3	730	1400	1200	370	70	440	730	790	15
13034	1981	<牛乳及び乳製品>　（チーズ類）　ナチュラルチーズ　カマンベール	51.8	17.7	19.1	970	1800	1500	510	76	590	980	1100	21
13035	1982	<牛乳及び乳製品>　（チーズ類）　ナチュラルチーズ　クリーム	55.5	7.6	8.2	430	820	680	210	62	270	420	430	8
13036	1983	<牛乳及び乳製品>　（チーズ類）　ナチュラルチーズ　ゴーダ	40.0	(26.3)	25.8	(1400)	(2700)	(2700)	(740)	(260)	(1000)	(1500)	(1500)	(300
13037	1984	<牛乳及び乳製品>　（チーズ類）　ナチュラルチーズ　チェダー	35.3	23.9	25.7	1400	2500	2100	700	210	910	1400	1500	29
13038	1985	<牛乳及び乳製品>　（チーズ類）　ナチュラルチーズ　パルメザン	15.4	(41.1)	44.0	(2300)	(4300)	(3400)	(1200)	(140)	(1300)	(2400)	(2700)	(500

（スレオニン）	トリプトファン	バリン	ヒスチジン	アルギニン	アラニン	アスパラギン酸	グルタミン酸	グリシン	プロリン	セリン	ヒドロキシプロリン	アミノ酸組成計	アンモニア	剰余アンモニア	備考
						可食部100 g 当たり									
THR	TRP	VAL	HIS	ARG	ALA	ASP	GLU	GLY	PRO	SER	HYP	AAT	AMMON	AMMON-E	
(.....						mg								....)	
220)	(54)	(300)	(140)	(160)	(160)	(380)	(980)	(96)	(430)	(260)	-	(4900)	-	-	別名：コーヒー用ミルク、コーヒー用クリーム 脂質：乳脂肪由来9.2 g、植物性脂肪由来12.4 g 13015クリーム乳脂肪・植物性脂肪から推計
200)	(47)	(270)	(120)	(140)	(140)	(340)	(870)	(81)	(400)	(250)	-	(4400)	(100)	-	別名：コーヒー用ミルク、コーヒー用クリーム 13016クリーム/植物性脂肪から推計
370)	(91)	(440)	(210)	(290)	(260)	(600)	(1400)	(170)	(620)	(470)	-	(7500)	(150)	-	13014クリーム/乳脂肪から推計
(99)	(23)	(130)	(59)	(69)	(68)	(160)	(420)	(39)	(190)	(120)	-	(2100)	(49)	-	13016クリーム/植物性脂肪から推計
160	48	240	100	120	130	290	730	74	360	200	-	3800	84	-	別名：プレーンヨーグルト
180	52	240	110	130	130	290	790	75	370	230	-	3900	84	-	
210	60	270	120	140	150	350	880	80	400	250	-	4400	91	-	
200	54	270	120	160	170	340	910	160	460	260	-	4600	89	-	別名：普通ヨーグルト
140	39	190	84	98	96	230	620	56	290	180	-	3100	63	-	
46	12	69	29	32	35	81	220	20	110	57	-	1100	28	-	無脂乳固形分3.0 %以上
68	16	92	42	46	56	120	300	31	140	85	-	1500	31	-	無脂乳固形分3.0 %以上 希釈後飲用
17	4.3	22	10	15	14	44	77	9.8	32	22	-	400	11	-	無脂乳固形分3.0 %未満
100)	(410)	(2100)	(1200)	(1100)	(880)	(2000)	(7100)	(560)	(3800)	(1800)	(0)	(34000)	-	-	米国成分表より推計
100)	(410)	(2200)	(1100)	(940)	(930)	(1600)	(5800)	(510)	(3700)	(1700)	(0)	(31000)	-	-	米国成分表より推計
640	190	930	430	530	450	1100	3100	270	1500	890	-	15000	280	-	クリーム入りを含む
810	240	1300	600	690	590	1400	4300	390	2100	1200	-	21000	500	-	
390	120	530	250	300	270	670	1800	170	790	510	-	8800	170	-	
960)	(360)	(1900)	(1100)	(1000)	(790)	(1800)	(6300)	(500)	(3400)	(1600)	(0)	(30000)	-	-	米国成分表より推計
980	320	1800	800	880	740	2000	5400	480	3000	1400	-	28000	560	-	
700)	(590)	(2900)	(1200)	(1800)	(1300)	(3100)	(9900)	(870)	(5300)	(2600)	(0)	(48000)	-	-	粉末状 米国成分表より推計

13 乳類

食品番号	索引番号	食品名	水分	アミノ酸組成によるたんぱく質	たんぱく質	イソロイシン	ロイシン	リシン（リジン）	含硫アミノ酸 メチオニン	シスチン	合計	芳香族アミノ酸 フェニルアラニン	チロシン	合計
			可食部100 g当たり											
		成分識別子	WATER	PROTCAA	PROT-	ILE	LEU	LYS	MET	CYS	AAS	PHE	TYR	AAA
		単位	(........ g ....)			(.. mg							....)	
13039	1986	<牛乳及び乳製品>　（チーズ類）　ナチュラルチーズ　ブルー	45.6	(17.5)	18.8	(990)	(1700)	(1600)	(510)	(94)	(610)	(950)	(1100)	(21
13055	1987	<牛乳及び乳製品>　（チーズ類）　ナチュラルチーズ　マスカルポーネ	62.4	(4.1)	4.4	230	440	370	120	35	150	220	230	4
13057	1989	<牛乳及び乳製品>　（チーズ類）　ナチュラルチーズ　やぎ	52.9	18.5	20.6	1000	2000	1700	470	180	650	1000	950	20
13040	1991	<牛乳及び乳製品>　（チーズ類）　プロセスチーズ	45.0	21.6	22.7	1300	2300	1900	590	120	720	1200	1400	26
13042	1993	<牛乳及び乳製品>　（アイスクリーム類）アイスクリーム　高脂肪	61.3	3.1	3.5	180	340	280	90	34	120	170	150	3
13043	1994	<牛乳及び乳製品>　（アイスクリーム類）アイスクリーム　普通脂肪	63.9	3.5	3.9	210	380	320	100	37	140	190	180	[illegible]
13044	1995	<牛乳及び乳製品>　（アイスクリーム類）アイスミルク	65.6	(3.0)	3.4	(180)	(330)	(270)	(87)	(33)	(120)	(160)	(140)	(3
13045	1996	<牛乳及び乳製品>　（アイスクリーム類）ラクトアイス　普通脂肪	60.4	2.7	3.1	180	310	250	77	34	110	150	99	2
13046	1997	<牛乳及び乳製品>　（アイスクリーム類）ラクトアイス　低脂肪	75.2	(1.6)	1.8	(100)	(180)	(150)	(45)	(20)	(64)	(86)	(57)	(1
13047	1998	<牛乳及び乳製品>　（アイスクリーム類）ソフトクリーム	69.6	(3.4)	3.8	(200)	(370)	(310)	(98)	(36)	(130)	(180)	(160)	(3
13048	1999	<牛乳及び乳製品>　（その他）　カゼイン	10.6	83.4	86.2	5000	8500	7200	2700	440	3100	4600	5200	97
13050	2001	<牛乳及び乳製品>　（その他）　チーズホエーパウダー	2.2	10.3	12.5	730	1200	1000	220	290	510	370	310	6
13051	2002	<その他>　人乳	88.0	0.8	1.1	53	100	67	15	24	39	43	41	
13052	2003	<その他>　やぎ乳	88.0	(2.6)	3.1	(180)	(270)	(250)	(70)	(40)	(110)	(130)	(160)	(2

可食部100 g 当たり															
（スレオニン）	トリプトファン	バリン	ヒスチジン	アルギニン	アラニン	アスパラギン酸	グルタミン酸	グリシン	プロリン	セリン	ヒドロキシプロリン	アミノ酸組成計	アンモニア	剰余アンモニア	備考
THR	TRP	VAL	HIS	ARG	ALA	ASP	GLU	GLY	PRO	SER	HYP	AAT	AMMON	AMMON-E	
(........mg........)															
(690)	(270)	(1400)	(670)	(620)	(570)	(1300)	(4500)	(360)	(1800)	(980)	(0)	(20000)	-	-	米国成分表より推計
210	59	290	130	160	140	350	940	88	420	270	-	4700	89	-	
1100	290	1400	560	600	690	1600	4200	390	2100	1200	-	21000	590	-	別名：シェーブルチーズ
890	300	1600	720	830	680	1700	5100	440	2600	1300	-	25000	500	-	
170	45	220	100	130	120	280	720	70	320	220	-	3600	69	-	乳固形分15.0 %以上、乳脂肪分12.0 %以上 試料：バニラアイスクリーム
190	51	250	110	140	140	320	800	81	370	250	-	4100	79	-	乳固形分15.0 %以上、乳脂肪分8.0 % 試料：バニラアイスクリーム
(160)	(44)	(220)	(99)	(120)	(120)	(270)	(700)	(68)	(310)	(210)	-	(3500)	(67)	-	乳固形分10.0 %以上、乳脂肪分3.0 %以上、植物性脂肪を含む 13042アイスクリーム/高脂肪から推計
150	35	210	87	97	110	260	610	62	310	160	-	3200	69	-	乳固形分3.0 %以上、主な脂質：植物性脂肪
(84)	(20)	(120)	(51)	(56)	(63)	(150)	(350)	(36)	(180)	(95)	-	(1800)	(40)	-	乳固形分3.0 %以上、主な脂質：植物性脂肪 13046ラクトアイス/普通脂肪から推計
(180)	(49)	(240)	(110)	(140)	(130)	(300)	(780)	(76)	(350)	(240)	-	(3900)	(75)	-	主な脂質：乳脂肪 コーンカップを除いたもの 13042アイスクリーム/高脂肪から推計
4000	1100	6200	2700	3400	2700	6300	19000	1700	10000	5200	-	97000	1700	-	試料：酸カゼイン
870	210	690	210	290	560	1300	2100	240	720	670	-	12000	270	-	
46	15	58	26	32	37	87	170	22	93	46	-	980	35	3.6	試料：成熟乳
(140)	(38)	(210)	(78)	(100)	(100)	(180)	(550)	(44)	(320)	(160)	(0)	(3000)	-	-	米国成分表より推計

14 油脂類

食品番号	索引番号	食品名	水分	アミノ酸組成によるたんぱく質	たんぱく質	イソロイシン	ロイシン	リシン（リジン）	含硫アミノ酸 メチオニン	含硫アミノ酸 シスチン	含硫アミノ酸 合計	芳香族アミノ酸 フェニルアラニン	芳香族アミノ酸 チロシン	芳香族アミノ酸 合計
		成分識別子	WATER	PROTCAA	PROT-	ILE	LEU	LYS	MET	CYS	AAS	PHE	TYR	AAA
		単位	(........ g	.........)		(..			mg			....)		
						可食部100 g 当たり								
14032	2025	（動物油脂類） たらのあぶら	0.1	Tr	0.1	2.4	1.1	0.8	0	0.3	0.3	0.5	0.3	[illegible]
14017	2027	（バター類） 無発酵バター 有塩バター	16.2	0.5	0.6	28	55	44	15	5.0	20	27	24	[illegible]
14018	2028	（バター類） 無発酵バター 食塩不使用バター	15.8	(0.4)	0.5	(23)	(46)	(36)	(12)	(4.2)	(17)	(23)	(20)	(4
14019	2029	（バター類） 発酵バター	13.6	(0.5)	0.6	(28)	(55)	(44)	(15)	(5.0)	(20)	(27)	(24)	(5
14020	2030	（マーガリン類） マーガリン 家庭用 有塩	14.7	0.4	0.4	22	41	34	11	3.2	14	21	21	[illegible]
14029	2032	（マーガリン類） マーガリン 業務用 有塩	14.8	(0.2)	0.3	(13)	(24)	(19)	(6.2)	(1.9)	(8.0)	(12)	(12)	(2
14021	2034	（マーガリン類） ファットスプレッド	30.2	0.1	0.2	8.5	15	12	2.6	1.8	4.4	6.3	6.4	[illegible]

可食部100ｇ当たり															備考
トレオニン（スレオニン）	トリプトファン	バリン	ヒスチジン	アルギニン	アラニン	アスパラギン酸	グルタミン酸	グリシン	プロリン	セリン	ヒドロキシプロリン	アミノ酸組成計	アンモニア	剰余アンモニア	
THR	TRP	VAL	HIS	ARG	ALA	ASP	GLU	GLY	PRO	SER	HYP	AAT	AMMON	AMMON-E	
(…mg…)															
0.8	0	0.9	0.5	0.7	1.0	1.0	1.7	1.0	0.7	0.9	-	14	2.4	2.0	
28	6.3	36	17	21	18	42	110	12	55	37	-	580	13	-	
(23)	(5.3)	(30)	(14)	(18)	(15)	(35)	(91)	(9.7)	(45)	(31)	-	(480)	(11)	-	別名：無塩バター 14017有塩バターから推計
(28)	(6.3)	(36)	(17)	(21)	(18)	(42)	(110)	(12)	(55)	(37)	-	(580)	(13)	-	14017有塩バターから推計
20	3.7	27	12	15	15	33	89	8.7	40	26	-	440	9.8	-	
(12)	(2.2)	(15)	(7.2)	(8.9)	(8.4)	(19)	(51)	(5.0)	(23)	(15)	-	(250)	(5.6)	-	14020ソフトタイプマーガリン/家庭用から推計。
9.3	1.6	9.3	4.2	4.8	6.1	14	25	3.1	12	9.2	-	150	7.2	2.4	

15 菓子類

食品番号	索引番号	食品名	可食部100g当たり											
									含硫アミノ酸			芳香族アミノ酸		
			水分	アミノ酸組成によるたんぱく質	たんぱく質	イソロイシン	ロイシン	リシン（リジン）	メチオニン	シスチン	合計	フェニルアラニン	チロシン	合計
		成分識別子	WATER	PROTCAA	PROT-	ILE	LEU	LYS	MET	CYS	AAS	PHE	TYR	AAA
		単位	(......... g ....)			(... mg						....)		
15001	2038	<和生菓子・和半生菓子類> 甘納豆 あずき	26.2	(2.9)	3.4	(150)	(280)	(260)	(51)	(42)	(93)	(200)	(100)	(30
15002	2039	<和生菓子・和半生菓子類> 甘納豆 いんげんまめ	25.2	(3.3)	3.8	(190)	(340)	(280)	(44)	(33)	(77)	(250)	(100)	(35
15003	2040	<和生菓子・和半生菓子類> 甘納豆 えんどう	23.1	(3.1)	3.8	(150)	(260)	(270)	(37)	(59)	(96)	(180)	(110)	(29
15005	2041	<和生菓子・和半生菓子類> 今川焼 こしあん入り	45.5	(4.1)	4.5	(200)	(370)	(240)	(87)	(91)	(180)	(260)	(150)	(41
15006	2044	<和生菓子・和半生菓子類> ういろう 白	54.5	(0.9)	1.0	(42)	(86)	(36)	(26)	(25)	(51)	(55)	(44)	(9
15007	2046	<和生菓子・和半生菓子類> うぐいすもち こしあん入り	40.0	(3.1)	3.5	(160)	(300)	(220)	(64)	(51)	(120)	(210)	(120)	(34
15008	2048	<和生菓子・和半生菓子類> かしわもち こしあん入り	48.5	(3.5)	4.0	(180)	(340)	(230)	(80)	(66)	(150)	(240)	(140)	(38
15009	2050	<和生菓子・和半生菓子類> カステラ	25.6	(6.5)	7.1	(350)	(610)	(460)	(210)	(180)	(390)	(380)	(310)	(70
15010	2051	<和生菓子・和半生菓子類> かのこ	34.0	(4.1)	4.8	(210)	(410)	(370)	(73)	(53)	(130)	(300)	(140)	(44
15011	2052	<和生菓子・和半生菓子類> かるかん	42.5	(1.7)	2.1	(80)	(150)	(76)	(44)	(39)	(83)	(110)	(79)	(18
15012	2053	<和生菓子・和半生菓子類> きび団子	24.4	(1.4)	1.6	(67)	(130)	(55)	(40)	(38)	(78)	(87)	(72)	(16
15013	2054	<和生菓子・和半生菓子類> ぎゅうひ	36.0	(1.2)	1.3	(57)	(110)	(46)	(34)	(32)	(66)	(73)	(61)	(13
15014	2055	<和生菓子・和半生菓子類> きりざんしょ	38.0	(1.8)	2.1	(87)	(170)	(72)	(53)	(50)	(100)	(110)	(91)	(20
15016	2057	<和生菓子・和半生菓子類> きんつば	34.0	(5.3)	6.0	(260)	(500)	(400)	(99)	(80)	(180)	(360)	(180)	(53
15017	2058	<和生菓子・和半生菓子類> 草もち こしあん入り	43.0	(3.6)	4.2	(180)	(350)	(240)	(82)	(67)	(150)	(240)	(150)	(39
15018	2060	<和生菓子・和半生菓子類> くし団子 あん こしあん入り	50.0	(3.3)	3.8	(170)	(320)	(190)	(84)	(73)	(160)	(220)	(150)	(37
15019	2062	<和生菓子・和半生菓子類> くし団子 みたらし	50.5	(2.7)	3.2	(140)	(260)	(120)	(76)	(72)	(150)	(170)	(130)	(30
15020	2065	<和生菓子・和半生菓子類> げっぺい	20.9	(4.3)	4.7	(200)	(370)	(210)	(85)	(97)	(180)	(270)	(150)	(42

可食部100 g 当たり															
トレオニン（スレオニン）	トリプトファン	バリン	ヒスチジン	アルギニン	アラニン	アスパラギン酸	グルタミン酸	グリシン	プロリン	セリン	ヒドロキシプロリン	アミノ酸組成計	アンモニア	剰余アンモニア	備考
THR	TRP	VAL	HIS	ARG	ALA	ASP	GLU	GLY	PRO	SER	HYP	AAT	AMMON	AMMON-E	
(………mg………)															
(130)	(39)	(180)	(120)	(230)	(140)	(400)	(570)	(130)	(150)	(180)	-	(3400)	-	-	04002あずき/全粒/ゆでから推計
(180)	(45)	(220)	(130)	(220)	(170)	(490)	(610)	(170)	(160)	(250)	-	(3900)	-	-	04009いんげんまめ/うずら豆から推計
(150)	(35)	(170)	(96)	(310)	(160)	(430)	(620)	(160)	(150)	(180)	-	(3500)	-	-	04012えんどう/乾から推計
(170)	(55)	(240)	(130)	(250)	(180)	(380)	(1100)	(170)	(360)	(280)	-	(4700)	(130)	-	別名： 大判焼、小判焼、回転焼、二重焼、太鼓まんじゅう、ともえ焼、たい焼を含む 小豆こしあん入り 部分割合： 皮 2、あん 1 原材料配合割合から推計
(36)	(14)	(63)	(27)	(85)	(57)	(97)	(190)	(48)	(47)	(53)	-	(1000)	-	-	別名： 外郎餅 試料： 白ういろう 原材料配合割合から推計
(140)	(41)	(200)	(110)	(260)	(160)	(390)	(610)	(140)	(160)	(210)	-	(3600)	(70)	-	小豆こしあん入り 部分割合：もち 10、あん 8、きな粉 0.05 原材料配合割合から推計
(150)	(48)	(230)	(120)	(300)	(190)	(430)	(690)	(160)	(180)	(240)	-	(4000)	(85)	-	小豆こしあん入り 部分割合： 皮 3、あん 2 葉を除いたもの 原材料配合割合から推計
(330)	(100)	(440)	(190)	(430)	(370)	(640)	(1300)	(250)	(440)	(550)	-	(7600)	(160)	-	試料： 長崎カステラ 原材料配合割合から推計
(180)	(53)	(260)	(160)	(320)	(200)	(570)	(810)	(180)	(220)	(280)	-	(4800)	(49)	-	原材料配合割合から推計
(72)	(29)	(110)	(50)	(220)	(98)	(200)	(320)	(83)	(84)	(110)	-	(2000)	(56)	-	原材料配合割合から推計
(60)	(21)	(98)	(41)	(130)	(86)	(150)	(290)	(72)	(74)	(91)	-	(1600)	(39)	-	原材料配合割合から推計
(51)	(18)	(83)	(35)	(110)	(73)	(120)	(240)	(61)	(62)	(77)	-	(1400)	(33)	-	原材料配合割合から推計
(78)	(28)	(130)	(54)	(170)	(110)	(190)	(370)	(95)	(94)	(120)	-	(2100)	(54)	-	原材料配合割合から推計
(230)	(65)	(320)	(200)	(370)	(250)	(650)	(1200)	(230)	(360)	(370)	-	(6100)	(140)	-	小豆つぶしあん入り 部分割合： 皮 1、あん 9 原材料配合割合から推計
(160)	(51)	(240)	(120)	(300)	(200)	(450)	(710)	(170)	(190)	(250)	-	(4200)	(85)	-	小豆こしあん入り 部分割合： 皮 6、あん 4 原材料配合割合から推計
(150)	(48)	(230)	(110)	(300)	(190)	(400)	(680)	(160)	(180)	(230)	-	(3900)	(87)	-	小豆こしあん入り 部分割合： 団子 8、あん 3 くしを除いたもの 原材料配合割合から推計
(120)	(40)	(200)	(82)	(250)	(180)	(300)	(580)	(140)	(150)	(180)	-	(3200)	(84)	-	別名　しょうゆ団子 部分割合： 団子 9、たれ 2 くしを除いたもの 原材料配合割合から推計
(170)	(59)	(240)	(130)	(310)	(180)	(380)	(1300)	(190)	(400)	(280)	-	(5000)	(140)	-	あん（小豆あん、くるみ、水あめ、ごま等）入り 部分割合： 皮 5、あん 4 原材料配合割合から推計

15 菓子類

食品番号	索引番号	食品名	可食部100 g 当たり											
									含硫アミノ酸			芳香族アミノ酸		
			水分	アミノ酸組成によるたんぱく質	たんぱく質	イソロイシン	ロイシン	リシン（リジン）	メチオニン	シスチン	合計	フェニルアラニン	チロシン	合計
		成分識別子	WATER	PROTCAA	PROT-	ILE	LEU	LYS	MET	CYS	AAS	PHE	TYR	AAA
		単位	(......... g ....)			(... mg ....)								
15123	2066	＜和生菓子・和半生菓子類＞　五平もち	54.7	(2.5)	3.0	(120)	(240)	(120)	(64)	(57)	(120)	(160)	(120)	(27
15022	2067	＜和生菓子・和半生菓子類＞　桜もち　関西風　こしあん入り	50.0	(3.0)	3.5	(150)	(300)	(210)	(65)	(52)	(120)	(210)	(120)	(33
15021	2069	＜和生菓子・和半生菓子類＞　桜もち　関東風　こしあん入り	40.5	(4.0)	4.5	(200)	(370)	(270)	(74)	(71)	(140)	(270)	(140)	(41
15023	2075	＜和生菓子・和半生菓子類＞　大福もち　こしあん入り	41.5	(4.1)	4.6	(200)	(400)	(250)	(100)	(79)	(180)	(270)	(190)	(47
15024	2077	＜和生菓子・和半生菓子類＞　タルト　（和菓子）	30.0	(5.4)	5.9	(290)	(510)	(400)	(150)	(120)	(270)	(340)	(230)	(57
15025	2078	＜和生菓子・和半生菓子類＞　ちまき	62.0	(1.1)	1.3	(54)	(110)	(45)	(33)	(31)	(63)	(69)	(56)	(12
15026	2079	＜和生菓子・和半生菓子類＞　ちゃつう	22.5	(5.5)	6.2	(280)	(520)	(380)	(130)	(93)	(220)	(370)	(200)	(57
15027	2081	＜和生菓子・和半生菓子類＞　どら焼　つぶしあん入り	31.5	(4.5)	4.9	(230)	(410)	(300)	(120)	(110)	(230)	(270)	(190)	(46
15004	2083	＜和生菓子・和半生菓子類＞　生八つ橋　あん入り　こしあん・つぶしあん混合	30.5	(2.9)	3.5	(150)	(290)	(220)	(63)	(49)	(110)	(210)	(110)	(32
15028	2085	＜和生菓子・和半生菓子類＞　ねりきり	34.0	(4.6)	5.3	(240)	(460)	(400)	(82)	(56)	(140)	(330)	(160)	(49
15029	2086	＜和生菓子・和半生菓子類＞　まんじゅう　カステラまんじゅう　こしあん入り	27.9	(5.9)	6.7	(300)	(560)	(420)	(130)	(120)	(250)	(390)	(230)	(62
15030	2090	＜和生菓子・和半生菓子類＞　まんじゅう　くずまんじゅう　こしあん入り	45.0	(2.7)	3.1	(140)	(270)	(240)	(48)	(32)	(79)	(200)	(93)	(29
15031	2092	＜和生菓子・和半生菓子類＞　まんじゅう　くりまんじゅう　こしあん入り	24.0	(5.8)	6.5	(290)	(550)	(410)	(120)	(110)	(230)	(390)	(220)	(60
15032	2094	＜和生菓子・和半生菓子類＞　まんじゅう　とうまんじゅう　こしあん入り	28.0	(5.6)	6.8	(320)	(580)	(450)	(150)	(130)	(270)	(400)	(250)	(64
15033	2096	＜和生菓子・和半生菓子類＞　まんじゅう　蒸しまんじゅう　こしあん入り	35.0	(4.1)	4.6	(200)	(380)	(280)	(74)	(69)	(140)	(280)	(140)	(42

可食部100 g 当たり															備考
（スレオニン）	トリプトファン	バリン	ヒスチジン	アルギニン	アラニン	アスパラギン酸	グルタミン酸	グリシン	プロリン	セリン	ヒドロキシプロリン	アミノ酸組成計	アンモニア	剰余アンモニア	
THR	TRP	VAL	HIS	ARG	ALA	ASP	GLU	GLY	PRO	SER	HYP	AAT	AMMON	AMMON-E	
(..........mg..........)															
(110)	(40)	(160)	(79)	(230)	(160)	(290)	(520)	(130)	(150)	(160)	-	(2900)	-	-	みそだれ付き 原材料配合割合から推計
(130)	(41)	(200)	(110)	(250)	(160)	(380)	(600)	(140)	(160)	(200)	-	(3500)	(39)	-	別名： 道明寺 小豆こしあん入り 部分割合： 道明寺種皮 3、あん 2 廃棄部位： 桜葉 原材料配合割合から推計
(160)	(51)	(230)	(140)	(270)	(180)	(440)	(1000)	(170)	(310)	(270)	-	(4600)	(110)	-	小豆こしあん入り 部分割合： 小麦粉皮 4、あん 5 廃棄部位： 桜葉 原材料配合割合から推計
(180)	(59)	(270)	(140)	(360)	(230)	(490)	(810)	(200)	(220)	(280)	-	(4700)	(99)	-	小豆こしあん入り 部分割合： もち皮 10、あん 7 原材料配合割合から推計
(260)	(80)	(350)	(170)	(370)	(290)	(580)	(1100)	(210)	(340)	(430)	-	(6200)	(130)	-	あん入りロールカステラ 柚子風味小豆こしあん入り 部分割合： 皮 2、あん 1 原材料配合割合から推計
(48)	(18)	(79)	(33)	(110)	(70)	(120)	(230)	(59)	(58)	(73)	-	(1300)	(33)	-	上新粉製品 原材料配合割合から推計
(250)	(79)	(340)	(200)	(520)	(280)	(670)	(1200)	(260)	(310)	(380)	-	(6400)	(130)	-	小豆こしあん入り 部分割合： 皮 1、あん 9 原材料配合割合から推計
(210)	(65)	(280)	(140)	(290)	(230)	(450)	(1000)	(180)	(330)	(340)	-	(5200)	(120)	-	小豆つぶしあん入り 部分割合： 皮 5、あん 4 原材料配合割合から推計
(120)	(40)	(190)	(110)	(240)	(160)	(390)	(590)	(140)	(160)	(190)	-	(3400)	-	-	あん（小豆こしあん、小豆つぶしあん）入り 部分割合： 皮 4、あん 6 原材料配合割合から推計
(200)	(57)	(290)	(170)	(360)	(220)	(630)	(890)	(200)	(240)	(330)	-	(5300)	(93)	-	原材料配合割合から推計
(260)	(81)	(360)	(200)	(400)	(280)	(650)	(1400)	(250)	(440)	(430)	-	(6900)	(160)	-	小豆こしあん入り 部分割合： 皮 5、あん 7 原材料配合割合から推計
(120)	(33)	(170)	(100)	(210)	(130)	(370)	(520)	(110)	(140)	(190)	-	(3100)	(54)	-	別名： くずざくら 小豆こしあん入り 部分割合： 皮 2、あん 3 原材料配合割合から推計
(250)	(78)	(350)	(190)	(390)	(280)	(650)	(1400)	(240)	(420)	(420)	-	(6700)	(150)	-	栗入り小豆こしあん入り 部分割合： 皮 1、あん 2 原材料配合割合から推計
(280)	(86)	(390)	(200)	(420)	(310)	(680)	(1300)	(250)	(410)	(460)	(0)	(7100)	(150)	-	小豆こしあん入り 部分割合： 皮 4、あん 5 原材料配合割合から推計
(170)	(52)	(240)	(140)	(270)	(180)	(450)	(1000)	(170)	(310)	(280)	-	(4700)	(110)	-	薬まんじゅう等 小豆こしあん入り 部分割合： 皮 1、あん 2 原材料配合割合から推計

15 菓子類

食品番号	索引番号	食品名	水分	アミノ酸組成によるたんぱく質	たんぱく質	イソロイシン	ロイシン	リシン（リジン）	含硫アミノ酸			芳香族アミノ酸		
									メチオニン	シスチン	合計	フェニルアラニン	チロシン	合計
		成分識別子	WATER	PROTCAA	PROT-	ILE	LEU	LYS	MET	CYS	AAS	PHE	TYR	AAA
		単位	(……… g ………)			(…… mg ……)								
			可食部100 g当たり											
15034	2098	＜和生菓子・和半生菓子類＞　まんじゅう　中華まんじゅう　あんまん　こしあん入り	36.6	(5.6)	6.1	(250)	(470)	(220)	(110)	(140)	(250)	(340)	(200)	(54
15035	2100	＜和生菓子・和半生菓子類＞　まんじゅう　中華まんじゅう　肉まん	39.5	(8.7)	10.0	(390)	(720)	(550)	(210)	(170)	(380)	(440)	(340)	(78
15036	2101	＜和生菓子・和半生菓子類＞　もなか　こしあん入り	29.0	(4.3)	4.9	(220)	(420)	(350)	(82)	(58)	(140)	(300)	(160)	(46
15037	2103	＜和生菓子・和半生菓子類＞　ゆべし	22.0	(2.1)	2.4	(110)	(190)	(87)	(52)	(51)	(100)	(120)	(91)	(21
15038	2104	＜和生菓子・和半生菓子類＞　ようかん　練りようかん	26.0	(3.1)	3.6	(170)	(320)	(270)	(56)	(37)	(92)	(230)	(110)	(34
15039	2105	＜和生菓子・和半生菓子類＞　ようかん　水ようかん	57.0	(2.3)	2.6	(120)	(230)	(200)	(40)	(27)	(66)	(170)	(78)	(24
15040	2106	＜和生菓子・和半生菓子類＞　ようかん　蒸しようかん	39.5	(3.8)	4.4	(200)	(370)	(300)	(68)	(54)	(120)	(270)	(130)	(40
15042	2108	＜和干菓子類＞　芋かりんとう	5.5	(1.2)	1.4	(55)	(85)	(68)	(23)	(24)	(47)	(83)	(44)	(13
15043	2109	＜和干菓子類＞　おこし	5.0	(3.2)	3.8	(160)	(320)	(130)	(95)	(90)	(180)	(210)	(170)	(37
15044	2110	＜和干菓子類＞　おのろけ豆	3.0	(10.3)	11.3	(450)	(870)	(410)	(200)	(200)	(400)	(640)	(480)	(110
15045	2111	＜和干菓子類＞　かりんとう　黒	3.5	(6.9)	7.5	(280)	(530)	(160)	(120)	(180)	(300)	(390)	(230)	(62
15046	2112	＜和干菓子類＞　かりんとう　白	2.5	(8.9)	9.7	(360)	(700)	(210)	(160)	(240)	(400)	(520)	(300)	(83
15047	2113	＜和干菓子類＞　ごかぼう	10.0	(9.8)	10.6	(530)	(900)	(550)	(180)	(180)	(360)	(600)	(420)	(100
15048	2114	＜和干菓子類＞　小麦粉せんべい　磯部せんべい	4.2	(3.9)	4.3	(160)	(310)	(96)	(77)	(120)	(200)	(230)	(140)	(36
15049	2115	＜和干菓子類＞　小麦粉せんべい　かわらせんべい	4.3	(6.5)	7.0	(310)	(560)	(320)	(170)	(190)	(360)	(380)	(270)	(65
15050	2116	＜和干菓子類＞　小麦粉せんべい　巻きせんべい	3.5	(4.0)	4.3	(180)	(330)	(150)	(93)	(120)	(210)	(230)	(150)	(39
15051	2117	＜和干菓子類＞　小麦粉せんべい　南部せんべい　ごま入り	3.3	(10.6)	11.2	(440)	(840)	(290)	(260)	(300)	(570)	(590)	(390)	(98
15052	2118	＜和干菓子類＞　小麦粉せんべい　南部せんべい　落花生入り	3.3	(11.0)	11.7	(450)	(860)	(340)	(180)	(270)	(460)	(650)	(430)	(110
15053	2119	＜和干菓子類＞　しおがま	10.0	(2.1)	2.6	(110)	(220)	(93)	(65)	(60)	(120)	(140)	(110)	(26
15056	2120	＜和干菓子類＞　ひなあられ　関西風	2.6	(7.1)	8.0	(340)	(670)	(300)	(210)	(180)	(390)	(440)	(380)	(82
15057	2122	＜和干菓子類＞　米菓　揚げせんべい	4.0	(4.9)	5.6	(240)	(470)	(200)	(140)	(140)	(280)	(300)	(250)	(55
15058	2123	＜和干菓子類＞　米菓　甘辛せんべい	4.5	(5.8)	6.7	(290)	(550)	(250)	(160)	(150)	(310)	(350)	(270)	(63
15059	2124	＜和干菓子類＞　米菓　あられ	4.4	(6.7)	7.5	(330)	(630)	(290)	(200)	(170)	(370)	(410)	(370)	(78

可食部100 g 当たり															備考
（スレオニン）	トリプトファン	バリン	ヒスチジン	アルギニン	アラニン	アスパラギン酸	グルタミン酸	グリシン	プロリン	セリン	ヒドロキシプロリン	アミノ酸組成計	アンモニア	剰余アンモニア	
THR	TRP	VAL	HIS	ARG	ALA	ASP	GLU	GLY	PRO	SER	HYP	AAT	AMMON	AMMON-E	
(………							mg………							………)	
(210)	(76)	(290)	(160)	(330)	(220)	(410)	(1900)	(240)	(610)	(350)	-	(6500)	(220)	-	小豆こしあん入り 部分割合：皮 10、あん 7 原材料配合割合から推計
(390)	(120)	(460)	(310)	(540)	(470)	(780)	(2400)	(480)	(800)	(490)	(65)	(10000)	(250)	-	部分割合：皮 10、肉あん 4.5 原材料配合割合から推計
(190)	(55)	(270)	(160)	(340)	(210)	(570)	(830)	(190)	(230)	(300)	-	(4900)	(90)	-	小豆こしあん入り 部分割合：皮 1、あん 9 原材料配合割合から推計
(92)	(30)	(140)	(62)	(240)	(130)	(240)	(460)	(110)	(110)	(140)	-	(2500)	(56)	-	試料：くるみ入り 原材料配合割合から推計
(140)	(39)	(200)	(120)	(240)	(150)	(430)	(610)	(130)	(170)	(220)	-	(3600)	(63)	-	原材料配合割合から推計
(100)	(28)	(140)	(86)	(170)	(110)	(310)	(440)	(97)	(120)	(160)	-	(2600)	(45)	-	原材料配合割合から推計
(160)	(48)	(230)	(140)	(280)	(180)	(480)	(840)	(160)	(240)	(270)	-	(4400)	(90)	-	原材料配合割合から推計
(85)	(18)	(78)	(29)	(56)	(69)	(270)	(180)	(60)	(51)	(91)	-	(1400)	(28)	-	別名：芋けんぴ 原材料配合割合から推計
(130)	(51)	(230)	(98)	(320)	(200)	(350)	(680)	(170)	(170)	(190)	-	(3800)	-	-	米おこし、あわおこしを含む 原材料配合割合から推計
(400)	(140)	(610)	(310)	(1200)	(550)	(1300)	(2300)	(630)	(550)	(680)	-	(12000)	(270)	-	らっかせい製品 原材料配合割合から推計
(230)	(86)	(330)	(170)	(270)	(230)	(400)	(2700)	(280)	(930)	(420)	-	(8000)	(340)	-	原材料配合割合から推計
(280)	(110)	(420)	(230)	(360)	(300)	(400)	(3600)	(360)	(1200)	(500)	-	(10000)	-	-	原材料配合割合から推計
(480)	(150)	(590)	(320)	(840)	(520)	(1300)	(2100)	(500)	(590)	(640)	-	(11000)	(200)	-	原材料配合割合から推計
(130)	(54)	(190)	(100)	(160)	(130)	(190)	(1500)	(160)	(540)	(240)	-	(4600)	(180)	-	原材料配合割合から推計
(280)	(97)	(380)	(180)	(360)	(300)	(490)	(1900)	(260)	(630)	(480)	-	(7500)	(220)	-	原材料配合割合から推計
(160)	(57)	(220)	(110)	(200)	(160)	(250)	(1300)	(160)	(460)	(270)	-	(4600)	(160)	-	別名：有平巻き 原材料配合割合から推計
(400)	(160)	(550)	(300)	(820)	(430)	(680)	(3600)	(490)	(1100)	(630)	-	(12000)	(410)	-	原材料配合割合から推計
(380)	(140)	(540)	(300)	(850)	(420)	(920)	(3600)	(550)	(1100)	(680)	-	(13000)	(410)	-	原材料配合割合から推計
(94)	(35)	(160)	(67)	(210)	(140)	(250)	(460)	(120)	(120)	(130)	-	(2600)	-	-	原材料配合割合から推計
(300)	(110)	(480)	(210)	(660)	(450)	(770)	(1500)	(380)	(420)	(420)	-	(8200)	-	-	部分割合：あられ 100 原材料配合割合から推計
(210)	(78)	(350)	(150)	(470)	(310)	(530)	(1000)	(260)	(260)	(320)	-	(5700)	(150)	-	原材料配合割合から推計
(250)	(85)	(410)	(170)	(520)	(370)	(630)	(1200)	(300)	(320)	(380)	-	(6700)	(180)	-	別名：ざらめせんべい 原材料配合割合から推計
(300)	(100)	(470)	(190)	(630)	(430)	(720)	(1400)	(360)	(400)	(440)	-	(7800)	(200)	-	原材料配合割合から推計

15 菓子類

食品番号	索引番号	食品名	水分	アミノ酸組成によるたんぱく質	たんぱく質	イソロイシン	ロイシン	リシン（リジン）	含硫アミノ酸 メチオニン	シスチン	合計	芳香族アミノ酸 フェニルアラニン	チロシン	合計
		成分識別子	WATER	PROTCAA	PROT-	ILE	LEU	LYS	MET	CYS	AAS	PHE	TYR	AAA
		単位	(......... g	)		(..			mg			....)		
							可食部100 g 当たり							
15060	2125	<和干菓子類>　米菓　しょうゆせんべい	5.9	(6.3)	7.3	(310)	(600)	(270)	(170)	(170)	(340)	(380)	(290)	(68
15061	2126	<和干菓子類>　ボーロ　小粒	4.5	(2.3)	2.5	(130)	(220)	(190)	(82)	(61)	(140)	(130)	(120)	(25
15062	2127	<和干菓子類>　ボーロ　そばボーロ	2.0	(7.0)	7.7	(340)	(600)	(380)	(190)	(200)	(390)	(400)	(280)	(69
15063	2128	<和干菓子類>　松風	5.3	(3.7)	4.0	(150)	(300)	(92)	(73)	(110)	(190)	(220)	(130)	(35
15064	2129	<和干菓子類>　みしま豆	1.6	(11.5)	12.3	(630)	(1000)	(680)	(180)	(190)	(380)	(690)	(470)	(120
15065	2130	<和干菓子類>　八つ橋	1.8	(2.9)	3.3	(130)	(270)	(120)	(80)	(76)	(160)	(180)	(130)	(31
15066	2131	<和干菓子類>　らくがん　らくがん	3.0	(2.0)	2.4	(98)	(200)	(81)	(60)	(56)	(120)	(130)	(100)	(23
15067	2132	<和干菓子類>　らくがん　麦らくがん	2.4	(4.2)	4.8	(180)	(360)	(170)	(87)	(130)	(220)	(260)	(170)	(43
15068	2133	<和干菓子類>　らくがん　もろこしらくがん	2.5	(5.7)	6.6	(350)	(590)	(460)	(100)	(110)	(210)	(420)	(220)	(64
15125	2134	<菓子パン類>　揚げパン	27.7	(7.5)	8.7	330	610	200	120	190	310	440	270	7
15069	2135	<菓子パン類>　あんパン　こしあん入り	35.5	(6.7)	6.8	(270)	(500)	(250)	(100)	(130)	(230)	(370)	(210)	(57
15126	2137	<菓子パン類>　あんパン　薄皮タイプ　こしあん入り	37.4	(5.7)	6.6	(280)	(520)	(380)	(100)	(94)	(200)	(380)	(190)	(57
15127	2139	<菓子パン類>　カレーパン　皮及び具	41.3	5.7	6.6	250	460	190	97	110	210	310	210	5
15128	2140	<菓子パン類>　カレーパン　皮のみ	30.8	(6.2)	7.2	280	500	150	100	140	240	360	230	5
15129	2141	<菓子パン類>　カレーパン　具のみ	64.5	4.5	5.3	200	350	290	86	54	140	200	150	3
15070	2142	<菓子パン類>　クリームパン	35.5	(7.8)	7.9	(290)	(540)	(160)	(110)	(170)	(280)	(390)	(240)	(64
15130	2143	<菓子パン類>　クリームパン　薄皮タイプ	52.2	(5.4)	6.0	(260)	(480)	(290)	(120)	(110)	(230)	(290)	(230)	(52
15071	2144	<菓子パン類>　ジャムパン	32.0	(4.9)	5.3	(190)	(360)	(120)	(76)	(110)	(190)	(260)	(160)	(42
15072	2145	<菓子パン類>　チョココロネ	33.5	(5.2)	5.8	(230)	(430)	(190)	(95)	(110)	(200)	(280)	(190)	(48
15131	2146	<菓子パン類>　チョコパン　薄皮タイプ	35.0	(4.1)	4.7	(200)	(370)	(210)	(86)	(74)	(160)	(230)	(170)	(40
15132	2147	<菓子パン類>　メロンパン	20.9	(6.7)	8.0	300	550	200	130	180	310	390	250	6

						可食部100 g 当たり									
（スレオニン）	トリプトファン	バリン	ヒスチジン	アルギニン	アラニン	アスパラギン酸	グルタミン酸	グリシン	プロリン	セリン	ヒドロキシプロリン	アミノ酸組成計	アンモニア	剰余アンモニア	備 考
THR	TRP	VAL	HIS	ARG	ALA	ASP	GLU	GLY	PRO	SER	HYP	AAT	AMMON	AMMON-E	
(…………							mg							…………)	
280)	(91)	(450)	(190)	(570)	(400)	(690)	(1300)	(330)	(350)	(410)	-	(7300)	(190)	-	原材料配合割合から推計
130)	(38)	(160)	(67)	(170)	(140)	(260)	(330)	(86)	(100)	(210)	-	(2600)	(41)	-	別名：たまごボーロ、乳ボーロ、栄養ボーロ、衛生ボーロ 原材料配合割合から推計
310)	(110)	(420)	(200)	(460)	(340)	(590)	(1900)	(310)	(610)	(510)	(0)	(8200)	(220)	-	原材料配合割合から推計
130)	(51)	(180)	(98)	(150)	(130)	(180)	(1500)	(150)	(510)	(230)	-	(4300)	(170)	-	原材料配合割合から推計
580)	(170)	(660)	(390)	(950)	(580)	(1600)	(2500)	(580)	(710)	(760)	-	(13000)	(270)	-	糖衣のいり大豆 原材料配合割合から推計
130)	(46)	(200)	(90)	(270)	(190)	(310)	(590)	(160)	(160)	(190)	-	(3300)	(75)	-	原材料配合割合から推計
(83)	(32)	(140)	(61)	(200)	(130)	(220)	(430)	(110)	(110)	(120)	-	(2400)	-	-	みじん粉製品 原材料配合割合から推計
190)	(69)	(260)	(110)	(240)	(190)	(290)	(1200)	(200)	(560)	(240)	-	(4900)	(140)	-	麦こがし製品 原材料配合割合から推計
270)	(75)	(390)	(220)	(410)	(300)	(770)	(1000)	(270)	(300)	(410)	-	(6700)	(130)	-	さらしあん製品 原材料配合割合から推計
270	92	390	200	300	260	370	2900	290	1000	450	-	8700	340	-	揚げパン部分のみ
220)	(72)	(310)	(170)	(290)	(220)	(430)	(1900)	(240)	(650)	(370)	-	(6700)	(210)	-	小豆こしあん入り 部分割合：パン 10、あん 7 原材料配合割合から推計
(240)	(69)	(330)	(200)	(370)	(250)	(620)	(1500)	(250)	(460)	(390)	-	(6600)	(160)	-	ミニあんパン 小豆つぶしあん入り 部分割合：パン 22、あん 78 原材料配合割合から推計
220	69	290	160	270	240	370	2000	360	640	330	-	6600	220	-	製品全体 部分割合：パン 69、具 31
220	76	320	170	260	230	340	2300	290	800	370	-	7200	280	-	
200	55	240	140	290	260	450	1300	520	300	220	-	5300	110	-	
(230)	(82)	(330)	(180)	(270)	(230)	(330)	(2600)	(270)	(890)	(400)	-	(7700)	(290)	-	部分割合：パン 5、カスタードクリーム 3 原材料配合割合から推計
(230)	(74)	(310)	(150)	(260)	(210)	(370)	(1500)	(180)	(550)	(380)	-	(6000)	(170)	-	ミニクリームパン 部分割合：パン 31、カスタードクリーム 69 原材料配合割合から推計
(160)	(56)	(220)	(120)	(180)	(160)	(260)	(1700)	(180)	(590)	(270)	-	(5200)	(190)	-	部分割合：パン 5、いちごジャム 3 原材料配合割合から推計
(190)	(64)	(270)	(140)	(200)	(170)	(290)	(1700)	(180)	(630)	(300)	-	(5700)	(190)	-	部分割合：パン 5、チョコクリーム 4 原材料配合割合から推計
(170)	(54)	(240)	(120)	(160)	(140)	(270)	(1300)	(130)	(480)	(250)	-	(4600)	(130)	-	ミニチョコパン 部分割合：パン 31、チョコクリーム 69 原材料配合割合から推計
250	85	350	180	290	250	380	2400	270	840	420	-	7800	290	-	

15 菓子類

食品番号	索引番号	食品名	可食部100 g 当たり											
									含硫アミノ酸			芳香族アミノ酸		
			水分	アミノ酸組成によるたんぱく質	たんぱく質	イソロイシン	ロイシン	リシン（リジン）	メチオニン	シスチン	合計	フェニルアラニン	チロシン	合計
		成分識別子	WATER	PROTCAA	PROT-	ILE	LEU	LYS	MET	CYS	AAS	PHE	TYR	AAA
		単位	(......... g ....)			(......... mg ....)								
15073	2149	＜ケーキ・ペストリー類＞　シュークリーム	56.3	(5.3)	6.0	(290)	(510)	(370)	(170)	(150)	(320)	(320)	(260)	(5
15074	2150	＜ケーキ・ペストリー類＞　スポンジケーキ	32.0	(7.3)	7.9	(390)	(670)	(480)	(230)	(210)	(430)	(430)	(340)	(7
15075	2151	＜ケーキ・ペストリー類＞　ショートケーキ　果実なし	35.0	(6.4)	6.9	(340)	(600)	(440)	(190)	(160)	(350)	(370)	(300)	(6
15133	2153	＜ケーキ・ペストリー類＞　タルト　（洋菓子）	50.3	(4.1)	4.7	(210)	(370)	(220)	(100)	(98)	(200)	(230)	(170)	(3
15134	2154	＜ケーキ・ペストリー類＞　チーズケーキ　ベイクドチーズケーキ	46.1	(7.9)	8.5	(440)	(800)	(650)	(240)	(140)	(370)	(450)	(420)	(8
15135	2155	＜ケーキ・ペストリー類＞　チーズケーキ　レアチーズケーキ	43.1	(5.3)	5.8	(260)	(480)	(370)	(120)	(60)	(180)	(270)	(220)	(4
15076	2157	＜ケーキ・ペストリー類＞　デニッシュペストリー　デンマークタイプ　プレーン	25.5	(6.4)	7.0	(280)	(530)	(220)	(130)	(160)	(300)	(370)	(230)	(6
15077	2164	＜ケーキ・ペストリー類＞　ドーナッツ　イーストドーナッツ　プレーン	27.5	(6.6)	7.2	(290)	(550)	(250)	(140)	(160)	(300)	(380)	(250)	(6
15078	2168	＜ケーキ・ペストリー類＞　ドーナッツ　ケーキドーナッツ　プレーン	20.0	(6.6)	7.2	(320)	(580)	(340)	(180)	(190)	(360)	(380)	(280)	(6
15079	2172	＜ケーキ・ペストリー類＞　パイ　パイ皮	32.0	(4.6)	5.0	(190)	(360)	(110)	(87)	(130)	(220)	(270)	(160)	(4
15080	2173	＜ケーキ・ペストリー類＞　パイ　アップルパイ	45.0	(3.7)	4.0	(150)	(290)	(86)	(70)	(110)	(180)	(220)	(130)	(3
15081	2174	＜ケーキ・ペストリー類＞　パイ　ミートパイ	36.2	(8.9)	9.7	(390)	(720)	(490)	(200)	(190)	(390)	(460)	(320)	(7
15082	2175	＜ケーキ・ペストリー類＞　バターケーキ	20.0	(5.3)	5.8	(270)	(480)	(320)	(160)	(150)	(310)	(310)	(240)	(5
15083	2176	＜ケーキ・ペストリー類＞　ホットケーキ	40.0	(7.0)	7.7	(350)	(650)	(400)	(190)	(170)	(360)	(400)	(310)	(7
15084	2177	＜ケーキ・ペストリー類＞　ワッフル　カスタードクリーム入り	45.9	(6.6)	7.3	(340)	(620)	(430)	(180)	(150)	(320)	(370)	(310)	(6
15085	2178	＜ケーキ・ペストリー類＞　ワッフル　ジャム入り	33.0	(4.5)	4.9	(220)	(400)	(260)	(120)	(110)	(230)	(250)	(200)	(4
15086	2179	＜デザート菓子類＞　カスタードプリン	74.1	(5.3)	5.7	(310)	(530)	(450)	(170)	(110)	(280)	(300)	(280)	(5
15136	2180	＜デザート菓子類＞　牛乳寒天	85.2	(1.0)	1.1	(58)	(110)	(91)	(27)	(8.9)	(36)	(53)	(54)	(1
15087	2182	＜デザート菓子類＞　ゼリー　オレンジ	77.6	(1.6)	2.1	(28)	(66)	(81)	(19)	(1.7)	(20)	(45)	(7.1)	(5
15088	2183	＜デザート菓子類＞　ゼリー　コーヒー	87.8	(1.5)	1.6	(21)	(54)	(59)	(14)	(3.4)	(17)	(35)	(6.9)	(4

可食部100 g 当たり															
（スレオニン）	トリプトファン	バリン	ヒスチジン	アルギニン	アラニン	アスパラギン酸	グルタミン酸	グリシン	プロリン	セリン	ヒドロキシプロリン	アミノ酸組成計	アンモニア	剰余アンモニア	備考
THR	TRP	VAL	HIS	ARG	ALA	ASP	GLU	GLY	PRO	SER	HYP	AAT	AMMON	AMMON-E	
(........................mg........................)															
270)	(87)	(360)	(160)	(350)	(300)	(520)	(1200)	(210)	(400)	(450)	-	(6400)	(150)	-	エクレアを含む 部分割合： 皮 1、カスタードクリーム 5 原材料配合割合から推計
360)	(110)	(480)	(210)	(470)	(400)	(680)	(1600)	(280)	(540)	(600)	-	(8500)	(200)	-	原材料配合割合から推計
320)	(97)	(420)	(190)	(380)	(330)	(590)	(1400)	(230)	(500)	(500)	-	(7400)	(140)	-	デコレーションケーキを含む（果実などの具材は含まない。） スポンジとクリーム部分のみ 部分割合： スポンジケーキ 3、ホイップクリーム 1 原材料配合割合から推計
180)	(58)	(250)	(120)	(220)	(200)	(380)	(1100)	(160)	(390)	(290)	(7.2)	(4700)	(130)	-	原材料配合割合から推計
410)	(130)	(550)	(240)	(420)	(370)	(760)	(1600)	(230)	(650)	(600)	-	(9100)	(180)	-	原材料配合割合から推計
230)	(65)	(330)	(140)	(260)	(270)	(430)	(1200)	(370)	(610)	(320)	(130)	(6100)	(120)	-	原材料配合割合から推計
220)	(85)	(330)	(170)	(270)	(240)	(360)	(2300)	(250)	(810)	(350)	-	(7300)	-	-	デニッシュ部分のみ 原材料配合割合から推計
230)	(89)	(350)	(180)	(280)	(240)	(380)	(2300)	(250)	(820)	(370)	-	(7500)	-	-	原材料配合割合から推計
290)	(99)	(400)	(180)	(360)	(300)	(500)	(1900)	(260)	(650)	(480)	-	(7700)	(220)	-	原材料配合割合から推計
(150)	(60)	(220)	(120)	(180)	(150)	(210)	(1900)	(190)	(640)	(270)	-	(5400)	(220)	-	
(120)	(48)	(180)	(96)	(150)	(120)	(180)	(1500)	(150)	(510)	(220)	-	(4300)	(180)	-	部分割合： パイ皮 1、甘煮りんご 1 原材料配合割合から推計
(370)	(120)	(450)	(300)	(520)	(450)	(660)	(2700)	(510)	(900)	(490)	(81)	(10000)	(300)	-	原材料配合割合から推計
(250)	(82)	(340)	(150)	(320)	(270)	(460)	(1300)	(210)	(440)	(420)	-	(6200)	(160)	-	パウンドケーキ、マドレーヌを含む 原材料配合割合から推計
(310)	(100)	(430)	(200)	(360)	(310)	(540)	(2000)	(250)	(720)	(490)	(0)	(8200)	(220)	-	原材料配合割合から推計
(310)	(100)	(420)	(190)	(360)	(290)	(540)	(1700)	(220)	(620)	(500)	-	(7600)	(190)	-	部分割合： 皮 1、カスタードクリーム 1 原材料配合割合から推計
(200)	(67)	(270)	(130)	(230)	(200)	(380)	(1200)	(160)	(440)	(320)	-	(5200)	(140)	-	部分割合： 皮 1、いちごジャム 1 原材料配合割合から推計
(290)	(85)	(380)	(160)	(320)	(280)	(550)	(930)	(170)	(350)	(430)	-	(6100)	(110)	-	別名： プリン、カスタードプディング プリン部分のみ 原材料配合割合から推計
(51)	(16)	(71)	(31)	(38)	(35)	(86)	(230)	(21)	(110)	(66)	-	(1200)	(24)	-	杏仁豆腐を含む 原材料配合割合から推計
(45)	(0.7)	(61)	(15)	(190)	(210)	(140)	(230)	(530)	(300)	(79)	(270)	(2300)	(5.4)	-	ゼラチンゼリー ゼリー部分のみ 原材料配合割合から推計
(32)	(0.6)	(46)	(13)	(130)	(150)	(95)	(190)	(400)	(220)	(52)	(190)	(1700)	-	-	ゼラチンゼリー ゼリー部分のみ 原材料配合割合から推計

15 菓子類

食品番号	索引番号	食品名	水分	アミノ酸組成によるたんぱく質	たんぱく質	イソロイシン	ロイシン	リシン（リジン）	含硫アミノ酸 メチオニン	含硫アミノ酸 シスチン	含硫アミノ酸 合計	芳香族アミノ酸 フェニルアラニン	芳香族アミノ酸 チロシン	芳香族アミノ酸 合計
		成分識別子	WATER	PROTCAA	PROT-	ILE	LEU	LYS	MET	CYS	AAS	PHE	TYR	AAA
		単位	(........ g	....	)	(..............................			mg				..............................)	
		可食部100 g 当たり												
15089	2184	<デザート菓子類>　ゼリー　ミルク	76.8	(4.0)	4.3	(160)	(300)	(280)	(78)	(21)	(99)	(160)	(130)	(2
15090	2185	<デザート菓子類>　ゼリー　ワイン	84.1	(1.7)	1.7	(23)	(57)	(71)	(16)	(0.3)	(17)	(39)	(5.5)	(
15091	2186	<デザート菓子類>　ババロア	60.9	(5.0)	5.6	(230)	(420)	(380)	(110)	(53)	(170)	(220)	(200)	(4
15092	2187	<ビスケット類>　ウエハース	2.1	(7.0)	7.6	(310)	(600)	(260)	(150)	(190)	(340)	(400)	(270)	(6
15141	2188	<ビスケット類>　ウエハース　クリーム入り	2.7	(7.0)	7.5	(310)	(590)	(260)	(150)	(190)	(340)	(400)	(270)	(6
15093	2189	<ビスケット類>　クラッカー　オイルスプレークラッカー	2.7	(7.7)	8.5	(310)	(600)	(200)	(150)	(220)	(370)	(440)	(260)	(7
15094	2190	<ビスケット類>　クラッカー　ソーダクラッカー	3.1	(9.6)	10.4	(390)	(750)	(230)	(180)	(280)	(460)	(540)	(340)	(8
15095	2191	<ビスケット類>　サブレ	3.1	(5.7)	6.1	(260)	(480)	(240)	(140)	(170)	(310)	(330)	(230)	(5
15054	2192	<ビスケット類>　中華風クッキー	3.0	(4.5)	5.1	(210)	(390)	(190)	(110)	(140)	(250)	(270)	(180)	(4
15097	2193	<ビスケット類>　ビスケット　ハードビスケット	2.6	6.4	7.6	310	560	120	120	170	290	380	190	5
15098	2194	<ビスケット類>　ビスケット　ソフトビスケット	3.2	(5.3)	5.7	(220)	(430)	(160)	(110)	(150)	(260)	(300)	(190)	(4
15099	2195	<ビスケット類>　プレッツェル	1.0	(8.6)	9.9	(380)	(690)	(240)	(180)	(210)	(390)	(490)	(290)	(7
15096	2196	<ビスケット類>　リーフパイ	2.5	(5.2)	5.8	(210)	(420)	(130)	(100)	(160)	(260)	(300)	(180)	(4
15100	2197	<ビスケット類>　ロシアケーキ	4.0	(5.4)	5.8	(250)	(450)	(210)	(110)	(140)	(250)	(320)	(200)	(5
15102	2199	<スナック類>　コーンスナック	0.9	(4.7)	5.2	(200)	(680)	(160)	(120)	(100)	(220)	(270)	(220)	(5
15103	2200	<スナック類>　ポテトチップス　ポテトチップス	2.0	(4.4)	4.7	(210)	(310)	(310)	(81)	(65)	(150)	(230)	(190)	(4
15104	2201	<スナック類>　ポテトチップス　成形ポテトチップス	2.2	(6.3)	5.8	(330)	(490)	(470)	(87)	(95)	(180)	(340)	(290)	(6
15105	2203	<キャンデー類>　キャラメル	5.4	(3.4)	4.0	(220)	(360)	(290)	(93)	(34)	(130)	(180)	(180)	(3
15112	2208	<キャンデー類>　ブリットル	1.5	(11.8)	12.6	(480)	(910)	(460)	(140)	(170)	(310)	(740)	(520)	(13
15113	2209	<キャンデー類>　マシュマロ	18.5	(2.1)	2.1	(29)	(72)	(89)	(20)	(0.4)	(21)	(48)	(6.9)	(
15137	2211	<チョコレート類>　アーモンドチョコレート	2.0	(10.4)	11.4	(540)	(920)	(520)	(180)	(160)	(340)	(580)	(410)	(9

可食部100 g 当たり															
（スレオニン）	トリプトファン	バリン	ヒスチジン	アルギニン	アラニン	アスパラギン酸	グルタミン酸	グリシン	プロリン	セリン	ヒドロキシプロリン	アミノ酸組成計	アンモニア	剰余アンモニア	備考
THR	TRP	VAL	HIS	ARG	ALA	ASP	GLU	GLY	PRO	SER	HYP	AAT	AMMON	AMMON-E	
(……mg……)															
(160)	(35)	(220)	(85)	(250)	(270)	(310)	(740)	(540)	(510)	(220)	(250)	(4700)	(59)	-	ゼラチンゼリー ゼリー部分のみ 原材料配合割合から推計
(39)	(0.2)	(52)	(13)	(160)	(180)	(110)	(200)	(480)	(260)	(69)	(250)	(2000)	(4.9)	-	ゼラチンゼリー ゼリー部分のみ 原材料配合割合から推計
(230)	(55)	(290)	(120)	(350)	(330)	(440)	(860)	(520)	(520)	(360)	(220)	(5900)	(66)	-	ババロア部分のみ 原材料配合割合から推計
(260)	(99)	(380)	(190)	(300)	(250)	(400)	(2500)	(260)	(890)	(440)	-	(8100)	(290)	-	原材料配合割合から推計
(260)	(98)	(380)	(190)	(300)	(250)	(400)	(2400)	(260)	(890)	(440)	-	(8100)	(280)	-	原材料配合割合から推計
(260)	(100)	(380)	(200)	(340)	(260)	(380)	(3000)	(320)	(1000)	(450)	-	(8900)	(350)	-	別名： スナッククラッカー 原材料配合割合から推計
(320)	(130)	(470)	(250)	(390)	(320)	(440)	(3800)	(400)	(1300)	(580)	-	(11000)	(450)	-	原材料配合割合から推計
(230)	(83)	(320)	(160)	(290)	(240)	(380)	(1800)	(230)	(630)	(390)	-	(6600)	(220)	-	原材料配合割合から推計
(180)	(67)	(250)	(120)	(230)	(200)	(310)	(1500)	(180)	(500)	(290)	-	(5300)	-	-	ラードを用いたもの 原材料配合割合から推計
220	82	360	170	250	240	350	2400	260	830	360	-	7400	290	-	
(190)	(73)	(270)	(140)	(220)	(180)	(270)	(2000)	(200)	(700)	(320)	-	(6100)	(230)	-	クッキーを含む 原材料配合割合から推計
(280)	(120)	(430)	(220)	(380)	(330)	(450)	(3300)	(360)	(1100)	(490)	(0)	(9900)	-	-	米国成分表より推計
(170)	(72)	(260)	(140)	(220)	(180)	(250)	(2100)	(210)	(710)	(290)	-	(6100)	-	-	パルミエを含む 別名： パフ 原材料配合割合から推計
(200)	(74)	(300)	(150)	(370)	(240)	(440)	(1700)	(270)	(510)	(330)	-	(6300)	(200)	-	部分割合： ビスケット 4、マカロン 2、クリーム 1 原材料配合割合から推計
(210)	(39)	(280)	(170)	(270)	(410)	(380)	(1000)	(230)	(480)	(260)	(0)	(5500)	-	-	米国成分表より推計
(190)	(79)	(290)	(110)	(240)	(160)	(1300)	(860)	(150)	(180)	(220)	(0)	(5100)	-	-	米国成分表より推計
(320)	(58)	(430)	(170)	(360)	(270)	(1500)	(1200)	(260)	(270)	(310)	(0)	(7300)	-	-	米国成分表より推計
(170)	(52)	(250)	(100)	(130)	(130)	(280)	(780)	(79)	(360)	(200)	(0)	(3900)	-	-	試料： ハードタイプ 米国成分表より推計
(430)	(130)	(600)	(350)	(1600)	(550)	(1700)	(2800)	(790)	(630)	(780)	-	(14000)	(290)	-	いり落花生入り 原材料配合割合から推計
(48)	(0.2)	(66)	(17)	(200)	(230)	(140)	(250)	(600)	(330)	(86)	(310)	(2500)	(6.2)	-	原材料配合割合から推計
(440)	(140)	(640)	(310)	(970)	(480)	(1200)	(2800)	(590)	(680)	(570)	-	(12000)	(220)	-	部分割合： チョコレート 27、アーモンド 15 原材料配合割合から推計

15 菓子類

食品番号	索引番号	食品名	可食部100 g 当たり											
									含硫アミノ酸			芳香族アミノ酸		
			水分	アミノ酸組成によるたんぱく質	たんぱく質	イソロイシン	ロイシン	リシン（リジン）	メチオニン	シスチン	合計	フェニルアラニン	チロシン	合計
		成分識別子	WATER	PROTCAA	PROT-	ILE	LEU	LYS	MET	CYS	AAS	PHE	TYR	AAA
		単位	(......... g ....)			(... mg						....)		
15114	2212	＜チョコレート類＞　カバーリングチョコレート	2.0	(6.0)	7.1	(330)	(590)	(310)	(150)	(110)	(260)	(340)	(250)	(5
15116	2214	＜チョコレート類＞　ミルクチョコレート	0.5	(5.8)	6.9	(350)	(620)	(440)	(170)	(72)	(240)	(320)	(290)	(6
15117	2215	＜果実菓子類＞　マロングラッセ	21.0	(0.9)	1.1	(37)	(64)	(57)	(14)	(17)	(31)	(43)	(26)	(
15138	2219	＜その他＞　カスタードクリーム	61.8	(4.4)	5.1	(250)	(450)	(370)	(120)	(76)	(200)	(230)	(230)	(4
15139	2220	＜その他＞　しるこ　こしあん	46.1	(4.0)	4.7	(210)	(400)	(350)	(71)	(47)	(120)	(290)	(140)	(4
15140	2221	＜その他＞　しるこ　つぶしあん	54.5	(3.6)	4.2	(190)	(350)	(320)	(67)	(43)	(110)	(260)	(120)	(3

可食部100 g 当たり															備考
トレオニン（スレオニン）	トリプトファン	バリン	ヒスチジン	アルギニン	アラニン	アスパラギン酸	グルタミン酸	グリシン	プロリン	セリン	ヒドロキシプロリン	アミノ酸組成計	アンモニア	剰余アンモニア	
THR	TRP	VAL	HIS	ARG	ALA	ASP	GLU	GLY	PRO	SER	HYP	AAT	AMMON	AMMON-E	
(……mg……)															
(290)	(89)	(410)	(180)	(250)	(240)	(460)	(1800)	(200)	(650)	(380)	-	(7000)	(120)	-	ビスケット等をチョコレートで被覆したもの 別名：エンローバーチョコレート 部分割合：チョコレート3、ビスケット2 原材料配合割合から推計
(330)	(94)	(440)	(180)	(260)	(230)	(530)	(1400)	(160)	(540)	(390)	-	(6800)	-	-	豪州成分表より推計
(40)	(14)	(49)	(26)	(83)	(69)	(260)	(160)	(48)	(39)	(42)	-	(1100)	-	-	原材料配合割合から推計
(240)	(70)	(300)	(140)	(270)	(200)	(400)	(930)	(130)	(370)	(370)	-	(5100)	(110)	-	業務用 原材料配合割合から推計
(180)	(50)	(250)	(150)	(310)	(190)	(550)	(780)	(170)	(210)	(290)	-	(4700)	(81)	-	別名：御膳しるこ 具材は含まない 原材料配合割合から推計
(170)	(44)	(230)	(140)	(280)	(180)	(500)	(710)	(170)	(200)	(260)	-	(4200)	(79)	-	別名：田舎しるこ、ぜんざい 具材は含まない 原材料配合割合から推計

16 し好飲料類

食品番号	索引番号	食品名	水分	アミノ酸組成によるたんぱく質	たんぱく質	イソロイシン	ロイシン	リシン（リジン）	含硫アミノ酸 メチオニン	含硫アミノ酸 シスチン	含硫アミノ酸 合計	芳香族アミノ酸 フェニルアラニン	芳香族アミノ酸 チロシン	芳香族アミノ酸 合計
		成分識別子	WATER	PROTCAA	PROT-	ILE	LEU	LYS	MET	CYS	AAS	PHE	TYR	AAA
		単位	(......... g	.........)		(.........			mg				.........)	
		可食部100 g 当たり												
16001	2223	<アルコール飲料類>　（醸造酒類）　清酒　普通酒	82.4	0.3	0.4	11	18	10	1.6	5.6	7.2	11	13	
16002	2224	<アルコール飲料類>　（醸造酒類）　清酒　純米酒	83.7	(0.3)	0.4	(11)	(18)	(10)	(1.6)	(5.6)	(7.2)	(11)	(13)	(
16003	2225	<アルコール飲料類>　（醸造酒類）　清酒　本醸造酒	82.8	(0.3)	0.4	(11)	(18)	(10)	(1.6)	(5.6)	(7.2)	(11)	(13)	(
16004	2226	<アルコール飲料類>　（醸造酒類）　清酒　吟醸酒	83.6	(0.2)	0.3	(8.4)	(14)	(7.7)	(1.2)	(4.2)	(5.4)	(8.6)	(10)	(
16005	2227	<アルコール飲料類>　（醸造酒類）　清酒　純米吟醸酒	83.5	(0.3)	0.4	(11)	(18)	(10)	(1.6)	(5.6)	(7.2)	(11)	(13)	(
16006	2228	<アルコール飲料類>　（醸造酒類）　ビール　淡色	92.8	0.2	0.3	6.1	8.6	7.8	1.9	6.5	8.4	7.7	9.5	
16007	2229	<アルコール飲料類>　（醸造酒類）　ビール　黒	91.6	(0.3)	0.4	(8.1)	(11)	(10)	(2.5)	(8.7)	(11)	(10)	(13)	(
16008	2230	<アルコール飲料類>　（醸造酒類）　ビール　スタウト	88.4	(0.3)	0.5	(10)	(14)	(13)	(3.2)	(11)	(14)	(13)	(16)	(
16009	2231	<アルコール飲料類>　（醸造酒類）　発泡酒	92.0	(0.1)	0.1	(2.0)	(2.9)	(2.6)	(0.6)	(2.2)	(2.8)	(2.6)	(3.2)	(5
16025	2248	<アルコール飲料類>　（混成酒類）　みりん　本みりん	47.0	0.2	0.3	11	19	8.8	2.7	0	2.7	12	11	
16026	2249	<アルコール飲料類>　（混成酒類）　みりん　本直し	68.2	(0.1)	0.1	(3.5)	(6.4)	(2.9)	(0.9)	(0)	(0.9)	(4.0)	(3.8)	(7
16033	2257	<茶類>　（緑茶類）　玉露　茶	3.1	(22.7)	29.1	(1100)	(2100)	(1700)	(540)	(370)	(910)	(1300)	(920)	(22
16034	2258	<茶類>　（緑茶類）　玉露　浸出液	97.8	(1.0)	1.3	(50)	(93)	(77)	(24)	(17)	(41)	(59)	(41)	(1
16035	2259	<茶類>　（緑茶類）　抹茶　茶	5.0	23.1	29.6	1100	2100	1700	550	380	930	1300	930	23
16036	2260	<茶類>　（緑茶類）　せん茶　茶	2.8	(19.1)	24.5	(940)	(1700)	(1400)	(460)	(310)	(770)	(1100)	(770)	(19
16037	2261	<茶類>　（緑茶類）　せん茶　浸出液	99.4	(0.2)	0.2	(7.7)	(14)	(12)	(3.7)	(2.6)	(6.3)	(9.0)	(6.3)	(
16038	2262	<茶類>　（緑茶類）　かまいり茶　浸出液	99.7	(0.1)	0.1	(3.8)	(7.1)	(5.9)	(1.9)	(1.3)	(3.1)	(4.5)	(3.2)	(7
16045	2269	<コーヒー・ココア類>　コーヒー　浸出液	98.6	(0.1)	0.2	(3.3)	(8.3)	(1.7)	(0)	(3.3)	(3.3)	(5.0)	(3.3)	(8
16046	2270	<コーヒー・ココア類>　コーヒー　インスタントコーヒー	3.8	(6.0)	14.7	(210)	(580)	(120)	(28)	(240)	(270)	(320)	(200)	(5
16048	2272	<コーヒー・ココア類>　ココア　ピュアココア	4.0	13.5	18.5	610	1000	620	240	360	600	820	630	14
16056	2274	<その他>　青汁　ケール	2.3	10.8	13.8	550	1000	700	240	180	420	660	430	11
16050	2275	<その他>　甘酒	79.7	(1.3)	1.7	(65)	(130)	(59)	(40)	(33)	(73)	(79)	(76)	(16
16051	2276	<その他>　昆布茶	1.4	7.5	5.2	9.8	16	11	3.9	7.8	12	11	6.8	
16058	2281	<その他>　（炭酸飲料類）　ビール風味炭酸飲料	98.6	0.1	0.1	2.4	3.4	3.1	0.8	2.6	3.4	3.1	3.8	

可食部100 g 当たり															備考
（スレオニン）トレオニン	トリプトファン	バリン	ヒスチジン	アルギニン	アラニン	アスパラギン酸	グルタミン酸	グリシン	プロリン	セリン	ヒドロキシプロリン	アミノ酸組成計	アンモニア	剰余アンモニア	
THR	TRP	VAL	HIS	ARG	ALA	ASP	GLU	GLY	PRO	SER	HYP	AAT	AMMON	AMMON-E	
(……mg……)															
12	1.1	17	8.9	33	26	30	51	19	20	16	-	310	8.0	-	別名：日本酒
(12)	(1.1)	(17)	(8.9)	(33)	(26)	(30)	(51)	(19)	(20)	(16)	-	(310)	(8.0)	-	別名：日本酒 16001普通酒から推計
(12)	(1.1)	(17)	(8.9)	(33)	(26)	(30)	(51)	(19)	(20)	(16)	-	(310)	(8.0)	-	別名：日本酒 16001普通酒から推計
(8.8)	(0.8)	(13)	(6.7)	(24)	(19)	(22)	(39)	(14)	(15)	(12)	-	(230)	(6.0)	-	別名：日本酒 16001普通酒から推計
(12)	(1.1)	(17)	(8.9)	(33)	(26)	(30)	(51)	(19)	(20)	(16)	-	(310)	(8.0)	-	別名：日本酒 16001普通酒から推計
7.8	3.4	11	7.4	11	13	17	54	13	43	9.8	-	240	7.5	-	生ビールを含む
(10)	(4.5)	(14)	(9.8)	(14)	(18)	(22)	(72)	(18)	(57)	(13)	-	(320)	(10)	-	生ビールを含む 16006ビール/淡色から推計
(13)	(5.6)	(18)	(12)	(18)	(22)	(28)	(90)	(22)	(71)	(16)	-	(400)	(13)	-	16006ビール/淡色から推計
(2.6)	(1.1)	(3.6)	(2.5)	(3.5)	(4.5)	(5.6)	(18)	(4.5)	(14)	(3.3)	-	(79)	(2.5)	-	16006ビール/淡色から推計
10	1.4	16	6.6	17	15	26	53	13	13	15	-	250	7.7	-	
(3.4)	(0.5)	(5.3)	(2.2)	(5.7)	(5.0)	(8.6)	(18)	(4.4)	(4.5)	(5.1)	-	(84)	(2.6)	-	別名：やなぎかげ 16025本みりんから推計
1200)	(480)	(1400)	(690)	(1900)	(1400)	(2800)	(4700)	(1300)	(1200)	(1300)	-	(26000)	(390)	-	16035抹茶から推計
(53)	(21)	(63)	(31)	(84)	(61)	(120)	(210)	(60)	(53)	(59)	-	(1200)	(17)	-	浸出法：茶 10 g/60 °C 60 mL、2.5分 16035抹茶から推計
1200	480	1400	700	1900	1400	2800	4800	1400	1200	1300	-	27000	400	-	粉末製品
(990)	(400)	(1200)	(580)	(1600)	(1200)	(2300)	(3900)	(1100)	(1000)	(1100)	-	(22000)	(330)	-	16035抹茶から推計
(8.1)	(3.3)	(9.7)	(4.8)	(13)	(9.4)	(19)	(32)	(9.2)	(8.2)	(9.1)	-	(180)	(2.7)	-	浸出法：茶 10 g/90 °C 430 mL、1分 16035抹茶から推計
(4.0)	(1.6)	(4.9)	(2.4)	(6.5)	(4.7)	(9.5)	(16)	(4.6)	(4.1)	(4.5)	-	(91)	(1.3)	-	浸出法：茶 10 g/90 °C 430 mL、1分 16035抹茶から推計
(1.7)	(0)	(5.0)	(3.3)	(1.7)	(5.0)	(8.3)	(33)	(6.7)	(6.7)	(1.7)	(0)	(98)	-	-	浸出法：コーヒー粉末 10 g/熱湯150 mL 米国成分表より推計
(170)	(36)	(330)	(200)	(64)	(400)	(580)	(2400)	(530)	(420)	(150)	(0)	(7000)	-	-	顆粒製品 米国成分表より推計
740	260	960	340	1100	750	1700	2900	760	830	940	-	16000	340	-	別名：純ココア 粉末製品
660	240	760	350	660	700	1400	1800	660	950	660	-	13000	300	-	粉末製品
(68)	(24)	(93)	(38)	(120)	(93)	(150)	(260)	(74)	(75)	(92)	-	(1600)	(39)	-	01116うるち米製品/米こうじから推計
13	2.9	14	3.6	10	20	66	8300	18	13	12	-	8500	9.5	-	粉末製品
3.1	1.3	4.3	3.0	4.3	5.4	6.7	22	5.3	17	3.9	-	95	3.0	-	別名：ノンアルコールビール

17 調味料及び香辛料類

食品番号	索引番号	食品名	可食部100 g 当たり											
									含硫アミノ酸			芳香族アミノ酸		
			水分	アミノ酸組成によるたんぱく質	たんぱく質	イソロイシン	ロイシン	リシン（リジン）	メチオニン	シスチン	合計	フェニルアラニン	チロシン	合計
		成分識別子	WATER	PROTCAA	PROT-	ILE	LEU	LYS	MET	CYS	AAS	PHE	TYR	AAA
		単位	(......... g ....)			(.......... mg ....)								
17001	2284	＜調味料類＞　（ウスターソース類）　ウスターソース	61.3	0.7	1.0	19	25	29	2.5	4.2	6.8	22	7.7	
17002	2285	＜調味料類＞　（ウスターソース類）　中濃ソース	60.9	0.5	0.8	17	24	23	3.5	5.7	9.2	20	10	
17085	2287	＜調味料類＞　（ウスターソース類）　お好み焼きソース	58.1	1.3	1.6	35	46	54	6.8	6.9	14	41	14	
17005	2289	＜調味料類＞　（辛味調味料類）　チリペッパーソース	84.1	(0.5)	0.7	(23)	(37)	(32)	(8.2)	(14)	(22)	(22)	(15)	(3
17007	2291	＜調味料類＞　（しょうゆ類）　こいくちしょうゆ	67.1	6.1	7.7	380	560	420	71	86	160	340	89	4
17086	2292	＜調味料類＞　（しょうゆ類）　こいくちしょうゆ　減塩	74.4	(6.4)	8.1	(400)	(590)	(450)	(74)	(90)	(160)	(360)	(94)	(45
17008	2293	＜調味料類＞　（しょうゆ類）　うすくちしょうゆ	69.7	4.9	5.7	300	430	320	85	64	150	260	60	3
17139	2294	＜調味料類＞　（しょうゆ類）　うすくちしょうゆ　低塩	70.9	5.5	6.4	290	420	380	78	63	140	240	51	2
17009	2295	＜調味料類＞　（しょうゆ類）　たまりしょうゆ	57.3	9.2	11.8	460	600	660	83	120	210	440	110	5
17010	2296	＜調味料類＞　（しょうゆ類）　さいしこみしょうゆ	60.7	(7.6)	9.6	(470)	(690)	(530)	(88)	(110)	(200)	(420)	(110)	(54
17011	2297	＜調味料類＞　（しょうゆ類）　しろしょうゆ	63.0	(2.0)	2.5	(120)	(180)	(140)	(23)	(28)	(51)	(110)	(29)	(14
17087	2298	＜調味料類＞　（しょうゆ類）　だししょうゆ	83.2	(3.1)	4.0	(190)	(280)	(220)	(36)	(44)	(80)	(170)	(46)	(22
17088	2299	＜調味料類＞　（しょうゆ類）　照りしょうゆ	55.0	(1.9)	2.4	(110)	(170)	(120)	(22)	(24)	(45)	(100)	(33)	(14
17130	2312	＜調味料類＞　（だし類）　あごだし	99.8	Tr	0.1	0.8	1.6	2.7	0.3	0.2	0.5	1.2	0.5	1
17019	2313	＜調味料類＞　（だし類）　かつおだし　荒節	99.4	0.2	0.4	4.4	9.0	15	2.9	1.0	4.0	4.2	3.4	7
17131	2314	＜調味料類＞　（だし類）　かつおだし　本枯れ節	99.4	0.2	0.5	4.1	8.8	14	2.5	0.8	3.3	3.9	3.2	7
17020	2315	＜調味料類＞　（だし類）　昆布だし　水出し	98.5	(0.1)	0.1	(0.4)	(0.6)	(0.5)	(0.2)	(1.4)	(1.6)	(0.5)	(0.5)	(1
17132	2316	＜調味料類＞　（だし類）　昆布だし　煮出し	98.1	0.2	0.1	0.5	0.8	0.6	0.3	1.7	1.9	0.6	0.6	1
17021	2317	＜調味料類＞　（だし類）　かつお・昆布だし　荒節・昆布だし	99.2	(0.2)	0.3	(2.8)	(5.6)	(9.0)	(1.8)	(1.1)	(2.9)	(2.7)	(2.2)	(4
17024	2321	＜調味料類＞　（だし類）　鶏がらだし	98.6	0.5	0.9	15	32	41	10	5.5	16	15	11	

スレオニン	トリプトファン	バリン	ヒスチジン	アルギニン	アラニン	アスパラギン酸	グルタミン酸	グリシン	プロリン	セリン	ヒドロキシプロリン	アミノ酸組成計	アンモニア	剰余アンモニア	備考
THR	TRP	VAL	HIS	ARG	ALA	ASP	GLU	GLY	PRO	SER	HYP	AAT	AMMON	AMMON-E	
可食部100 g当たり (mg)															
21	0.3	27	12	29	37	87	370	29	33	27	-	780	22	-	
20	1.6	24	13	23	33	100	190	21	26	25	-	580	26	-	
41	1.8	49	25	48	59	150	750	46	58	50	-	1500	40	-	
(26)	(9.6)	(30)	(14)	(34)	(29)	(100)	(92)	(26)	(30)	(29)	(0)	(570)	-	-	タバスコソース等を含む 米国成分表より推計
320	18	410	170	240	420	780	1600	310	510	410	-	7100	230	-	
(340)	(19)	(430)	(180)	(250)	(450)	(820)	(1700)	(330)	(540)	(440)	-	(7500)	(240)	-	17007こいくちしょうゆから推計
250	13	320	140	260	280	620	1300	260	400	340	-	5800	180	-	
280	16	350	140	300	340	710	1600	290	430	380	-	6400	190	-	
490	23	570	250	410	580	1300	2700	620	630	640	-	11000	330	-	
(400)	(22)	(510)	(210)	(300)	(530)	(980)	(2000)	(390)	(640)	(520)	-	(8900)	(290)	-	17007こいくちしょうゆから推計
(100)	(5.7)	(130)	(54)	(77)	(140)	(250)	(510)	(100)	(170)	(130)	-	(2300)	(74)	-	17007こいくちしょうゆから推計
(160)	(9.1)	(210)	(110)	(120)	(220)	(410)	(810)	(160)	(260)	(210)	(0.7)	(3700)	(120)	-	こいくちしょうゆ 1：かつお昆布だし 1 17007こいくちしょうゆ、17021かつお・昆布だしから推計
(97)	(5.9)	(130)	(51)	(79)	(130)	(240)	(480)	(97)	(150)	(130)	-	(2200)	(69)	-	本みりん126：こいくちしょうゆ45 17007こいくちしょうゆ、16025本みりんから推計
1.2	0	1.1	10	1.6	3.6	2.5	3.9	6.7	1.9	1.4	1.1	43	4.1	3.4	2 %のあごでとっただし 液状だし
5.6	0.8	6.3	95	9.0	12	12	19	17	7.5	6.1	2.5	230	12	8.4	3 %の荒節でとっただし 液状だし
5.3	0.8	6.0	93	8.6	12	12	20	17	7.0	5.9	2.2	230	16	12	3 %の本枯れ節でとっただし 液状だし
(1.3)	(0)	(0.8)	(0.2)	(0.4)	(3.7)	(58)	(83)	(1.3)	(2.5)	(1.4)	-	(160)	(2.6)	-	液状だし 17132昆布だし/煮出しから推計
1.5	0	1.0	0.3	0.5	4.5	69	100	1.6	3.0	1.7	-	190	3.1	-	3 %の真昆布でとっただし 液状だし
(3.8)	(0.5)	(4.0)	(57)	(5.5)	(8.6)	(28)	(41)	(11)	(5.4)	(4.1)	(1.5)	(190)	(8.1)	-	液状だし 17019かつおだし、17132昆布だし/煮出しから推計
20	2.0	20	14	40	52	46	130	83	46	25	34	640	18	-	別名：鶏ガラスープ 試料：調理した液状だし

17 調味料及び香辛料類

食品番号	索引番号	食品名	水分	アミノ酸組成によるたんぱく質	たんぱく質	イソロイシン	ロイシン	リシン（リジン）	含硫アミノ酸 メチオニン	含硫アミノ酸 シスチン	含硫アミノ酸 合計	芳香族アミノ酸 フェニルアラニン	芳香族アミノ酸 チロシン	芳香族アミノ酸 合計
		成分識別子	WATER	PROTCAA	PROT-	ILE	LEU	LYS	MET	CYS	AAS	PHE	TYR	AAA
		単位	(........ g	........)		(..........				mg			..........)	
			可食部100 g 当たり											
17025	2322	<調味料類> （だし類） 中華だし	99.0	(0.7)	0.8	(7.4)	(18)	(17)	(4.6)	(1.1)	(5.7)	(11)	(4.6)	(1
17026	2323	<調味料類> （だし類） 洋風だし	97.8	(0.6)	1.3	(16)	(31)	(35)	(7.8)	(5.0)	(13)	(16)	(7.8)	(2
17027	2324	<調味料類> （だし類） 固形ブイヨン	0.8	(8.2)	7.0	(19)	(28)	(19)	(0)	(0)	(0)	(19)	(9.5)	(2
17092	2325	<調味料類> （だし類） 顆粒おでん用	0.9	(9.9)	9.6	(200)	(320)	(290)	(73)	(53)	(130)	(180)	(87)	(27
17093	2326	<調味料類> （だし類） 顆粒中華だし	1.2	10.6	12.6	170	320	350	79	60	140	190	100	3
17028	2327	<調味料類> （だし類） 顆粒和風だし	1.6	(26.8)	24.2	(300)	(510)	(550)	(170)	(90)	(260)	(260)	(200)	(46
17029	2329	<調味料類> （だし類） めんつゆ ストレート	85.4	(2.0)	2.2	(64)	(93)	(73)	(15)	(21)	(36)	(59)	(0)	(5
17030	2331	<調味料類> （だし類） めんつゆ 三倍濃縮	64.9	(4.1)	4.5	(130)	(190)	(150)	(30)	(42)	(72)	(120)	(0)	(12
17031	2336	<調味料類> （調味ソース類） オイスターソース	61.6	(6.1)	7.7	(95)	(150)	(160)	(35)	(60)	(95)	(87)	(0)	(8
17096	2337	<調味料類> （調味ソース類） 黄身酢	52.6	(5.6)	6.3	-	(320)	(530)	(470)	(150)	(620)	(260)	(260)	(52
17133	2338	<調味料類> （調味ソース類） 魚醤油 いかなごしょうゆ	63.0	9.4	13.9	450	570	1100	310	100	410	360	160	5
17134	2339	<調味料類> （調味ソース類） 魚醤油 いしる （いしり）	61.2	8.4	12.8	390	450	970	220	100	320	420	74	4
17135	2340	<調味料類> （調味ソース類） 魚醤油 しょっつる	69.4	4.4	6.1	200	300	480	140	35	180	180	46	2
17107	2341	<調味料類> （調味ソース類） 魚醤油 ナンプラー	65.5	6.3	9.1	280	370	780	190	54	240	270	63	3
17097	2342	<調味料類> （調味ソース類） ごま酢	53.2	(3.6)	4.0	(170)	(300)	(130)	(110)	(76)	(190)	(200)	(120)	(32
17098	2343	<調味料類> （調味ソース類） ごまだれ	40.7	(6.7)	7.2	(300)	(520)	(240)	(190)	(130)	(320)	(340)	(210)	(55
17108	2352	<調味料類> （調味ソース類） 冷やし中華のたれ	67.1	1.9	2.1	74	110	80	18	16	34	68	16	
17109	2353	<調味料類> （調味ソース類） ホワイトソース	81.7	(1.2)	1.8	(78)	(130)	(100)	(32)	(12)	(44)	(63)	(63)	(13
17137	2355	<調味料類> （調味ソース類） ぽん酢しょうゆ 市販品	77.0	3.2	3.7	140	200	150	34	27	61	120	31	1
17144	2359	<調味料類> （調味ソース類） 焼きそば粉末ソース	0.1	6.8	5.6	33	59	49	13	15	28	39	19	

可食部100 g 当たり															
（スレオニン）	トリプトファン	バリン	ヒスチジン	アルギニン	アラニン	アスパラギン酸	グルタミン酸	グリシン	プロリン	セリン	ヒドロキシプロリン	アミノ酸組成計	アンモニア	剰余アンモニア	備考
THR	TRP	VAL	HIS	ARG	ALA	ASP	GLU	GLY	PRO	SER	HYP	AAT	AMMON	AMMON-E	
(......mg......)															
(9.8)	(0.7)	(13)	(6.0)	(33)	(40)	(28)	(430)	(100)	(54)	(14)	-	(790)	(0)	-	別名：湯（たん） 液状だし NILSアミノ酸成分表より推計
(18)	(2.1)	(2.1)	(67)	(39)	(63)	(45)	(230)	(100)	(57)	(21)	-	(760)	(0)	-	別名：スープストック、ブイヨン 液状だし NILSアミノ酸成分表より推計
(19)	(0)	(19)	(19)	(19)	(47)	(47)	(8900)	(170)	(38)	(19)	-	(9400)	(0)	-	別名：固形コンソメ 顆粒状の製品を含む 固形だし NILSアミノ酸成分表より推計
(190)	(30)	(240)	(190)	(83)	(260)	(440)	(8000)	(310)	(240)	(200)	-	(11000)	(69)	-	顆粒だし 原材料配合割合から推計
220	26	260	230	440	600	540	6700	1100	620	280	-	12000	230	-	粉末製品を含む 顆粒だし
(300)	(81)	(380)	(470)	(36)	(440)	(660)	(25000)	(720)	(300)	(260)	-	(31000)	(0)	-	別名：顆粒風味調味料 粉末製品を含む 顆粒だし NILSアミノ酸成分表より推計
(59)	(0)	(73)	(35)	(59)	(64)	(190)	(1300)	(64)	(110)	(78)	-	(2400)	(0)	-	液状だし NILSアミノ酸成分表より推計
(120)	(0)	(150)	(71)	(120)	(130)	(380)	(2600)	(130)	(230)	(160)	-	(4800)	(0)	-	液状だし NILSアミノ酸成分表より推計
(110)	(0)	(130)	(87)	(100)	(860)	(320)	(3900)	(800)	(160)	(130)	-	(7200)	(0)	-	別名：かき油 NILSアミノ酸成分表より推計
(550)	(320)	(88)	(360)	(160)	(450)	(310)	(560)	(750)	(180)	(250)	(560)	(6600)	(6100)	-	原材料配合割合から推計
620	86	730	300	500	860	1300	1900	730	500	500	-	11000	380	-	
650	39	620	260	320	660	1300	1500	630	580	640	-	9800	270	-	別名：原材料がいかの場合はいしり、いわし等の場合はいしる又はよしる等
260	12	290	96	270	380	570	870	450	270	290	-	5100	130	-	
440	58	470	280	170	570	860	1300	530	360	380	-	7400	250	-	別名：魚醤
(170)	(53)	(220)	(110)	(460)	(210)	(380)	(870)	(210)	(190)	(220)	-	(4200)	(100)	-	原材料配合割合から推計
(300)	(91)	(370)	(200)	(780)	(370)	(660)	(2000)	(370)	(320)	(380)	-	(7800)	(170)	-	原材料配合割合から推計
63	0.7	83	39	67	74	160	1100	72	110	85	-	2200	48	-	別名：冷やし中華用スープ
(59)	(18)	(87)	(35)	(47)	(44)	(98)	(270)	(28)	(130)	(70)	(0)	(1400)	-	-	別名：ベシャメルソース 米国成分表より推計
120	3.2	150	73	140	190	260	1600	140	200	160	-	3700	87	-	別名：ポン酢
40	4.8	53	22	64	74	110	7000	88	74	49	-	7800	37	-	

17 調味料及び香辛料類

食品番号	索引番号	食品名	水分	アミノ酸組成によるたんぱく質	たんぱく質	イソロイシン	ロイシン	リシン（リジン）	含硫アミノ酸 メチオニン	含硫アミノ酸 シスチン	含硫アミノ酸 合計	芳香族アミノ酸 フェニルアラニン	芳香族アミノ酸 チロシン	芳香族アミノ酸 合計
		成分識別子	WATER	PROTCAA	PROT-	ILE	LEU	LYS	MET	CYS	AAS	PHE	TYR	AAA
		単位	(......… g ......…)			(…………… mg ……………)								
17112	2360	<調味料類>　（調味ソース類）　焼き鳥のたれ	61.4	(2.6)	3.3	(160)	(230)	(180)	(30)	(36)	(66)	(140)	(43)	(19
17113	2361	<調味料類>　（調味ソース類）　焼き肉のたれ	52.4	(3.6)	4.3	(200)	(290)	(220)	(42)	(46)	(88)	(180)	(52)	(23
17114	2362	<調味料類>　（調味ソース類）　みたらしのたれ	66.3	(0.8)	0.9	(43)	(63)	(48)	(8.0)	(11)	(19)	(39)	(12)	(5
17034	2364	<調味料類>　（トマト加工品類）　トマトピューレー	86.9	(1.4)	1.9	(36)	(53)	(55)	(10)	(12)	(22)	(39)	(24)	(6
17035	2365	<調味料類>　（トマト加工品類）　トマトペースト	71.3	(3.2)	3.8	(78)	(110)	(120)	(24)	(40)	(64)	(110)	(58)	(17
17036	2366	<調味料類>　（トマト加工品類）　トマトケチャップ	66.0	1.2	1.6	26	40	38	6.9	13	20	40	22	
17037	2367	<調味料類>　（トマト加工品類）　トマトソース	87.1	(1.9)	2.0	(45)	(63)	(68)	(13)	(23)	(37)	(67)	(33)	(10
17038	2368	<調味料類>　（トマト加工品類）　チリソース	67.3	(1.7)	1.8	(41)	(57)	(62)	(12)	(21)	(33)	(60)	(30)	(9
17116	2373	<調味料類>　（ドレッシング類）　分離液状ドレッシング　和風ドレッシング　分離液状	69.4	(1.6)	1.9	(78)	(120)	(86)	(24)	(22)	(45)	(74)	(29)	(10
17117	2375	<調味料類>　（ドレッシング類）　乳化液状ドレッシング　ごまドレッシング	38.1	(2.3)	2.7	(120)	(200)	(110)	(59)	(45)	(100)	(130)	(68)	(20
17041	2376	<調味料類>　（ドレッシング類）　乳化液状ドレッシング　サウザンアイランドドレッシング	44.1	(0.2)	0.3	(8.8)	(14)	(13)	(3.7)	(3.5)	(7.2)	(8.8)	(7.8)	(1
17042	2369	<調味料類>　（ドレッシング類）　半固形状ドレッシング　マヨネーズ　全卵型	16.6	1.3	1.4	61	100	85	31	25	56	56	50	1
17043	2370	<調味料類>　（ドレッシング類）　半固形状ドレッシング　マヨネーズ　卵黄型	19.7	2.2	2.5	120	190	170	57	43	100	100	100	2
17118	2371	<調味料類>　（ドレッシング類）　半固形状ドレッシング　マヨネーズタイプ調味料　低カロリータイプ	60.9	2.6	2.9	82	130	110	44	32	76	77	68	1
17044	2378	<調味料類>　（みそ類）　米みそ　甘みそ	42.6	8.7	9.7	480	830	510	140	130	270	540	400	9
17045	2379	<調味料類>　（みそ類）　米みそ　淡色辛みそ	45.4	11.1	12.5	640	1000	750	130	200	330	680	490	12
17046	2380	<調味料類>　（みそ類）　米みそ　赤色辛みそ	45.7	11.3	13.1	680	1100	710	170	220	390	700	520	12
17120	2381	<調味料類>　（みそ類）　米みそ　だし入りみそ	49.9	(10.0)	11.0	(520)	(840)	(610)	(110)	(160)	(270)	(550)	(390)	(94
17145	2382	<調味料類>　（みそ類）　米みそ　だし入りみそ　減塩	52.5	9.4	10.3	490	800	580	110	130	240	520	400	9
17047	2383	<調味料類>　（みそ類）　麦みそ	44.0	8.1	9.7	450	730	410	100	200	300	470	340	8
17048	2384	<調味料類>　（みそ類）　豆みそ	44.9	14.8	17.2	830	1300	830	240	180	420	850	640	15
17119	2385	<調味料類>　（みそ類）　減塩みそ	46.0	9.1	11.0	510	820	610	160	140	300	540	410	9

可食部100 g当たり

可食部100ｇ当たり															
スレオニン	トリプトファン	バリン	ヒスチジン	アルギニン	アラニン	アスパラギン酸	グルタミン酸	グリシン	プロリン	セリン	ヒドロキシプロリン	アミノ酸組成計	アンモニア	剰余アンモニア	備考
THR	TRP	VAL	HIS	ARG	ALA	ASP	GLU	GLY	PRO	SER	HYP	AAT	AMMON	AMMON-E	
(mg)															
(140)	(7.8)	(180)	(72)	(110)	(180)	(330)	(670)	(140)	(220)	(180)	-	(3000)	(97)	-	原材料配合割合から推計
(170)	(12)	(210)	(94)	(130)	(220)	(410)	(1200)	(170)	(260)	(210)	-	(4200)	(110)	-	原材料配合割合から推計
(37)	(2.0)	(48)	(19)	(30)	(51)	(120)	(220)	(37)	(60)	(48)	-	(890)	(27)	-	原材料配合割合から推計
(43)	(13)	(38)	(29)	(37)	(60)	(240)	(760)	(31)	(41)	(45)	(0)	(1600)	-	-	別名：トマトピューレ 米国成分表より推計
(120)	(27)	(77)	(62)	(90)	(120)	(580)	(1900)	(84)	(66)	(110)	(0)	(3700)	-	-	米国成分表より推計
38	7.3	29	23	31	57	260	670	30	24	39	-	1400	60	-	
(68)	(17)	(45)	(37)	(52)	(68)	(340)	(1100)	(48)	(38)	(65)	(0)	(2200)	-	-	米国成分表より推計
(62)	(15)	(41)	(33)	(47)	(62)	(300)	(970)	(44)	(35)	(59)	(0)	(1900)	-	-	米国成分表より推計
(70)	(8.9)	(88)	(43)	(80)	(90)	(160)	(660)	(77)	(100)	(88)	-	(1900)	(44)	-	オイル入り 原材料配合割合から推計
(110)	(27)	(140)	(71)	(240)	(140)	(260)	(570)	(130)	(140)	(150)	-	(2700)	(70)	-	クリームタイプ 原材料配合割合から推計
(9.9)	(2.4)	(10)	(5.3)	(12)	(12)	(35)	(71)	(6.5)	(8.0)	(16)	-	(250)	(7.5)	-	原材料配合割合から推計
61	12	74	32	77	63	120	480	39	50	99	-	1500	21	-	使用油：なたね油 、とうもろこし油、大豆油
120	27	140	61	160	120	220	560	73	96	200	-	2500	42	-	使用油：大豆油を含む
80	21	100	40	100	91	160	860	860	64	130	-	3000	28	-	使用油：なたね油、大豆油、とうもろこし油
430	120	540	290	730	490	1100	1800	450	540	590	-	10000	220	-	別名：西京みそ、関西白みそ等
540	140	710	360	930	590	1500	2200	560	730	700	-	13000	280	-	別名：信州みそ等
570	120	750	350	820	630	1600	2300	580	730	730	-	13000	290	-	
(440)	(120)	(570)	(310)	(730)	(480)	(1200)	(3000)	(470)	(590)	(560)	-	(12000)	(220)	-	原材料配合割合から推計
430	100	530	280	650	480	1200	2700	490	550	570	-	11000	220	-	
390	83	500	230	520	420	930	2100	380	680	470	-	9400	250	-	別名：田舎みそ
720	130	900	490	880	800	1900	3800	760	920	950	-	17000	340	-	別名：東海豆みそ
460	100	580	280	710	500	1200	1900	480	550	660	-	11000	220	-	

17 調味料及び香辛料類

食品番号	索引番号	食品名	可食部100 g 当たり						含硫アミノ酸			芳香族アミノ酸		
			水分	アミノ酸組成によるたんぱく質	たんぱく質	イソロイシン	ロイシン	リシン（リジン）	メチオニン	シスチン	合計	フェニルアラニン	チロシン	合計
		成分識別子	WATER	PROTCAA	PROT-	ILE	LEU	LYS	MET	CYS	AAS	PHE	TYR	AAA
		単位	(……… g ………)			(…………………………………… mg …………………………………………)								
17049	2386	＜調味料類＞　（みそ類）　即席みそ　粉末タイプ	2.4	(19.4)	21.9	(1100)	(1800)	(1300)	(230)	(350)	(580)	(1200)	(860)	(210
17050	2387	＜調味料類＞　（みそ類）　即席みそ　ペーストタイプ	61.5	(7.9)	8.9	(460)	(740)	(530)	(95)	(140)	(240)	(490)	(350)	(83
17121	2388	＜調味料類＞　（みそ類）　辛子酢みそ	43.6	(4.2)	5.0	(230)	(400)	(240)	(69)	(61)	(130)	(260)	(190)	(45
17122	2389	＜調味料類＞　（みそ類）　ごまみそ	42.7	(8.6)	9.4	(440)	(770)	(420)	(190)	(150)	(340)	(510)	(370)	(88
17123	2390	＜調味料類＞　（みそ類）　酢みそ	44.2	(4.4)	4.9	(240)	(420)	(260)	(72)	(64)	(140)	(280)	(200)	(48
17124	2391	＜調味料類＞　（みそ類）　練りみそ	29.9	(4.8)	5.5	(260)	(460)	(280)	(80)	(72)	(150)	(310)	(220)	(52
17051	2392	＜調味料類＞　（ルウ類）　カレールウ	3.0	5.7	6.5	190	350	130	60	91	150	240	130	3
17125	2394	＜調味料類＞　（その他）　お茶漬けの素　さけ	2.9	(18.0)	20.2	(770)	(1300)	(1400)	(490)	(220)	(710)	(710)	(600)	(130
17136	2395	＜調味料類＞　（その他）　キムチの素	58.2	5.3	5.3	76	120	120	33	32	64	82	55	1
17053	2396	＜調味料類＞　（その他）　酒かす	51.1	(14.2)	14.9	(660)	(1400)	(690)	(640)	(510)	(1200)	(800)	(810)	(160
17126	2397	＜調味料類＞　（その他）　即席すまし汁	2.8	(17.0)	18.3	(590)	(1000)	(780)	(280)	(210)	(490)	(580)	(400)	(98
17127	2398	＜調味料類＞　（その他）　ふりかけ　たまご	2.5	(20.9)	23.4	(960)	(1600)	(1400)	(610)	(340)	(950)	(910)	(780)	(170
17138	2400	＜調味料類＞　（その他）　料理酒	82.4	0.2	0.2	5.4	10	6.3	1.3	2.8	4.0	5.7	3.9	9
17056	2402	＜香辛料類＞　オニオンパウダー	5.0	(5.8)	8.8	(120)	(190)	(410)	(76)	(68)	(140)	(240)	(110)	(35
17059	2405	＜香辛料類＞　からし　練りマスタード	65.7	(4.3)	4.8	(190)	(370)	(340)	(98)	(92)	(190)	(210)	(170)	(38
17060	2406	＜香辛料類＞　からし　粒入りマスタード	57.2	(6.9)	7.6	(340)	(610)	(540)	(140)	(200)	(340)	(340)	(240)	(58
17061	2407	＜香辛料類＞　カレー粉	5.7	(10.2)	13.0	(570)	(810)	(640)	(170)	(180)	(350)	(530)	(360)	(89
17062	2408	＜香辛料類＞　クローブ　粉	7.5	(5.1)	7.2	(290)	(480)	(450)	(96)	(84)	(180)	(280)	(230)	(51
17063	2409	＜香辛料類＞　こしょう　黒　粉	12.7	(8.9)	11.0	(390)	(1100)	(260)	(100)	(150)	(250)	(470)	(510)	(98
17064	2410	＜香辛料類＞　こしょう　白　粉	12.3	(7.0)	10.1	(330)	(1000)	(200)	(81)	(150)	(230)	(470)	(400)	(87
17065	2411	＜香辛料類＞　こしょう　混合　粉	12.5	(7.4)	10.6	(350)	(1100)	(200)	(86)	(160)	(250)	(490)	(420)	(91
17067	2413	＜香辛料類＞　シナモン　粉	9.4	(2.7)	3.6	(130)	(230)	(220)	(70)	(52)	(120)	(130)	(120)	(25
17068	2414	＜香辛料類＞　しょうが　粉	10.6	(5.3)	7.8	(300)	(450)	(210)	(77)	(86)	(160)	(270)	(210)	(48
17069	2415	＜香辛料類＞　しょうが　おろし	88.2	(0.3)	0.7	(20)	(28)	(22)	(5.0)	(3.1)	(8.1)	(17)	(7.7)	(2
17072	2418	＜香辛料類＞　チリパウダー	3.8	(9.2)	15.0	(430)	(700)	(400)	(140)	(200)	(350)	(410)	(210)	(62
17073	2419	＜香辛料類＞　とうがらし　粉	1.7	(9.9)	16.2	(470)	(760)	(430)	(160)	(220)	(370)	(450)	(230)	(67

可食部100ｇ当たり															
（スレオニン）	トリプトファン	バリン	ヒスチジン	アルギニン	アラニン	アスパラギン酸	グルタミン酸	グリシン	プロリン	セリン	ヒドロキシプロリン	アミノ酸組成計	アンモニア	剰余アンモニア	備考
THR	TRP	VAL	HIS	ARG	ALA	ASP	GLU	GLY	PRO	SER	HYP	AAT	AMMON	AMMON-E	
(……mg……)															
950)	(250)	(1200)	(640)	(1600)	(1000)	(2600)	(3900)	(980)	(1300)	(1200)	-	(23000)	(490)	-	別名：インスタントみそ汁 17045淡色辛みそから推計
390)	(100)	(500)	(260)	(660)	(420)	(1100)	(1600)	(400)	(520)	(500)	-	(9200)	(200)	-	別名：インスタントみそ汁 17045淡色辛みそから推計
210)	(58)	(260)	(140)	(350)	(240)	(540)	(880)	(210)	(260)	(290)	-	(4900)	(100)	-	原材料配合割合から推計
410)	(130)	(520)	(280)	(910)	(480)	(1000)	(1900)	(470)	(480)	(560)	-	(10000)	(210)	-	原材料配合割合から推計
220)	(61)	(270)	(150)	(370)	(250)	(570)	(920)	(230)	(270)	(300)	-	(5100)	(110)	-	原材料配合割合から推計
220)	(67)	(300)	(160)	(410)	(280)	(630)	(1000)	(250)	(300)	(300)	-	(5600)	-	-	原材料配合割合から推計
170	54	230	120	220	190	340	3000	240	470	260	30	6600	170	-	
850)	(210)	(950)	(780)	(960)	(1100)	(1700)	(6300)	(920)	(740)	(810)	(76)	(21000)	(250)	-	原材料配合割合から推計
93	19	100	63	170	150	290	4100	280	160	96	-	6100	72	-	
680)	(200)	(940)	(420)	(1100)	(1000)	(1500)	(2700)	(770)	(690)	(970)	-	(16000)	(0)	-	NILSアミノ酸成分表より推計
580)	(140)	(710)	(550)	(550)	(840)	(1100)	(9100)	(710)	(860)	(640)	-	(20000)	(270)	-	原材料配合割合から推計
000)	(280)	(1200)	(870)	(1600)	(1300)	(2000)	(6300)	(1100)	(890)	(1200)	(38)	(24000)	(300)	-	原材料配合割合から推計
7.0	0.5	9.1	4.5	9.7	15	16	57	8.4	17	10	-	190	6.6	-	
(120)	(51)	(140)	(140)	(1600)	(150)	(560)	(1800)	(230)	(580)	(120)	(0)	(6700)	-	-	米国成分表より推計
(210)	(12)	(240)	(150)	(320)	(210)	(500)	(930)	(290)	(460)	(260)	(0)	(5100)	-	-	別名：フレンチマスタード 米国成分表より推計
(240)	(75)	(440)	(260)	(560)	(340)	(710)	(1500)	(460)	(820)	(220)	(0)	(8100)	-	-	別名：あらびきマスタード 米国成分表より推計
(320)	(100)	(680)	(260)	(810)	(500)	(1600)	(2100)	(720)	(1100)	(350)	(0)	(12000)	-	-	米国成分表より推計
(220)	(36)	(410)	(160)	(390)	(350)	(720)	(680)	(340)	(470)	(290)	(0)	(6000)	-	-	別名：ちょうじ 米国成分表より推計
(260)	(61)	(580)	(170)	(330)	(650)	(1500)	(1500)	(470)	(1500)	(430)	(0)	(10000)	-	-	別名：ブラックペッパー 米国成分表より推計
(290)	(60)	(450)	(140)	(230)	(590)	(930)	(1300)	(370)	(760)	(470)	-	(8200)	(0)	-	別名：ホワイトペッパー NILSアミノ酸成分表より推計
(300)	(63)	(470)	(140)	(240)	(610)	(980)	(1300)	(390)	(800)	(490)	-	(8600)	(0)	-	NILSアミノ酸成分表より推計
(120)	(44)	(200)	(110)	(150)	(150)	(400)	(330)	(180)	(380)	(180)	(0)	(3200)	-	-	別名：にっけい、にっき 米国成分表より推計
(250)	(130)	(360)	(170)	(610)	(240)	(1200)	(690)	(430)	(290)	(220)	(0)	(6200)	-	-	別名：ジンジャー 米国成分表より推計
(14)	(4.6)	(28)	(12)	(17)	(12)	(80)	(62)	(17)	(16)	(17)	(0)	(380)	-	-	試料：チューブ入り 米国成分表より推計
(300)	(78)	(600)	(200)	(550)	(500)	(1900)	(1800)	(670)	(1400)	(260)	(0)	(11000)	-	-	米国成分表より推計
(320)	(84)	(650)	(220)	(590)	(540)	(2000)	(1900)	(720)	(1500)	(280)	(0)	(12000)	-	-	別名：一味唐辛子 米国成分表より推計

17 調味料及び香辛料類

食品番号	索引番号	食品名	可食部100 g 当たり											
									含硫アミノ酸			芳香族アミノ酸		
			水分	アミノ酸組成によるたんぱく質	たんぱく質	イソロイシン	ロイシン	リシン（リジン）	メチオニン	シスチン	合計	フェニルアラニン	チロシン	合計
		成分識別子	WATER	PROTCAA	PROT-	ILE	LEU	LYS	MET	CYS	AAS	PHE	TYR	AAA
		単位	(......... g ....)			(... mg ....)								
17075	2421	<香辛料類>　にんにく　ガーリックパウダー　食塩無添加	3.5	(17.2)	19.9	(500)	(880)	(920)	(130)	(300)	(440)	(630)	(540)	(12(
17128	2422	<香辛料類>　にんにく　ガーリックパウダー　食塩添加	3.5	(17.2)	19.9	(500)	(880)	(920)	(130)	(300)	(440)	(630)	(540)	(12(
17076	2423	<香辛料類>　にんにく　おろし	52.1	(2.9)	4.7	(84)	(160)	(180)	(46)	(52)	(99)	(120)	(93)	(21
17077	2424	<香辛料類>　バジル　粉	10.9	(17.3)	21.1	(970)	(1700)	(1100)	(290)	(170)	(470)	(1100)	(690)	(18
17078	2425	<香辛料類>　パセリ　乾	5.0	(27.7)	28.7	(1700)	(3000)	(2300)	(640)	(320)	(960)	(1800)	(1200)	(31
17079	2426	<香辛料類>　パプリカ　粉	10.0	(14.6)	15.5	(620)	(1000)	(760)	(220)	(250)	(470)	(670)	(420)	(11
17080	2427	<香辛料類>　わさび　粉　からし粉入り	4.9	(9.4)	16.5	(420)	(700)	(790)	(92)	(150)	(240)	(500)	(370)	(87
17081	2428	<香辛料類>　わさび　練り	39.8	(1.9)	3.3	(84)	(140)	(160)	(18)	(29)	(47)	(99)	(73)	(17
17082	2429	<その他>　酵母　パン酵母　圧搾	68.1	13.1	16.5	790	1200	1300	250	230	480	700	600	13

(スレオニン)	トリプトファン	バリン	ヒスチジン	アルギニン	アラニン	アスパラギン酸	グルタミン酸	グリシン	プロリン	セリン	ヒドロキシプロリン	アミノ酸組成計	アンモニア	剰余アンモニア	備考
THR	TRP	VAL	HIS	ARG	ALA	ASP	GLU	GLY	PRO	SER	HYP	AAT	AMMON	AMMON-E	
(可食部100 g 当たり ……mg……)															
450)	(150)	(800)	(320)	(4000)	(580)	(2300)	(4400)	(630)	(1600)	(610)	(0)	(20000)	-	-	米国成分表より推計
450)	(150)	(800)	(320)	(4000)	(580)	(2300)	(4400)	(630)	(1600)	(610)	(0)	(20000)	-	-	米国成分表より推計
100)	(49)	(140)	(64)	(750)	(100)	(320)	(750)	(120)	(72)	(130)	-	(3300)	-	-	試料：チューブ入り 06223にんにく/生から推計
700)	(240)	(1300)	(410)	(1100)	(1100)	(2800)	(2400)	(1100)	(2500)	(490)	(0)	(20000)	-	-	別名：めぼうき、バジリコ 米国成分表より推計
300)	(510)	(2200)	(770)	(1900)	(1900)	(3400)	(4000)	(1900)	(2200)	(1200)	(0)	(32000)	-	-	米国成分表より推計
540)	(77)	(820)	(270)	(980)	(700)	(3100)	(2500)	(860)	(2500)	(670)	(0)	(17000)	-	-	米国成分表より推計
530)	(150)	(550)	(220)	(1400)	(590)	(1500)	(1400)	(530)	(510)	(550)	-	(11000)	(0)	-	試料：ホースラディシュ製品 NILSアミノ酸成分表より推計
110)	(29)	(110)	(44)	(280)	(120)	(290)	(280)	(110)	(100)	(110)	-	(2200)	(0)	-	試料：わさび及びホースラディシュ混合製品、チューブ入り NILSアミノ酸成分表より推計
860	220	940	370	840	1000	1600	2200	790	590	860	-	15000	300	-	別名：イースト

18 調理済み流通食品類

食品番号	索引番号	食品名	可食部100 g当たり						含硫アミノ酸			芳香族アミノ酸		
			水分	アミノ酸組成によるたんぱく質	たんぱく質	イソロイシン	ロイシン	リシン（リジン）	メチオニン	シスチン	合計	フェニルアラニン	チロシン	合計
		成分識別子	WATER	PROTCAA	PROT-	ILE	LEU	LYS	MET	CYS	AAS	PHE	TYR	AAA
		単位	(……… g ………)			(……… mg ………)								
18023	2447	和風料理　その他　松前漬け　しょうゆ漬	51.2	14.5	17.0	740	1200	1200	350	160	510	590	420	10
18007	2470	洋風料理　フライ用冷凍食品　コロッケ　ポテトコロッケ　冷凍	63.5	3.9	4.6	180	300	220	69	85	150	200	120	3
18002	2475	中国料理　点心類　ぎょうざ	57.8	5.8	6.9	270	450	330	100	120	220	290	160	4
18012	2476	中国料理　点心類　しゅうまい	60.2	7.5	9.1	380	630	560	170	130	300	360	240	6

可食部100 g 当たり															備考
(スレオニン)	トリプトファン	バリン	ヒスチジン	アルギニン	アラニン	アスパラギン酸	グルタミン酸	グリシン	プロリン	セリン	ヒドロキシプロリン	アミノ酸組成計	アンモニア	剰余アンモニア	
THR	TRP	VAL	HIS	ARG	ALA	ASP	GLU	GLY	PRO	SER	HYP	AAT	AMMON	AMMON-E	
(……mg……)															
750	160	730	360	980	1100	1500	3800	1300	760	750	-	17000	270	-	液汁を除いたもの するめ、昆布、かずのこ等を含む
150	49	230	91	190	160	500	1300	140	330	190	-	4500	150	-	フライ前の食品を冷凍したもの
230	69	310	160	350	310	490	1800	380	580	290	-	6700	200	-	
330	92	420	250	550	480	760	1900	590	600	370	-	8800	190	-	

第 2 表　基準窒素 1 g 当たりのアミノ酸成分表

1 穀類

食品番号	索引番号	食品名	基準窒素1g当たり											
						含硫アミノ酸			芳香族アミノ酸					
			イソロイシン	ロイシン	リシン（リジン）	メチオニン	シスチン	合計	フェニルアラニン	チロシン	合計	トレオニン（スレオニン）	トリプトファン	バリン
		成分識別子	ILEN	LEUN	LYSN	METN	CYSN	AASN	PHEN	TYRN	AAAN	THRN	TRPN	VALN
		単位	(.......... mg											
01002	2	あわ　精白粒	270	850	120	220	120	340	350	200	560	260	120	3
01004	4	えんばく　オートミール	250	460	260	110	210	330	330	210	540	210	87	3
01006	6	おおむぎ　押麦　乾	220	440	210	100	160	260	330	200	520	230	85	3
01170	7	おおむぎ　押麦　めし	230	450	210	110	140	250	330	210	540	230	86	3
01167	12	キヌア　玄穀	230	380	340	120	98	220	240	180	410	230	78	2
01011	13	きび　精白粒	260	800	91	200	110	310	350	240	590	210	83	3
01012	14	こむぎ　［玄穀］　国産　普通	210	410	180	99	150	250	290	180	460	190	85	2
01015	17	こむぎ　［小麦粉］　薄力粉　1等	220	420	130	100	160	260	300	180	490	180	72	2
01016	18	こむぎ　［小麦粉］　薄力粉　2等	210	400	130	99	150	250	300	170	470	170	69	2
01018	19	こむぎ　［小麦粉］　中力粉　1等	210	410	120	99	150	250	300	180	480	170	69	2
01019	20	こむぎ　［小麦粉］　中力粉　2等	210	410	130	100	150	250	300	180	480	180	67	2
01020	21	こむぎ　［小麦粉］　強力粉　1等	210	410	110	98	140	240	310	180	490	170	67	2
01021	22	こむぎ　［小麦粉］　強力粉　2等	220	420	120	96	140	240	310	180	490	180	68	2
01146	24	こむぎ　［小麦粉］　プレミックス粉　お好み焼き用	220	420	140	88	130	220	300	190	490	180	68	2
01147	26	こむぎ　［小麦粉］　プレミックス粉　から揚げ用	210	400	190	72	110	180	270	160	420	190	56	2
01025	27	こむぎ　［小麦粉］　プレミックス粉　天ぷら用	250	470	150	110	170	280	340	200	530	200	76	3
01026	30	こむぎ　［パン類］　角形食パン　食パン	220	420	120	86	130	220	310	190	500	170	63	2
01174	31	こむぎ　［パン類］　角形食パン　焼き	220	430	110	83	130	220	320	190	510	180	64	2
01175	32	こむぎ　［パン類］　角形食パン　耳を除いたもの	230	420	130	85	130	220	310	200	510	180	65	2
01028	37	こむぎ　［パン類］　コッペパン	230	430	120	89	130	220	310	190	510	190	67	2
01031	39	こむぎ　［パン類］　フランスパン	220	410	110	86	140	220	300	190	490	180	66	2
01032	40	こむぎ　［パン類］　ライ麦パン	210	390	160	85	130	220	290	170	460	220	61	2
01034	43	こむぎ　［パン類］　ロールパン	230	430	130	90	140	230	310	190	500	190	65	2
01148	49	こむぎ　［パン類］　ベーグル	230	430	110	85	140	220	320	190	510	180	67	2
01038	50	こむぎ　［うどん・そうめん類］　うどん　生	200	390	110	77	130	200	280	160	450	160	61	2
01039	51	こむぎ　［うどん・そうめん類］　うどん　ゆで	210	390	110	89	120	200	290	180	470	160	60	2
01041	53	こむぎ　［うどん・そうめん類］　干しうどん　乾	220	420	120	88	140	230	310	190	490	180	66	2

基準窒素1 g当たり													
ヒスチジン	アルギニン	アラニン	アスパラギン酸	グルタミン酸	グリシン	プロリン	セリン	ヒドロキシプロリン	アミノ酸組成計	アンモニア	アミノ酸組成によるたんぱく質に対する窒素・たんぱく質換算係数	窒素・たんぱく質換算係数（基準窒素によるたんぱく質に対する係数）	備考
HISN	ARGN	ALAN	ASPN	GLUN	GLYN	PRON	SERN	HYPN	AATN	AMMONN	XNA	XN	
(……					mg					……)	–	–	
150	200	590	450	1400	170	560	350	-	6700	190	5.73	6.25	うるち、もちを含む 歩留り： 70～80 %
150	390	280	490	1300	320	350	300	-	6100	160	5.20	5.83	別名： オート、オーツ
140	270	230	340	1500	240	720	290	-	6000	180	5.19	5.83	歩留り： 玄皮麦45～55 %、玄裸麦55～65 %
140	280	230	340	1500	240	720	290	-	6100	180	5.24	5.83	乾35 g相当量を含む
180	510	260	500	820	320	220	290	-	5200	100	4.50	6.25	
140	200	650	380	1400	140	450	430	-	6400	190	5.49	6.25	うるち、もちを含む 歩留り： 70～80 %
160	300	220	310	1800	250	590	320	-	6000	210	5.15	5.83	
140	220	180	250	2100	210	720	320	-	6100	240	5.29	5.7	
140	230	180	260	2000	220	680	300	-	6000	230	5.13	5.7	
140	210	170	240	2100	220	720	320	-	6100	250	5.24	5.7	
140	230	180	240	2100	220	700	320	-	6100	240	5.23	5.7	
140	210	170	230	2200	210	750	310	-	6100	260	5.28	5.7	
140	220	170	230	2200	210	740	330	-	6200	260	5.35	5.7	
150	240	190	270	2300	220	710	310	-	6400	230	5.55	6.25	
120	260	220	370	2700	200	490	290	-	6600	190	5.69	6.25	
160	250	200	300	2300	230	780	340	-	6800	260	5.84	6.25	
140	200	170	240	2100	210	720	280	-	6000	240	5.19	6.25	
140	210	180	240	2200	210	760	290	-	6200	250	5.33	6.25	
140	210	170	240	2100	210	740	320	-	6200	240	5.31	6.25	※ 耳の割合： 45 % 耳以外の割合 : 55 %
140	210	190	260	2100	230	730	330	-	6200	240	5.37	6.25	
140	200	180	240	2100	220	730	320	-	6000	230	5.20	5.7	
140	240	250	360	1600	250	630	310	-	5800	200	4.99	6.25	主原料配合： ライ麦粉 50 %
140	210	180	260	2000	210	710	320	-	6100	230	5.28	6.25	原材料配合割合から推計
140	220	180	250	2200	220	740	320	-	6200	250	5.39	6.25	
120	200	160	220	2000	200	670	300	-	5600	230	4.87	5.7	きしめん、ひもかわを含む
120	200	160	220	2000	200	690	300	-	5700	230	4.96	5.7	きしめん、ひもかわを含む
140	220	170	250	2200	220	740	330	-	6200	260	5.35	5.7	

1 穀類

食品番号	索引番号	食品名	基準窒素1g当たり											
						含硫アミノ酸			芳香族アミノ酸					
			イソロイシン	ロイシン	リシン（リジン）	メチオニン	シスチン	合計	フェニルアラニン	チロシン	合計	トレオニン（スレオニン）	トリプトファン	バリン
		成分識別子	ILEN	LEUN	LYSN	METN	CYSN	AASN	PHEN	TYRN	AAAN	THRN	TRPN	VALN
		単位	(mg											
01043	55	こむぎ ［うどん・そうめん類］ そうめん・ひやむぎ 乾	220	420	120	88	140	220	310	190	500	180	68	2
01045	57	こむぎ ［うどん・そうめん類］ 手延そうめん・手延ひやむぎ 乾	210	420	120	82	130	220	300	180	490	180	67	2
01047	59	こむぎ ［中華めん類］ 中華めん 生	230	440	130	94	130	220	330	220	550	190	67	2
01049	62	こむぎ ［中華めん類］ 蒸し中華めん 蒸し中華めん	240	440	130	110	160	270	320	180	500	180	76	2
01056	70	こむぎ ［即席めん類］ 即席中華めん 油揚げ味付け	210	390	110	81	120	200	280	160	440	170	57	2
01189	73	こむぎ ［即席めん類］ 即席中華めん 油揚げ ゆで （添付調味料等を含まないもの）	230	450	120	0	130	130	330	200	530	190	70	2
01144	74	こむぎ ［即席めん類］ 即席中華めん 油揚げ 乾 （添付調味料等を含まないもの）	240	450	130	95	150	250	330	200	530	180	72	2
01190	77	こむぎ ［即席めん類］ 即席中華めん 非油揚げ ゆで （添付調味料等を含まないもの）	250	480	130	110	120	230	350	210	560	200	78	2
01145	78	こむぎ ［即席めん類］ 即席中華めん 非油揚げ 乾 （添付調味料等を含まないもの）	240	460	130	94	140	240	340	200	540	190	74	2
01193	79	こむぎ ［即席めん類］ 中華スタイル即席カップめん 油揚げ 塩味 乾 （添付調味料等を含むもの）	210	390	170	84	110	200	270	170	440	180	59	2
01194	81	こむぎ ［即席めん類］ 中華スタイル即席カップめん 油揚げ 塩味 調理後のめん （スープを残したもの）	210	410	110	86	110	200	300	180	480	170	62	2
01191	82	こむぎ ［即席めん類］ 中華スタイル即席カップめん 油揚げ しょうゆ味 乾 （添付調味料等を含むもの）	200	380	150	83	110	190	260	160	430	170	58	2
01192	84	こむぎ ［即席めん類］ 中華スタイル即席カップめん 油揚げ しょうゆ味 調理後のめん （スープを残したもの）	210	410	120	86	100	190	290	190	480	170	65	2
01060	85	こむぎ ［即席めん類］ 中華スタイル即席カップめん 油揚げ 焼きそば 乾 （添付調味料等を含むもの）	210	400	130	79	120	200	290	170	450	170	60	2
01061	87	こむぎ ［即席めん類］ 中華スタイル即席カップめん 非油揚げ 乾 （添付調味料等を含むもの）	200	370	170	85	92	180	260	150	410	170	54	2
01195	89	こむぎ ［即席めん類］ 中華スタイル即席カップめん 非油揚げ 調理後のめん （スープを残したもの）	210	410	130	88	95	180	290	190	480	170	63	2

基準窒素1g当たり													
ヒスチジン	アルギニン	アラニン	アスパラギン酸	グルタミン酸	グリシン	プロリン	セリン	ヒドロキシプロリン	アミノ酸組成計	アンモニア	アミノ酸組成によるたんぱく質に対する窒素・たんぱく質換算係数	窒素・たんぱく質換算係数（基準窒素によるたんぱく質に対する係数）	備　考
HISN	ARGN	ALAN	ASPN	GLUN	GLYN	PRON	SERN	HYPN	AATN	AMMONN	XNA	XN	
(........						mg				........)	–	–	
140	210	170	240	2100	210	730	310	-	6100	250	5.29	5.7	
130	220	170	250	2100	220	720	330	-	6100	250	5.28	5.7	
140	230	190	270	2200	230	770	340	-	6500	260	5.63	5.7	
150	220	190	250	2100	230	790	330	-	6400	250	5.52	5.7	
130	210	180	250	2700	220	660	290	-	6400	220	5.56	6.25	別名：インスタントラーメン 添付調味料等を含む
150	230	190	250	2300	230	770	350	-	6500	260	5.58	6.25	添付調味料等を含まない
150	240	190	260	2300	230	780	350	-	6700	260	5.75	6.25	調理前のもの、添付調味料等を除く
160	240	200	270	2400	240	800	380	-	6900	270	5.99	6.25	添付調味料等を含まない
160	240	190	260	2300	230	770	350	-	6700	270	5.77	6.25	添付調味料等を除く
130	250	230	300	2400	290	570	300	-	6300	190	5.45	6.25	調理前のもの、添付調味料等を含む
130	220	190	240	2300	240	710	320	-	6300	240	5.41	6.25	添付調味料等を含む
120	230	200	280	2300	240	590	290	-	6000	200	5.20	6.25	調理前のもの、添付調味料等を含む
130	220	180	240	2400	230	700	310	-	6300	240	5.41	6.25	添付調味料等を含む
140	220	190	260	2200	220	670	310	-	6100	230	5.22	6.25	別名：カップ焼きそば 添付調味料等を含む
140	250	240	310	2200	310	570	290	-	6100	190	5.21	6.25	別名：カップラーメン 添付調味料等を含む
140	230	200	250	2200	240	670	320	-	6200	230	5.31	6.25	添付調味料等を含む

1 穀類

食品番号	索引番号	食品名	イソロイシン	ロイシン	リシン（リジン）	含硫アミノ酸 メチオニン	含硫アミノ酸 シスチン	含硫アミノ酸 合計	芳香族アミノ酸 フェニルアラニン	芳香族アミノ酸 チロシン	芳香族アミノ酸 合計	トレオニン（スレオニン）	トリプトファン	バリン
		成分識別子	ILEN	LEUN	LYSN	METN	CYSN	AASN	PHEN	TYRN	AAAN	THRN	TRPN	VALN
		単位	基準窒素1g当たり（mg）											
01062	90	こむぎ　［即席めん類］　和風スタイル即席カップめん　油揚げ　乾（添付調味料等を含むもの）	230	410	200	79	110	190	290	180	470	190	64	2[illegible]
01196	92	こむぎ　［即席めん類］　和風スタイル即席カップめん　油揚げ　調理後のめん　（スープを残したもの）	210	420	120	91	110	200	300	190	490	170	64	2[illegible]
01063	93	こむぎ　［マカロニ・スパゲッティ類］　マカロニ・スパゲッティ　乾	230	440	110	98	140	230	310	170	480	180	68	2[illegible]
01064	94	こむぎ　［マカロニ・スパゲッティ類］　マカロニ・スパゲッティ　ゆで	230	450	120	100	120	220	310	180	490	180	64	2[illegible]
01173	95	こむぎ　［マカロニ・スパゲッティ類］　マカロニ・スパゲッティ　ソテー	250	480	120	110	150	260	340	190	530	200	74	3[illegible]
01149	96	こむぎ　［マカロニ・スパゲッティ類］　生パスタ　生	230	450	150	97	120	220	320	190	520	190	68	2[illegible]
01066	98	こむぎ　［ふ類］　焼きふ　釜焼きふ	240	430	100	100	170	270	320	190	510	170	67	2[illegible]
01070	102	こむぎ　［その他］　小麦はいが	210	380	400	110	86	190	240	150	400	260	63	3[illegible]
01071	103	こむぎ　［その他］　小麦たんぱく　粉末状	240	430	110	100	130	230	330	200	530	170	62	2[illegible]
01150	116	こむぎ　［その他］　冷めん　生	220	430	140	86	140	220	320	200	520	180	73	2[illegible]
01080	117	こめ　［水稲穀粒］　玄米	240	490	240	140	140	280	310	280	590	230	88	3[illegible]
01083	120	こめ　［水稲穀粒］　精白米　うるち米	240	490	210	140	140	280	320	240	550	230	82	3[illegible]
01151	121	こめ　［水稲穀粒］　精白米　もち米	260	510	220	150	140	290	330	300	630	230	86	3[illegible]
01152	122	こめ　［水稲穀粒］　精白米　インディカ米	240	480	210	170	150	320	310	310	620	230	85	3[illegible]
01153	124	こめ　［水稲穀粒］　発芽玄米	230	470	230	150	140	290	300	270	570	230	86	3[illegible]
01085	127	こめ　［水稲めし］　玄米	240	480	240	140	130	270	310	270	570	230	89	3[illegible]
01168	130	こめ　［水稲めし］　精白米　インディカ米	240	470	210	170	140	320	310	270	580	220	87	3[illegible]
01088	131	こめ　［水稲めし］　精白米　うるち米	220	460	200	150	130	270	300	240	540	220	83	3[illegible]
01154	132	こめ　［水稲めし］　精白米　もち米	260	510	210	160	130	290	330	290	620	230	91	3[illegible]
01155	134	こめ　［水稲めし］　発芽玄米	240	490	240	150	130	280	310	300	610	240	88	3[illegible]
01110	158	こめ　［うるち米製品］　アルファ化米　一般用	240	480	200	160	140	290	310	280	590	220	82	3[illegible]
01111	160	こめ　［うるち米製品］　おにぎり	250	500	220	140	120	270	330	300	620	230	88	3[illegible]

基準窒素1 g当たり													
ヒスチジン	アルギニン	アラニン	アスパラギン酸	グルタミン酸	グリシン	プロリン	セリン	ヒドロキシプロリン	アミノ酸組成計	アンモニア	アミノ酸組成によるたんぱく質に対する窒素・たんぱく質換算係数	窒素・たんぱく質換算係数（基準窒素によるたんぱく質に対する係数）	備考
HISN	ARGN	ALAN	ASPN	GLUN	GLYN	PRON	SERN	HYPN	AATN	AMMONN	XNA	XN	
(……					mg					……)	–	–	
150	260	210	360	2300	240	560	310	-	6400	190	5.49	6.25	別名：カップうどん 調理前のもの、添付調味料等を含む
150	220	180	240	2300	220	690	320	-	6300	240	5.44	6.25	
160	230	180	270	2100	200	700	330	-	6100	250	5.30	5.7	
150	230	180	250	2100	190	720	330	-	6100	240	5.27	5.7	1.5 %食塩水でゆでた場合
170	250	200	290	2300	220	770	360	-	6700	280	5.81	6.25	原材料配合割合：マカロニ・スパゲッティゆで95、なたね油5
150	230	200	280	2100	210	720	350	-	6300	240	5.43	5.7	デュラム小麦100 %以外のものも含む
140	210	170	220	2200	210	780	300	-	6200	240	5.38	5.72	平釜焼きふ（小町ふ、切りふ、おつゆふ等）及び型釜焼きふ（花ふ等）
160	500	380	520	900	360	290	280	-	5600	110	4.80	5.8	試料：焙焼品
140	220	170	220	2300	220	920	320	-	6500	250	5.64	5.7	
140	250	190	270	2100	230	730	320	-	6300	250	5.46	6.25	
170	520	340	580	1000	290	290	340	-	6100	140	5.24	5.95	うるち米
160	490	330	560	1100	280	290	340	-	5900	130	5.11	5.95	うるち米 歩留り：90～91 %
160	530	340	570	1100	280	290	350	-	6200	140	5.36	5.95	歩留り：90～91 %
150	470	330	530	1000	260	290	330	-	5900	140	5.09	5.95	うるち米。歩留り：90～91 %
160	510	330	540	990	280	290	330	-	5900	130	5.06	5.95	うるち米
170	510	340	560	1000	290	280	330	-	6000	130	5.13	5.95	うるち米 玄米47 g相当量を含む
140	450	320	510	1000	250	280	320	-	5700	130	4.95	5.95	精白米51 g相当量を含む
150	470	310	520	990	270	270	340	-	5600	130	4.85	5.95	精白米47 g相当量を含む
160	520	330	570	1100	280	280	350	-	6200	150	5.32	5.95	精白米55 g相当量を含む
170	520	340	560	1000	300	300	340	-	6100	140	5.24	5.95	うるち米 発芽玄米47 g相当量を含む
150	490	320	540	1000	270	280	330	-	5800	130	5.02	5.95	
160	530	340	570	1100	280	300	350	-	6100	140	5.28	5.95	塩むすび（のり、具材なし） 食塩0.5 gを含む

1 穀類

食品番号	索引番号	食品名	基準窒素1g当たり イソロイシン	ロイシン	リシン（リジン）	含硫アミノ酸 メチオニン	シスチン	合計	芳香族アミノ酸 フェニルアラニン	チロシン	合計	トレオニン（スレオニン）	トリプトファン	バリン
		成分識別子	ILEN	LEUN	LYSN	METN	CYSN	AASN	PHEN	TYRN	AAAN	THRN	TRPN	VALN
		単位	(……					mg						……)
01114	163	こめ　［うるち米製品］　上新粉	250	500	210	150	140	300	320	260	580	220	82	3
01157	164	こめ　［うるち米製品］　玄米粉	230	470	120	140	48	180	300	250	550	190	81	3
01158	165	こめ　［うるち米製品］　米粉	240	480	200	140	140	280	320	280	600	220	84	3
01159	168	こめ　［うるち米製品］　米粉パン　小麦グルテン不使用のもの	250	490	210	130	140	270	320	290	610	240	87	3
01160	169	こめ　［うるち米製品］　米粉めん	260	520	220	170	140	310	340	310	650	240	94	3
01115	170	こめ　［うるち米製品］　ビーフン	240	460	220	170	150	310	310	260	570	230	91	3
01169	171	こめ　［うるち米製品］　ライスペーパー	240	450	250	130	180	300	290	240	530	240	86	3
01116	172	こめ　［うるち米製品］　米こうじ	230	440	210	140	120	260	280	270	540	240	83	3
01117	173	こめ　［もち米製品］　もち	250	510	210	170	140	310	330	320	660	230	89	3
01120	176	こめ　［もち米製品］　白玉粉	250	510	210	150	140	300	330	270	600	230	81	3
01161	178	こめ　［その他］　米ぬか	210	410	310	110	150	260	260	180	440	240	82	3
01122	179	そば　そば粉　全層粉	230	410	370	120	160	280	290	160	450	260	100	3
01127	184	そば　そば　生	220	410	200	91	130	220	300	170	460	200	78	2
01129	187	そば　干しそば　乾	220	410	180	87	140	230	300	180	480	190	77	2
01133	193	とうもろこし　コーングリッツ　黄色種	250	970	120	160	160	320	350	250	600	220	34	3
01137	199	とうもろこし　コーンフレーク	240	930	54	120	120	240	340	240	580	210	33	3
01138	200	はとむぎ　精白粒	260	910	110	170	110	280	330	250	580	190	33	3
01139	201	ひえ　精白粒	310	690	89	160	97	260	440	240	680	230	76	3
01142	204	ライむぎ　全粒粉	200	380	230	100	150	250	280	160	430	220	68	2
01143	205	ライむぎ　ライ麦粉	220	400	240	110	150	260	300	150	450	220	69	3

基準窒素1g当たり											アミノ酸組成によるたんぱく質に対する窒素・たんぱく質換算係数	窒素・たんぱく質換算係数（基準窒素によるたんぱく質に対する係数）	備　考
ヒスチジン	アルギニン	アラニン	アスパラギン酸	グルタミン酸	グリシン	プロリン	セリン	ヒドロキシプロリン	アミノ酸組成計	アンモニア			
HISN	ARGN	ALAN	ASPN	GLUN	GLYN	PRON	SERN	HYPN	AATN	AMMONN	XNA	XN	
(……						mg				……)	–	–	
160	500	330	560	1100	270	270	340	-	6000	150	5.17	5.95	
160	360	340	490	990	290	270	240	-	5300	140	4.57	5.95	焙煎あり
150	510	320	540	1000	270	280	330	-	5900	130	5.08	5.95	
160	490	330	550	1000	280	290	340	-	6000	140	5.15	6.25	試料：小麦アレルギー対応食品（米粉100 %）
170	550	340	590	1100	290	310	360	-	6400	150	5.50	6.25	試料：小麦アレルギー対応食品（米粉100 %）
140	440	320	520	970	270	290	330	-	5800	130	4.95	5.95	
140	400	360	520	940	270	280	310	-	5700	190	4.87	5.95	別名：生春巻きの皮
130	420	330	520	930	260	260	320	-	5500	140	4.72	5.95	
160	540	340	570	1100	290	300	350	-	6300	150	5.42	5.95	
160	510	330	560	1100	270	280	340	-	6100	150	5.24	5.95	
190	500	360	580	840	330	270	300	-	5600	100	4.85	5.95	
170	600	260	610	1200	370	260	350	-	6200	120	5.33	6.25	表層粉の一部を除いたもの 別名：挽きぐるみ
140	340	200	350	1800	260	580	330	-	6000	200	5.21	6.25	別名：そば切り 小麦製品を原材料に含む
140	310	200	330	1800	260	590	320	-	6000	210	5.21	6.25	原材料配合割合：小麦粉65、そば粉35
190	180	520	370	1400	190	770	310	-	6800	210	5.81	6.25	別名：とうきび 歩留り：44～55 %
180	110	490	350	1400	180	750	300	-	6300	190	5.43	6.25	別名：とうきび
140	240	650	410	1600	150	610	310	-	6800	190	5.88	6.25	歩留り：42～45 %
140	190	620	380	1500	140	460	350	-	6500	200	5.56	6.25	歩留り：55～60 %
150	310	260	440	1400	270	570	300	-	5800	170	4.95	5.83	
160	300	260	460	1600	280	720	300	-	6300	190	5.37	5.83	歩留り：65～75 %

2 いも及びでん粉類

食品番号	索引番号	食品名	基準窒素1g当たり											
						含硫アミノ酸			芳香族アミノ酸					
			イソロイシン	ロイシン	リシン（リジン）	メチオニン	シスチン	合計	フェニルアラニン	チロシン	合計	トレオニン（スレオニン）	トリプトファン	バリン
		成分識別子	ILEN	LEUN	LYSN	METN	CYSN	AASN	PHEN	TYRN	AAAN	THRN	TRPN	VALN
		単位	(......mg											
02068	206	<いも類>　アメリカほどいも　塊根　生	210	370	260	51	65	120	250	150	400	250	94	2[illegible]
02069	207	<いも類>　アメリカほどいも　塊根　ゆで	220	370	260	50	69	120	260	160	410	260	97	2[illegible]
02045	217	<いも類>　（さつまいも類）　さつまいも　塊根　皮つき　生	260	390	310	97	95	190	370	210	580	380	91	3[illegible]
02046	218	<いも類>　（さつまいも類）　さつまいも　塊根　皮つき　蒸し	250	380	300	110	110	220	370	200	570	380	86	3[illegible]
02047	219	<いも類>　（さつまいも類）　さつまいも　塊根　皮つき　天ぷら	240	400	240	110	130	240	350	190	530	300	83	3[illegible]
02006	220	<いも類>　（さつまいも類）　さつまいも　塊根　皮なし　生	260	390	310	100	95	200	380	210	590	400	87	3[illegible]
02007	221	<いも類>　（さつまいも類）　さつまいも　塊根　皮なし　蒸し	240	380	300	100	110	210	370	200	560	380	81	3[illegible]
02008	222	<いも類>　（さつまいも類）　さつまいも　塊根　皮なし　焼き	270	410	290	120	100	230	390	230	620	360	82	3[illegible]
02009	223	<いも類>　（さつまいも類）　さつまいも　蒸し切干	260	400	280	110	98	200	390	190	580	370	96	3[illegible]
02048	224	<いも類>　（さつまいも類）　むらさきいも　塊根　皮なし　生	240	370	280	110	96	210	330	190	530	330	84	3[illegible]
02049	225	<いも類>　（さつまいも類）　むらさきいも　塊根　皮なし　蒸し	260	390	310	120	110	230	360	230	580	350	93	3[illegible]
02010	226	<いも類>　（さといも類）　さといも　球茎　生	190	450	280	69	180	250	320	330	650	270	130	3[illegible]
02011	227	<いも類>　（さといも類）　さといも　球茎　水煮	210	500	300	79	190	270	350	350	700	290	140	34[illegible]
02012	228	<いも類>　（さといも類）　さといも　球茎　冷凍	190	470	280	72	180	250	330	350	690	280	140	3[illegible]
02050	229	<いも類>　（さといも類）　セレベス　球茎　生	200	490	280	79	150	220	330	270	590	260	120	31[illegible]
02051	230	<いも類>　（さといも類）　セレベス　球茎　水煮	210	510	290	84	160	240	330	280	610	270	120	32[illegible]
02052	231	<いも類>　（さといも類）　たけのこいも　球茎　生	190	420	260	75	140	210	320	230	550	250	100	3[illegible]
02053	232	<いも類>　（さといも類）　たけのこいも　球茎　水煮	200	440	280	83	150	230	320	240	560	260	100	3[illegible]
02013	233	<いも類>　（さといも類）　みずいも　球茎　生	180	350	280	77	130	200	240	190	430	220	89	26[illegible]
02014	234	<いも類>　（さといも類）　みずいも　球茎　水煮	200	400	300	83	150	230	270	210	480	240	99	29[illegible]
02015	235	<いも類>　（さといも類）　やつがしら　球茎　生	220	510	290	81	140	220	310	260	570	290	110	34[illegible]

基準窒素1g当たり													
ヒスチジン	アルギニン	アラニン	アスパラギン酸	グルタミン酸	グリシン	プロリン	セリン	ヒドロキシプロリン	アミノ酸組成計	アンモニア	アミノ酸組成によるたんぱく質に対する窒素・たんぱく質換算係数	窒素・たんぱく質換算係数（基準窒素によるたんぱく質に対する係数）	備考
HISN	ARGN	ALAN	ASPN	GLUN	GLYN	PRON	SERN	HYPN	AATN	AMMONN	XNA	XN	
(……				mg				……)			–	–	
160	180	190	630	440	200	280	310	-	4400	240	3.75	6.25	別名：アピオス 廃棄部位：表層及び両端
170	180	200	630	480	210	300	320	-	4500	250	3.88	6.25	別名：アピオス 廃棄部位：表皮、剥皮の際に表皮に付着する表層及び両端
120	250	320	1200	670	270	240	390	-	6000	130	5.16	6.25	別名：かんしょ（甘藷） 廃棄部位：両端
130	240	300	1200	800	260	230	390	-	6100	130	5.25	6.25	別名：かんしょ（甘藷） 廃棄部位：両端
130	240	260	870	1200	250	410	360	-	6100	170	5.27	6.25	別名：かんしょ（甘藷）
130	250	330	1200	730	270	230	410	-	6100	120	5.27	6.25	別名：かんしょ（甘藷） 廃棄部位：表層及び両端（表皮の割合：2％）
130	250	300	1200	810	260	230	400	-	6100	120	5.22	6.25	別名：かんしょ（甘藷） 廃棄部位：表皮及び両端
150	260	360	1100	790	280	240	390	-	6200	120	5.32	6.25	別名：かんしょ（甘藷）、石焼き芋 廃棄部位：表層
150	250	470	1200	770	270	220	470	-	6300	130	5.42	6.25	別名：かんしょ（甘藷）、乾燥いも、干しいも
110	240	290	1100	660	250	210	380	-	5600	120	4.84	6.25	別名：かんしょ（甘藷） 廃棄部位：表層及び両端
130	260	320	1200	750	270	230	400	-	6100	120	5.25	6.25	別名：かんしょ（甘藷） 廃棄部位：表皮及び両端
120	400	260	880	590	270	230	420	-	5700	130	4.91	6.25	廃棄部位：表層
130	440	280	960	660	300	250	450	-	6200	130	5.36	6.25	
110	460	290	850	610	290	240	430	-	5900	130	5.07	6.25	
140	450	260	940	600	290	240	400	-	5800	140	4.99	6.25	別名：あかめいも 廃棄部位：表層
150	460	280	950	610	300	260	410	-	6000	130	5.16	6.25	別名：あかめいも
120	420	280	1000	690	280	230	390	-	5700	150	4.90	6.25	別名：京いも 廃棄部位：表層
140	440	310	1000	670	280	260	390	-	5900	150	5.06	6.25	別名：京いも
130	320	280	740	650	270	230	380	-	5000	120	4.30	6.25	別名：田芋 廃棄部位：表層及び両端
140	370	310	820	690	300	270	400	-	5600	110	4.77	6.25	別名：田芋
140	470	280	890	650	310	260	410	-	6000	110	5.12	6.25	廃棄部位：表層

2 いも及びでん粉類

食品番号	索引番号	食品名	基準窒素1g当たり											
			イソロイシン	ロイシン	リシン（リジン）	含硫アミノ酸			芳香族アミノ酸			トレオニン（スレオニン）	トリプトファン	バリン
						メチオニン	シスチン	合計	フェニルアラニン	チロシン	合計			
		成分識別子	ILEN	LEUN	LYSN	METN	CYSN	AASN	PHEN	TYRN	AAAN	THRN	TRPN	VALN
		単位	(mg											
02016	236	<いも類> （さといも類） やつがしら 球茎 水煮	220	520	300	81	150	230	310	270	580	290	120	3
02063	237	<いも類> じゃがいも 塊茎 皮つき 生	200	310	320	84	75	160	230	150	380	220	62	3
02064	238	<いも類> じゃがいも 塊茎 皮つき 電子レンジ調理	200	300	310	89	72	160	220	170	390	220	63	3
02065	239	<いも類> じゃがいも 塊茎 皮つき フライドポテト （生を揚げたもの）	200	320	300	80	80	160	220	190	410	220	60	3
02017	240	<いも類> じゃがいも 塊茎 皮なし 生	200	310	320	90	79	170	230	160	390	230	65	3
02019	241	<いも類> じゃがいも 塊茎 皮なし 水煮	210	340	350	94	84	180	240	230	470	240	72	3
02018	242	<いも類> じゃがいも 塊茎 皮なし 蒸し	210	320	340	100	83	180	240	210	450	240	73	3
02066	243	<いも類> じゃがいも 塊茎 皮なし 電子レンジ調理	200	320	320	89	74	160	230	180	410	230	66	3
02067	244	<いも類> じゃがいも 塊茎 皮なし フライドポテト （生を揚げたもの）	190	310	300	81	78	160	220	190	410	220	59	3
02021	246	<いも類> じゃがいも 乾燥マッシュポテト	230	400	370	87	93	180	270	220	490	260	80	3
02022	249	<いも類> （やまのいも類） ながいも いちょういも 塊根 生	200	320	240	79	57	140	270	170	440	170	88	2
02023	250	<いも類> （やまのいも類） ながいも ながいも 塊根 生	160	240	190	60	49	110	210	120	330	180	80	2
02024	251	<いも類> （やまのいも類） ながいも ながいも 塊根 水煮	180	270	220	67	58	120	230	140	380	190	85	2
02025	252	<いも類> （やまのいも類） ながいも やまといも 塊根 生	190	310	230	78	55	130	260	170	420	160	86	2
02026	253	<いも類> （やまのいも類） じねんじょ 塊根 生	200	330	230	76	59	140	250	170	420	180	91	2
02027	254	<いも類> （やまのいも類） だいじょ 塊根 生	200	370	240	80	54	130	280	180	460	210	86	2

基準窒素1g当たり													
ヒスチジン	アルギニン	アラニン	アスパラギン酸	グルタミン酸	グリシン	プロリン	セリン	ヒドロキシプロリン	アミノ酸組成計	アンモニア	アミノ酸組成によるたんぱく質に対する窒素・たんぱく質換算係数	窒素・たんぱく質換算係数（基準窒素によるたんぱく質に対する係数）	備考
HISN	ARGN	ALAN	ASPN	GLUN	GLYN	PRON	SERN	HYPN	AATN	AMMONN	XNA	XN	
(……						mg				……)	−	−	
140	480	300	910	660	310	270	410	-	6100	110	5.23	6.25	
100	290	180	1200	970	170	200	240	-	5300	220	4.61	6.25	別名：ばれいしょ（馬鈴薯） 廃棄部位：損傷部及び芽
100	280	170	1300	1100	170	190	230	-	5500	220	4.74	6.25	別名：ばれいしょ（馬鈴薯） 損傷部及び芽を除いたもの
110	280	170	1300	1100	180	160	240	-	5500	220	4.76	6.25	別名：ばれいしょ（馬鈴薯） 損傷部及び芽を除いたもの
110	300	180	1200	1000	180	210	240	-	5500	230	4.73	6.25	別名：ばれいしょ（馬鈴薯） 廃棄部位：表層
110	310	180	1200	1100	190	220	250	-	5800	210	4.97	6.25	別名：ばれいしょ（馬鈴薯） 表層を除いたもの
110	300	180	1300	1100	180	230	250	-	5800	220	5.05	6.25	別名：ばれいしょ（馬鈴薯） 廃棄部位：表皮
110	300	180	1300	1200	180	200	240	-	5800	230	4.96	6.25	別名：ばれいしょ（馬鈴薯） 廃棄部位：表皮
110	290	170	1300	1200	180	150	240	-	5600	230	4.81	6.25	別名：ばれいしょ（馬鈴薯） 表層を除いたもの
130	300	230	1100	920	200	270	280	-	5800	170	4.99	6.25	別名：ばれいしょ（馬鈴薯）
120	860	200	610	660	180	190	310	-	5000	180	4.31	6.25	別名：やまいも、手いも 廃棄部位：表層
110	560	300	460	1100	170	130	500	-	4800	230	4.17	6.25	別名：やまいも 廃棄部位：表層、ひげ根及び切り口
110	560	310	500	1200	170	150	470	-	5100	210	4.42	6.25	別名：やまいも
120	820	180	550	580	180	170	270	-	4600	200	4.02	6.25	別名：やまいも 伊勢いも、丹波いもを含む 廃棄部位：表層及びひげ根
120	570	200	600	630	190	190	310	-	4600	210	3.99	6.25	別名：やまいも 廃棄部位：表層及びひげ根
130	580	220	630	700	190	220	360	-	5000	210	4.29	6.25	別名：やまいも、だいしょ 廃棄部位：表層

3 砂糖及び甘味類

食品番号	索引番号	食品名	基準窒素1g当たり											
						含硫アミノ酸			芳香族アミノ酸					
			イソロイシン	ロイシン	リシン（リジン）	メチオニン	シスチン	合計	フェニルアラニン	チロシン	合計	トレオニン（スレオニン）	トリプトファン	バリン
		成分識別子	ILEN	LEUN	LYSN	METN	CYSN	AASN	PHEN	TYRN	AAAN	THRN	TRPN	VALN
		単位	(………… mg											
03001	276	（砂糖類） 黒砂糖	50	75	24	15	44	59	46	34	80	77	17	1

基準窒素1g当たり											窒素・たんぱく質換算係数	(基準窒素によるたんぱく質に対する係数)	備考
ヒスチジン	アルギニン	アラニン	アスパラギン酸	グルタミン酸	グリシン	プロリン	セリン	ヒドロキシプロリン	アミノ酸組成計	アンモニア	アミノ酸組成によるたんぱく質に対する窒素・たんぱく質換算係数	窒素・たんぱく質換算係数	
HISN	ARGN	ALAN	ASPN	GLUN	GLYN	PRON	SERN	HYPN	AATN	AMMONN	XNA	XN	
(……					mg					……)	–	–	
16	22	190	1600	390	100	61	91	-	3000	350	2.56	6.25	別名： 黒糖

4 豆類

食品番号	索引番号	食品名	基準窒素1g当たり											
						含硫アミノ酸			芳香族アミノ酸					
			イソロイシン	ロイシン	リシン（リジン）	メチオニン	シスチン	合計	フェニルアラニン	チロシン	合計	トレオニン（スレオニン）	トリプトファン	バリン
		成分識別子	ILEN	LEUN	LYSN	METN	CYSN	AASN	PHEN	TYRN	AAAN	THRN	TRPN	VALN
		単位	(......mg......											
04001	306	あずき　全粒　乾	280	500	480	94	85	180	360	180	550	250	72	[illegible]
04002	307	あずき　全粒　ゆで	280	510	480	94	77	170	370	190	560	250	72	[illegible]
04003	308	あずき　ゆで小豆缶詰	260	490	450	94	61	160	360	180	540	240	65	[illegible]
04004	309	あずき　あん　こし生あん	290	540	470	95	64	160	390	190	580	240	67	[illegible]
04005	310	あずき　あん　さらしあん　（乾燥あん）	330	550	450	92	98	190	390	200	600	260	69	[illegible]
04006	314	あずき　あん　つぶし練りあん	280	530	470	100	65	160	380	180	560	250	65	[illegible]
04007	315	いんげんまめ　全粒　乾	290	490	410	79	82	160	340	190	530	270	70	[illegible]
04009	317	いんげんまめ　うずら豆	320	570	460	74	55	130	410	180	590	320	76	[illegible]
04012	320	えんどう　全粒　青えんどう　乾	250	430	450	61	98	160	290	190	480	260	58	[illegible]
04017	327	ささげ　全粒　乾	280	480	420	99	94	190	350	190	550	250	73	[illegible]
04019	329	そらまめ　全粒　乾	240	440	390	44	75	120	250	190	440	240	54	[illegible]
04104	334	だいず　［全粒・全粒製品］　全粒　青大豆　国産　乾	200	480	400	86	100	190	320	220	540	270	85	[illegible]
04105	335	だいず　［全粒・全粒製品］　全粒　青大豆　国産　ゆで	210	480	390	82	86	170	320	230	540	260	82	[illegible]
04023	336	だいず　［全粒・全粒製品］　全粒　黄大豆　国産　乾	290	490	400	87	99	190	330	220	560	280	84	[illegible]
04024	337	だいず　［全粒・全粒製品］　全粒　黄大豆　国産　ゆで	290	490	390	82	85	170	330	230	560	270	81	[illegible]
04025	338	だいず　［全粒・全粒製品］　全粒　黄大豆　米国産　乾	200	470	400	83	99	180	320	220	540	260	82	[illegible]
04026	339	だいず　［全粒・全粒製品］　全粒　黄大豆　中国産　乾	220	480	400	84	89	170	320	230	550	270	82	[illegible]
04077	341	だいず　［全粒・全粒製品］　全粒　黒大豆　国産　乾	280	470	400	86	100	190	310	220	530	270	86	[illegible]
04106	342	だいず　［全粒・全粒製品］　全粒　黒大豆　国産　ゆで	280	480	400	86	99	180	320	210	530	270	82	[illegible]
04080	343	だいず　［全粒・全粒製品］　いり大豆　青大豆	290	480	340	83	85	170	310	210	530	270	83	[illegible]
04078	344	だいず　［全粒・全粒製品］　いり大豆　黄大豆	290	480	350	86	100	190	320	220	540	270	81	[illegible]
04079	345	だいず　［全粒・全粒製品］　いり大豆　黒大豆	290	480	350	84	96	180	320	210	530	270	85	[illegible]
04028	346	だいず　［全粒・全粒製品］　水煮缶詰　黄大豆	300	510	390	86	93	180	330	240	580	280	85	[illegible]
04082	348	だいず　［全粒・全粒製品］　きな粉　青大豆　全粒大豆	290	480	380	88	100	190	320	220	540	270	82	[illegible]
04029	350	だいず　［全粒・全粒製品］　きな粉　黄大豆　全粒大豆	300	490	390	92	100	190	320	220	550	270	82	[illegible]

基準窒素1g当たり													
ヒスチジン	アルギニン	アラニン	アスパラギン酸	グルタミン酸	グリシン	プロリン	セリン	ヒドロキシプロリン	アミノ酸組成計	アンモニア	アミノ酸組成による窒素・たんぱく質換算係数	窒素・たんぱく質換算係数（基準窒素によるたんぱく質に対する係数）	備考
HISN	ARGN	ALAN	ASPN	GLUN	GLYN	PRON	SERN	HYPN	AATN	AMMONN	XNA	XN	
(…………				mg						………)	–	–	
210	420	260	740	1100	240	270	360	-	6200	120	5.36	6.25	
210	420	270	730	1100	240	280	370	-	6200	120	5.37	6.25	
200	400	260	700	1000	230	270	360	-	5900	110	5.12	6.25	液汁を含む
210	420	260	740	1100	230	290	390	-	6300	110	5.40	6.25	
210	370	270	730	920	250	280	390	-	6200	120	5.38	6.25	
220	420	270	750	1100	250	290	390	-	6300	120	5.43	6.25	加糖あん
190	380	250	700	900	240	230	370	-	5800	120	5.01	6.25	金時類、白金時類、手亡類、鶉類、大福、虎豆を含む
220	370	290	820	1000	280	260	470	-	6600	120	5.68	6.25	試料（原材料）：金時類 煮豆
160	520	270	710	1000	270	260	330	-	5900	100	5.11	6.25	
210	400	270	670	1000	270	270	320	-	6000	130	5.14	6.25	
160	590	250	670	990	260	260	330	-	5700	120	4.93	6.25	
180	480	270	720	1100	270	330	360	-	6200	120	5.35	5.71	
170	460	260	690	1100	260	320	360	-	6100	120	5.24	5.71	
170	480	270	760	1200	280	340	380	-	6500	130	5.56	5.71	
160	470	270	740	1200	270	340	360	-	6300	130	5.45	5.71	
170	500	260	720	1100	260	320	360	-	6200	120	5.31	5.71	
170	470	270	720	1100	260	330	370	-	6200	120	5.34	5.71	
180	450	270	720	1100	270	320	360	-	6200	120	5.36	5.71	
180	470	270	730	1200	270	330	360	-	6300	120	5.43	5.71	
180	460	270	720	1100	260	320	340	-	6100	120	5.28	5.71	
180	470	270	730	1100	270	340	350	-	6300	120	5.39	5.71	
180	450	270	730	1100	260	330	350	-	6200	120	5.33	5.71	
170	460	270	750	1100	270	340	380	-	6400	130	5.52	5.71	液汁を除いたもの
170	470	270	730	1100	270	330	350	-	6300	130	5.39	5.71	
170	460	270	720	1100	260	330	360	-	6300	120	5.40	5.71	

4 豆類

食品番号	索引番号	食品名	イソロイシン	ロイシン	リシン（リジン）	メチオニン	シスチン	合計	フェニルアラニン	チロシン	合計	トレオニン（スレオニン）	トリプトファン	バリン
			基準窒素1g当たり			含硫アミノ酸			芳香族アミノ酸					
		成分識別子	ILEN	LEUN	LYSN	METN	CYSN	AASN	PHEN	TYRN	AAAN	THRN	TRPN	VALN
		単位	(.......... mg											
04096	349	だいず　[全粒・全粒製品]　きな粉　青大豆　脱皮大豆	290	490	320	86	89	180	320	220	540	270	81	3
04030	351	だいず　[全粒・全粒製品]　きな粉　黄大豆　脱皮大豆	300	480	300	85	86	170	330	220	540	270	83	3
04031	355	だいず　[全粒・全粒製品]　ぶどう豆	300	500	390	83	84	170	340	210	550	280	83	3
04032	356	だいず　[豆腐・油揚げ類]　木綿豆腐	290	490	390	81	83	160	330	250	580	270	85	2
04097	357	だいず　[豆腐・油揚げ類]　木綿豆腐　(凝固剤：塩化マグネシウム)	290	490	390	81	83	160	330	250	580	270	85	2
04098	358	だいず　[豆腐・油揚げ類]　木綿豆腐　(凝固剤：硫酸カルシウム)	290	490	390	81	83	160	330	250	580	270	85	2
04033	359	だいず　[豆腐・油揚げ類]　絹ごし豆腐	300	500	410	83	98	180	340	250	600	270	88	3
04099	360	だいず　[豆腐・油揚げ類]　絹ごし豆腐　(凝固剤：塩化マグネシウム)	300	500	410	83	98	180	340	250	600	270	88	3
04100	361	だいず　[豆腐・油揚げ類]　絹ごし豆腐　(凝固剤：硫酸カルシウム)	300	500	410	83	98	180	340	250	600	270	88	3
04034	362	だいず　[豆腐・油揚げ類]　ソフト豆腐	290	490	410	84	100	180	330	260	590	270	89	3
04035	363	だいず　[豆腐・油揚げ類]　充てん豆腐	310	510	420	81	91	170	350	260	610	280	87	3
04038	366	だいず　[豆腐・油揚げ類]　焼き豆腐	310	510	410	85	94	180	350	260	610	270	91	3
04039	367	だいず　[豆腐・油揚げ類]　生揚げ	290	490	390	81	85	170	330	250	580	260	88	3
04040	368	だいず　[豆腐・油揚げ類]　油揚げ　油揚げ	300	510	390	74	75	150	350	260	600	260	87	3
04084	369	だいず　[豆腐・油揚げ類]　油揚げ　油抜き　油揚げ	310	510	390	77	73	150	350	260	610	270	88	3
04086	370	だいず　[豆腐・油揚げ類]　油揚げ　油抜き　ゆで	310	520	380	77	73	150	350	270	610	270	90	3
04085	371	だいず　[豆腐・油揚げ類]　油揚げ　油抜き　焼き	310	520	380	74	68	140	350	260	610	260	88	3
04095	372	だいず　[豆腐・油揚げ類]　油揚げ　甘煮	330	550	370	65	72	140	360	230	590	280	83	3
04041	373	だいず　[豆腐・油揚げ類]　がんもどき	310	510	390	75	76	150	350	250	600	270	85	3
04042	374	だいず　[豆腐・油揚げ類]　凍り豆腐　乾	310	510	400	75	76	150	350	260	610	270	85	3
04087	375	だいず　[豆腐・油揚げ類]　凍り豆腐　水煮	320	540	400	77	69	150	370	270	640	280	87	3

基準窒素1g当たり													
ヒスチジン	アルギニン	アラニン	アスパラギン酸	グルタミン酸	グリシン	プロリン	セリン	ヒドロキシプロリン	アミノ酸組成計	アンモニア	アミノ酸組成による窒素・たんぱく質換算係数	窒素・たんぱく質換算係数（基準窒素によるたんぱく質に対する係数）	備考
HISN	ARGN	ALAN	ASPN	GLUN	GLYN	PRON	SERN	HYPN	AATN	AMMONN	XNA	XN	
(........					mg					........)	–	–	
180	440	270	730	1100	270	330	350	-	6200	130	5.34	5.71	
180	430	270	730	1100	270	320	340	-	6100	130	5.28	5.71	
180	450	280	740	1100	300	340	370	-	6400	120	5.48	5.71	煮豆
160	490	260	750	1200	260	340	370	-	6400	120	5.50	5.71	凝固剤の種類は問わないもの
160	490	260	750	1200	260	340	370	-	6400	120	5.50	5.71	
160	490	260	750	1200	260	340	370	-	6400	120	5.50	5.71	
170	500	270	770	1200	270	340	370	-	6600	130	5.68	5.71	凝固剤の種類は問わないもの
170	500	270	770	1200	270	340	370	-	6600	130	5.68	5.71	
170	500	270	770	1200	270	340	370	-	6600	130	5.68	5.71	
180	490	270	760	1200	290	340	360	-	6600	130	5.65	5.71	
180	520	280	780	1300	280	350	370	-	6700	130	5.81	5.71	
170	500	270	770	1200	270	350	370	-	6700	130	5.74	5.71	
170	490	260	750	1200	260	340	360	-	6400	120	5.51	5.71	別名： 厚揚げ
170	490	270	750	1200	270	350	370	-	6500	130	5.59	5.71	
170	490	270	760	1200	270	350	370	-	6500	130	5.62	5.71	
170	490	270	760	1200	270	350	380	-	6600	130	5.66	5.71	
170	490	280	760	1200	270	360	370	-	6600	130	5.65	5.71	
180	460	290	800	1300	280	370	390	-	6800	130	5.83	6.25	
170	490	270	760	1200	300	350	370	-	6600	140	5.68	5.71	
170	490	270	760	1200	270	350	370	-	6500	130	5.62	5.71	別名： 高野豆腐 試料： 炭酸水素ナトリウム処理製品
170	500	280	780	1200	270	350	380	-	6700	130	5.74	5.71	別名： 高野豆腐 湯戻し後、煮たもの

4 豆類

食品番号	索引番号	食品名	基準窒素1g当たり											
						含硫アミノ酸			芳香族アミノ酸					
			イソロイシン	ロイシン	リシン（リジン）	メチオニン	シスチン	合計	フェニルアラニン	チロシン	合計	トレオニン（スレオニン）	トリプトファン	バリン
		成分識別子	ILEN	LEUN	LYSN	METN	CYSN	AASN	PHEN	TYRN	AAAN	THRN	TRPN	VALN
		単位	(……					mg						……)
04046	380	だいず　［納豆類］　糸引き納豆	270	450	390	91	110	200	300	250	550	230	85	2[illegible]
04047	381	だいず　［納豆類］　挽きわり納豆	280	470	390	87	95	180	330	230	560	240	84	3[illegible]
04051	384	だいず　［その他］　おから　生	260	460	380	90	99	190	310	200	500	280	77	3[illegible]
04052	386	だいず　［その他］　豆乳　豆乳	270	460	390	84	94	180	310	250	560	260	85	2[illegible]
04053	387	だいず　［その他］　豆乳　調製豆乳	290	480	400	77	94	170	330	250	580	260	83	3[illegible]
04054	388	だいず　［その他］　豆乳　豆乳飲料・麦芽コーヒー	280	470	380	74	91	160	320	240	550	250	82	3[illegible]
04057	391	だいず　［その他］　大豆たんぱく　分離大豆たんぱく　塩分無調整タイプ	290	500	400	81	80	160	330	250	580	260	84	3[illegible]
04059	394	だいず　［その他］　湯葉　生	310	500	400	83	84	170	340	250	600	270	81	3[illegible]
04060	395	だいず　［その他］　湯葉　干し乾	300	500	400	82	90	170	350	250	600	270	81	3[illegible]
04091	396	だいず　［その他］　湯葉　干し湯戻し	300	500	390	81	84	160	350	260	600	270	78	3[illegible]
04071	410	りょくとう　全粒　乾	260	490	430	84	45	130	380	170	550	220	62	3[illegible]

基準窒素1g当たり													
ヒスチジン	アルギニン	アラニン	アスパラギン酸	グルタミン酸	グリシン	プロリン	セリン	ヒドロキシプロリン	アミノ酸組成計	アンモニア	アミノ酸組成によるたんぱく質に対する窒素・たんぱく質換算係数	窒素・たんぱく質換算係数（基準窒素によるたんぱく質に対する係数）	備考
HISN	ARGN	ALAN	ASPN	GLUN	GLYN	PRON	SERN	HYPN	AATN	AMMONN	XNA	XN	
(…………					mg					…………)	–	–	
170	330	240	650	1100	240	320	280	-	5800	150	5.02	5.71	
170	330	240	660	1300	240	320	290	-	6000	180	5.20	5.71	
180	390	270	660	1000	290	320	350	-	5900	120	5.10	5.71	
170	490	270	730	1200	260	320	360	-	6300	120	5.40	5.71	
170	490	270	760	1200	280	340	360	-	6500	130	5.60	5.71	
160	450	260	720	1200	260	340	350	-	6200	140	5.36	5.71	
170	500	260	740	1200	260	340	370	-	6500	130	5.56	5.71	
170	490	280	750	1200	270	330	360	-	6500	130	5.60	5.71	
170	490	270	770	1200	270	340	370	-	6500	120	5.63	5.71	
160	490	270	760	1200	260	340	370	-	6500	120	5.57	5.71	
180	420	260	730	1100	230	260	350	-	6000	120	5.15	6.25	別名：やえなり

5 種実類

食品番号	索引番号	食品名	イソロイシン	ロイシン	リシン（リジン）	含硫アミノ酸 メチオニン	含硫アミノ酸 シスチン	含硫アミノ酸 合計	芳香族アミノ酸 フェニルアラニン	芳香族アミノ酸 チロシン	芳香族アミノ酸 合計	トレオニン（スレオニン）	トリプトファン	バリン
			基準窒素1g当たり											
		成分識別子	ILEN	LEUN	LYSN	METN	CYSN	AASN	PHEN	TYRN	AAAN	THRN	TRPN	VALN
		単位	(……						mg					……)
05001	414	アーモンド　乾	230	390	170	49	86	140	270	170	440	170	56	2
05002	415	アーモンド　フライ　味付け	220	390	140	43	74	120	310	160	470	180	52	2
05003	417	あさ　乾	220	370	200	130	90	220	250	170	420	200	63	2
05041	418	あまに　いり	270	360	160	110	68	180	300	140	440	240	100	3
05004	419	えごま　乾	220	400	240	160	110	270	300	210	510	230	73	3
05005	420	カシューナッツ　フライ　味付け	260	450	280	110	130	250	280	190	470	220	98	3
05008	423	ぎんなん　生	220	380	210	120	94	210	200	160	360	290	89	3
05010	425	（くり類）　日本ぐり　生	180	310	280	66	84	150	210	130	340	210	68	2
05014	429	くるみ　いり	230	410	150	96	100	200	250	190	440	200	75	2
05017	432	ごま　乾	230	410	170	180	130	310	280	210	480	240	96	3
05018	433	ごま　いり	230	410	150	180	120	290	280	200	470	230	90	2
05019	434	ごま　むき	230	420	160	190	130	320	280	220	500	240	97	3
05046	438	チアシード　乾	220	390	270	180	130	310	300	190	500	230	78	2
05047	444	（ひし類）　とうびし　生	240	500	330	160	120	290	310	210	520	260	120	3
05048	445	（ひし類）　とうびし　ゆで	230	490	320	160	120	280	300	210	510	260	120	35
05026	446	ピスタチオ　いり　味付け	260	420	300	86	110	190	290	160	450	200	83	35
05038	448	ひまわり　乾	270	380	210	140	110	250	280	160	440	220	83	32
05039	451	ヘーゼルナッツ　いり	200	360	140	76	98	170	230	150	380	170	76	25
05031	453	マカダミアナッツ　いり　味付け	190	340	220	94	180	270	180	280	460	190	62	24
05033	455	まつ　いり	220	400	210	140	140	280	200	220	430	180	54	28
05034	456	らっかせい　大粒種　乾	210	400	220	64	83	150	320	240	560	180	60	26
05035	457	らっかせい　大粒種　いり	210	400	200	62	74	140	320	220	550	190	58	26
05036	460	らっかせい　バターピーナッツ	220	410	210	68	83	150	330	230	550	190	58	28
05037	461	らっかせい　ピーナッツバター	220	410	200	62	78	140	330	220	550	180	57	27

基準窒素1g当たり													
ヒスチジン	アルギニン	アラニン	アスパラギン酸	グルタミン酸	グリシン	プロリン	セリン	ヒドロキシプロリン	アミノ酸組成計	アンモニア	アミノ酸組成によるたんぱく質に対する窒素・たんぱく質換算係数	窒素・たんぱく質換算係数（基準窒素によるたんぱく質に対する係数）	備　考
HISN	ARGN	ALAN	ASPN	GLUN	GLYN	PRON	SERN	HYPN	AATN	AMMONN	XNA	XN	
(……				mg						……)	–	–	
150	590	240	600	1400	360	250	240	-	5700	160	4.95	5.18	
150	600	260	630	1600	380	250	260	-	5900	180	5.12	5.18	
160	660	230	570	930	240	220	300	-	5300	110	4.55	5.3	
140	570	290	580	1200	370	230	310	-	5700	150	4.94	5.3	
170	690	280	520	1100	290	210	340	-	5900	120	5.06	5.3	別名：あぶらえ
150	630	240	550	1200	260	240	320	-	6000	120	5.17	5.3	
110	690	290	600	950	250	260	330	-	5600	100	4.79	5.3	廃棄部位：殻及び薄皮
130	410	340	1200	750	230	190	230	-	5300	170	4.56	5.3	廃棄部位：殻（鬼皮）及び渋皮（包丁むき）
140	830	230	570	1100	270	210	310	-	5600	110	4.86	5.3	
170	780	280	510	1200	310	230	310	-	6000	120	5.18	5.3	試料：洗いごま
170	760	290	500	1200	300	220	300	-	5900	130	5.11	5.3	
170	790	290	510	1200	310	230	310	-	6100	120	5.22	5.3	
170	610	290	500	1000	280	220	360	-	5700	110	4.93	5.3	
210	790	280	680	1300	370	240	410	-	6900	120	5.91	6.25	廃棄部位：皮
200	770	280	680	1200	360	240	400	-	6700	110	5.76	6.25	廃棄部位：皮
140	540	240	530	1200	260	240	350	-	5700	130	4.93	5.3	廃棄部位：殻
160	550	250	560	1300	320	280	270	-	5800	150	5.03	5.3	
130	690	230	540	1100	230	190	240	-	5100	110	4.39	5.3	
140	760	220	550	1300	270	270	250	-	5700	120	4.92	5.3	
140	910	250	520	1000	250	270	330	-	5800	85	4.97	5.3	
150	710	240	750	1200	350	270	340	-	6000	130	5.20	5.46	別名：なんきんまめ、ピーナッツ
150	690	240	740	1200	350	280	340	-	6000	130	5.14	5.46	別名：なんきんまめ、ピーナッツ
160	710	250	750	1200	360	270	330	-	6100	130	5.29	5.46	
160	710	250	740	1200	360	280	330	-	6100	130	5.23	5.46	

6 野菜類

食品番号	索引番号	食品名	基準窒素1g当たり											
						含硫アミノ酸			芳香族アミノ酸					
			イソロイシン	ロイシン	リシン（リジン）	メチオニン	シスチン	合計	フェニルアラニン	チロシン	合計	トレオニン（スレオニン）	トリプトファン	バリン
		成分識別子	ILEN	LEUN	LYSN	METN	CYSN	AASN	PHEN	TYRN	AAAN	THRN	TRPN	VALN
		単位	(mg)											
06007	468	アスパラガス　若茎　生	180	310	300	75	69	140	180	150	330	210	62	26
06010	473	いんげんまめ　さやいんげん　若ざや　生	190	310	280	80	51	130	230	150	380	260	64	2
06363	478	うるい　葉　生	240	410	370	100	84	180	260	210	460	280	91	3
06015	479	えだまめ　生	260	440	360	78	86	160	300	200	500	240	76	28
06020	487	（えんどう類）　さやえんどう　若ざや　生	170	240	260	50	42	92	160	110	270	220	52	2
06023	490	（えんどう類）　グリンピース　生	230	410	410	52	65	120	290	160	450	250	52	2
06025	492	（えんどう類）　グリンピース　冷凍	250	430	420	60	63	120	270	180	450	280	57	30
06374	493	（えんどう類）　グリンピース　冷凍　ゆで	260	440	420	61	62	120	280	180	460	260	57	30
06375	494	（えんどう類）　グリンピース　冷凍　油いため	250	420	410	60	64	120	270	180	450	270	54	29
06032	501	オクラ　果実　生	180	290	270	80	61	140	200	150	350	210	77	24
06036	505	かぶ　根　皮つき　生	250	410	440	84	99	180	250	210	460	310	85	36
06038	507	かぶ　根　皮なし　生	250	410	440	91	97	190	250	210	460	320	81	37
06046	515	（かぼちゃ類）　日本かぼちゃ　果実　生	210	330	320	87	75	160	230	180	410	190	81	28
06048	517	（かぼちゃ類）　西洋かぼちゃ　果実　生	180	310	300	80	80	160	270	140	410	180	71	23
06052	522	からしな　葉　生	250	460	400	110	73	180	310	210	520	330	110	36
06054	524	カリフラワー　花序　生	230	380	390	98	77	180	240	180	420	270	76	34
06056	526	かんぴょう　乾	220	310	260	58	80	140	240	130	370	200	31	26
06364	528	かんぴょう　甘煮	280	410	310	72	56	130	250	85	330	240	22	31
06061	532	（キャベツ類）　キャベツ　結球葉　生	160	250	250	65	68	130	160	130	280	210	54	24
06065	537	きゅうり　果実　生	180	290	250	71	51	120	190	150	340	170	69	22
06084	553	ごぼう　根　生	140	170	220	32	42	75	120	92	220	140	44	16
06086	555	こまつな　葉　生	280	480	390	79	52	130	350	230	580	320	140	40
06093	563	ししとう　果実　生	200	310	340	70	110	180	220	190	410	230	72	27
06095	565	しそ　葉　生	280	540	350	110	73	180	350	230	580	310	130	36

基準窒素1g当たり													
ヒスチジン	アルギニン	アラニン	アスパラギン酸	グルタミン酸	グリシン	プロリン	セリン	ヒドロキシプロリン	アミノ酸組成計	アンモニア	アミノ酸組成によるたんぱく質に対する窒素・たんぱく質換算係数	窒素・たんぱく質換算係数（基準窒素によるたんぱく質に対する係数）	備考
HISN	ARGN	ALAN	ASPN	GLUN	GLYN	PRON	SERN	HYPN	AATN	AMMONN	XNA	XN	
(……				mg						……)	−	−	
110	290	270	1100	830	230	220	320	-	5100	200	4.39	6.25	試料：グリーンアスパラガス 廃棄部位：株元
140	220	300	1100	690	180	180	410	-	5100	240	4.39	6.25	別名：さいとう（菜豆）、さんどまめ 廃棄部位：すじ及び両端
130	340	360	630	880	350	240	330	-	5600	150	4.84	6.25	別名：ウリッパ、アマナ、ギンボ等 廃棄部位：株元
170	420	260	740	1000	250	310	340	-	5800	140	5.00	5.71	廃棄部位：さや
86	200	320	960	440	170	140	380	-	4200	230	3.63	6.25	別名：きぬさやえんどう 廃棄部位：すじ及び両端
130	600	250	570	800	220	220	310	-	5300	98	4.55	6.25	別名：みえんどう さやを除いたもの
130	620	310	600	930	230	220	310	-	5600	110	4.87	6.25	別名：みえんどう
140	600	290	600	910	230	220	310	-	5600	110	4.84	6.25	別名：みえんどう
130	610	300	590	910	230	220	300	-	5600	110	4.79	6.25	別名：みえんどう
120	370	270	970	1000	200	180	260	-	5100	210	4.43	6.25	廃棄部位：へた
160	270	340	650	1100	290	290	330	-	5900	340	5.09	6.25	別名：かぶら、すずな 廃棄部位：根端及び葉柄基部
160	280	350	670	1100	300	300	330	-	6100	370	5.20	6.25	別名：かぶら、すずな 廃棄部位：根端、葉柄基部及び皮
130	220	490	800	720	250	240	320	-	5100	150	4.41	6.25	別名：とうなす、ぼうぶら、なんきん 廃棄部位：わた、種子及び両端
120	380	270	430	820	220	190	250	-	4500	110	3.90	6.25	別名：くりかぼちゃ 廃棄部位：わた、種子及び両端
150	390	370	620	980	310	290	340	-	6100	270	5.21	6.25	別名：葉がらし、菜がらし 株元を除いたもの
120	270	400	530	760	250	230	330	-	5200	140	4.42	6.25	別名：はなやさい 廃棄部位：茎葉
120	320	400	480	1200	240	190	300	-	5000	210	4.32	6.25	
130	240	290	540	1900	240	330	310	-	6100	150	5.21	6.25	
140	330	300	590	1700	180	190	260	-	5300	320	4.54	6.25	別名：かんらん、たまな 廃棄部位：しん
99	270	230	370	1500	230	160	290	-	4800	220	4.17	6.25	廃棄部位：両端
100	1100	120	710	280	110	570	150	-	4300	170	3.76	6.25	廃棄部位：皮、葉柄基部及び先端
160	430	370	740	1000	330	300	330	-	6400	420	5.49	6.25	廃棄部位：株元
120	260	230	750	910	220	180	300	-	5000	180	4.28	6.25	別名：ししとうがらし 廃棄部位：へた
150	340	370	660	680	340	290	300	-	5900	120	5.03	6.25	試料：青じそ（別名：大葉）

6 野菜類

食品番号	索引番号	食品名	基準窒素1g当たり											
						含硫アミノ酸			芳香族アミノ酸					
			イソロイシン	ロイシン	リシン（リジン）	メチオニン	シスチン	合計	フェニルアラニン	チロシン	合計	トレオニン（スレオニン）	トリプトファン	バリン
		成分識別子	ILEN	LEUN	LYSN	METN	CYSN	AASN	PHEN	TYRN	AAAN	THRN	TRPN	VALN
		単位	(mg											
06099	569	しゅんぎく 葉 生	270	480	360	98	56	150	340	220	550	300	110	3
06103	573	（しょうが類） しょうが 根茎 皮なし 生	200	300	150	69	74	140	200	200	400	310	91	2
06119	593	セロリ 葉柄 生	260	380	340	57	52	110	230	200	430	280	90	3
06124	598	そらまめ 未熟豆 生	230	410	380	43	67	110	280	170	450	210	48	2
06130	604	（だいこん類） だいこん 葉 生	290	520	410	100	74	180	360	250	610	350	130	4
06132	606	（だいこん類） だいこん 根 皮つき 生	220	280	300	68	79	150	200	150	350	260	61	3
06134	608	（だいこん類） だいこん 根 皮なし 生	210	260	280	65	82	150	180	140	310	240	59	3
06149	629	たけのこ 若茎 生	150	270	270	69	73	140	170	320	490	200	54	2
06153	633	（たまねぎ類） たまねぎ りん茎 生	87	160	270	49	58	110	150	140	290	120	69	1
06160	645	チンゲンサイ 葉 生	350	580	490	72	49	120	410	270	680	410	170	4
06175	662	（とうもろこし類） スイートコーン 未熟種子 生	190	560	270	140	110	250	250	200	450	240	54	2
06178	666	（とうもろこし類） スイートコーン 未熟種子 カーネル 冷凍	220	700	210	140	130	270	280	250	520	240	52	3
06378	667	（とうもろこし類） スイートコーン 未熟種子 カーネル 冷凍 ゆで	220	710	220	150	130	270	290	250	540	250	51	3
06379	668	（とうもろこし類） スイートコーン 未熟種子 カーネル 冷凍 油いため	210	680	210	140	120	260	270	240	510	240	50	3
06182	672	（トマト類） 赤色トマト 果実 生	140	220	230	57	80	140	160	130	290	170	45	1
06370	675	（トマト類） ドライトマト	110	170	130	40	65	110	160	88	240	140	34	1
06191	685	（なす類） なす 果実 生	190	300	320	64	64	130	220	150	370	210	65	2
06205	701	にがうり 果実 生	210	340	380	72	64	140	240	240	480	240	86	2
06207	703	（にら類） にら 葉 生	230	400	340	93	63	160	280	210	490	290	120	3
06212	709	（にんじん類） にんじん 根 皮つき 生	210	310	310	82	66	150	210	150	360	250	74	3
06214	711	（にんじん類） にんじん 根 皮なし 生	210	310	300	79	75	150	210	150	360	250	73	3
06216	716	（にんじん類） にんじん 根 冷凍	190	280	270	71	66	140	180	140	320	220	67	2
06380	717	（にんじん類） にんじん 根 冷凍 ゆで	230	350	330	88	77	160	220	170	390	250	73	3

基準窒素1 g当たり													
ヒスチジン	アルギニン	アラニン	アスパラギン酸	グルタミン酸	グリシン	プロリン	セリン	ヒドロキシプロリン	アミノ酸組成計	アンモニア	アミノ酸組成によるたんぱく質に対する窒素・たんぱく質換算係数	窒素・たんぱく質換算係数（基準窒素によるたんぱく質に対する係数）	備考
HISN	ARGN	ALAN	ASPN	GLUN	GLYN	PRON	SERN	HYPN	AATN	AMMONN	XNA	XN	
(……				mg						……)	–	–	
130	330	340	890	750	300	330	320	-	6000	240	5.14	6.25	別名： きくな 廃棄部位： 基部
120	390	290	1600	740	240	170	570	-	6000	270	5.13	6.25	ひねしょうが 廃棄部位： 皮
150	220	290	1500	1700	230	230	320	-	6900	700	5.92	6.25	別名： セロリー、セルリー、オランダみつば 廃棄部位： 株元、葉身及び表皮
160	600	260	650	970	230	240	310	-	5500	120	4.76	6.25	廃棄部位： 種皮
160	370	400	660	900	340	310	340	-	6400	250	5.46	6.25	廃棄部位： 葉柄基部
140	270	270	550	1900	230	210	250	-	5800	480	4.97	6.25	廃棄部位： 根端及び葉柄基部
130	250	260	530	1900	210	190	230	-	5500	470	4.76	6.25	廃棄部位： 根端、葉柄基部及び皮
110	220	290	1200	530	190	460	330	-	5100	180	4.39	6.25	廃棄部位： 竹皮及び基部
99	840	100	450	1600	170	110	190	-	4700	190	4.13	6.25	廃棄部位： 皮（保護葉）、底盤部及び頭部
190	500	540	880	1700	390	370	410	-	8300	790	7.13	6.25	廃棄部位： しん
140	250	470	530	830	250	470	320	-	5600	130	4.77	6.25	廃棄部位： 包葉、めしべ及び穂軸
170	240	570	400	1100	230	540	320	-	6100	150	5.26	6.25	穂軸を除いた実（尖帽を除いた種子）のみ
180	250	570	400	1100	230	540	330	-	6300	150	5.36	6.25	穂軸を除いた実（尖帽を除いた種子）のみ
170	240	560	390	1100	220	510	320	-	6000	140	5.11	6.25	穂軸を除いた実（尖帽を除いた種子）のみ
110	180	170	640	2200	160	150	220	-	5200	200	4.51	6.25	廃棄部位： へた
77	140	240	870	2000	130	110	140	-	4700	170	4.10	6.25	
140	330	220	810	880	190	200	230	-	4800	220	4.17	6.25	廃棄部位： へた
160	530	240	470	640	210	210	270	-	4900	140	4.22	6.25	別名： つるれいし、ゴーヤ 廃棄部位： 両端、わた及び種子
110	280	370	590	900	270	240	310	-	5400	300	4.65	6.25	廃棄部位： 株元
120	300	470	780	1100	210	200	290	-	5400	200	4.65	6.25	廃棄部位： 根端及び葉柄基部
110	310	470	810	1100	210	200	290	-	5500	220	4.70	6.25	廃棄部位： 根端、葉柄基部及び皮
110	370	450	850	1500	180	180	270	-	5600	230	4.85	6.25	
130	400	420	790	1300	220	200	290	-	5900	200	5.05	6.25	

6 野菜類

食品番号	索引番号	食品名	イソロイシン	ロイシン	リシン（リジン）	含硫アミノ酸 メチオニン	含硫アミノ酸 シスチン	含硫アミノ酸 合計	芳香族アミノ酸 フェニルアラニン	芳香族アミノ酸 チロシン	芳香族アミノ酸 合計	トレオニン（スレオニン）	トリプトファン	バリン
		成分識別子	ILEN	LEUN	LYSN	METN	CYSN	AASN	PHEN	TYRN	AAAN	THRN	TRPN	VALN
		単位	基準窒素1g当たり（mg）											
06381	718	（にんじん類） にんじん 根 冷凍 油いため	210	310	290	73	70	140	190	150	340	230	64	2
06223	726	（にんにく類） にんにく りん茎 生	110	210	240	62	69	130	160	130	290	150	68	1
06226	730	（ねぎ類） 根深ねぎ 葉 軟白 生	160	280	290	71	74	140	180	170	350	190	58	2
06227	733	（ねぎ類） 葉ねぎ 葉 生	240	400	360	89	74	160	260	210	470	260	93	2
06233	740	はくさい 結球葉 生	210	340	340	77	76	150	200	170	370	250	66	2
06239	746	パセリ 葉 生	280	510	370	110	84	200	360	240	600	320	140	3
06240	747	はつかだいこん 根 生	240	330	350	61	79	140	230	190	420	290	86	4
06245	754	（ピーマン類） 青ピーマン 果実 生	220	360	360	80	120	200	230	190	420	280	76	2
06393	758	（ピーマン類） オレンジピーマン 果実 生	250	250	260	51	110	160	170	130	300	290	52	2
06263	774	ブロッコリー 花序 生	190	310	320	88	66	150	210	140	350	220	68	2
06267	782	ほうれんそう 葉 通年平均 生	240	410	310	100	82	180	290	230	520	260	120	3
06268	783	ほうれんそう 葉 通年平均 ゆで	250	450	350	120	89	200	300	270	570	280	130	3
06269	789	ほうれんそう 葉 冷凍	260	500	390	120	91	210	320	270	590	310	120	3
06372	790	ほうれんそう 葉 冷凍 ゆで	250	480	380	120	84	210	300	260	560	300	120	3
06373	791	ほうれんそう 葉 冷凍 油いため	240	460	350	120	88	210	290	250	540	280	120	3
06287	813	（もやし類） だいずもやし 生	230	330	240	59	66	120	280	150	430	220	75	2
06289	815	（もやし類） ブラックマッペもやし 生	230	260	180	55	29	84	290	140	430	180	65	3
06291	818	（もやし類） りょくとうもやし 生	240	270	300	46	24	70	320	140	460	170	63	3
06305	833	（らっきょう類） らっきょう りん茎 生	130	210	330	58	54	110	190	120	310	140	73	1
06312	841	（レタス類） レタス 土耕栽培 結球葉 生	250	390	340	83	54	140	240	190	430	310	77	3
06313	843	（レタス類） サラダな 葉 生	280	480	360	110	62	170	300	210	510	320	110	3
06317	848	れんこん 根茎 生	110	170	160	59	79	140	160	110	270	160	55	1
06371	850	れんこん 甘酢れんこん	250	470	430	130	220	350	430	270	700	340	150	3
06324	855	わらび 生わらび 生	210	370	290	82	55	140	340	170	510	250	79	2

基準窒素1g当たり											アミノ酸組成によるたんぱく質に対する窒素・たんぱく質換算係数	窒素・たんぱく質換算係数（基準窒素によるたんぱく質に対する係数）	備考
ヒスチジン	アルギニン	アラニン	アスパラギン酸	グルタミン酸	グリシン	プロリン	セリン	ヒドロキシプロリン	アミノ酸組成計	アンモニア			
HISN	ARGN	ALAN	ASPN	GLUN	GLYN	PRON	SERN	HYPN	AATN	AMMONN	XNA	XN	
(……				mg						……)	–	–	
120	380	460	860	1500	200	190	290	-	5800	230	5.02	6.25	
86	1000	140	420	1000	160	99	190	-	4500	160	3.92	6.25	廃棄部位： 茎、りん皮及び根盤部
95	230	400	600	1200	190	170	350	-	5000	300	4.26	6.25	別名： 長ねぎ 廃棄部位： 株元及び緑葉部
120	280	340	530	820	260	230	320	-	5200	200	4.44	6.25	別名： 青ねぎ 廃棄部位： 株元
130	320	390	560	1400	250	210	290	-	5600	390	4.81	6.25	廃棄部位： 株元
150	310	340	650	730	320	310	310	-	5900	140	5.06	6.25	別名： オランダぜり 廃棄部位： 茎
150	360	290	720	2100	250	230	320	-	6600	790	5.72	6.25	別名： ラディッシュ 試料： 赤色球形種 廃棄部位： 根端、葉及び葉柄基部
120	260	280	830	940	270	210	360	-	5500	170	4.70	6.25	廃棄部位： へた、しん及び種子
100	210	220	1500	1000	180	160	420	-	5600	250	4.81	6.25	別名： パプリカ 廃棄部位： へた、しん及び種子
150	380	310	570	1000	200	210	290	-	5100	170	4.36	6.25	廃棄部位： 茎葉
140	390	280	610	920	260	240	280	-	5500	210	4.71	6.25	廃棄部位： 株元
150	380	300	600	890	290	260	300	-	5700	160	4.94	6.25	廃棄部位： 株元 ゆでた後水冷し、手搾りしたもの
160	370	340	600	810	340	290	310	-	5900	120	5.08	6.25	
150	330	320	540	620	330	270	290	-	5500	78	4.69	6.25	ゆでた後水冷し、手搾りしたもの
140	340	310	550	730	310	260	280	-	5400	110	4.67	6.25	
160	320	230	1400	520	170	200	280	-	5200	230	4.47	5.71	廃棄部位： 種皮及び損傷部
170	260	180	1400	270	99	130	220	-	4500	250	3.85	6.25	廃棄部位： 種皮及び損傷部
190	450	110	1700	240	88	120	190	-	5000	280	4.30	6.25	廃棄部位： 種皮及び損傷部
120	670	170	310	1400	130	140	190	-	4600	210	3.98	6.25	別名： おおにら、さとにら 廃棄部位： 根、膜状りん片及び両端
120	310	300	840	1100	250	250	310	-	5800	290	4.96	6.25	別名： たまちしゃ 廃棄部位： 株元
130	350	350	800	1100	300	290	330	-	6200	360	5.34	6.25	廃棄部位： 株元
100	390	110	2300	520	110	120	210	-	5100	310	4.37	6.25	廃棄部位： 節部及び皮
230	290	320	590	1100	290	360	490	-	6700	100	5.75	6.25	
120	280	270	440	1400	230	190	280	-	5400	210	4.62	6.25	廃棄部位： 基部

7 果実類

食品番号	索引番号	食品名	基準窒素1g当たり											
						含硫アミノ酸			芳香族アミノ酸					
			イソロイシン	ロイシン	(リジン)リシン	メチオニン	シスチン	合計	フェニルアラニン	チロシン	合計	(スレオニン)トレオニン	トリプトファン	バリン
		成分識別子	ILEN	LEUN	LYSN	METN	CYSN	AASN	PHEN	TYRN	AAAN	THRN	TRPN	VALN
		単位	(mg											
07006	870	アボカド　生	250	430	370	110	110	230	250	190	440	270	85	[illegible]
07012	876	いちご　生	170	290	230	81	110	190	170	95	260	200	58	[illegible]
07015	880	いちじく　生	180	270	240	53	95	150	140	76	220	190	56	[illegible]
07019	883	うめ　生	130	190	180	37	37	74	110	86	200	140	39	[illegible]
07049	893	かき　甘がき　生	270	400	360	91	150	250	260	120	380	310	110	[illegible]
07027	899	（かんきつ類）　うんしゅうみかん　じょうのう　普通　生	130	220	240	53	82	130	130	78	210	150	36	[illegible]
07030	902	（かんきつ類）　うんしゅうみかん　果実飲料　ストレートジュース	75	130	140	37	60	97	89	75	160	100	24	[illegible]
07031	903	（かんきつ類）　うんしゅうみかん　果実飲料　濃縮還元ジュース	80	140	150	43	56	98	95	79	170	110	28	[illegible]
07040	909	（かんきつ類）　オレンジ　ネーブル　砂じょう　生	120	190	220	38	73	110	120	71	190	130	33	[illegible]
07042	911	（かんきつ類）　オレンジ　バレンシア　果実飲料　ストレートジュース	81	130	170	30	43	73	110	70	180	100	25	[illegible]
07062	923	（かんきつ類）　グレープフルーツ　白肉種　砂じょう　生	82	140	170	32	67	99	85	54	140	120	29	[illegible]
07093	939	（かんきつ類）　なつみかん　砂じょう　生	110	200	210	31	69	99	110	71	180	130	32	[illegible]
07142	948	（かんきつ類）　ゆず　果皮　生	190	310	320	69	85	150	220	180	400	210	58	[illegible]
07156	952	（かんきつ類）　レモン　果汁　生	90	140	150	39	63	100	110	70	180	110	31	[illegible]
07054	953	キウイフルーツ　緑肉種　生	300	360	330	120	190	310	230	130	360	290	89	[illegible]
07077	970	すいか　赤肉種　生	140	160	140	50	71	120	150	55	210	100	56	[illegible]
07182	972	（すぐり類）　カシス　冷凍	240	320	260	97	110	210	210	140	350	210	65	[illegible]
07080	975	（すもも類）　にほんすもも　生	140	180	180	33	39	72	100	62	160	140	22	[illegible]
07088	981	（なし類）　日本なし　生	140	180	130	71	67	140	98	48	150	170	30	[illegible]
07097	988	パインアップル　生	200	270	260	120	210	330	160	150	310	190	78	[illegible]
07107	998	バナナ　生	200	400	290	79	87	170	200	52	260	200	59	[illegible]
07116	1004	ぶどう　皮なし　生	100	170	170	50	72	120	110	46	150	170	35	[illegible]
07178	1005	ぶどう　皮つき　生	99	170	180	40	57	96	130	95	220	160	43	[illegible]
07179	1021	マンゴー　ドライマンゴー	250	420	350	99	100	200	280	170	450	260	66	[illegible]

基準窒素1g当たり													
ヒスチジン	アルギニン	アラニン	アスパラギン酸	グルタミン酸	グリシン	プロリン	セリン	ヒドロキシプロリン	アミノ酸組成計	アンモニア	アミノ酸組成によるたんぱく質に対する窒素・たんぱく質換算係数	（基準窒素によるたんぱく質に対する係数）窒素・たんぱく質換算係数	備考
HISN	ARGN	ALAN	ASPN	GLUN	GLYN	PRON	SERN	HYPN	AATN	AMMONN	XNA	XN	
(……						mg				……)	–	–	
160	270	300	650	720	300	290	360	-	5400	120	4.66	6.25	別名：アボガド 廃棄部位：果皮及び種子
110	240	300	1300	1100	210	170	240	-	5300	220	4.53	6.25	別名：オランダイチゴ 廃棄部位：へた及び果梗
91	140	340	1500	550	200	360	300	-	5000	220	4.26	6.25	廃棄部位：果皮及び果柄
100	100	160	2200	310	120	160	210	-	4400	280	3.81	6.25	未熟果（青梅） 廃棄部位：核
130	260	290	560	650	280	290	260	-	5100	140	4.35	6.25	廃棄部位：果皮、種子及びへた
89	470	290	660	450	150	650	290	-	4400	110	3.74	6.25	廃棄部位：果皮
52	520	230	900	470	94	670	270	-	4000	130	3.47	6.25	
56	550	240	940	500	99	630	280	-	4200	130	3.60	6.25	
79	420	200	870	370	140	750	260	-	4200	130	3.64	6.25	別名：ネーブルオレンジ 廃棄部位：果皮、じょうのう膜及び種子
64	1000	180	830	330	100	960	250	-	4600	95	4.01	6.25	別名：バレンシアオレンジ
72	660	220	1300	390	110	380	250	-	4300	160	3.69	6.25	廃棄部位：果皮、じょうのう膜及び種子
78	350	200	1200	500	130	480	200	-	4300	180	3.66	6.25	別名：なつだいだい なつかん、あまなつみかんを含む 廃棄部位：果皮、じょうのう膜及び種子
140	250	250	1100	650	250	620	290	-	5500	150	4.72	6.25	全果に対する果皮分：40 %
57	130	320	1900	750	130	480	560	-	5200	360	4.48	6.25	全果に対する果汁分：30 %
140	390	280	620	980	330	260	270	-	5600	120	4.84	6.25	別名：キウイ 廃棄部位：果皮及び両端
99	530	140	370	830	99	110	140	-	3400	110	2.94	6.25	廃棄部位：果皮及び種子
130	330	240	510	1000	280	190	240	-	4800	180	4.12	6.25	別名：くろふさすぐり、くろすぐり
88	91	270	2300	360	120	450	190	-	4900	290	4.21	6.25	別名：すもも、はたんきょう、プラム 廃棄部位：核
65	73	230	3000	320	110	160	220	-	5400	270	4.60	6.25	廃棄部位：果皮及び果しん部
130	170	360	1300	640	230	180	370	-	5200	240	4.48	6.25	別名：パイナップル 廃棄部位：はく皮及び果しん部
470	260	230	570	690	240	220	240	-	4800	120	4.09	6.25	廃棄部位：果皮及び果柄
120	590	630	210	660	130	470	160	-	4000	180	3.44	6.25	廃棄部位：果皮及び種子
130	1000	440	260	920	130	470	180	-	4700	120	4.05	6.25	
180	370	670	520	660	270	300	310	-	5600	89	4.79	6.25	

7 果実類

食品番号	索引番号	食品名	基準窒素1g当たり											
						含硫アミノ酸			芳香族アミノ酸					
			イソロイシン	ロイシン	リシン（リジン）	メチオニン	シスチン	合計	フェニルアラニン	チロシン	合計	トレオニン（スレオニン）	トリプトファン	バリン
		成分識別子	ILEN	LEUN	LYSN	METN	CYSN	AASN	PHEN	TYRN	AAAN	THRN	TRPN	VALN
		単位	(…… mg ……											
07135	1024	メロン　露地メロン　緑肉種　生	99	140	130	38	72	110	120	55	170	140	47	1
07136	1026	（もも類）　もも　白肉種　生	110	170	170	37	54	91	94	59	150	150	25	1
07184	1027	（もも類）　もも　黄肉種　生	200	220	220	43	74	120	130	110	230	170	40	1
07148	1037	りんご　皮なし　生	200	300	260	89	120	210	160	66	230	200	46	2

基準窒素1g当たり													備考
ヒスチジン	アルギニン	アラニン	アスパラギン酸	グルタミン酸	グリシン	プロリン	セリン	ヒドロキシプロリン	アミノ酸組成計	アンモニア	アミノ酸組成によるたんぱく質に対する窒素・たんぱく質換算係数	窒素・たんぱく質換算係数（基準窒素によるたんぱく質に対する係数）	
HISN	ARGN	ALAN	ASPN	GLUN	GLYN	PRON	SERN	HYPN	AATN	AMMONN	XNA	XN	
(……					mg					……)	–	–	
90	120	710	640	1400	190	130	280	-	4500	160	3.87	6.25	廃棄部位： 果皮及び種子
81	88	240	2800	350	120	120	200	-	5000	300	4.27	6.25	別名： 毛桃 試料： 白肉種 廃棄部位： 果皮及び核
110	140	210	2500	420	140	160	240	-	5300	390	4.57	6.25	廃棄部位： 果皮及び核
110	140	270	2400	620	190	190	250	-	5800	250	5.02	6.25	廃棄部位： 果皮及び果しん部

8 きのこ類

食品番号	索引番号	食品名	基準窒素1g当たり											
						含硫アミノ酸			芳香族アミノ酸					
			イソロイシン	ロイシン	リシン(リジン)	メチオニン	シスチン	合計	フェニルアラニン	チロシン	合計	トレオニン(スレオニン)	トリプトファン	バリン
		成分識別子	ILEN	LEUN	LYSN	METN	CYSN	AASN	PHEN	TYRN	AAAN	THRN	TRPN	VALN
		単位	(mg											
08001	1046	えのきたけ　生	190	290	280	56	60	120	260	200	450	240	78	[illegible]
08003	1049	えのきたけ　味付け瓶詰	220	340	270	52	44	96	230	130	360	230	47	[illegible]
08054	1050	（きくらげ類）　あらげきくらげ　生	230	410	250	54	74	130	240	160	410	350	95	[illegible]
08004	1051	（きくらげ類）　あらげきくらげ　乾	200	400	210	56	78	130	280	140	420	340	120	[illegible]
08006	1054	（きくらげ類）　きくらげ　乾	210	400	270	71	72	140	240	170	420	340	110	[illegible]
08008	1056	（きくらげ類）　しろきくらげ　乾	210	350	270	73	140	210	220	230	460	320	110	[illegible]
08039	1059	しいたけ　生しいたけ　菌床栽培　生	210	330	300	55	42	97	200	150	360	270	79	[illegible]
08042	1063	しいたけ　生しいたけ　原木栽培　生	200	320	290	57	68	130	190	150	340	260	75	[illegible]
08013	1066	しいたけ　乾しいたけ　乾	200	330	300	72	78	150	210	130	340	270	78	[illegible]
08053	1068	しいたけ　乾しいたけ　甘煮	240	380	260	65	44	110	230	120	350	250	59	[illegible]
08016	1071	（しめじ類）　ぶなしめじ　生	190	300	270	39	58	97	190	140	330	240	44	[illegible]
08055	1074	（しめじ類）　ぶなしめじ　素揚げ	190	320	280	50	57	110	200	140	340	250	74	[illegible]
08056	1075	（しめじ類）　ぶなしめじ　天ぷら	210	380	180	81	100	190	260	170	430	200	71	[illegible]
08020	1079	なめこ　株採り　生	220	350	230	65	53	120	140	70	200	280	40	[illegible]
08058	1081	なめこ　カットなめこ　生	200	390	280	47	52	100	220	140	370	290	65	[illegible]
08025	1085	（ひらたけ類）　エリンギ　生	220	350	320	68	59	130	220	170	390	270	86	[illegible]
08026	1089	（ひらたけ類）　ひらたけ　生	210	320	270	47	52	100	220	190	410	250	72	[illegible]
08028	1091	まいたけ　生	190	210	270	43	63	110	190	190	380	280	82	[illegible]
08051	1093	まいたけ　油いため	210	330	280	68	69	140	220	180	400	280	89	[illegible]
08031	1095	マッシュルーム　生	210	320	250	60	38	99	190	92	280	240	77	[illegible]
08034	1099	まつたけ　生	170	300	240	47	70	120	190	150	340	250	53	[illegible]

基準窒素1g当たり													
ヒスチジン	アルギニン	アラニン	アスパラギン酸	グルタミン酸	グリシン	プロリン	セリン	ヒドロキシプロリン	アミノ酸組成計	アンモニア	アミノ酸組成によるたんぱく質に対する窒素・たんぱく質換算係数	窒素・たんぱく質換算係数（基準窒素によるたんぱく質に対する係数）	備　考
HISN	ARGN	ALAN	ASPN	GLUN	GLYN	PRON	SERN	HYPN	AATN	AMMONN	XNA	XN	
(………				mg						………)	–	–	
160	210	420	310	610	220	180	240	-	4200	150	3.64	6.25	試料：栽培品 廃棄部位：柄の基部（いしづき）
130	210	330	420	1200	240	250	250	-	4800	190	4.13	6.25	別名：なめたけ 試料：栽培品 液汁を除いたもの
140	350	440	560	550	270	300	320	-	5100	170	4.38	6.25	別名：裏白きくらげ 試料：栽培品 廃棄部位：柄の基部（いしづき）
120	270	370	550	540	250	270	280	-	4800	170	4.08	6.25	別名：裏白きくらげ 試料：栽培品
150	290	380	530	540	260	240	320	-	4900	140	4.17	6.25	試料：栽培品
120	440	300	550	580	290	260	330	-	5100	120	4.37	6.25	試料：栽培品
120	280	350	410	910	230	190	270	-	4700	180	4.01	6.25	
110	280	280	390	870	230	190	270	-	4500	150	3.86	6.25	試料：栽培品 廃棄部位：柄全体
120	250	290	490	1000	240	210	290	-	4800	160	4.16	6.25	どんこ、こうしんを含む 試料：栽培品 廃棄部位：柄全体
110	220	270	480	1400	230	260	290	-	5200	160	4.49	6.25	
120	340	360	320	760	220	190	250	-	4300	170	3.66	6.25	試料：栽培品 廃棄部位：柄の基部（いしづき）
120	360	320	380	780	230	200	280	-	4500	160	3.82	6.25	試料：栽培品 柄の基部（いしづき）を除いたもの
120	270	240	300	1500	210	500	300	-	5400	210	4.64	6.25	試料：栽培品 柄の基部（いしづき）を除いたもの
130	280	310	390	670	230	230	270	-	4200	140	3.62	6.25	別名：なめたけ 試料：栽培品 廃棄部位：柄の基部（いしづき） （柄の基部を除いた市販品の場合：0%）
130	310	380	440	650	250	230	280	-	4600	140	3.98	6.25	別名：なめたけ 試料：栽培品
110	310	370	410	630	260	220	280	-	4600	140	3.96	6.25	試料：栽培品 廃棄部位：柄の基部（いしづき）
120	310	400	390	760	230	190	260	-	4600	170	3.90	6.25	別名：かんたけ 試料：栽培品 廃棄部位：柄の基部（いしづき）
130	280	320	420	680	250	210	290	-	4400	160	3.76	6.25	試料：栽培品 廃棄部位：柄の基部（いしづき）
130	280	310	460	680	250	220	300	-	4700	140	3.99	6.25	試料：栽培品 柄の基部（いしづき）を除いたもの
110	180	540	300	730	210	250	230	-	4300	200	3.66	6.25	試料：栽培品 廃棄部位：柄の基部（いしづき）
120	230	360	360	810	210	210	240	-	4200	230	3.63	6.25	試料：天然物 廃棄部位：柄の基部（いしづき）

9 藻類

食品番号	索引番号	食品名	基準窒素1 g当たり											
						含硫アミノ酸			芳香族アミノ酸					
			イソロイシン	ロイシン	リシン（リジン）	メチオニン	シスチン	合計	フェニルアラニン	チロシン	合計	トレオニン（スレオニン）	トリプトファン	バリン
		成分識別子	ILEN	LEUN	LYSN	METN	CYSN	AASN	PHEN	TYRN	AAAN	THRN	TRPN	VALN
		単位	(mg											
09001	1101	あおさ　素干し	230	400	270	110	100	210	310	190	500	310	97	3
09002	1102	あおのり　素干し	210	390	260	120	95	220	280	160	430	290	92	3
09003	1103	あまのり　ほしのり	250	440	310	140	100	240	230	200	430	320	78	3
09004	1104	あまのり　焼きのり	230	430	290	130	94	220	230	200	430	310	78	3
09005	1105	あまのり　味付けのり	220	400	280	110	85	190	220	180	390	310	69	3
09017	1117	（こんぶ類）　まこんぶ　素干し　乾	210	370	260	97	130	230	230	130	360	280	68	2
09056	1118	（こんぶ類）　まこんぶ　素干し　水煮	280	510	310	170	110	280	310	150	460	320	90	3
09023	1124	（こんぶ類）　つくだ煮	230	360	240	81	59	140	230	86	320	220	31	2
09049	1130	てんぐさ　粉寒天	270	460	110	88	0	88	300	30	330	110	13	3
09050	1133	ひじき　ほしひじき　ステンレス釜　乾	300	510	210	160	82	240	330	170	500	340	110	3
09051	1134	ひじき　ほしひじき　ステンレス釜　ゆで	300	520	220	160	76	240	340	220	560	340	100	3
09052	1135	ひじき　ほしひじき　ステンレス釜　油いため	290	510	210	170	77	240	330	220	540	330	110	3
09033	1140	ひとえぐさ　つくだ煮	240	380	270	70	51	120	230	69	300	220	23	2
09037	1144	（もずく類）　おきなわもずく　塩蔵　塩抜き	270	510	300	190	100	290	330	240	570	330	110	3
09038	1145	（もずく類）　もずく　塩蔵　塩抜き	280	530	330	190	89	280	330	260	580	340	120	3
09044	1151	わかめ　カットわかめ　乾	280	520	350	160	63	220	310	160	480	310	110	3
09045	1154	わかめ　湯通し塩蔵わかめ　塩抜き　生	300	530	370	190	69	250	330	240	570	320	120	3
09057	1155	わかめ　湯通し塩蔵わかめ　塩抜き　ゆで	300	530	370	200	72	270	330	260	590	330	130	3
09048	1156	わかめ　湯通し塩蔵わかめ　塩蔵	320	530	370	150	75	220	330	160	490	300	91	4
09047	1158	わかめ　めかぶわかめ　生	220	400	330	140	82	230	240	170	410	280	81	3

基準窒素1g当たり													
ヒスチジン	アルギニン	アラニン	アスパラギン酸	グルタミン酸	グリシン	プロリン	セリン	ヒドロキシプロリン	アミノ酸組成計	アンモニア	アミノ酸組成による窒素・たんぱく質換算係数	（基準窒素による窒素・たんぱく質に対する係数）たんぱく質換算係数	備考
HISN	ARGN	ALAN	ASPN	GLUN	GLYN	PRON	SERN	HYPN	AATN	AMMONN	XNA	XN	
(…………						mg				………….)	–	–	
120	330	500	660	650	350	260	350	-	5600	130	4.78	6.25	
100	300	440	720	660	320	270	300	-	5300	140	4.55	6.25	
88	350	680	560	680	370	250	270	-	5700	130	4.86	6.25	すき干ししたもの 別名：のり
94	350	680	580	700	340	250	310	-	5700	99	4.83	6.25	別名：のり
93	320	610	530	1100	340	250	290	-	5800	94	4.92	6.25	別名：のり
100	200	430	1100	1700	290	320	260	-	6400	110	5.49	6.25	
130	270	460	610	1000	370	300	320	-	6100	130	5.22	6.25	
110	260	320	480	1700	400	290	270	-	5700	150	4.87	6.25	試料：ごま入り
18	67	300	300	370	210	140	100	-	3200	380	2.75	6.25	別名：まくさ（和名） 試料：てんぐさ以外の粉寒天も含む
110	290	430	670	860	350	280	320	-	5900	120	5.05	6.25	ステンレス釜で煮熟後乾燥したもの
110	340	410	630	730	350	290	330	-	5800	92	5.00	6.25	09050ほしひじきステンレス釜乾を水もどし後、ゆで
110	340	390	610	720	340	280	320	-	5700	96	4.89	6.25	09050ほしひじきステンレス釜乾を水もどし後、油いため
120	200	360	410	1900	240	310	280	-	5700	160	4.87	6.25	別名：のりのつくだ煮
110	330	430	650	680	360	330	330	-	6000	120	5.10	6.25	
120	360	450	650	700	380	320	350	-	6200	110	5.27	6.25	
130	310	420	600	680	350	260	310	-	5700	84	4.88	6.25	
130	380	430	620	690	360	280	320	-	6100	110	5.19	6.25	別名：生わかめ
130	390	430	630	690	370	300	330	-	6200	120	5.28	6.25	
120	330	440	600	680	370	260	280	-	5800	130	4.97	6.25	
120	320	660	570	700	370	250	290	-	5500	97	4.72	6.25	試料：冷凍品 別名：めかぶ

10 魚介類

食品番号	索引番号	食品名	基準窒素1g当たり											
						含硫アミノ酸			芳香族アミノ酸					
			イソロイシン	ロイシン	リシン(リジン)	メチオニン	シスチン	合計	フェニルアラニン	チロシン	合計	トレオニン(スレオニン)	トリプトファン	バリン
		成分識別子	ILEN	LEUN	LYSN	METN	CYSN	AASN	PHEN	TYRN	AAAN	THRN	TRPN	VALN
		単位	(mg											
10002	1160	<魚類> あこうだい 生	310	520	640	200	69	270	260	220	490	310	66	3[illegible]
10003	1161	<魚類> (あじ類) まあじ 皮つき 生	280	490	570	180	66	250	250	220	470	300	72	3[illegible]
10389	1162	<魚類> (あじ類) まあじ 皮なし 生	280	490	570	190	67	260	250	220	470	300	75	3[illegible]
10390	1165	<魚類> (あじ類) まあじ 皮つき フライ	270	470	510	180	71	250	250	200	450	290	67	3[illegible]
10391	1168	<魚類> (あじ類) まあじ 小型 骨付き 生	270	470	540	180	65	250	250	210	460	300	69	3[illegible]
10392	1169	<魚類> (あじ類) まあじ 小型 骨付き から揚げ	260	450	510	180	64	240	240	200	440	280	67	3[illegible]
10393	1170	<魚類> (あじ類) まるあじ 生	270	470	550	190	67	260	240	210	450	290	74	3[illegible]
10394	1171	<魚類> (あじ類) まるあじ 焼き	270	470	550	190	66	250	240	220	460	300	75	3[illegible]
10008	1172	<魚類> (あじ類) にしまあじ 生	300	510	610	200	63	260	270	230	500	320	72	3[illegible]
10009	1173	<魚類> (あじ類) にしまあじ 水煮	290	490	580	200	68	270	260	230	480	310	73	3[illegible]
10010	1174	<魚類> (あじ類) にしまあじ 焼き	290	500	590	200	69	270	260	230	490	310	74	3[illegible]
10015	1179	<魚類> あなご 生	300	490	570	190	75	260	250	210	450	280	65	3[illegible]
10018	1182	<魚類> あまだい 生	310	510	600	200	81	280	260	210	470	300	68	3[illegible]
10021	1185	<魚類> あゆ 天然 生	250	460	540	190	62	250	240	210	450	280	69	2[illegible]
10025	1189	<魚類> あゆ 養殖 生	260	470	550	190	63	250	240	220	460	290	70	3[illegible]
10032	1196	<魚類> あんこう きも 生	280	470	450	150	98	250	290	230	520	310	86	3[illegible]
10033	1197	<魚類> いかなご 生	290	490	530	200	73	270	240	210	460	310	72	3[illegible]
10039	1203	<魚類> いとよりだい 生	290	510	600	180	63	250	250	230	480	320	71	3[illegible]
10042	1206	<魚類> (いわし類) うるめいわし 生	300	500	600	190	62	250	260	230	490	300	77	3[illegible]
10044	1208	<魚類> (いわし類) かたくちいわし 生	280	480	560	190	66	260	260	210	470	300	69	3[illegible]
10047	1211	<魚類> (いわし類) まいわし 生	300	500	570	190	60	250	260	220	480	310	71	3[illegible]

基準窒素1g当たり													
ヒスチジン	アルギニン	アラニン	アスパラギン酸	グルタミン酸	グリシン	プロリン	セリン	ヒドロキシプロリン	アミノ酸組成計	アンモニア	アミノ酸組成によるたんぱく質に対する窒素・たんぱく質換算係数	窒素・たんぱく質換算係数（基準窒素によるたんぱく質に対する係数）	備　考
HISN	ARGN	ALAN	ASPN	GLUN	GLYN	PRON	SERN	HYPN	AATN	AMMONN	XNA	XN	
(……					mg					……)	–	–	
150	380	380	670	1000	280	200	290	(49)	6300	100	5.43	6.25	切り身
250	390	390	620	890	350	240	280	38	6200	88	5.32	6.25	別名：あじ 廃棄部位：頭部、内臓、骨、ひれ等 （三枚下ろし）
260	380	370	620	890	290	220	270	19	6100	87	5.23	6.25	別名：あじ
200	360	360	580	990	320	280	290	34	6000	100	5.17	6.25	別名：あじ 三枚におろしたもの
220	390	410	600	890	400	260	280	60	6200	99	5.29	6.25	別名：あじ 廃棄部位：内臓、うろこ等
210	370	380	570	880	370	260	270	54	5900	91	5.09	6.25	別名：あじ 内臓、うろこ等を除いて、調理したもの
290	370	370	590	850	320	220	260	32	6000	87	5.13	6.25	廃棄部位：頭部、内臓、骨、ひれ等 （三枚おろし）
280	370	370	600	860	320	230	270	31	6000	86	5.16	6.25	内臓等を除き焼いたもの 廃棄部位：頭部、骨、ひれ等
200	420	410	660	960	370	250	300	42	6500	95	5.59	6.25	三枚におろしたもの
180	390	380	630	910	310	230	290	24	6100	84	5.29	6.25	廃棄部位：頭部、骨、ひれ等 内臓等を除き水煮したもの
190	400	380	640	920	330	240	290	29	6300	87	5.38	6.25	廃棄部位：頭部、骨、ひれ等 内臓等を除き焼いたもの
190	390	370	630	870	350	220	260	(49)	6100	100	5.21	6.25	試料：まあなご 廃棄部位：頭部、内臓、骨、ひれ等
140	390	370	660	930	300	200	260	(49)	6200	110	5.32	6.25	試料：あかあまだい 廃棄部位：頭部、内臓、骨、ひれ等 （三枚下ろし）
190	380	380	590	860	380	260	280	62	6000	88	5.12	6.25	廃棄部位：頭部、内臓、骨、ひれ等 （三枚下ろし）
170	380	380	600	860	360	250	280	47	6000	89	5.14	6.25	廃棄部位：頭部、内臓、骨、ひれ等 （三枚下ろし）
160	350	330	580	710	310	270	330	16	5800	100	4.96	6.25	試料：きあんこう 肝臓
160	340	370	590	900	290	230	270	(49)	6000	110	5.12	6.25	別名：こうなご 小型魚全体
160	410	390	640	940	330	240	290	33	6300	90	5.38	6.25	別名：いとより 三枚におろしたもの
330	360	370	630	890	290	230	270	(30)	6300	100	5.39	6.25	廃棄部位：頭部、内臓、骨、ひれ等 （三枚下ろし）
320	350	390	610	880	290	210	280	(30)	6100	96	5.24	6.25	別名：しこいわし、ひしこ、せぐろ 廃棄部位：頭部、内臓、骨、ひれ等 （三枚下ろし）
320	360	380	620	880	300	220	280	(30)	6200	88	5.32	6.25	廃棄部位：頭部、内臓、骨、ひれ等 （三枚下ろし）

10 魚介類

食品番号	索引番号	食品名	基準窒素1g当たり イソロイシン	ロイシン	リシン（リジン）	含硫アミノ酸 メチオニン	シスチン	合計	芳香族アミノ酸 フェニルアラニン	チロシン	合計	トレオニン（スレオニン）	トリプトファン	バリン
		成分識別子	ILEN	LEUN	LYSN	METN	CYSN	AASN	PHEN	TYRN	AAAN	THRN	TRPN	VALN
		単位	(……					mg						……)
10395	1214	<魚類> （いわし類） まいわし フライ	260	460	480	170	70	240	250	200	450	270	74	3
10396	1220	<魚類> （いわし類） しらす 生	260	460	490	160	63	230	230	210	450	280	68	3
10055	1222	<魚類> （いわし類） しらす干し 微乾燥品	270	480	530	170	65	230	250	230	480	300	74	3
10056	1223	<魚類> （いわし類） しらす干し 半乾燥品	270	480	540	170	71	240	250	230	480	310	73	3
10397	1232	<魚類> （いわし類） 缶詰 アンチョビ	350	530	550	210	75	280	310	250	560	330	100	3
10067	1235	<魚類> うなぎ 養殖 生	230	400	470	170	51	220	220	180	400	270	50	2
10071	1239	<魚類> うまづらはぎ 生	310	500	550	180	80	260	240	220	460	280	75	3
10074	1242	<魚類> えそ 生	300	520	620	190	66	260	250	240	490	320	73	3
10079	1247	<魚類> かさご 生	270	480	580	200	64	260	250	220	470	320	63	2
10083	1251	<魚類> （かじき類） くろかじき 生	300	460	520	180	75	250	220	200	420	270	72	3
10085	1253	<魚類> （かじき類） めかじき 生	270	460	520	170	65	240	220	220	440	290	72	3
10398	1254	<魚類> （かじき類） めかじき 焼き	280	480	530	180	64	240	230	220	450	300	73	3
10086	1255	<魚類> （かつお類） かつお 春獲り 生	250	440	500	170	65	240	220	200	420	280	77	3
10087	1256	<魚類> （かつお類） かつお 秋獲り 生	270	450	520	170	67	240	230	210	440	290	76	3
10091	1261	<魚類> （かつお類） 加工品 かつお節	290	480	540	180	61	240	250	220	460	300	78	3
10092	1262	<魚類> （かつお類） 加工品 削り節	290	490	540	180	67	250	260	230	480	320	83	3
10098	1268	<魚類> かます 生	300	500	590	200	92	290	250	220	470	280	69	3
10100	1270	<魚類> （かれい類） まがれい 生	310	540	620	200	73	280	260	240	500	330	73	3
10103	1273	<魚類> （かれい類） まこがれい 生	260	460	530	190	63	250	240	210	450	290	63	3
10399	1274	<魚類> （かれい類） まこがれい 焼き	250	440	500	180	62	240	230	200	430	280	61	2
10107	1278	<魚類> かわはぎ 生	280	500	570	190	67	260	250	230	470	310	72	32

基準窒素1g当たり													
ヒスチジン	アルギニン	アラニン	アスパラギン酸	グルタミン酸	グリシン	プロリン	セリン	ヒドロキシプロリン	アミノ酸組成計	アンモニア	アミノ酸組成によるたんぱく質に対する窒素・たんぱく質換算係数	窒素・たんぱく質換算係数（基準窒素によるたんぱく質に対する係数）	備考
HISN	ARGN	ALAN	ASPN	GLUN	GLYN	PRON	SERN	HYPN	AATN	AMMONN	XNA	XN	
(………………					mg					……………)	–	–	
230	330	330	540	960	280	270	280	20	5800	98	4.99	6.25	三枚におろしたもの
170	360	360	560	830	300	220	270	21	5600	99	4.84	6.25	かたくちいわし、まいわし等の幼魚
150	380	360	600	870	280	240	280	22	5900	86	5.05	6.25	
170	380	370	610	860	290	240	290	23	5900	88	5.11	6.25	原材料：かたくちいわし、まいわし等の幼魚 主として関西向け
220	360	380	640	860	310	250	290	15	6400	87	5.51	6.25	かたくちいわし製品 液汁を除いたもの
220	420	430	550	810	610	360	270	180	6200	75	5.25	6.25	廃棄部位：頭部、内臓、骨、ひれ等
150	390	380	610	870	320	220	250	(49)	6000	140	5.18	6.25	廃棄部位：頭部、内臓、骨、皮、ひれ等（三枚下ろし）
210	400	380	650	990	300	220	290	16	6400	88	5.48	6.25	試料：わにえそ、とかげえそ、まえそ等 三枚におろしたもの
140	410	400	650	950	390	260	310	58	6300	86	5.41	6.25	三枚におろしたもの
500	360	340	540	790	300	210	230	(23)	5900	99	5.07	6.25	別名：くろかわ 切り身（皮なし）
340	370	330	540	820	280	220	260	22	5800	82	4.96	6.25	別名：めか 切り身（皮なし）
340	380	340	560	850	280	220	270	23	5900	81	5.10	6.25	切り身（皮なし）
610	330	340	540	730	270	190	250	16	5800	81	4.98	6.25	別名：ほんがつお、まがつお、初がつお 試料：第3章参照 三枚におろしたもの
590	340	340	560	760	280	200	250	21	5900	84	5.12	6.25	別名：ほんがつお、まがつお、戻りがつお 廃棄部位：頭部、内臓、骨、ひれ等（三枚下ろし）
460	360	350	590	800	280	220	260	-	6000	84	5.20	6.25	10092削り節から推計
400	370	370	610	820	290	220	270	-	6100	88	5.28	6.25	試料：包装品
180	370	360	600	860	280	220	250	(30)	6000	100	5.13	6.25	試料：あかかます 廃棄部位：頭部、内臓、骨、ひれ等（三枚下ろし）
160	410	400	700	1100	330	220	330	-	6600	98	5.68	6.25	五枚におろしたもの
140	430	420	610	910	530	300	320	100	6400	91	5.44	6.25	廃棄部位：頭部、内臓、骨、ひれ等（五枚下ろし）
130	410	390	590	870	490	290	310	99	6100	83	5.18	6.25	五枚におろしたもの
150	410	410	630	940	380	250	300	46	6300	89	5.42	6.25	三枚におろしたもの

10 魚介類

食品番号	索引番号	食品名	イソロイシン	ロイシン	リシン（リジン）	メチオニン	シスチン	合計	フェニルアラニン	チロシン	合計	トレオニン（スレオニン）	トリプトファン	バリン
			基準窒素1g当たり											
						含硫アミノ酸			芳香族アミノ酸					
		成分識別子	ILEN	LEUN	LYSN	METN	CYSN	AASN	PHEN	TYRN	AAAN	THRN	TRPN	VALN
		単位	(mg											
10424	1280	＜魚類＞　かんぱち　背側　生	300	500	590	190	69	260	250	230	470	310	73	3
10109	1281	＜魚類＞　きす　生	290	510	590	200	67	260	250	230	480	310	70	3
10400	1282	＜魚類＞　きす　天ぷら	290	510	580	190	70	260	260	210	470	310	71	3
10110	1283	＜魚類＞　きちじ　生	280	520	600	210	67	280	280	220	500	320	64	3
10115	1288	＜魚類＞　ぎんだら　生	290	500	580	210	65	270	250	230	480	320	65	3
10401	1289	＜魚類＞　ぎんだら　水煮	320	550	640	240	73	310	270	260	540	350	76	3
10116	1290	＜魚類＞　きんめだい　生	260	460	560	190	64	250	250	210	460	280	65	3
10117	1291	＜魚類＞　ぐち　生	320	510	600	210	77	280	260	220	490	290	72	3
10119	1293	＜魚類＞　こい　養殖　生	260	460	540	180	58	240	250	200	460	290	64	3
10123	1297	＜魚類＞　（こち類）　めごち　生	320	560	660	220	72	290	300	250	540	360	74	3
10124	1298	＜魚類＞　このしろ　生	300	500	570	190	80	280	250	210	460	280	70	3
10130	1304	＜魚類＞　（さけ・ます類）　ぎんざけ　養殖　生	270	470	550	190	64	250	250	220	470	310	70	3
10131	1305	＜魚類＞　（さけ・ます類）　ぎんざけ　養殖　焼き	270	460	540	190	62	250	250	210	460	300	70	3
10134	1308	＜魚類＞　（さけ・ます類）　しろさけ　生	290	480	560	190	66	260	250	220	470	320	71	3
10135	1309	＜魚類＞　（さけ・ます類）　しろさけ　水煮	290	470	550	190	64	250	250	220	470	310	73	3
10136	1310	＜魚類＞　（さけ・ます類）　しろさけ　焼き	280	460	540	180	61	240	240	210	460	300	71	3
10139	1313	＜魚類＞　（さけ・ます類）　しろさけ　塩ざけ	280	480	560	190	64	260	250	220	470	320	75	3
10141	1315	＜魚類＞　（さけ・ます類）　しろさけ　すじこ	400	610	500	170	100	270	320	260	580	310	69	4
10144	1319	＜魚類＞　（さけ・ます類）　たいせいようさけ　養殖　皮つき　生	280	480	560	180	66	250	250	220	470	320	71	3

基準窒素1g当たり													
ヒスチジン	アルギニン	アラニン	アスパラギン酸	グルタミン酸	グリシン	プロリン	セリン	ヒドロキシプロリン	アミノ酸組成計	アンモニア	アミノ酸組成によるたんぱく質に対する窒素・たんぱく質換算係数	窒素・たんぱく質換算係数（基準窒素によるたんぱく質に対する係数）	備考
HISN	ARGN	ALAN	ASPN	GLUN	GLYN	PRON	SERN	HYPN	AATN	AMMONN	XNA	XN	
(…………					mg					…………)	–	–	
260	390	370	620	890	300	220	270	19	6200	87	5.30	6.25	三枚におろした後、腹側を除いたもの
150	410	390	650	970	360	240	290	42	6400	92	5.45	6.25	試料：しろぎす 廃棄部位：頭部、内臓、骨、ひれ等（三枚下ろし）
160	400	380	640	1000	340	260	290	36	6300	96	5.45	6.25	頭部、内臓、骨、ひれ等を除いたもの 廃棄部位：尾
140	430	400	670	1000	390	250	330	43	6600	87	5.63	6.25	別名：きんきん、きんき 三枚におろしたもの
150	440	390	650	980	410	280	330	61	6500	98	5.58	6.25	切り身
160	480	420	710	1100	410	300	350	56	7100	96	6.11	6.25	切り身
190	380	370	610	890	340	230	270	39	6000	80	5.11	6.25	廃棄部位：頭部、内臓、骨、ひれ等（三枚下ろし）
140	390	370	660	930	270	200	250	(49)	6200	110	5.31	6.25	試料：しろぐち（別名：いしもち） 廃棄部位：頭部、内臓、骨、ひれ等（三枚下ろし）
210	380	380	610	850	410	270	280	86	6100	83	5.21	6.25	廃棄部位：頭部、内臓、骨、ひれ等（三枚下ろし）
170	480	480	750	1100	500	330	350	85	7400	100	6.34	6.25	関東で流通するめごち（ネズミゴチ）とは別種 三枚におろしたもの
230	370	360	610	830	290	200	240	(30)	6000	110	5.14	6.25	別名：こはだ（小型魚）、つなし 廃棄部位：頭部、内臓、骨、ひれ等（三枚下ろし）
280	390	390	620	850	410	260	290	49	6300	89	5.37	6.25	別名：ぎんます 切り身
270	380	380	600	830	380	240	280	40	6100	85	5.22	6.25	別名：ぎんます 切り身
280	370	380	620	860	320	230	280	51	6200	84	5.30	6.25	別名：さけ（標準和名）、あきさけ、あきあじ 切り身
270	370	360	600	840	290	220	260	40	6000	77	5.15	6.25	別名：さけ（標準和名）、あきさけ、あきあじ 切り身
260	360	360	590	830	300	220	260	44	5900	78	5.09	6.25	別名：さけ（標準和名）、あきさけ、あきあじ 切り身
160	410	410	620	870	440	280	300	56	6300	87	5.42	6.25	別名：さけ（標準和名）、あきさけ、あきあじ 切り身
170	380	500	580	720	180	340	360	-	6400	98	5.52	6.25	別名：さけ（標準和名）、あきさけ、あきあじ 卵巣を塩蔵したもの
170	400	410	610	860	420	270	290	54	6300	85	5.37	6.25	別名：アトランティックサーモン 切り身

10 魚介類

食品番号	索引番号	食品名	基準窒素1 g当たり											
			イソロイシン	ロイシン	リシン（リジン）	含硫アミノ酸			芳香族アミノ酸			トレオニン（スレオニン）	トリプトファン	バリン
						メチオニン	シスチン	合計	フェニルアラニン	チロシン	合計			
		成分識別子	ILEN	LEUN	LYSN	METN	CYSN	AASN	PHEN	TYRN	AAAN	THRN	TRPN	VALN
		単位	(..........					mg						..........)
10433	1320	<魚類>　（さけ・ます類）　たいせいようさけ　養殖　皮つき　水煮	300	510	590	200	69	270	270	240	500	330	80	[illegible]
10434	1321	<魚類>　（さけ・ます類）　たいせいようさけ　養殖　皮つき　蒸し	290	480	560	180	65	250	250	220	480	310	73	[illegible]
10435	1322	<魚類>　（さけ・ます類）　たいせいようさけ　養殖　皮つき　電子レンジ調理	290	470	550	190	65	250	250	220	470	300	73	[illegible]
10145	1323	<魚類>　（さけ・ます類）　たいせいようさけ　養殖　皮つき　焼き	280	460	530	190	65	250	240	210	450	290	72	[illegible]
10436	1324	<魚類>　（さけ・ます類）　たいせいようさけ　養殖　皮つき　ソテー	300	500	580	200	70	270	260	230	500	320	77	[illegible]
10437	1325	<魚類>　（さけ・ます類）　たいせいようさけ　養殖　皮つき　天ぷら	290	490	560	190	70	260	260	210	470	310	75	[illegible]
10438	1326	<魚類>　（さけ・ます類）　たいせいようさけ　養殖　皮なし　生	290	500	580	190	70	260	260	240	500	330	79	[illegible]
10439	1327	<魚類>　（さけ・ます類）　たいせいようさけ　養殖　皮なし　水煮	300	500	580	190	68	260	260	230	490	320	81	[illegible]
10440	1328	<魚類>　（さけ・ます類）　たいせいようさけ　養殖　皮なし　蒸し	300	490	580	190	68	250	260	230	490	320	78	[illegible]
10441	1329	<魚類>　（さけ・ます類）　たいせいようさけ　養殖　皮なし　電子レンジ調理	290	480	560	190	66	250	250	220	470	310	75	[illegible]
10442	1330	<魚類>　（さけ・ます類）　たいせいようさけ　養殖　皮なし　焼き	290	470	550	190	67	250	250	220	470	300	75	[illegible]
10443	1331	<魚類>　（さけ・ます類）　たいせいようさけ　養殖　皮なし　ソテー	310	510	590	200	72	270	270	240	500	330	80	[illegible]
10444	1332	<魚類>　（さけ・ます類）　たいせいようさけ　養殖　皮なし　天ぷら	300	510	590	190	72	270	270	220	490	320	77	[illegible]
10146	1333	<魚類>　（さけ・ます類）　にじます　海面養殖　皮つき　生	270	470	550	200	65	260	250	210	470	310	72	[illegible]
10402	1334	<魚類>　（さけ・ます類）　にじます　海面養殖　皮なし　生	300	500	590	200	71	270	270	230	500	320	78	[illegible]
10148	1336	<魚類>　（さけ・ます類）　にじます　淡水養殖　皮つき　生	250	440	520	190	62	250	240	190	430	290	64	[illegible]
10154	1342	<魚類>　（さば類）　まさば　生	290	480	560	210	67	280	260	220	470	310	70	[illegible]

基準窒素1g当たり													
ヒスチジン	アルギニン	アラニン	アスパラギン酸	グルタミン酸	グリシン	プロリン	セリン	ヒドロキシプロリン	アミノ酸組成計	アンモニア	アミノ酸組成による窒素・たんぱく質換算係数	窒素・たんぱく質換算係数（基準窒素によるたんぱく質に対する係数）	備考
HISN	ARGN	ALAN	ASPN	GLUN	GLYN	PRON	SERN	HYPN	AATN	AMMONN	XNA	XN	
(..........					mg					..........)	–	–	
170	410	410	640	900	380	260	290	37	6400	88	5.51	6.25	別名：アトランティックサーモン 切り身
170	390	390	610	850	370	250	280	36	6100	86	5.25	6.25	別名：アトランティックサーモン 切り身
170	390	390	600	840	370	250	270	38	6100	87	5.19	6.25	別名：アトランティックサーモン 切り身
160	370	380	580	810	360	240	260	39	5900	84	5.04	6.25	別名：アトランティックサーモン 切り身
180	410	410	640	890	380	260	290	37	6400	92	5.51	6.25	別名：アトランティックサーモン 切り身
170	390	400	610	920	380	280	290	40	6300	93	5.40	6.25	別名：アトランティックサーモン 切り身
170	390	400	630	880	330	230	290	22	6200	83	5.34	6.25	別名：アトランティックサーモン 切り身。刺身と同等
170	380	380	620	870	300	220	280	13	6100	83	5.26	6.25	別名：アトランティックサーモン 切り身 廃棄部位：皮、小骨
170	380	380	610	850	300	220	280	14	6100	85	5.20	6.25	別名：アトランティックサーモン 切り身 廃棄部位：皮、小骨
170	370	370	600	830	300	220	270	17	5900	84	5.08	6.25	別名：アトランティックサーモン 切り身 廃棄部位：皮、小骨
170	360	370	590	830	300	220	260	15	5900	83	5.03	6.25	別名：アトランティックサーモン 切り身 廃棄部位：皮、小骨
180	400	390	630	890	320	230	290	17	6300	88	5.41	6.25	別名：アトランティックサーモン 切り身 廃棄部位：皮、小骨
170	390	400	620	930	330	260	300	22	6300	94	5.42	6.25	別名：アトランティックサーモン 切り身 廃棄部位：皮、小骨
260	410	410	630	860	460	280	290	70	6400	88	5.48	6.25	別名：スチールヘッドトラウト、サーモントラウト 切り身
270	380	380	640	880	320	220	280	16	6300	89	5.41	6.25	別名：スチールヘッドトラウト、サーモントラウト
210	380	370	600	830	460	270	280	79	6000	86	5.13	6.25	廃棄部位：頭部、内臓、骨、ひれ等（三枚下ろし）
390	370	380	610	870	320	230	280	(30)	6300	89	5.42	6.25	別名：さば 廃棄部位：頭部、内臓、骨、ひれ等（三枚下ろし）

10 魚介類

食品番号	索引番号	食品名	基準窒素1g当たり											
						含硫アミノ酸			芳香族アミノ酸					
			イソロイシン	ロイシン	リシン（リジン）	メチオニン	シスチン	合計	フェニルアラニン	チロシン	合計	トレオニン（スレオニン）	トリプトファン	バリン
		成分識別子	ILEN	LEUN	LYSN	METN	CYSN	AASN	PHEN	TYRN	AAAN	THRN	TRPN	VALN
		単位	(…………					mg						………
10403	1345	＜魚類＞　（さば類）　まさば　フライ	280	470	500	170	69	240	250	210	460	290	73	3
10404	1346	＜魚類＞　（さば類）　ごまさば　生	280	490	550	190	64	250	250	230	480	310	82	3
10405	1347	＜魚類＞　（さば類）　ごまさば　水煮	290	480	550	180	64	250	250	220	470	300	78	3
10406	1348	＜魚類＞　（さば類）　ごまさば　焼き	270	460	520	180	61	240	240	210	450	290	72	3
10158	1350	＜魚類＞　（さば類）　たいせいようさば　生	300	510	580	190	65	250	260	240	500	320	77	3
10159	1351	＜魚類＞　（さば類）　たいせいようさば　水煮	300	510	570	200	63	260	260	240	500	320	76	3
10160	1352	＜魚類＞　（さば類）　たいせいようさば　焼き	280	480	550	180	59	240	250	230	470	300	70	3
10161	1353	＜魚類＞　（さば類）　加工品　塩さば	290	490	560	180	64	240	260	220	480	310	76	3
10162	1354	＜魚類＞　（さば類）　加工品　開き干し	290	490	560	170	61	230	260	220	480	310	75	3
10163	1355	＜魚類＞　（さば類）　加工品　しめさば	330	550	620	180	64	250	280	240	520	340	87	3
10168	1360	＜魚類＞　（さめ類）　よしきりざめ　生	190	300	340	110	42	150	150	130	280	180	45	1
10171	1363	＜魚類＞　さわら　生	310	510	630	200	69	270	260	220	490	320	71	3
10173	1365	＜魚類＞　さんま　皮つき　生	300	500	560	200	70	270	260	230	490	320	77	3
10407	1366	＜魚類＞　さんま　皮なし　生	300	510	560	200	71	270	260	230	490	320	74	3
10174	1367	＜魚類＞　さんま　皮つき　焼き	280	470	530	190	68	260	240	220	460	300	74	3
10182	1375	＜魚類＞　（ししゃも類）　からふとししゃも　生干し　生	290	480	470	170	93	260	250	210	460	290	79	3
10191	1384	＜魚類＞　（たい類）　ちだい　生	290	490	580	200	68	260	250	220	480	310	75	3
10192	1385	＜魚類＞　（たい類）　まだい　天然　生	310	510	600	200	71	270	260	220	480	310	69	3
10193	1386	＜魚類＞　（たい類）　まだい　養殖　皮つき　生	290	500	580	190	67	250	260	220	480	310	73	3
10408	1389	＜魚類＞　（たい類）　まだい　養殖　皮なし　生	310	520	610	200	72	270	260	230	500	320	81	3
10198	1392	＜魚類＞　たちうお　生	310	510	620	220	71	290	250	240	490	320	68	3

基準窒素1g当たり											窒素・たんぱく質換算係数		備考
スチジン	アルギニン	アラニン	アスパラギン酸	グルタミン酸	グリシン	プロリン	セリン	ヒドロキシプロリン	アミノ酸組成計	アンモニア	アミノ酸組成によるたんぱく質に対する窒素・たんぱく質換算係数	（基準窒素による たんぱく質に対する 窒素・たんぱく質換算係数）	
HISN	ARGN	ALAN	ASPN	GLUN	GLYN	PRON	SERN	HYPN	AATN	AMMONN	XNA	XN	
(				mg						)	–	–	
330	360	350	570	920	310	270	290	29	6100	97	5.21	6.25	別名：さば 切り身
420	390	380	600	850	340	240	280	31	6300	91	5.41	6.25	廃棄部位：頭部、内臓、骨、ひれ等 （三枚おろし）
370	370	360	600	840	310	220	280	22	6100	86	5.27	6.25	切り身
400	360	360	580	810	310	220	270	24	5900	86	5.12	6.25	切り身
310	410	390	640	900	350	240	300	27	6500	97	5.57	6.25	別名：ノルウェーさば 三枚におろしたもの
260	400	380	630	900	330	240	300	23	6400	87	5.46	6.25	別名：ノルウェーさば 切り身
280	380	360	600	860	320	230	280	22	6100	91	5.22	6.25	別名：ノルウェーさば 切り身
380	390	390	610	850	360	250	280	41	6300	88	5.43	6.25	切り身
360	400	400	610	860	370	250	290	42	6400	92	5.48	6.25	廃棄部位：頭部、骨、ひれ等
270	420	410	680	1000	340	260	310	25	6800	90	5.87	6.25	
93	240	220	350	560	180	140	160	-	3600	210	3.10	6.25	別名：ふか 切り身
230	400	400	660	950	350	250	290	(30)	6500	99	5.60	6.25	切り身
410	410	390	630	880	380	270	300	44	6600	97	5.65	6.25	別名：さいら 三枚におろしたもの
420	390	380	630	870	320	230	290	21	6400	92	5.53	6.25	別名：さいら
400	360	360	600	800	300	220	270	23	6000	87	5.18	6.25	別名：さいら 廃棄部位：頭部、内臓、骨、ひれ等 （第1章表13参照） 魚体全体を焼いたもの（第1章表13参照）
150	370	380	550	780	310	270	320	(49)	5900	130	5.04	6.25	別名：カペリン 試料：ひと塩品 魚体全体
150	400	400	620	940	350	250	280	41	6200	88	5.36	6.25	別名：はなだい 三枚におろしたもの
170	390	380	660	920	300	230	270	(49)	6300	100	5.39	6.25	廃棄部位：頭部、内臓、骨、ひれ等 （三枚下ろし）
170	400	390	640	920	370	250	280	46	6300	91	5.40	6.25	廃棄部位：頭部、内臓、骨、ひれ等 （三枚下ろし）
180	400	380	650	950	310	220	280	20	6300	94	5.45	6.25	
170	390	390	670	960	320	230	290	(49)	6400	96	5.51	6.25	廃棄部位：頭部、内臓、骨、ひれ等 （三枚下ろし）

10 魚介類

食品番号	索引番号	食品名	イソロイシン	ロイシン	リシン（リジン）	メチオニン	シスチン	合計	フェニルアラニン	チロシン	合計	トレオニン（スレオニン）	トリプトファン	バリン
			基準窒素1g当たり			含硫アミノ酸			芳香族アミノ酸					
		成分識別子	ILEN	LEUN	LYSN	METN	CYSN	AASN	PHEN	TYRN	AAAN	THRN	TRPN	VALN
		単位	(........					mg						....
10199	1393	<魚類>　（たら類）　すけとうだら　生	250	450	530	200	68	260	230	210	430	280	65	2
10409	1394	<魚類>　（たら類）　すけとうだら　フライ	270	480	520	180	72	260	250	220	470	290	67	3
10202	1397	<魚類>　（たら類）　すけとうだら　たらこ　生	340	580	470	130	81	210	250	290	540	320	74	3
10205	1400	<魚類>　（たら類）　まだら　生	250	460	550	190	67	260	230	220	450	280	63	2
10448	1406	<魚類>　（たら類）　加工品　桜でんぶ	240	570	610	190	75	260	270	220	500	340	73	3
10213	1408	<魚類>　どじょう　生	290	480	530	170	66	240	260	200	450	290	64	3
10215	1410	<魚類>　とびうお　生	320	510	590	200	79	280	250	220	470	290	74	3
10421	1411	<魚類>　とびうお　煮干し	290	500	570	180	66	240	250	230	480	310	73	3
10422	1412	<魚類>　とびうお　焼き干し	270	480	540	180	61	240	240	210	450	300	67	3
10212	1413	<魚類>　ナイルティラピア　生	310	510	590	190	78	270	260	220	470	300	70	3
10218	1416	<魚類>　にしん　生	310	520	600	200	80	280	260	220	480	290	70	3
10225	1423	<魚類>　はぜ　生	310	510	570	190	83	270	270	220	490	290	67	3
10228	1426	<魚類>　はたはた　生	300	510	580	200	70	270	250	220	470	320	69	3
10229	1427	<魚類>　はたはた　生干し	270	490	550	190	61	250	250	220	460	320	63	3
10231	1429	<魚類>　はも　生	310	500	650	190	77	260	240	220	450	280	67	3
10235	1432	<魚類>　ひらめ　養殖　皮つき　生	290	500	580	190	65	260	260	230	490	320	68	3
10410	1433	<魚類>　ひらめ　養殖　皮なし　生	290	490	580	190	69	260	250	230	480	310	72	3
10237	1435	<魚類>　（ふぐ類）　まふぐ　生	310	490	570	180	78	260	230	210	440	280	72	3
10238	1436	<魚類>　ふな　生	310	510	590	190	69	260	270	220	480	280	62	3
10449	1439	<魚類>　ふな　ふなずし	240	490	430	170	73	240	250	220	470	310	67	3
10241	1440	<魚類>　ぶり　成魚　生	300	490	580	200	68	270	250	220	470	300	74	3
10243	1442	<魚類>　ぶり　はまち　養殖　皮つき　生	280	460	530	180	60	240	240	200	440	300	68	3
10411	1443	<魚類>　ぶり　はまち　養殖　皮なし　生	290	480	550	180	65	250	240	210	460	290	74	3

基準窒素1g当たり													
ヒスチジン	アルギニン	アラニン	アスパラギン酸	グルタミン酸	グリシン	プロリン	セリン	ヒドロキシプロリン	アミノ酸組成計	アンモニア	アミノ酸組成によるたんぱく質に対する窒素・たんぱく質換算係数	窒素・たんぱく質換算係数（基準窒素によるたんぱく質に対する係数）	備考
HISN	ARGN	ALAN	ASPN	GLUN	GLYN	PRON	SERN	HYPN	AATN	AMMONN	XNA	XN	
(…………					mg					…………)	–	–	
150	400	370	600	880	390	240	310	49	5900	83	5.09	6.25	別名：すけそう、すけそうだら、すけとう 三枚におろしたもの
160	400	380	610	1000	370	290	330	40	6200	100	5.36	6.25	切り身
140	320	460	510	1000	230	370	400	-	6400	96	5.47	6.25	別名：もみじこ
160	390	360	610	880	340	220	300	38	5900	83	5.05	6.25	別名：たら 切り身
150	420	390	700	1100	290	250	340	14	6600	95	5.67	6.25	
140	400	410	620	840	480	300	280	-	6100	110	5.24	6.25	魚体全体
320	380	350	630	880	290	200	250	(49)	6200	130	5.36	6.25	廃棄部位：頭部、内臓、骨、ひれ等 （三枚下ろし）
230	390	370	640	910	310	220	280	23	6200	88	5.31	6.25	別名：あご 頭部等を除いたもの
220	400	380	610	880	370	250	280	57	6100	85	5.24	6.25	別名：あご、焼きあご 頭部等を除いたもの
160	390	380	640	960	370	220	250	(49)	6300	100	5.37	6.25	別名：いずみだい、ちかだい、テラピア 切り身
160	390	390	630	890	300	220	250	(30)	6200	92	5.31	6.25	別名：かどいわし 廃棄部位：頭部、内臓、骨、ひれ等 （三枚下ろし）
150	370	380	650	920	320	190	250	(49)	6100	120	5.26	6.25	廃棄部位：頭部、内臓、骨、ひれ等 （三枚下ろし）
150	440	410	650	990	430	270	320	110	6600	100	5.68	6.25	三枚におろしたもの
140	440	410	640	960	460	290	340	74	6500	91	5.53	6.25	廃棄部位：頭部、骨、ひれ等
170	390	360	620	910	330	240	250	(49)	6200	110	5.29	6.25	切り身
170	410	400	650	940	390	250	300	54	6400	91	5.50	6.25	廃棄部位：頭部、内臓、骨、ひれ等 （五枚下ろし） 10237まふぐ/生から推計
170	370	360	630	900	280	210	290	16	6000	88	5.17	6.25	
150	390	370	590	850	360	250	260	(49)	6000	130	5.15	6.25	切り身（皮なし）
180	370	380	650	910	350	210	260	-	6100	120	5.27	6.25	廃棄部位：頭部、内臓、骨、ひれ等 （三枚下ろし）
130	380	500	500	930	660	400	360	140	6600	96	5.61	6.25	
490	350	370	610	820	300	230	270	(30)	6300	88	5.42	6.25	切り身
410	390	390	580	850	400	270	270	62	6300	86	5.37	6.25	切り身
440	370	350	590	840	300	210	260	19	6100	88	5.24	6.25	

10 魚介類

食品番号	索引番号	食品名	イソロイシン	ロイシン	リシン（リジン）	含硫アミノ酸 メチオニン	含硫アミノ酸 シスチン	含硫アミノ酸 合計	芳香族アミノ酸 フェニルアラニン	芳香族アミノ酸 チロシン	芳香族アミノ酸 合計	トレオニン（スレオニン）	トリプトファン	バリン
		成分識別子	ILEN	LEUN	LYSN	METN	CYSN	AASN	PHEN	TYRN	AAAN	THRN	TRPN	VALN
		単位	(基準窒素1g当たり mg											
10246	1446	＜魚類＞　ほっけ　生	320	530	650	190	67	260	260	240	500	320	65	3
10248	1448	＜魚類＞　ほっけ　開き干し　生	290	510	590	190	68	260	250	230	480	320	66	3
10412	1449	＜魚類＞　ほっけ　開き干し　焼き	280	490	560	180	65	250	250	220	470	310	65	3
10249	1450	＜魚類＞　ぼら　生	300	480	550	180	78	260	230	200	430	280	69	3
10252	1453	＜魚類＞　（まぐろ類）　きはだ　生	290	470	550	180	61	250	230	210	450	300	70	3
10253	1454	＜魚類＞　（まぐろ類）　くろまぐろ　天然　赤身　生	290	470	550	180	62	240	230	210	440	290	71	3
10254	1455	＜魚類＞　（まぐろ類）　くろまぐろ　天然　脂身　生	280	460	560	180	65	240	230	210	450	290	73	3
10450	1456	＜魚類＞　（まぐろ類）　くろまぐろ　養殖　赤身　生	250	460	550	170	63	240	230	210	440	290	74	3
10451	1457	＜魚類＞　（まぐろ類）　くろまぐろ　養殖　赤身　水煮	220	470	570	180	62	240	230	220	450	300	74	3
10452	1458	＜魚類＞　（まぐろ類）　くろまぐろ　養殖　赤身　蒸し	260	460	550	180	62	240	230	210	440	290	75	3
10453	1459	＜魚類＞　（まぐろ類）　くろまぐろ　養殖　赤身　電子レンジ調理	250	460	550	170	61	230	230	210	440	290	74	3
10454	1460	＜魚類＞　（まぐろ類）　くろまぐろ　養殖　赤身　焼き	250	460	560	180	64	240	230	210	440	290	74	3
10455	1461	＜魚類＞　（まぐろ類）　くろまぐろ　養殖　赤身　ソテー	240	460	560	180	61	240	230	220	440	290	75	32
10456	1462	＜魚類＞　（まぐろ類）　くろまぐろ　養殖　赤身　天ぷら	230	460	550	180	63	240	230	210	440	290	73	32
10255	1463	＜魚類＞　（まぐろ類）　びんなが　生	280	480	560	180	69	250	240	220	460	310	77	34
10256	1464	＜魚類＞　（まぐろ類）　みなみまぐろ　赤身　生	280	460	530	170	64	230	230	210	440	280	74	32
10257	1465	＜魚類＞　（まぐろ類）　みなみまぐろ　脂身　生	290	470	540	170	66	240	240	220	460	300	73	35
10425	1467	＜魚類＞　（まぐろ類）めばち　赤身　生	290	490	570	190	66	250	250	230	480	310	79	33
10426	1468	＜魚類＞　（まぐろ類）めばち　脂身　生	270	470	550	180	65	240	240	220	460	300	74	32

基準窒素1g当たり													
ヒスチジン	アルギニン	アラニン	アスパラギン酸	グルタミン酸	グリシン	プロリン	セリン	ヒドロキシプロリン	アミノ酸組成計	アンモニア	アミノ酸組成によるたんぱく質に対する窒素・たんぱく質換算係数	窒素・たんぱく質換算係数（基準窒素によるたんぱく質に対する係数）	備考
HISN	ARGN	ALAN	ASPN	GLUN	GLYN	PRON	SERN	HYPN	AATN	AMMONN	XNA	XN	
(…………				mg						………….)	–	–	
190	400	370	660	980	290	230	300	(49)	6500	110	5.57	6.25	廃棄部位：頭部、内臓、骨、ひれ等（三枚下ろし）
170	420	390	650	930	380	250	320	44	6400	95	5.49	6.25	廃棄部位：頭部、骨、ひれ等
160	400	380	620	900	370	250	320	44	6200	90	5.30	6.25	廃棄部位：頭部、骨、ひれ等
190	370	360	600	850	310	210	240	(49)	5900	110	5.04	6.25	廃棄部位：頭部、内臓、骨、ひれ等（三枚下ろし）
550	350	360	590	860	280	220	260	(23)	6200	81	5.31	6.25	別名：きはだまぐろ、きわだ 切り身（皮なし）
580	350	340	580	830	270	210	250	(23)	6100	82	5.27	6.25	別名：まぐろ、ほんまぐろ、しび 切り身（皮なし）
530	350	340	560	780	290	220	250	(23)	6000	82	5.19	6.25	別名：まぐろ、ほんまぐろ、しび、とろ 切り身（皮なし）
580	350	340	560	800	280	200	250	13	6000	84	5.16	6.25	別名：まぐろ、ほんまぐろ、しび 蓄養を含む 切り身
530	350	340	570	810	270	200	260	9.8	6000	82	5.16	6.25	別名：まぐろ、ほんまぐろ、しび 蓄養を含む 切り身
510	350	340	560	790	270	200	260	9.6	5900	80	5.10	6.25	別名：まぐろ、ほんまぐろ、しび 蓄養を含む 切り身
540	340	340	560	800	260	200	250	9.0	5900	81	5.10	6.25	別名：まぐろ、ほんまぐろ、しび 蓄養を含む 切り身
570	350	340	560	800	280	200	260	11	6000	83	5.18	6.25	別名：まぐろ、ほんまぐろ、しび 蓄養を含む 切り身
560	350	340	560	790	280	200	260	12	6000	84	5.16	6.25	別名：まぐろ、ほんまぐろ、しび 蓄養を含む 切り身 植物油（なたね油）
560	340	340	560	830	270	210	260	9.5	6000	86	5.15	6.25	別名：まぐろ、ほんまぐろ、しび 蓄養を含む 切り身 植物油（なたね油）
390	360	360	580	810	290	210	260	12	6000	84	5.19	6.25	別名：びんちょう、とんぼ、びんながまぐろ 切り身（皮なし）
340	340	330	560	770	260	200	250	7.8	5700	82	4.88	6.25	別名：インドまぐろ 切り身（皮なし）
370	360	360	580	790	300	220	250	18	6000	83	5.13	6.25	別名：インドまぐろ、とろ 切り身（皮なし）
420	380	370	600	860	300	220	280	17	6300	87	5.38	6.25	別名：ばちまぐろ、めばちまぐろ 切り身（皮なし）
400	370	370	580	820	330	230	270	32	6100	83	5.23	6.25	別名：ばちまぐろ、めばちまぐろ、とろ 切り身（皮なし）

10 魚介類

食品番号	索引番号	食品名	イソロイシン	ロイシン	リシン（リジン）	含硫アミノ酸 メチオニン	シスチン	合計	芳香族アミノ酸 フェニルアラニン	チロシン	合計	トレオニン（スレオニン）	トリプトファン	バリン
			基準窒素1g当たり											
		成分識別子	ILEN	LEUN	LYSN	METN	CYSN	AASN	PHEN	TYRN	AAAN	THRN	TRPN	VALN
		単位	(………						mg					………)
10268	1478	<魚類> むつ 生	290	510	610	200	68	270	260	230	490	320	69	3
10271	1481	<魚類> めばる 生	310	520	630	200	79	280	270	220	490	290	70	3
10272	1482	<魚類> メルルーサ 生	310	520	610	210	78	290	250	230	480	290	68	3
10276	1486	<魚類> わかさぎ 生	280	480	520	200	78	280	250	210	460	270	64	3
10279	1489	<貝類> あかがい 生	250	410	410	150	91	240	200	200	400	280	59	2
10281	1491	<貝類> あさり 生	230	390	410	140	83	220	210	200	410	280	60	2
10427	1495	<貝類> あわび くろあわび 生	190	350	290	120	57	180	160	170	330	250	49	2
10429	1497	<貝類> あわび めがいあわび 生	180	330	250	100	66	170	150	140	290	210	43	2
10289	1501	<貝類> いがい 生	210	320	410	110	110	220	220	240	460	300	84	2
10292	1504	<貝類> かき 養殖 生	220	350	370	130	75	200	200	190	390	260	57	2
10293	1505	<貝類> かき 養殖 水煮	230	370	400	140	79	220	220	210	420	270	63	2
10430	1506	<貝類> かき 養殖 フライ	210	360	310	120	88	210	230	180	410	240	59	2
10295	1508	<貝類> さざえ 生	200	370	320	130	82	210	170	160	330	230	47	2
10297	1511	<貝類> しじみ 生	250	390	440	140	86	230	230	240	470	370	82	3
10413	1512	<貝類> しじみ 水煮	250	410	470	170	81	250	250	250	500	380	87	3
10300	1515	<貝類> つぶ 生	220	430	360	160	75	230	190	180	370	250	53	2
10303	1517	<貝類> とりがい 斧足 生	270	440	450	160	91	250	200	200	400	270	59	2
10305	1519	<貝類> ばかがい 生	260	410	420	130	91	230	200	200	400	260	60	2
10306	1520	<貝類> （はまぐり類） はまぐり 生	240	390	400	130	99	230	190	200	390	240	63	2
10310	1524	<貝類> （はまぐり類） ちょうせんはまぐり 生	220	370	380	110	67	180	190	200	380	250	60	2
10311	1525	<貝類> ほたてがい 生	210	370	370	140	82	220	190	160	350	250	47	2
10313	1527	<貝類> ほたてがい 貝柱 生	220	390	420	140	93	240	190	160	350	230	49	2
10414	1528	<貝類> ほたてがい 貝柱 焼き	220	410	430	150	89	240	200	160	360	240	52	2
10319	1533	<えび・かに類> （えび類） あまえび 生	250	410	460	140	64	210	220	200	420	220	63	2

基準窒素1g当たり													
ヒスチジン	アルギニン	アラニン	アスパラギン酸	グルタミン酸	グリシン	プロリン	セリン	ヒドロキシプロリン	アミノ酸組成計	アンモニア	アミノ酸組成によるたんぱく質に対する窒素・たんぱく質換算係数	窒素・たんぱく質換算係数（基準窒素によるたんぱく質に対する係数）	備　考
HISN	ARGN	ALAN	ASPN	GLUN	GLYN	PRON	SERN	HYPN	AATN	AMMONN	XNA	XN	
(…………				mg						…………)	–	–	
190	380	380	670	960	290	230	300	(49)	6300	99	5.44	6.25	切り身
140	380	390	680	940	290	200	260	(49)	6300	110	5.39	6.25	廃棄部位：頭部、内臓、骨、ひれ等（三枚下ろし）
140	400	370	640	990	270	200	260	(49)	6200	110	5.36	6.25	別名：ヘイク 切り身 廃棄部位：皮
160	370	380	600	880	380	240	250	(49)	6000	140	5.14	6.25	
130	460	330	610	970	400	210	280	(38)	5700	96	4.92	6.25	廃棄部位：貝殻及び内臓
120	400	400	590	850	490	220	270	(38)	5700	99	4.83	6.25	廃棄部位：貝殻
79	610	360	520	850	600	330	350	190	5700	83	4.89	6.25	廃棄部位：貝殻及び内蔵
530	64	360	480	800	620	320	280	(190)	5300	91	4.52	6.25	廃棄部位：貝殻及び内蔵
130	380	290	570	700	400	240	290	38	5300	110	4.53	6.25	別名：ムール貝 廃棄部位：貝殻、足糸等
120	330	340	530	790	350	300	260	28	5100	110	4.41	6.25	試料：まがき 廃棄部位：貝殻
120	350	320	590	810	330	300	280	32	5400	110	4.62	6.25	試料：まがき むき身
120	300	290	490	1100	310	380	270	24	5300	140	4.56	6.25	試料：まがき むき身
80	520	360	530	840	540	270	250	(38)	5400	120	4.57	6.25	廃棄部位：貝殻及び内臓
140	400	400	560	710	320	270	290	29	5700	120	4.85	6.25	廃棄部位：貝殻
140	420	330	590	740	290	280	330	27	5800	97	5.01	6.25	廃棄部位：貝殻
120	510	360	580	850	390	270	270	(38)	5600	100	4.78	6.25	別名：ばい 試料：えぞぼら、ひめえぞぼら、えぞばい むき身
110	450	320	580	830	530	180	260	(38)	5700	120	4.90	6.25	
100	440	470	570	830	550	180	250	(38)	5700	140	4.86	6.25	別名：あおやぎ 廃棄部位：貝殻及び内臓
130	410	490	540	790	310	190	230	(38)	5300	100	4.56	6.25	廃棄部位：貝殻
140	430	450	510	740	320	190	250	28	5100	97	4.39	6.25	廃棄部位：貝殻
120	430	290	520	770	820	170	250	(38)	5400	95	4.62	6.25	廃棄部位：貝殻
100	340	330	530	800	740	170	240	8.0	5400	85	4.56	6.25	
110	500	320	540	820	690	170	250	9.0	5600	80	4.75	6.25	
120	460	330	570	790	570	250	240	8.1	5600	88	4.80	6.25	別名：ほっこくあかえび（標準和名） 廃棄部位：頭部、殻、内臓、尾部等

10 魚介類

食品番号	索引番号	食品名	イソロイシン	ロイシン	リシン（リジン）	含硫アミノ酸 メチオニン	シスチン	合計	芳香族アミノ酸 フェニルアラニン	チロシン	合計	トレオニン（スレオニン）	トリプトファン	バリン
		成分識別子	ILEN	LEUN	LYSN	METN	CYSN	AASN	PHEN	TYRN	AAAN	THRN	TRPN	VALN
		単位	（基準窒素1 g当たり mg）											
10320	1534	<えび・かに類>　（えび類）　いせえび　生	260	440	490	160	62	220	240	210	460	230	55	2
10321	1535	<えび・かに類>　（えび類）　くるまえび　養殖　生	230	410	460	150	64	220	220	200	420	220	55	2
10431	1538	<えび・かに類>　（えび類）　さくらえび　生	240	400	420	140	63	210	240	220	460	260	64	2
10328	1543	<えび・かに類>　（えび類）　しばえび　生	280	480	490	180	86	270	250	210	460	240	67	2
10415	1544	<えび・かに類>　（えび類）　バナメイえび　養殖　生	250	450	500	170	72	240	240	220	460	240	62	2
10416	1545	<えび・かに類>　（えび類）　バナメイえび　養殖　天ぷら	260	470	510	170	76	250	250	210	460	250	65	2
10333	1550	<えび・かに類>　（かに類）　毛がに　生	240	390	410	150	63	210	220	200	410	250	53	2
10335	1552	<えび・かに類>　（かに類）　ずわいがに　生	250	390	420	140	58	200	230	200	430	250	60	2
10338	1555	<えび・かに類>　（かに類）　たらばがに　生	230	390	400	140	75	210	220	210	430	250	64	2
10339	1556	<えび・かに類>　（かに類）　たらばがに　ゆで	250	430	430	150	83	230	240	230	470	280	71	2
10342	1559	<いか・たこ類>　（いか類）　あかいか　生	240	430	450	160	61	220	210	180	390	250	55	2
10344	1561	<いか・たこ類>　（いか類）　こういか　生	230	420	430	150	59	210	200	180	370	250	51	2
10417	1565	<いか・たこ類>　（いか類）　するめいか　胴　皮つき　生	250	410	420	150	64	220	210	180	390	250	53	2
10418	1566	<いか・たこ類>　（いか類）　するめいか　胴　皮なし　生	250	430	440	160	66	220	210	180	400	260	54	2
10419	1567	<いか・たこ類>　（いか類）　するめいか　胴　皮なし　天ぷら	270	450	440	170	73	240	230	180	410	260	57	2
10420	1568	<いか・たこ類>　（いか類）　するめいか　耳・足　生	250	420	420	160	73	230	210	180	390	260	52	2
10348	1569	<いか・たこ類>　（いか類）　ほたるいか　生	250	380	370	180	110	290	220	200	420	230	64	2
10352	1573	<いか・たこ類>　（いか類）　やりいか　生	230	400	420	150	63	210	200	180	380	250	51	2
10361	1582	<いか・たこ類>　（たこ類）　まだこ　生	240	390	380	120	55	170	180	180	360	260	47	2
10432	1584	<いか・たこ類>　（たこ類）　みずだこ　生	230	390	370	130	61	190	190	180	370	260	50	2
10365	1587	<その他>　うに　生うに	240	360	370	140	100	240	210	230	440	270	77	3
10368	1590	<その他>　おきあみ　生	260	390	420	130	70	200	230	170	400	240	58	2
10371	1593	<その他>　しゃこ　ゆで	280	460	510	150	72	220	240	220	460	260	71	3

基準窒素1g当たり											アミノ酸組成によるたんぱく質に対する窒素・たんぱく質換算係数	窒素・たんぱく質換算係数（基準窒素によるたんぱく質に対する係数）	備考
ヒスチジン	アルギニン	アラニン	アスパラギン酸	グルタミン酸	グリシン	プロリン	セリン	ヒドロキシプロリン	アミノ酸組成計	アンモニア			
HISN	ARGN	ALAN	ASPN	GLUN	GLYN	PRON	SERN	HYPN	AATN	AMMONN	XNA	XN	
(................					mg					................)	–	–	
130	650	300	570	870	650	220	250	(32)	6100	92	5.21	6.25	廃棄部位： 頭部、殻、内臓、尾部等
120	590	330	570	880	760	430	220	(32)	6200	89	5.28	6.25	廃棄部位： 頭部、殻、内臓、尾部等
120	320	360	550	750	280	340	220	6.1	5300	130	4.52	6.25	殻付き
120	590	340	650	940	400	240	240	(32)	6100	150	5.25	6.25	廃棄部位： 頭部、殻、内臓、尾部等
130	580	370	610	950	420	340	250	32	6100	95	5.28	6.25	廃棄部位： 頭部、殻、内臓、尾部等
130	560	360	620	1000	390	330	260	27	6200	97	5.35	6.25	頭部、殻、内臓等除いたもの 廃棄部位： 殻及び尾部
130	650	330	510	740	440	330	250	-	5600	86	4.80	6.25	廃棄部位： 殻、内臓等
130	490	350	530	830	480	250	240	-	5500	110	4.75	6.25	別名： まつばがに 廃棄部位： 殻、内臓等
130	650	290	500	750	660	260	260	12	5700	79	4.88	6.25	廃棄部位： 殻、内臓等
140	600	300	560	810	520	280	290	8.6	6000	77	5.10	6.25	廃棄部位： 殻、内臓等 殻つきでゆでたもの
150	490	310	530	810	330	300	260	29	5500	86	4.69	6.25	別名： ばかいか、むらさきいか 廃棄部位： 内臓等
110	420	290	540	810	240	290	270	40	5200	78	4.45	6.25	別名： すみいか 廃棄部位： 内臓等
150	400	340	520	770	310	370	250	45	5400	86	4.62	6.25	
160	390	320	540	790	270	380	260	25	5400	87	4.65	6.25	
160	390	320	560	900	270	390	270	25	5700	98	4.88	6.25	
120	470	330	550	810	370	310	280	70	5600	86	4.79	6.25	
130	320	260	490	590	260	250	210	(38)	4800	100	4.14	6.25	内臓等を含んだもの
110	450	340	520	780	350	420	250	47	5400	85	4.67	6.25	廃棄部位： 内臓等
120	450	280	540	800	360	230	280	(38)	5200	88	4.44	6.25	廃棄部位： 内臓等
120	400	280	520	730	370	250	290	81	5100	88	4.38	6.25	廃棄部位： 頭部、内臓
120	380	300	450	610	780	190	250	-	5400	120	4.58	6.25	試料： むらさきうに、ばふんうに 生殖巣のみ
120	280	320	480	690	330	280	190	-	4900	140	4.24	6.25	試料： なんきょくおきあみ、冷凍品（殻つき）
150	500	280	590	810	360	250	250	-	5800	140	4.97	6.25	ゆでしゃこ（むきみ）

10 魚介類

食品番号	索引番号	食品名	イソロイシン	ロイシン	リシン（リジン）	含硫アミノ酸 メチオニン	含硫アミノ酸 シスチン	含硫アミノ酸 合計	芳香族アミノ酸 フェニルアラニン	芳香族アミノ酸 チロシン	芳香族アミノ酸 合計	トレオニン（スレオニン）	トリプトファン	バリン
			基準窒素1g当たり											
		成分識別子	ILEN	LEUN	LYSN	METN	CYSN	AASN	PHEN	TYRN	AAAN	THRN	TRPN	VALN
		単位	(mg)											
10372	1594	<その他>　なまこ　生	200	270	200	83	69	150	170	150	320	310	47	2[illegible]
10423	1599	<水産練り製品>　黒はんぺん	280	490	550	180	59	240	250	200	450	300	76	3[illegible]
10379	1602	<水産練り製品>　蒸しかまぼこ	340	550	630	190	94	290	240	230	480	310	72	3[illegible]
10388	1611	<水産練り製品>　魚肉ソーセージ	310	500	520	170	92	260	250	200	450	270	66	3[illegible]

基準窒素1g当たり													
ヒスチジン	アルギニン	アラニン	アスパラギン酸	グルタミン酸	グリシン	プロリン	セリン	ヒドロキシプロリン	アミノ酸組成計	アンモニア	アミノ酸組成による窒素・たんぱく質換算係数	（基準窒素によるたんぱく質に対する係数）窒素・たんぱく質換算係数	備　考
HISN	ARGN	ALAN	ASPN	GLUN	GLYN	PRON	SERN	HYPN	AATN	AMMONN	XNA	XN	
(……mg……)											–	–	
66	450	400	600	820	950	480	290	-	5800	130	4.87	6.25	廃棄部位：内臓等
220	370	360	620	1000	350	230	290	21	6200	88	5.30	6.25	
140	410	380	680	1400	240	200	280	-	6700	99	5.81	6.25	蒸し焼きかまぼこを含む
140	390	360	610	1400	330	330	280	-	6500	120	5.59	6.25	別名：フィッシュソーセージ

11 肉類

食品番号	索引番号	食品名	イソロイシン	ロイシン	リシン（リジン）	含硫アミノ酸 メチオニン	シスチン	合計	芳香族アミノ酸 フェニルアラニン	チロシン	合計	トレオニン（スレオニン）	トリプトファン	バリン
		基準窒素1g当たり												
		成分識別子	ILEN	LEUN	LYSN	METN	CYSN	AASN	PHEN	TYRN	AAAN	THRN	TRPN	VALN
		単位	(mg											
11003	1614	<畜肉類> うさぎ 肉 赤肉 生	320	520	600	180	71	250	260	240	490	320	72	[illegible]
11011	1622	<畜肉類> うし ［和牛肉］ リブロース 脂身つき 生	270	490	530	150	70	220	250	210	460	290	66	[illegible]
11249	1623	<畜肉類> うし ［和牛肉］ リブロース 脂身つき ゆで	280	510	550	170	73	240	260	220	480	300	70	[illegible]
11248	1624	<畜肉類> うし ［和牛肉］ リブロース 脂身つき 焼き	270	490	530	150	67	210	250	210	470	290	62	[illegible]
11012	1625	<畜肉類> うし ［和牛肉］ リブロース 皮下脂肪なし 生	300	530	570	160	75	240	270	230	500	310	73	[illegible]
11013	1626	<畜肉類> うし ［和牛肉］ リブロース 赤肉 生	300	520	570	160	73	240	260	230	490	310	75	[illegible]
11014	1627	<畜肉類> うし ［和牛肉］ リブロース 脂身 生	250	500	480	140	75	210	280	190	470	270	46	[illegible]
11016	1629	<畜肉類> うし ［和牛肉］ サーロイン 皮下脂肪なし 生	310	540	600	180	75	260	260	220	490	330	72	[illegible]
11020	1633	<畜肉類> うし ［和牛肉］ もも 皮下脂肪なし 生	300	520	570	170	71	240	260	230	490	310	78	[illegible]
11251	1634	<畜肉類> うし ［和牛肉］ もも 皮下脂肪なし ゆで	310	550	600	180	74	250	270	240	520	320	83	[illegible]
11250	1635	<畜肉類> うし ［和牛肉］ もも 皮下脂肪なし 焼き	290	520	570	170	70	240	260	230	490	310	78	[illegible]
11032	1649	<畜肉類> うし ［乳用肥育牛肉］ かた 赤肉 生	250	520	570	160	73	240	260	230	490	300	80	[illegible]
11301	1650	<畜肉類> うし ［乳用肥育牛肉］ かた 赤肉 ゆで	260	540	590	170	74	250	270	240	510	320	85	[illegible]
11302	1651	<畜肉類> うし ［乳用肥育牛肉］ かた 赤肉 焼き	260	540	590	170	74	240	270	230	500	320	84	[illegible]
11037	1656	<畜肉類> うし ［乳用肥育牛肉］ リブロース 脂身つき 生	280	500	550	160	72	230	260	220	470	300	69	[illegible]
11039	1657	<畜肉類> うし ［乳用肥育牛肉］ リブロース 脂身つき ゆで	320	560	610	170	75	240	290	240	530	330	81	[illegible]
11038	1658	<畜肉類> うし ［乳用肥育牛肉］ リブロース 脂身つき 焼き	290	520	570	160	75	240	270	230	490	310	77	[illegible]
11041	1660	<畜肉類> うし ［乳用肥育牛肉］ リブロース 赤肉 生	290	510	570	160	75	240	260	230	480	310	75	[illegible]
11042	1661	<畜肉類> うし ［乳用肥育牛肉］ リブロース 脂身 生	170	350	330	87	45	130	200	130	330	200	30	[illegible]

基準窒素1g当たり													
ヒスチジン	アルギニン	アラニン	アスパラギン酸	グルタミン酸	グリシン	プロリン	セリン	ヒドロキシプロリン	アミノ酸組成計	アンモニア	アミノ酸組成によるたんぱく質に対する窒素・たんぱく質換算係数	窒素・たんぱく質換算係数（基準窒素によるたんぱく質に対する係数）	備　考
HISN	ARGN	ALAN	ASPN	GLUN	GLYN	PRON	SERN	HYPN	AATN	AMMONN	XNA	XN	
(................					mg					................)	–	–	
300	400	360	620	1000	260	230	270	-	6400	98	5.49	6.25	試料：家うさぎ
220	410	400	560	920	420	320	270	100	6300	85	5.37	6.25	試料：黒毛和種（去勢） 皮下脂肪：8.8 %、筋間脂肪：34.6 %
200	440	410	600	960	440	340	290	120	6600	85	5.62	6.25	試料：黒毛和種（去勢）
220	430	410	570	950	470	340	280	130	6400	86	5.52	6.25	試料：黒毛和種（去勢）
230	440	430	610	990	430	330	290	100	6700	92	5.75	6.25	試料：黒毛和種（去勢） 筋間脂肪：37.9 %
230	410	370	590	970	300	260	280	39	6300	89	5.40	6.25	試料：黒毛和種（去勢） 皮下脂肪及び筋間脂肪を除いたもの
210	530	660	580	940	1100	640	320	420	8000	91	6.79	6.25	試料：黒毛和種（去勢） 皮下脂肪及び筋間脂肪
260	410	380	620	1000	280	260	290	-	6400	110	5.51	6.25	試料：黒毛和種（去勢） 筋間脂肪：27.7 %
260	410	370	590	960	290	250	280	30	6300	92	5.38	6.25	試料：黒毛和種（去勢） 筋間脂肪：7.2 %
210	440	390	620	1000	320	270	290	46	6500	82	5.62	6.25	試料：黒毛和種（去勢）
230	410	380	600	960	310	260	280	42	6300	87	5.41	6.25	試料：黒毛和種（去勢）
220	410	370	580	990	290	260	280	35	6200	88	5.34	6.25	試料：ホルスタイン種（去勢、肥育牛） 皮下脂肪及び筋間脂肪を除いたもの
210	430	380	600	1000	310	260	280	42	6400	83	5.49	6.25	試料：ホルスタイン種（去勢、肥育牛） 皮下脂肪及び筋間脂肪を除いたもの
230	420	380	600	1000	290	260	280	32	6400	89	5.47	6.25	試料：ホルスタイン種（去勢、肥育牛） 皮下脂肪及び筋間脂肪を除いたもの
220	430	400	580	960	440	330	280	110	6500	91	5.54	6.25	試料：ホルスタイン種（去勢、肥育牛） 皮下脂肪：7.7 %、筋間脂肪：23.1 %
200	480	440	650	1000	480	360	310	120	7100	86	6.12	6.25	試料：ホルスタイン種（去勢、肥育牛）
230	440	430	610	1000	450	340	290	110	6800	93	5.80	6.25	試料：ホルスタイン種（去勢、肥育牛）
250	410	370	590	980	300	260	280	35	6300	87	5.40	6.25	試料：ホルスタイン種（去勢、肥育牛） 皮下脂肪及び筋間脂肪を除いたもの
190	430	510	450	700	970	570	260	430	6300	72	5.33	6.25	試料：ホルスタイン種（去勢、肥育牛） 皮下脂肪及び筋間脂肪

11 肉類

食品番号	索引番号	食品名	イソロイシン	ロイシン	リシン(リジン)	メチオニン	シスチン	合計	フェニルアラニン	チロシン	合計	トレオニン(スレオニン)	トリプトファン	バリン
			基準窒素1g当たり											
						含硫アミノ酸			芳香族アミノ酸					
		成分識別子	ILEN	LEUN	LYSN	METN	CYSN	AASN	PHEN	TYRN	AAAN	THRN	TRPN	VALN
		単位	(mg											
11044	1663	<畜肉類>　うし　[乳用肥育牛肉]　サーロイン　皮下脂肪なし　生	280	500	560	180	73	250	250	220	470	300	73	3
11046	1665	<畜肉類>　うし　[乳用肥育牛肉]　ばら　脂身つき　生	260	470	520	160	71	230	240	210	450	280	65	3
11252	1666	<畜肉類>　うし　[乳用肥育牛肉]　ばら　脂身つき　焼き	270	480	520	150	68	220	250	210	460	290	69	3
11048	1668	<畜肉類>　うし　[乳用肥育牛肉]　もも　皮下脂肪なし　生	280	500	550	160	69	230	250	220	480	300	79	3
11050	1669	<畜肉類>　うし　[乳用肥育牛肉]　もも　皮下脂肪なし　ゆで	300	530	580	180	76	250	270	230	500	320	80	3
11049	1670	<畜肉類>　うし　[乳用肥育牛肉]　もも　皮下脂肪なし　焼き	280	490	540	160	72	240	250	220	470	300	78	3
11059	1679	<畜肉類>　うし　[乳用肥育牛肉]　ヒレ　赤肉　生	300	520	570	170	70	240	260	230	490	310	80	3
11253	1680	<畜肉類>　うし　[乳用肥育牛肉]　ヒレ　赤肉　焼き	310	550	590	170	70	240	270	230	510	320	81	3
11254	1681	<畜肉類>　うし　[交雑牛肉]　リブロース　脂身つき　生	280	490	530	150	71	220	250	220	470	290	69	3
11256	1682	<畜肉類>　うし　[交雑牛肉]　リブロース　脂身つき　ゆで	300	550	570	170	76	240	280	230	520	310	74	3
11255	1683	<畜肉類>　うし　[交雑牛肉]　リブロース　脂身つき　焼き	270	500	530	150	70	220	260	220	470	290	66	3
11257	1684	<畜肉類>　うし　[交雑牛肉]　リブロース　皮下脂肪なし　生	280	500	540	160	72	230	250	220	470	300	71	3
11258	1685	<畜肉類>　うし　[交雑牛肉]　リブロース　赤肉　生	290	510	560	160	72	230	260	230	480	300	74	3
11259	1686	<畜肉類>　うし　[交雑牛肉]　リブロース　脂身　生	170	360	310	93	65	160	210	130	350	190	33	3
11260	1687	<畜肉類>　うし　[交雑牛肉]　ばら　脂身つき　生	290	510	550	160	71	230	260	220	480	300	71	3
11261	1688	<畜肉類>　うし　[交雑牛肉]　もも　脂身つき　生	280	510	560	160	71	230	260	220	490	310	78	3
11262	1689	<畜肉類>　うし　[交雑牛肉]　もも　皮下脂肪なし　生	290	520	570	170	72	240	260	230	490	310	79	3
11264	1690	<畜肉類>　うし　[交雑牛肉]　もも　皮下脂肪なし　ゆで	310	540	590	180	72	250	270	230	500	320	80	3
11263	1691	<畜肉類>　うし　[交雑牛肉]　もも　皮下脂肪なし　焼き	300	520	570	170	69	240	260	220	480	310	79	3
11265	1692	<畜肉類>　うし　[交雑牛肉]　もも　赤肉　生	290	520	570	170	72	240	260	230	490	310	80	3
11266	1693	<畜肉類>　うし　[交雑牛肉]　もも　脂身　生	180	370	370	98	60	160	220	150	360	220	36	2

基準窒素1g当たり													備　考
ヒスチジン	アルギニン	アラニン	アスパラギン酸	グルタミン酸	グリシン	プロリン	セリン	ヒドロキシプロリン	アミノ酸組成計	アンモニア	アミノ酸組成によるたんぱく質に対する窒素・たんぱく質換算係数	窒素・たんぱく質換算係数（基準窒素によるたんぱく質に対する係数）	
HISN	ARGN	ALAN	ASPN	GLUN	GLYN	PRON	SERN	HYPN	AATN	AMMONN	XNA	XN	
(……					mg					……)	–	–	
250	410	380	580	950	360	290	280	77	6300	86	5.44	6.25	試料：ホルスタイン種（去勢、肥育牛） 筋間脂肪：15.6 %
230	430	400	560	910	480	330	270	150	6300	84	5.43	6.25	別名：カルビ 試料：ホルスタイン種（去勢、肥育牛）
220	420	400	570	930	450	330	280	130	6300	86	5.42	6.25	別名：カルビ 試料：ホルスタイン種（去勢、肥育牛）
250	400	360	580	940	280	240	270	29	6100	94	5.23	6.25	試料：ホルスタイン種（去勢、肥育牛） 筋間脂肪：8.5 %
200	430	380	610	990	320	260	280	50	6400	79	5.50	6.25	試料：ホルスタイン種（去勢、肥育牛）
220	400	370	570	930	320	260	270	56	6100	82	5.23	6.25	試料：ホルスタイン種（去勢、肥育牛）
230	400	360	600	980	270	240	270	18	6200	89	5.33	6.25	試料：ホルスタイン種（去勢、肥育牛）
230	440	390	630	1000	350	290	290	57	6600	97	5.70	6.25	試料：ホルスタイン種（去勢、肥育牛）
230	410	400	570	930	410	310	270	92	6300	87	5.40	6.25	皮下脂肪：15.8 %、筋間脂肪：20.0 %
200	440	460	610	990	470	350	290	93	6900	86	5.87	6.25	
220	420	410	570	940	430	320	280	93	6400	88	5.45	6.25	
230	420	390	580	950	380	300	280	79	6300	88	5.41	6.25	筋間脂肪：23.7 %
240	420	380	590	970	340	280	280	60	6300	90	5.43	6.25	皮下脂肪及び筋間脂肪を除いたもの
150	380	540	410	640	950	550	230	360	6100	70	5.17	6.25	皮下脂肪及び筋間脂肪
240	430	400	600	970	400	310	290	95	6500	94	5.56	6.25	
240	430	390	600	980	380	310	290	85	6500	91	5.56	6.25	皮下脂肪：13.5 %、筋間脂肪：6.0 %
240	420	390	600	990	350	290	290	66	6500	92	5.54	6.25	筋間脂肪：7.0 %
210	430	380	620	990	300	250	290	37	6400	83	5.53	6.25	
240	410	370	590	950	300	250	270	36	6200	86	5.36	6.25	
240	420	390	600	990	340	280	280	58	6400	92	5.53	6.25	皮下脂肪及び筋間脂肪を除いたもの
180	500	560	510	800	1100	660	300	540	7200	82	6.05	6.25	皮下脂肪及び筋間脂肪

11 肉類

食品番号	索引番号	食品名	イソロイシン	ロイシン	リシン（リジン）	含硫アミノ酸 メチオニン	含硫アミノ酸 シスチン	含硫アミノ酸 合計	芳香族アミノ酸 フェニルアラニン	芳香族アミノ酸 チロシン	芳香族アミノ酸 合計	トレオニン（スレオニン）	トリプトファン	バリン
			基準窒素1 g当たり											
		成分識別子	ILEN	LEUN	LYSN	METN	CYSN	AASN	PHEN	TYRN	AAAN	THRN	TRPN	VALN
		単位	(mg											
11267	1694	<畜肉類>　うし　［交雑牛肉］　ヒレ　赤肉　生	310	550	600	180	72	250	270	240	510	320	82	3
11067	1702	<畜肉類>　うし　［輸入牛肉］　リブロース　脂身つき　生	280	500	550	160	70	230	250	220	470	300	77	3
11269	1703	<畜肉類>　うし　［輸入牛肉］　リブロース　脂身つき　ゆで	310	540	590	170	76	250	270	240	510	320	80	3
11268	1704	<畜肉類>　うし　［輸入牛肉］　リブロース　脂身つき　焼き	290	520	570	170	76	240	260	230	480	310	78	3
11076	1713	<畜肉類>　うし　［輸入牛肉］　もも　皮下脂肪なし　生	280	510	550	160	69	230	250	220	480	300	77	3
11271	1714	<畜肉類>　うし　［輸入牛肉］　もも　皮下脂肪なし　ゆで	300	540	590	180	74	250	270	240	510	320	81	3
11270	1715	<畜肉類>　うし　［輸入牛肉］　もも　皮下脂肪なし　焼き	280	510	560	170	70	240	260	220	480	310	78	3
11089	1728	<畜肉類>　うし　［ひき肉］　生	260	480	520	150	66	220	240	210	450	280	71	2
11272	1729	<畜肉類>　うし　［ひき肉］　焼き	270	500	540	150	70	220	260	220	470	290	73	3
11090	1730	<畜肉類>　うし　［副生物］　舌　生	300	550	580	160	77	240	280	230	510	320	74	3
11273	1731	<畜肉類>　うし　［副生物］　舌　焼き	280	520	550	160	76	230	260	220	490	310	72	3
11091	1732	<畜肉類>　うし　［副生物］　心臓　生	290	540	490	160	84	240	270	210	480	280	81	3
11092	1733	<畜肉類>　うし　［副生物］　肝臓　生	290	590	510	150	110	260	340	230	560	310	94	4
11093	1734	<畜肉類>　うし　［副生物］　じん臓　生	270	550	430	140	110	250	290	220	510	280	97	3
11274	1745	<畜肉類>　うし　［副生物］　横隔膜　生	290	550	570	160	71	240	270	230	500	300	78	3
11296	1746	<畜肉類>　うし　［副生物］　横隔膜　ゆで	300	590	610	180	75	260	290	250	540	330	84	3
11297	1747	<畜肉類>　うし　［副生物］　横隔膜　焼き	300	580	600	180	78	260	290	250	530	330	82	3
11104	1748	<畜肉類>　うし　［加工品］　ローストビーフ	290	520	570	160	67	220	260	230	490	310	79	3
11105	1749	<畜肉類>　うし　［加工品］　コンビーフ缶詰	300	520	540	160	49	210	270	230	500	310	76	3
11106	1750	<畜肉類>　うし　［加工品］　味付け缶詰	300	530	550	140	57	190	270	210	480	320	72	3
11107	1751	<畜肉類>　うし　［加工品］　ビーフジャーキー	300	510	530	160	66	230	250	220	470	310	79	3
11108	1752	<畜肉類>　うし　［加工品］　スモークタン	280	510	530	140	70	210	260	220	470	300	73	3

基準窒素1g当たり													
ヒスチジン	アルギニン	アラニン	アスパラギン酸	グルタミン酸	グリシン	プロリン	セリン	ヒドロキシプロリン	アミノ酸組成計	アンモニア	アミノ酸組成による たんぱく質に対する 窒素・たんぱく質換算係数	窒素・たんぱく質換算係数 (基準窒素によるたんぱく質に対する係数)	備考
HISN	ARGN	ALAN	ASPN	GLUN	GLYN	PRON	SERN	HYPN	AATN	AMMONN	XNA	XN	
(……					mg					……)	–	–	
230	420	370	620	1000	290	250	280	30	6500	93	5.55	6.25	
240	420	380	580	960	350	280	270	69	6300	93	5.38	6.25	皮下脂肪： 1.8 %、筋間脂肪： 8.2 %
210	430	380	620	1000	300	260	290	36	6500	82	5.56	6.25	
230	420	370	590	970	310	260	280	44	6300	86	5.40	6.25	
250	410	390	580	950	340	280	270	52	6300	86	5.39	6.25	筋間脂肪： 4.2 %
200	440	400	620	1000	350	280	290	60	6600	82	5.65	6.25	
230	420	380	580	950	330	270	280	55	6300	86	5.38	6.25	
220	410	380	550	920	400	300	270	100	6100	85	5.26	6.25	
230	420	400	580	960	410	320	280	100	6400	89	5.48	6.25	
200	450	410	630	1000	420	320	300	96	6800	100	5.80	6.25	別名： たん
180	430	390	590	990	400	310	290	96	6400	93	5.53	6.25	別名： たん焼き
170	400	380	550	910	360	290	260	-	6100	110	5.19	6.25	別名： はつ
190	380	380	610	850	390	340	320	-	6500	120	5.55	6.25	別名： レバー 試料： 和牛
170	380	350	550	740	400	330	280	-	6000	150	5.10	6.25	別名： まめ
220	430	390	590	1000	340	290	290	61	6500	95	5.55	6.25	別名： はらみ、さがり
200	470	410	640	1100	360	310	310	74	6900	88	5.92	6.25	別名： はらみ、さがり
220	460	410	630	1100	350	300	310	63	6800	95	5.87	6.25	別名： はらみ、さがり
250	410	370	600	970	310	260	280	43	6300	88	5.44	6.25	
210	420	400	590	1100	410	340	280	100	6700	83	5.71	6.25	
200	420	410	630	1100	390	330	300	86	6600	89	5.67	6.25	試料： 大和煮缶詰 液汁を含んだもの（液汁36 %）
250	400	390	590	1100	320	250	270	34	6300	87	5.42	6.25	
170	420	390	580	1000	450	320	290	110	6400	86	5.51	6.25	

11 肉類

食品番号	索引番号	食品名	基準窒素1 g当たり											
						含硫アミノ酸			芳香族アミノ酸					
			イソロイシン	ロイシン	リシン（リジン）	メチオニン	シスチン	合計	フェニルアラニン	チロシン	合計	トレオニン（スレオニン）	トリプトファン	バリン
		成分識別子	ILEN	LEUN	LYSN	METN	CYSN	AASN	PHEN	TYRN	AAAN	THRN	TRPN	VALN
		単位	(mg											
11109	1753	<畜肉類>　うま　肉　赤肉　生	320	530	590	170	70	240	270	220	490	310	76	[illegible]
11110	1754	<畜肉類>　くじら　肉　赤肉　生	290	520	640	160	55	220	250	200	450	290	74	[illegible]
11275	1759	<畜肉類>　しか　にほんじか　赤肉　生	300	510	590	200	69	270	270	240	510	330	78	[illegible]
11294	1760	<畜肉類>　しか　にほんじか　えぞしか　赤肉　生	300	510	590	200	69	270	270	230	510	330	78	[illegible]
11295	1761	<畜肉類>　しか　にほんじか　ほんしゅうじか・きゅうしゅうじか　赤肉　生	280	500	550	170	66	230	250	220	470	300	81	[illegible]
11123	1770	<畜肉類>　ぶた　[大型種肉]　ロース　脂身つき　生	290	510	560	170	72	250	250	230	480	310	76	[illegible]
11125	1771	<畜肉類>　ぶた　[大型種肉]　ロース　脂身つき　ゆで	310	530	590	180	71	250	270	240	510	320	80	[illegible]
11124	1772	<畜肉類>　ぶた　[大型種肉]　ロース　脂身つき　焼き	290	500	550	170	70	240	250	220	480	300	77	[illegible]
11276	1773	<畜肉類>　ぶた　[大型種肉]　ロース　脂身つき　とんかつ	290	500	510	160	73	230	260	200	450	300	74	[illegible]
11127	1775	<畜肉類>　ぶた　[大型種肉]　ロース　赤肉　生	290	510	560	170	73	240	250	230	490	320	77	[illegible]
11128	1776	<畜肉類>　ぶた　[大型種肉]　ロース　脂身　生	200	420	420	110	63	180	240	170	420	250	38	[illegible]
11129	1777	<畜肉類>　ぶた　[大型種肉]　ばら　脂身つき　生	270	490	530	150	68	210	250	220	470	290	68	[illegible]
11277	1778	<畜肉類>　ぶた　[大型種肉]　ばら　脂身つき　焼き	270	480	520	150	67	220	240	220	460	290	69	[illegible]
11131	1780	<畜肉類>　ぶた　[大型種肉]　もも　皮下脂肪なし　生	280	490	540	170	74	250	250	220	470	300	80	[illegible]
11133	1781	<畜肉類>　ぶた　[大型種肉]　もも　皮下脂肪なし　ゆで	300	530	580	180	76	250	260	240	500	320	86	[illegible]
11132	1782	<畜肉類>　ぶた　[大型種肉]　もも　皮下脂肪なし　焼き	310	530	590	170	76	250	270	240	500	320	83	[illegible]
11140	1789	<畜肉類>　ぶた　[大型種肉]　ヒレ　赤肉　生	290	500	550	170	72	240	250	230	480	310	81	[illegible]
11278	1790	<畜肉類>　ぶた　[大型種肉]　ヒレ　赤肉　焼き	300	510	560	170	72	240	250	230	480	310	80	[illegible]
11279	1791	<畜肉類>　ぶた　[大型種肉]　ヒレ　赤肉　とんかつ	300	520	510	160	77	240	270	210	470	310	81	[illegible]
11150	1801	<畜肉類>　ぶた　[中型種肉]　ロース　皮下脂肪なし　生	310	510	560	180	73	250	250	220	470	310	76	[illegible]
11163	1814	<畜肉類>　ぶた　[ひき肉]　生	280	500	540	160	72	240	250	220	480	310	74	[illegible]
11280	1815	<畜肉類>　ぶた　[ひき肉]　焼き	280	490	540	160	70	230	250	220	470	300	74	[illegible]

基準窒素1g当たり													
ヒスチジン	アルギニン	アラニン	アスパラギン酸	グルタミン酸	グリシン	プロリン	セリン	ヒドロキシプロリン	アミノ酸組成計	アンモニア	アミノ酸組成によるたんぱく質に対する窒素・たんぱく質換算係数	（基準窒素によるたんぱく質に対する窒素・たんぱく質換算係数）	備考
HISN	ARGN	ALAN	ASPN	GLUN	GLYN	PRON	SERN	HYPN	AATN	AMMONN	XNA	XN	
(…………				mg						…………)	–	–	
320	400	360	610	980	270	260	270	-	6400	92	5.49	6.25	別名：さくら肉 皮下脂肪及び筋間脂肪を除いたもの
230	380	360	550	910	260	290	260	-	6000	80	5.16	6.25	試料：ミンククじら 皮下脂肪及び筋間脂肪を除いたもの
310	420	420	660	920	410	270	310	44	6700	94	5.75	6.25	試料：えぞしか、ほんしゅうじか・きゅうしゅうじか
310	420	420	660	910	410	270	300	44	6700	93	5.74	6.25	試料：えぞしか
290	380	350	560	900	260	220	270	13	6000	86	5.13	6.25	試料：ほんしゅうじか・きゅうしゅうじか
270	430	390	600	980	370	290	280	77	6500	90	5.56	6.25	皮下脂肪：11.4 %、筋間脂肪：7.9 %
230	440	390	630	1000	350	280	290	57	6600	86	5.68	6.25	
270	420	370	590	950	340	270	270	58	6300	87	5.42	6.25	
250	390	350	570	1100	340	320	280	58	6300	100	5.40	6.25	
280	410	370	600	960	300	260	290	35	6300	86	5.43	6.25	皮下脂肪及び筋間脂肪を除いたもの
260	540	580	560	830	1100	670	320	500	7600	91	6.43	6.25	皮下脂肪及び筋間脂肪
230	440	410	580	950	460	340	290	130	6500	91	5.55	6.25	
210	410	380	560	910	400	300	270	95	6200	81	5.28	6.25	
260	400	350	570	920	290	240	270	35	6100	90	5.23	6.25	筋間脂肪：3.7 %
210	430	360	610	980	290	260	280	32	6300	81	5.45	6.25	
250	430	370	620	990	300	260	290	29	6400	88	5.55	6.25	
250	400	340	580	930	260	230	270	15	6000	91	5.20	6.25	
250	400	350	590	950	270	240	270	15	6100	92	5.28	6.25	
240	390	340	580	1100	270	300	290	17	6300	110	5.42	6.25	
320	390	350	610	1000	270	260	270	-	6300	100	5.41	6.25	別名：黒豚 試料：バークシャー種 筋間脂肪：12.2 %
250	450	410	590	960	450	330	290	120	6600	91	5.64	6.25	
250	420	380	580	930	380	300	280	85	6300	90	5.43	6.25	

11 肉類

食品番号	索引番号	食品名	基準窒素1g当たり											
						含硫アミノ酸			芳香族アミノ酸					
			イソロイシン	ロイシン	リシン（リジン）	メチオニン	シスチン	合計	フェニルアラニン	チロシン	合計	トレオニン（スレオニン）	トリプトファン	バリン
		成分識別子	ILEN	LEUN	LYSN	METN	CYSN	AASN	PHEN	TYRN	AAAN	THRN	TRPN	VALN
		単位	(……					mg						……)
11164	1816	<畜肉類>　ぶた　［副生物］　舌　生	270	480	490	150	84	240	240	200	430	260	77	3
11165	1817	<畜肉類>　ぶた　［副生物］　心臓　生	290	530	490	160	100	260	270	210	480	280	81	3
11166	1818	<畜肉類>　ぶた　［副生物］　肝臓　生	280	560	470	150	110	260	320	230	550	300	91	3
11167	1819	<畜肉類>　ぶた　［副生物］　じん臓　生	270	530	420	140	110	240	290	240	520	270	98	3
11174	1826	<畜肉類>　ぶた　［ハム類］　骨付きハム	290	500	540	160	69	230	250	220	480	310	78	3
11175	1827	<畜肉類>　ぶた　［ハム類］　ボンレスハム	300	500	540	150	65	220	250	230	480	300	77	3
11176	1828	<畜肉類>　ぶた　［ハム類］　ロースハム　ロースハム	260	510	550	170	67	230	250	220	480	310	78	3
11303	1829	<畜肉類>　ぶた　［ハム類］　ロースハム　ゆで	220	530	570	180	68	240	260	230	500	320	84	3
11304	1830	<畜肉類>　ぶた　［ハム類］　ロースハム　焼き	220	520	570	170	67	240	260	230	480	320	80	3
11305	1831	<畜肉類>　ぶた　［ハム類］　ロースハム　フライ	250	520	490	150	80	230	270	200	470	290	78	3
11177	1832	<畜肉類>　ぶた　［ハム類］　ショルダーハム	290	510	540	150	68	220	250	230	480	310	76	3
11181	1833	<畜肉類>　ぶた　［ハム類］　生ハム　促成	290	490	520	150	69	220	250	210	460	300	74	3
11182	1834	<畜肉類>　ぶた　［ハム類］　生ハム　長期熟成	300	500	550	170	63	230	250	220	470	300	73	3
11178	1835	<畜肉類>　ぶた　［プレスハム類］　プレスハム	290	490	520	150	65	220	250	210	450	300	78	3
11180	1836	<畜肉類>　ぶた　［プレスハム類］　チョップドハム	280	480	480	140	70	210	270	210	480	280	77	3
11183	1837	<畜肉類>　ぶた　［ベーコン類］　ばらベーコン	290	490	530	140	65	210	250	220	470	300	72	3
11184	1838	<畜肉類>　ぶた　［ベーコン類］　ロースベーコン	290	500	540	150	63	210	250	220	480	300	77	3
11185	1839	<畜肉類>　ぶた　［ベーコン類］　ショルダーベーコン	310	540	570	160	78	240	280	240	520	330	85	3
11186	1840	<畜肉類>　ぶた　［ソーセージ類］　ウインナーソーセージ　ウインナーソーセージ	260	490	510	160	62	220	250	200	460	300	70	3
11306	1841	<畜肉類>　ぶた　［ソーセージ類］　ウインナーソーセージ　ゆで	230	500	520	160	61	220	250	210	460	300	71	3
11307	1842	<畜肉類>　ぶた　［ソーセージ類］　ウインナーソーセージ　焼き	250	500	520	150	60	220	250	210	470	300	70	3

基準窒素1g当たり													
ヒスチジン	アルギニン	アラニン	アスパラギン酸	グルタミン酸	グリシン	プロリン	セリン	ヒドロキシプロリン	アミノ酸組成計	アンモニア	アミノ酸組成によるたんぱく質に対する窒素・たんぱく質換算係数	窒素・たんぱく質換算係数（基準窒素によるたんぱく質に対する係数）	備　考
HISN	ARGN	ALAN	ASPN	GLUN	GLYN	PRON	SERN	HYPN	AATN	AMMONN	XNA	XN	
(......					mg					......)	–	–	
180	380	360	530	850	390	290	240	-	5800	110	4.94	6.25	別名： たん
160	410	380	570	890	340	280	260	-	6000	110	5.17	6.25	別名： はつ
180	350	360	580	810	340	330	310	-	6200	110	5.30	6.25	別名： レバー
170	390	360	550	730	390	310	290	-	5900	130	5.05	6.25	別名： まめ
220	420	370	590	990	340	280	280	62	6300	81	5.40	6.25	廃棄部位： 皮及び骨
250	400	350	590	990	290	240	270	33	6200	89	5.30	6.25	
250	410	370	590	990	330	270	280	52	6300	83	5.39	6.25	
250	430	380	610	1000	320	270	290	47	6400	84	5.51	6.25	
260	420	380	600	1000	330	270	290	49	6400	84	5.46	6.25	
240	380	350	550	1200	330	370	290	49	6500	110	5.56	6.25	
210	420	370	590	1000	330	280	280	56	6300	87	5.40	6.25	
240	390	360	570	1100	390	260	270	44	6300	84	5.37	6.25	ラックスハムを含む
260	390	380	580	960	320	260	280	46	6200	110	5.35	6.25	プロシュートを含む
240	380	340	570	1000	280	270	280	30	6100	88	5.22	6.25	
210	380	340	590	1100	420	280	300	41	6300	95	5.39	6.25	
230	420	380	580	1000	390	300	270	89	6300	89	5.44	6.25	別名： ベーコン
250	410	360	580	1000	320	270	280	50	6300	85	5.42	6.25	
230	440	390	630	1200	350	310	320	56	6900	95	5.89	6.25	
230	430	410	590	1100	480	350	290	140	6600	90	5.68	6.25	
230	430	410	580	1100	470	350	290	130	6600	90	5.63	6.25	
220	430	410	590	1100	470	340	290	130	6600	88	5.65	6.25	

11 肉類

食品番号	索引番号	食品名	基準窒素1g当たり											
						含硫アミノ酸			芳香族アミノ酸					
			イソロイシン	ロイシン	リシン（リジン）	メチオニン	シスチン	合計	フェニルアラニン	チロシン	合計	トレオニン（スレオニン）	トリプトファン	バリン
		成分識別子	ILEN	LEUN	LYSN	METN	CYSN	AASN	PHEN	TYRN	AAAN	THRN	TRPN	VALN
		単位	(mg											)
11308	1843	<畜肉類>　ぶた　［ソーセージ類］　ウインナーソーセージ　フライ	300	480	480	150	62	210	250	200	450	290	68	3[illegible]
11187	1844	<畜肉類>　ぶた　［ソーセージ類］　セミドライソーセージ	280	490	520	140	61	200	250	200	450	290	74	3[illegible]
11188	1845	<畜肉類>　ぶた　［ソーセージ類］　ドライソーセージ	280	490	520	150	67	220	250	200	460	290	71	3[illegible]
11189	1846	<畜肉類>　ぶた　［ソーセージ類］　フランクフルトソーセージ	280	490	500	140	65	200	250	210	460	290	74	3[illegible]
11190	1847	<畜肉類>　ぶた　［ソーセージ類］　ボロニアソーセージ	280	500	500	140	62	200	260	210	470	290	74	3[illegible]
11191	1848	<畜肉類>　ぶた　［ソーセージ類］　リオナソーセージ	290	500	500	140	57	200	270	230	500	290	71	3[illegible]
11192	1849	<畜肉類>　ぶた　［ソーセージ類］　レバーソーセージ	290	540	510	140	77	220	290	230	520	310	84	3[illegible]
11193	1850	<畜肉類>　ぶた　［ソーセージ類］　混合ソーセージ	260	460	490	140	58	200	230	170	400	280	67	2[illegible]
11194	1851	<畜肉類>　ぶた　［ソーセージ類］　生ソーセージ	280	480	520	140	66	210	250	210	460	290	69	3[illegible]
11195	1852	<畜肉類>　ぶた　［その他］　焼き豚	290	500	510	140	67	210	260	200	460	290	75	3[illegible]
11196	1853	<畜肉類>　ぶた　［その他］　レバーペースト	270	520	480	130	79	210	280	230	510	290	79	3[illegible]
11197	1854	<畜肉類>　ぶた　［その他］　スモークレバー	290	570	460	140	94	230	320	240	570	300	100	3[illegible]
11198	1855	<畜肉類>　ぶた　［その他］　ゼラチン	76	180	230	52	1.1	54	120	18	140	120	0.5	1[illegible]
11199	1856	<畜肉類>　めんよう　［マトン］　ロース　脂身つき　生	300	530	580	160	68	230	270	230	500	320	77	3[illegible]
11281	1857	<畜肉類>　めんよう　［マトン］　ロース　脂身つき　焼き	300	540	590	170	74	250	270	230	500	320	79	3[illegible]
11245	1858	<畜肉類>　めんよう　［マトン］　ロース　皮下脂肪なし　生	250	470	520	160	70	230	230	220	450	300	74	2[illegible]
11200	1859	<畜肉類>　めんよう　［マトン］　もも　脂身つき　生	300	530	580	160	68	230	270	230	500	320	77	3[illegible]
11201	1860	<畜肉類>　めんよう　［ラム］　かた　脂身つき　生	270	500	530	160	73	230	250	220	470	300	72	3[illegible]
11202	1861	<畜肉類>　めんよう　［ラム］　ロース　脂身つき　生	270	500	530	160	73	230	250	220	470	300	72	31[illegible]

基準窒素1g当たり													
ヒスチジン	アルギニン	アラニン	アスパラギン酸	グルタミン酸	グリシン	プロリン	セリン	ヒドロキシプロリン	アミノ酸組成計	アンモニア	アミノ酸組成によるたんぱく質に対する窒素・たんぱく質換算係数	窒素・たんぱく質換算係数（基準窒素によるたんぱく質に対する係数）	備考
HISN	ARGN	ALAN	ASPN	GLUN	GLYN	PRON	SERN	HYPN	AATN	AMMONN	XNA	XN	
(…………				mg						…………)	–	–	
210	410	390	550	1100	450	350	290	120	6400	91	5.50	6.25	
230	400	380	570	1100	370	310	280	80	6300	88	5.41	6.25	ソフトサラミを含む
230	400	360	570	1100	340	300	280	64	6300	87	5.42	6.25	サラミを含む
220	410	370	580	1100	380	320	290	94	6300	89	5.44	6.25	
230	400	360	580	1100	360	340	300	77	6400	94	5.52	6.25	
210	410	360	580	1100	400	390	310	100	6500	97	5.61	6.25	
180	400	380	590	900	370	320	310	61	6300	89	5.44	6.25	
250	410	390	560	1000	460	330	280	150	6300	79	5.38	6.25	
230	420	400	580	970	440	320	280	120	6400	91	5.47	6.25	別名：フレッシュソーセージ
220	390	350	580	990	310	270	290	46	6100	88	5.24	6.25	試料：蒸し焼きしたもの
170	370	370	560	870	420	350	310	88	6200	92	5.34	6.25	
170	370	360	570	770	350	310	320	36	6100	92	5.27	6.25	
43	510	590	350	640	1500	850	220	800	6500	16	5.45	5.55	試料：家庭用
270	450	400	620	1000	370	290	290	67	6600	98	5.71	6.25	別名：ひつじ 試料：ニュージーランド及びオーストラリア産
250	450	400	620	1000	380	290	290	78	6700	91	5.76	6.25	別名：ひつじ 試料：ニュージーランド及びオーストラリア産
210	380	320	550	910	260	220	260	32	5700	85	4.94	6.25	別名：ひつじ 試料：オーストラリア産
270	450	400	620	1000	370	290	290	67	6600	98	5.71	6.25	別名：ひつじ 試料：ニュージーランド及びオーストラリア産 11199マトン/ロース/脂身つきから推計
230	420	400	580	950	400	300	280	87	6300	95	5.44	6.25	別名：ひつじ 試料：ニュージーランド及びオーストラリア産 11201ラム/ロース/脂身つきから推計
230	420	400	580	950	400	300	280	87	6300	95	5.44	6.25	別名：ひつじ 試料：ニュージーランド及びオーストラリア産

11 肉類

食品番号	索引番号	食品名	イソロイシン	ロイシン	リシン（リジン）	含硫アミノ酸 メチオニン	シスチン	合計	芳香族アミノ酸 フェニルアラニン	チロシン	合計	トレオニン（スレオニン）	トリプトファン	バリン
		成分識別子	ILEN	LEUN	LYSN	METN	CYSN	AASN	PHEN	TYRN	AAAN	THRN	TRPN	VALN
		単位	（mg											）
			基準窒素1g当たり											
11282	1862	<畜肉類> めんよう ［ラム］ ロース 脂身つき 焼き	280	500	540	160	70	230	260	220	480	310	74	[illegible]
11246	1863	<畜肉類> めんよう ［ラム］ ロース 皮下脂肪なし 生	240	490	530	170	69	240	240	210	460	300	77	[illegible]
11203	1864	<畜肉類> めんよう ［ラム］ もも 脂身つき 生	290	520	560	170	74	240	260	230	490	310	80	[illegible]
11283	1865	<畜肉類> めんよう ［ラム］ もも 脂身つき 焼き	300	520	560	180	76	250	270	230	500	310	80	[illegible]
11204	1867	<畜肉類> やぎ 肉 赤肉 生	300	520	580	180	77	250	260	230	480	310	72	[illegible]
11247	1873	<鳥肉類> かも あひる 肉 皮なし 生	300	520	560	170	74	240	260	230	490	310	82	[illegible]
11284	1874	<鳥肉類> かも あひる 皮 生	220	420	420	120	71	200	240	170	410	250	36	[illegible]
11210	1876	<鳥肉類> しちめんちょう 肉 皮なし 生	310	500	560	180	69	240	250	210	460	300	74	[illegible]
11285	1885	<鳥肉類> にわとり ［若どり・主品目］ 手羽さき 皮つき 生	260	460	490	150	66	220	240	200	440	280	60	[illegible]
11286	1886	<鳥肉類> にわとり ［若どり・主品目］ 手羽もと 皮つき 生	290	500	540	170	71	240	250	220	470	300	72	[illegible]
11219	1887	<鳥肉類> にわとり ［若どり・主品目］ むね 皮つき 生	270	460	520	160	68	230	230	210	440	290	74	[illegible]
11287	1888	<鳥肉類> にわとり ［若どり・主品目］ むね 皮つき 焼き	290	490	540	170	71	240	240	220	460	300	76	[illegible]
11220	1889	<鳥肉類> にわとり ［若どり・主品目］ むね 皮なし 生	290	480	540	170	69	240	240	210	450	290	78	[illegible]
11288	1890	<鳥肉類> にわとり ［若どり・主品目］ むね 皮なし 焼き	300	500	560	180	73	250	250	220	480	300	79	[illegible]
11221	1891	<鳥肉類> にわとり ［若どり・主品目］ もも 皮つき 生	330	570	630	200	83	280	290	250	540	350	83	[illegible]
11289	1894	<鳥肉類> にわとり ［若どり・主品目］ もも 皮つき から揚げ	280	470	480	140	69	210	240	180	420	280	70	[illegible]
11224	1895	<鳥肉類> にわとり ［若どり・主品目］ もも 皮なし 生	300	500	550	170	72	240	250	220	470	300	79	[illegible]
11290	1898	<鳥肉類> にわとり ［若どり・主品目］ もも 皮なし から揚げ	280	470	490	140	68	210	240	180	420	280	73	[illegible]
11227	1899	<鳥肉類> にわとり ［若どり・副品目］ ささみ 生	300	500	570	170	70	240	250	220	460	300	77	[illegible]

基準窒素1g当たり											アミノ酸組成によるたんぱく質に対する窒素・たんぱく質換算係数	窒素・たんぱく質換算係数（基準窒素によるたんぱく質に対する係数）	備　考
ヒスチジン	アルギニン	アラニン	アスパラギン酸	グルタミン酸	グリシン	プロリン	セリン	ヒドロキシプロリン	アミノ酸組成計	アンモニア			
HISN	ARGN	ALAN	ASPN	GLUN	GLYN	PRON	SERN	HYPN	AATN	AMMONN	XNA	XN	
(………					mg					………)	–	–	
220	430	390	590	960	380	290	280	80	6400	88	5.45	6.25	別名：ひつじ 試料：ニュージーランド及びオーストラリア産
270	380	340	560	900	260	230	260	26	5800	86	5.03	6.25	別名：ひつじ 試料：ニュージーランド及びオーストラリア産
250	420	380	590	980	330	270	290	47	6400	98	5.48	6.25	別名：ひつじ 試料：ニュージーランド及びオーストラリア産
210	430	380	600	980	330	270	280	52	6400	89	5.48	6.25	別名：ひつじ 試料：ニュージーランド及びオーストラリア産
270	400	360	600	980	290	250	270	-	6300	100	5.39	6.25	
220	420	380	590	940	290	250	280	27	6200	88	5.35	6.25	皮下脂肪を除いたもの
150	560	580	570	900	1200	680	300	550	7700	94	6.49	6.25	皮下脂肪を含んだもの
330	400	350	590	950	260	230	260	-	6100	86	5.28	6.25	皮下脂肪を除いたもの
230	490	460	580	920	670	440	290	260	6800	87	5.84	6.25	別名：ブロイラー 廃棄部位：骨
270	460	420	610	950	480	340	290	140	6700	89	5.74	6.25	別名：ブロイラー 廃棄部位：骨
320	400	350	560	870	290	230	260	38	5900	82	5.07	6.25	別名：ブロイラー 皮及び皮下脂肪：9.0 %
300	410	360	580	920	290	240	270	37	6100	84	5.25	6.25	別名：ブロイラー
320	400	350	580	910	260	230	270	17	6000	87	5.17	6.25	別名：ブロイラー 皮下脂肪を除いたもの
310	420	360	600	940	280	240	280	20	6200	87	5.36	6.25	別名：ブロイラー 皮下脂肪を除いたもの
260	520	460	680	1100	490	360	330	130	7500	100	6.42	6.25	別名：ブロイラー 皮及び皮下脂肪：21.2 %
210	390	360	550	1100	370	310	270	90	6200	96	5.30	6.25	別名：ブロイラー
230	420	370	600	970	320	260	280	52	6300	97	5.39	6.25	別名：ブロイラー 皮下脂肪を除いたもの
210	370	340	540	1100	290	270	270	40	6000	93	5.12	6.25	別名：ブロイラー 皮下脂肪を除いたもの
200	410	350	570	930	250	210	270	7.4	6000	88	5.16	6.25	別名：ブロイラー 廃棄部位：すじ

11 肉類

食品番号	索引番号	食品名	イソロイシン	ロイシン	リシン（リジン）	含硫アミノ酸 メチオニン	含硫アミノ酸 シスチン	含硫アミノ酸 合計	芳香族アミノ酸 フェニルアラニン	芳香族アミノ酸 チロシン	芳香族アミノ酸 合計	トレオニン（スレオニン）	トリプトファン	バリン
		成分識別子	ILEN	LEUN	LYSN	METN	CYSN	AASN	PHEN	TYRN	AAAN	THRN	TRPN	VALN
		単位	（基準窒素1g当たり mg）											
11229	1900	＜鳥肉類＞ にわとり ［若どり・副品目］ ささみ ゆで	310	530	590	190	73	260	250	230	480	310	81	3[illegible]
11228	1901	＜鳥肉類＞ にわとり ［若どり・副品目］ ささみ 焼き	310	520	580	180	72	250	250	230	480	310	81	3[illegible]
11298	1902	＜鳥肉類＞ にわとり ［若どり・副品目］ ささみ ソテー	310	520	580	180	71	250	250	220	480	310	79	3[illegible]
11300	1903	＜鳥肉類＞ にわとり ［若どり・副品目］ ささみ フライ	300	510	550	170	72	240	250	210	460	300	77	3[illegible]
11299	1904	＜鳥肉類＞ にわとり ［若どり・副品目］ ささみ 天ぷら	320	530	570	180	74	260	260	210	470	310	83	3[illegible]
11230	1905	＜鳥肉類＞ にわとり ［二次品目］ ひき肉 生	270	470	520	160	70	230	240	210	450	290	73	2[illegible]
11291	1906	＜鳥肉類＞ にわとり ［二次品目］ ひき肉 焼き	280	480	530	160	68	230	240	210	460	290	72	3[illegible]
11231	1907	＜鳥肉類＞ にわとり ［副品目］ 心臓 生	290	540	500	160	110	260	270	230	500	290	87	3[illegible]
11232	1908	＜鳥肉類＞ にわとり ［副品目］ 肝臓 生	290	550	480	160	99	250	300	250	550	310	89	3[illegible]
11233	1909	＜鳥肉類＞ にわとり ［副品目］ すなぎも 生	270	470	430	160	83	250	230	200	440	270	58	3[illegible]
11234	1910	＜鳥肉類＞ にわとり ［副品目］ 皮 むね 生	180	320	340	110	66	180	180	120	300	190	39	2[illegible]
11235	1911	＜鳥肉類＞ にわとり ［副品目］ 皮 もも 生	160	310	310	99	47	150	180	120	300	200	28	2[illegible]
11237	1913	＜鳥肉類＞ にわとり ［その他］ 焼き鳥缶詰	290	480	500	150	55	200	240	190	440	280	71	3[illegible]
11292	1914	＜鳥肉類＞ にわとり ［その他］ チキンナゲット	290	480	500	150	72	220	250	190	440	280	75	3[illegible]
11293	1915	＜鳥肉類＞ にわとり ［その他］ つくね	290	490	500	140	69	210	260	190	450	290	72	3[illegible]
11240	1917	＜鳥肉類＞ ほろほろちょう 肉 皮なし 生	320	520	580	180	69	240	260	220	470	300	80	3[illegible]

基準窒素1 g当たり													
ヒスチジン	アルギニン	アラニン	アスパラギン酸	グルタミン酸	グリシン	プロリン	セリン	ヒドロキシプロリン	アミノ酸組成計	アンモニア	アミノ酸組成によるたんぱく質に対する窒素・たんぱく質換算係数	窒素・たんぱく質換算係数（基準窒素によるたんぱく質に対する係数）	備　考
HISN	ARGN	ALAN	ASPN	GLUN	GLYN	PRON	SERN	HYPN	AATN	AMMONN	XNA	XN	
(............					mg					............)	–	–	
190	430	370	610	980	260	220	290	7.6	6200	86	5.37	6.25	別名：ブロイラー すじを除いたもの
200	420	360	590	970	260	220	280	7.1	6200	88	5.31	6.25	別名：ブロイラー すじを除いたもの
200	420	360	590	970	260	220	280	7.8	6100	89	5.29	6.25	別名：ブロイラー すじを除いたもの
190	400	350	570	1000	250	240	280	7.9	6100	97	5.22	6.25	別名：ブロイラー すじを除いたもの
210	410	370	600	1000	260	240	290	8.6	6300	97	5.39	6.25	別名：ブロイラー すじを除いたもの
250	420	360	560	910	360	270	270	77	6100	88	5.21	6.25	
260	420	370	570	920	340	270	270	68	6100	88	5.25	6.25	
170	420	370	570	900	350	280	260	-	6100	110	5.27	6.25	別名：はつ
180	400	370	580	820	320	300	310	-	6200	100	5.31	6.25	別名：レバー
140	460	400	550	980	540	360	270	-	6200	110	5.28	6.25	別名：砂ぎも
220	400	410	440	620	790	450	200	-	5300	78	4.51	6.25	皮下脂肪を含んだもの
160	430	440	430	690	890	520	230	440	5900	74	4.99	6.25	皮下脂肪を含んだもの
260	390	370	580	970	380	270	260	93	6100	84	5.27	6.25	液汁を含んだもの（液汁 33 %）
290	380	350	560	1100	310	270	280	33	6100	98	5.25	6.25	
230	410	380	590	1100	390	340	300	91	6500	100	5.54	6.25	
330	410	360	600	960	260	240	260	-	6300	86	5.40	6.25	試料：冷凍品 皮下脂肪を除いたもの

12 卵類

食品番号	索引番号	食品名	基準窒素1g当たり											
						含硫アミノ酸			芳香族アミノ酸					
			イソロイシン	ロイシン	リシン（リジン）	メチオニン	シスチン	合計	フェニルアラニン	チロシン	合計	トレオニン（スレオニン）	トリプトファン	バリン
		成分識別子	ILEN	LEUN	LYSN	METN	CYSN	AASN	PHEN	TYRN	AAAN	THRN	TRPN	VALN
		単位	(……					mg						
12002	1924	うずら卵　全卵　生	340	580	480	230	170	400	330	270	600	380	92	4
12004	1926	鶏卵　全卵　生	340	560	480	210	160	370	340	300	640	330	96	4
12005	1927	鶏卵　全卵　ゆで	330	550	460	210	140	360	340	290	630	320	97	4
12021	1929	鶏卵　全卵　目玉焼き	220	530	440	200	130	330	320	280	600	310	92	4
12022	1930	鶏卵　全卵　いり	250	570	480	210	150	360	340	290	640	330	97	4
12023	1931	鶏卵　全卵　素揚げ	220	560	430	210	140	340	350	290	640	330	93	4
12010	1935	鶏卵　卵黄　生	310	530	470	150	110	260	260	290	540	320	87	3
12011	1936	鶏卵　卵黄　ゆで	320	530	470	150	110	260	260	280	540	320	87	3
12014	1939	鶏卵　卵白　生	350	560	450	260	160	420	390	290	690	310	100	4
12015	1940	鶏卵　卵白　ゆで	350	560	450	260	160	420	390	290	690	310	100	4

基準窒素1g当たり													
ヒスチジン	アルギニン	アラニン	アスパラギン酸	グルタミン酸	グリシン	プロリン	セリン	ヒドロキシプロリン	アミノ酸組成計	アンモニア	窒素・たんぱく質換算係数たんぱく質に対するアミノ酸組成による	（基準窒素によるたんぱく質に対する係数）窒素・たんぱく質換算係数	備考
HISN	ARGN	ALAN	ASPN	GLUN	GLYN	PRON	SERN	HYPN	AATN	AMMONN	XNA	XN	
(..........					mg					..........)	–	–	
190	380	340	650	770	230	230	500	-	6600	120	5.66	6.25	廃棄部位： 付着卵白を含む卵殻（卵殻： 12％） 卵黄：卵白＝ 38：62
170	430	370	660	850	220	260	530	-	6700	110	5.79	6.25	廃棄部位： 卵殻(付着卵白を含まない) 卵黄：卵白＝32：68 12010卵黄/生、12014/卵白生から計算
170	410	360	620	830	210	250	530	-	6500	110	5.62	6.25	廃棄部位: 卵殻 卵黄:卵白＝ 31：69 12011卵黄/ゆで、12015卵白/ゆでから計算
160	400	340	620	790	210	240	500	-	6200	100	5.34	6.25	
170	430	360	650	850	220	260	530	-	6600	100	5.70	6.25	
180	400	360	660	850	220	250	520	-	6500	110	5.58	6.25	
160	440	310	560	740	180	250	560	-	6100	100	5.24	6.25	
170	440	310	560	740	180	250	550	-	6100	100	5.23	6.25	
180	380	390	670	880	230	240	500	-	6800	110	5.87	6.25	
180	380	390	670	880	230	240	500	-	6800	110	5.87	6.25	

13 乳類

食品番号	索引番号	食品名	イソロイシン	ロイシン	リシン（リジン）	含硫アミノ酸 メチオニン	含硫アミノ酸 シスチン	含硫アミノ酸 合計	芳香族アミノ酸 フェニルアラニン	芳香族アミノ酸 チロシン	芳香族アミノ酸 合計	トレオニン（スレオニン）	トリプトファン	バリン
		成分識別子	ILEN	LEUN	LYSN	METN	CYSN	AASN	PHEN	TYRN	AAAN	THRN	TRPN	VALN
		単位	（基準窒素1g当たり mg）											
13001	1945	＜牛乳及び乳製品＞　（液状乳類）　生乳　ジャージー種	330	620	520	160	51	210	300	330	640	300	88	4
13002	1946	＜牛乳及び乳製品＞　（液状乳類）　生乳　ホルスタイン種	350	620	520	170	58	220	300	240	540	280	83	4
13003	1947	＜牛乳及び乳製品＞　（液状乳類）　普通牛乳	330	620	520	160	51	210	310	310	620	290	89	4
13006	1948	＜牛乳及び乳製品＞　（液状乳類）　脱脂乳	340	630	520	150	51	210	310	330	640	300	89	4
13004	1949	＜牛乳及び乳製品＞　（液状乳類）　加工乳　濃厚	330	620	520	150	55	210	300	320	620	310	89	4
13005	1950	＜牛乳及び乳製品＞　（液状乳類）　加工乳　低脂肪	320	620	520	150	52	210	310	320	620	290	87	4
13007	1952	＜牛乳及び乳製品＞　（液状乳類）　乳飲料　コーヒー	310	580	470	140	50	190	290	290	580	280	83	3
13010	1955	＜牛乳及び乳製品＞　（粉乳類）　脱脂粉乳	340	620	500	160	51	210	310	310	620	290	89	4
13011	1956	＜牛乳及び乳製品＞　（粉乳類）　乳児用調製粉乳	380	630	510	150	110	260	260	200	470	360	84	4
13013	1958	＜牛乳及び乳製品＞　（練乳類）　加糖練乳	330	630	520	150	48	200	310	260	570	300	82	4
13014	1959	＜牛乳及び乳製品＞　（クリーム類）　クリーム　乳脂肪	300	580	480	150	71	220	290	290	580	310	76	3
13016	1961	＜牛乳及び乳製品＞　（クリーム類）　クリーム　植物性脂肪	270	620	520	150	57	210	300	310	600	300	70	4
13020	1965	＜牛乳及び乳製品＞　（クリーム類）　コーヒーホワイトナー　液状乳脂肪	330	610	510	180	35	210	320	340	660	300	79	4
13025	1970	＜牛乳及び乳製品＞　（発酵乳・乳酸菌飲料）　ヨーグルト　全脂無糖	360	630	520	160	65	220	310	300	610	290	85	4
13053	1971	＜牛乳及び乳製品＞　（発酵乳・乳酸菌飲料）　ヨーグルト　低脂肪無糖	330	630	520	150	52	210	320	320	640	300	89	4
13054	1972	＜牛乳及び乳製品＞　（発酵乳・乳酸菌飲料）　ヨーグルト　無脂肪無糖	360	660	550	150	64	220	310	310	620	340	94	4
13026	1973	＜牛乳及び乳製品＞　（発酵乳・乳酸菌飲料）　ヨーグルト　脱脂加糖	320	600	510	150	52	200	300	280	590	290	80	4
13027	1974	＜牛乳及び乳製品＞　（発酵乳・乳酸菌飲料）　ヨーグルト　ドリンクタイプ　加糖	330	630	530	150	54	200	310	300	610	300	87	4
13028	1975	＜牛乳及び乳製品＞　（発酵乳・乳酸菌飲料）　乳酸菌飲料　乳製品	330	590	450	150	71	220	290	230	520	270	70	4
13029	1976	＜牛乳及び乳製品＞　（発酵乳・乳酸菌飲料）　乳酸菌飲料　殺菌乳製品	310	580	490	140	59	200	290	260	540	290	67	3

基準窒素1 g当たり													
ヒスチジン	アルギニン	アラニン	アスパラギン酸	グルタミン酸	グリシン	プロリン	セリン	ヒドロキシプロリン	アミノ酸組成計	アンモニア	アミノ酸組成によるたんぱく質に対する窒素・たんぱく質換算係数	窒素・たんぱく質換算係数（基準窒素によるたんぱく質に対する係数）	備考
HISN	ARGN	ALAN	ASPN	GLUN	GLYN	PRON	SERN	HYPN	AATN	AMMONN	XNA	XN	
(mg										)	–	–	
180	230	210	480	1300	120	620	400	-	6700	130	5.76	6.38	未殺菌のもの
180	210	210	500	1200	120	620	340	-	6500	150	5.58	6.38	未殺菌のもの
180	220	200	490	1300	120	620	380	-	6600	140	5.72	6.38	
180	220	210	490	1400	120	630	390	-	6800	140	5.84	6.38	
180	220	210	500	1300	120	580	390	-	6600	140	5.73	6.38	
180	220	200	490	1300	120	620	390	-	6600	130	5.70	6.38	
170	200	200	470	1300	120	580	350	-	6200	130	5.37	6.38	
190	210	210	480	1300	120	670	370	-	6700	130	5.74	6.38	別名： スキムミルク
150	180	260	560	1200	120	540	330	-	6400	160	5.54	6.38	別名： 育児用粉ミルク 育児用栄養強化品
190	220	210	500	1400	120	640	390	-	6700	130	5.79	6.38	別名： コンデンスミルク
170	240	220	510	1200	150	520	390	-	6300	120	5.42	6.38	
180	210	210	500	1300	120	600	380	-	6500	150	5.60	6.38	別名:植物性生クリーム
190	230	200	470	1400	120	670	400	-	6800	120	5.85	6.38	別名： コーヒー用ミルク、コーヒー用クリーム
180	220	230	510	1300	130	640	350	-	6700	150	5.79	6.38	別名： プレーンヨーグルト
190	220	220	510	1400	130	630	390	-	6800	140	5.86	6.38	
190	220	240	550	1400	130	630	400	-	7000	140	6.04	6.38	
180	240	250	500	1300	230	680	390	-	6800	130	5.87	6.38	別名： 普通ヨーグルト
180	220	210	510	1400	120	630	390	-	6700	140	5.81	6.38	
170	180	200	470	1300	120	620	330	-	6200	160	5.35	6.38	無脂乳固形分3.0 %以上
180	200	240	500	1300	130	620	360	-	6400	130	5.48	6.38	無脂乳固形分3.0 %以上 希釈後飲用

13 乳類

食品番号	索引番号	食品名	基準窒素1g当たり											
						含硫アミノ酸			芳香族アミノ酸					
			イソロイシン	ロイシン	リシン（リジン）	メチオニン	シスチン	合計	フェニルアラニン	チロシン	合計	トレオニン（スレオニン）	トリプトファン	バリン
		成分識別子	ILEN	LEUN	LYSN	METN	CYSN	AASN	PHEN	TYRN	AAAN	THRN	TRPN	VALN
		単位	(…… mg ……											
13030	1977	＜牛乳及び乳製品＞ （発酵乳・乳酸菌飲料） 乳酸菌飲料 非乳製品	310	560	460	130	79	210	300	280	580	290	73	[illegible]
13033	1980	＜牛乳及び乳製品＞ （チーズ類） ナチュラルチーズ カテージ	350	670	560	180	34	210	350	380	730	310	89	[illegible]
13034	1981	＜牛乳及び乳製品＞ （チーズ類） ナチュラルチーズ カマンベール	320	600	500	170	26	200	330	380	710	270	80	[illegible]
13035	1982	＜牛乳及び乳製品＞ （チーズ類） ナチュラルチーズ クリーム	340	640	530	160	49	210	320	330	660	300	93	[illegible]
13037	1984	＜牛乳及び乳製品＞ （チーズ類） ナチュラルチーズ チェダー	350	630	530	170	51	230	340	360	710	240	81	[illegible]
13055	1987	＜牛乳及び乳製品＞ （チーズ類） ナチュラルチーズ マスカルポーネ	340	650	530	170	51	220	320	330	650	310	86	[illegible]
13057	1989	＜牛乳及び乳製品＞ （チーズ類） ナチュラルチーズ やぎ	310	630	520	150	55	200	310	300	610	340	90	[illegible]
13040	1991	＜牛乳及び乳製品＞ （チーズ類） プロセスチーズ	360	650	540	170	35	200	340	380	730	250	83	[illegible]
13042	1993	＜牛乳及び乳製品＞ （アイスクリーム類） アイスクリーム 高脂肪	330	610	510	160	61	230	310	270	580	300	83	[illegible]
13043	1994	＜牛乳及び乳製品＞ （アイスクリーム類） アイスクリーム 普通脂肪	340	620	520	170	61	230	310	290	600	310	84	[illegible]
13045	1996	＜牛乳及び乳製品＞ （アイスクリーム類） ラクトアイス 普通脂肪	360	640	520	160	69	230	300	200	510	300	72	[illegible]
13048	1999	＜牛乳及び乳製品＞ （その他） カゼイン	370	630	530	200	32	230	340	380	720	300	85	[illegible]
13050	2001	＜牛乳及び乳製品＞ （その他） チーズホエーパウダー	370	620	530	110	150	260	190	160	350	440	110	[illegible]
13051	2002	＜その他＞ 人乳	310	580	390	89	140	230	250	240	490	270	86	[illegible]

基準窒素1g当たり													
ヒスチジン	アルギニン	アラニン	アスパラギン酸	グルタミン酸	グリシン	プロリン	セリン	ヒドロキシプロリン	アミノ酸組成計	アンモニア	窒素・たんぱく質換算係数 たんぱく質に対する アミノ酸組成による	(基準窒素によるたんぱく質に対する係数) 窒素・たんぱく質換算係数	備　考
HISN	ARGN	ALAN	ASPN	GLUN	GLYN	PRON	SERN	HYPN	AATN	AMMONN	XNA	XN	
(………					mg					………)	–	–	
170	260	240	750	1300	160	540	380	-	6600	190	5.72	6.38	無脂乳固形分3.0 %未満
210	250	210	510	1500	130	710	430	-	7300	130	6.33	6.38	クリーム入りを含む
200	230	200	470	1400	130	680	410	-	6900	170	5.93	6.38	
190	240	210	520	1400	130	610	400	-	6800	130	5.91	6.38	
200	220	180	490	1400	120	730	350	-	6900	140	5.93	6.38	
190	230	210	520	1400	130	610	400	-	6900	130	5.94	6.38	
170	190	210	490	1300	120	660	380	-	6600	180	5.73	6.38	別名： シェーブルチーズ
200	230	190	480	1400	120	740	360	-	7000	140	6.07	6.38	
190	230	220	510	1300	130	580	400	-	6600	130	5.71	6.38	乳固形分15.0 %以上、乳脂肪分12.0 %以上 試料： バニラアイスクリーム
190	240	220	520	1300	130	600	410	-	6700	130	5.79	6.38	乳固形分15.0 %以上、乳脂肪分8.0 % 試料： バニラアイスクリーム
180	200	220	530	1200	130	650	340	-	6600	140	5.65	6.38	乳固形分3.0 %以上、主な脂質： 植物性脂肪
200	250	200	470	1400	120	760	390	-	7100	130	6.18	6.38	試料： 酸カゼイン
110	150	290	660	1100	120	370	340	-	6100	140	5.26	6.38	
150	190	210	510	1000	130	540	270	-	5700	200	4.89	6.38	試料： 成熟乳

14 油脂類

食品番号	索引番号	食品名	イソロイシン	ロイシン	リシン（リジン）	含硫アミノ酸			芳香族アミノ酸			トレオニン（スレオニン）	トリプトファン	バリン
						メチオニン	シスチン	合計	フェニルアラニン	チロシン	合計			
		成分識別子	ILEN	LEUN	LYSN	METN	CYSN	AASN	PHEN	TYRN	AAAN	THRN	TRPN	VALN
		単位	基準窒素1g当たり (mg)											
14032	2025	（動物油脂類）　たらのあぶら	250	110	88	0	34	34	47	28	75	79	0	
14017	2027	（バター類）　無発酵バター　有塩バター	300	590	460	160	53	210	290	250	540	300	67	3
14020	2030	（マーガリン類）　マーガリン　家庭用　有塩	320	610	500	160	47	200	300	300	600	300	55	4
14021	2034	（マーガリン類）　ファットスプレッド	320	570	460	99	67	170	240	240	480	350	61	3

基準窒素1g当たり													
ヒスチジン	アルギニン	アラニン	アスパラギン酸	グルタミン酸	グリシン	プロリン	セリン	ヒドロキシプロリン	アミノ酸組成計	アンモニア	窒素・たんぱく質換算係数 アミノ酸組成による たんぱく質に対する	窒素・たんぱく質換算係数（基準窒素によるたんぱく質に対する係数）	備考
HISN	ARGN	ALAN	ASPN	GLUN	GLYN	PRON	SERN	HYPN	AATN	AMMONN	XNA	XN	
(......					mg					......)	–	–	
47	75	110	100	180	110	68	90	-	1500	250	1.28	6.25	
180	220	190	450	1200	120	580	400	-	6200	140	5.31	6.38	
180	230	210	490	1300	130	590	380	-	6500	140	5.60	6.38	
160	180	230	530	950	120	460	350	-	5700	270	4.92	6.38	

15 菓子類

食品番号	索引番号	食品名	基準窒素1g当たり											
						含硫アミノ酸			芳香族アミノ酸					
			イソロイシン	ロイシン	リシン（リジン）	メチオニン	シスチン	合計	フェニルアラニン	チロシン	合計	トレオニン（スレオニン）	トリプトファン	バリン
		成分識別子	ILEN	LEUN	LYSN	METN	CYSN	AASN	PHEN	TYRN	AAAN	THRN	TRPN	VALN
		単位	(.........					mg						.........)
15125	2134	＜菓子パン類＞　揚げパン	240	440	150	90	140	230	310	200	510	190	66	[illegible]
15127	2139	＜菓子パン類＞　カレーパン　皮及び具	240	430	180	92	110	200	290	190	490	200	66	[illegible]
15128	2140	＜菓子パン類＞　カレーパン　皮のみ	240	440	130	89	120	210	310	200	510	190	66	[illegible]
15129	2141	＜菓子パン類＞　カレーパン　具のみ	240	410	340	100	63	160	240	170	410	230	64	[illegible]
15132	2147	＜菓子パン類＞　メロンパン	230	430	160	100	140	250	310	190	500	200	66	[illegible]
15097	2193	＜ビスケット類＞　ビスケット　ハードビスケット	260	460	100	98	140	240	310	150	470	180	67	[illegible]

基準窒素1g当たり											窒素・たんぱく質換算係数 アミノ酸組成によるたんぱく質に対する	(基準窒素によるたんぱく質に対する係数) 窒素・たんぱく質換算係数	備考
ヒスチジン	アルギニン	アラニン	アスパラギン酸	グルタミン酸	グリシン	プロリン	セリン	ヒドロキシプロリン	アミノ酸組成計	アンモニア			
HISN	ARGN	ALAN	ASPN	GLUN	GLYN	PRON	SERN	HYPN	AATN	AMMONN	XNA	XN	
(...... mg ......)											–	–	
140	220	180	270	2100	210	740	320	-	6300	240	5.41	6.25	揚げパン部分のみ
150	250	220	350	1900	340	610	310	-	6200	210	5.36	6.25	製品全体 部分割合：パン 69、具 31
150	220	200	290	2000	250	690	330	-	6200	240	5.36	6.25	
170	340	300	530	1600	620	350	260	-	6300	120	5.36	6.25	
140	230	200	300	1900	210	660	330	-	6100	230	5.25	6.25	
140	210	200	290	2000	220	680	290	-	6100	240	5.23	6.25	

16し好飲料類

食品番号	索引番号	食品名	基準窒素1g当たり											
						含硫アミノ酸			芳香族アミノ酸					
			イソロイシン	ロイシン	リシン（リジン）	メチオニン	シスチン	合計	フェニルアラニン	チロシン	合計	トレオニン（スレオニン）	トリプトファン	バリン
		成分識別子	ILEN	LEUN	LYSN	METN	CYSN	AASN	PHEN	TYRN	AAAN	THRN	TRPN	VALN
		単位	(mg											)
16001	2223	＜アルコール飲料類＞ （醸造酒類） 清酒 普通酒	170	280	160	25	87	110	180	210	390	180	16	2
16006	2228	＜アルコール飲料類＞ （醸造酒類） ビール 淡色	130	180	160	40	140	180	160	200	360	160	70	2
16025	2248	＜アルコール飲料類＞ （混成酒類） みりん 本みりん	220	400	180	56	0	56	250	230	490	210	29	3
16035	2259	＜茶類＞ （緑茶類） 抹茶 茶	240	450	370	120	80	200	280	200	480	250	100	3
16048	2272	＜コーヒー・ココア類＞ ココア ピュアココア	210	350	210	82	120	200	280	210	490	250	87	3
16056	2274	＜その他＞ 青汁 ケール	250	470	320	110	81	190	300	200	500	300	110	3
16051	2276	＜その他＞ 昆布茶	12	19	14	4.7	9.4	14	13	8.2	21	15	3.4	
16058	2281	＜その他＞ （炭酸飲料類） ビール風味炭酸飲料	130	180	160	40	140	180	160	200	360	160	70	2

基準窒素1g当たり													備　考
ヒスチジン	アルギニン	アラニン	アスパラギン酸	グルタミン酸	グリシン	プロリン	セリン	ヒドロキシプロリン	アミノ酸組成計	アンモニア	窒素・たんぱく質換算係数（アミノ酸組成によるたんぱく質に対する）	窒素・たんぱく質換算係数（基準窒素によるたんぱく質に対する係数）	
HISN	ARGN	ALAN	ASPN	GLUN	GLYN	PRON	SERN	HYPN	AATN	AMMONN	XNA	XN	
(……					mg					……)	−	−	
140	510	400	460	800	300	320	250	-	4800	130	4.09	6.25	別名：日本酒
150	220	280	350	1100	280	890	200	-	5000	160	4.25	6.25	生ビールを含む
140	360	320	540	1100	280	280	320	-	5200	160	4.50	6.25	
150	400	290	590	1000	290	260	280	-	5700	84	4.87	6.25	粉末製品
110	370	250	590	990	260	280	320	-	5300	110	4.56	6.25	別名：純ココア 粉末製品
160	300	320	610	820	300	430	300	-	5700	140	4.90	6.25	粉末製品
4.4	12	24	79	10000	22	15	14	-	10000	11	9.01	6.25	粉末製品
150	220	280	350	1100	280	890	200	-	5000	160	4.25	6.25	別名：ノンアルコールビール

17 調味料及び香辛料類

食品番号	索引番号	食品名	基準窒素1g当たり											
						含硫アミノ酸			芳香族アミノ酸					
			イソロイシン	ロイシン	リシン（リジン）	メチオニン	シスチン	合計	フェニルアラニン	チロシン	合計	トレオニン（スレオニン）	トリプトファン	バリン
		成分識別子	ILEN	LEUN	LYSN	METN	CYSN	AASN	PHEN	TYRN	AAAN	THRN	TRPN	VALN
		単位	(mg)											
17001	2284	<調味料類> （ウスターソース類） ウスターソース	120	150	180	16	26	42	140	48	180	130	1.8	1[illegible]
17002	2285	<調味料類> （ウスターソース類） 中濃ソース	140	190	180	27	45	72	160	79	240	160	12	1[illegible]
17085	2287	<調味料類> （ウスターソース類） お好み焼きソース	140	180	210	27	27	54	160	56	220	160	7.1	1[illegible]
17007	2291	<調味料類> （しょうゆ類） こいくちしょうゆ	280	410	310	52	64	120	250	66	320	240	13	3[illegible]
17008	2293	<調味料類> （しょうゆ類） うすくちしょうゆ	300	430	330	85	64	150	270	61	330	250	13	3[illegible]
17139	2294	<調味料類> （しょうゆ類） うすくちしょうゆ 低塩	260	380	340	69	57	130	220	45	260	250	14	3[illegible]
17009	2295	<調味料類> （しょうゆ類） たまりしょうゆ	220	290	320	40	60	100	210	51	260	240	11	2[illegible]
17130	2312	<調味料類> （だし類） あごだし	40	83	140	16	10	26	65	27	91	64	0	[illegible]
17019	2313	<調味料類> （だし類） かつおだし 荒節	62	130	210	41	15	56	60	48	110	79	12	[illegible]
17131	2314	<調味料類> （だし類） かつおだし 本枯れ節	55	120	190	33	10	44	53	43	96	72	11	[illegible]
17132	2316	<調味料類> （だし類） 昆布だし 煮出し	27	40	34	13	88	100	34	31	65	79	0	[illegible]
17024	2321	<調味料類> （だし類） 鶏がらだし	110	230	290	72	39	110	110	81	190	150	14	14[illegible]
17093	2326	<調味料類> （だし類） 顆粒中華だし	83	160	170	39	30	69	96	51	150	110	13	13[illegible]
17133	2338	<調味料類> （調味ソース類） 魚醤油 いかなごしょうゆ	200	260	490	140	46	180	160	73	240	280	39	33[illegible]
17134	2339	<調味料類> （調味ソース類） 魚醤油 いしる （いしり）	190	220	470	110	50	160	200	36	240	320	19	30[illegible]
17135	2340	<調味料類> （調味ソース類） 魚醤油 しょっつる	210	310	490	150	36	180	180	47	230	270	13	29[illegible]
17107	2341	<調味料類> （調味ソース類） 魚醤油 ナンプラー	200	260	530	130	38	170	180	43	230	300	40	32[illegible]
17108	2352	<調味料類> （調味ソース類） 冷やし中華のたれ	220	320	240	52	47	99	200	48	250	180	2.1	24[illegible]
17137	2355	<調味料類> （調味ソース類） ぽん酢しょうゆ 市販品	230	340	250	58	46	100	210	52	260	200	5.5	26[illegible]
17144	2359	<調味料類> （調味ソース類） 焼きそば粉末ソース	37	66	55	15	16	31	44	22	66	45	5.4	5[illegible]
17036	2366	<調味料類> （トマト加工品類） トマトケチャップ	99	150	150	26	49	76	150	83	240	150	28	11[illegible]

基準窒素1g当たり													
ヒスチジン	アルギニン	アラニン	アスパラギン酸	グルタミン酸	グリシン	プロリン	セリン	ヒドロキシプロリン	アミノ酸組成計	アンモニア	アミノ酸組成によるたんぱく質に対する窒素・たんぱく質換算係数	窒素・たんぱく質換算係数（基準窒素によるたんぱく質に対する係数）	備　考
HISN	ARGN	ALAN	ASPN	GLUN	GLYN	PRON	SERN	HYPN	AATN	AMMONN	XNA	XN	
(................................				mg						................................)	–	–	
76	180	230	540	2300	180	200	160	-	4800	140	4.17	6.25	
100	180	260	790	1500	170	200	190	-	4600	200	3.94	6.25	
100	190	230	600	3000	180	230	200	-	5900	160	5.07	6.25	
120	180	310	580	1200	230	380	310	-	5300	170	4.53	5.71	
140	260	280	620	1300	260	400	340	-	5800	180	4.96	5.71	
130	270	300	630	1500	260	390	340	-	5700	170	4.92	5.71	
120	200	280	630	1300	300	310	310	-	5200	160	4.45	5.71	
550	84	190	130	200	350	99	72	60	2200	220	1.89	6.25	2％のあごでとっただし 液状だし
1300	130	170	170	270	240	110	86	35	3300	170	2.83	6.25	3％の荒節でとっただし 液状だし
1200	120	160	160	270	230	94	79	30	3000	210	2.63	6.25	3％の本枯れ節でとっただし 液状だし
13	27	230	3600	5200	84	160	90	-	9800	160	8.52	6.25	3％の真昆布でとっただし 液状だし
100	290	380	330	910	600	330	180	250	4600	130	3.88	6.25	別名：鶏ガラスープ 試料：調理した液状だし
120	220	300	270	3300	540	310	140	-	6100	120	5.26	6.25	別名：湯（たん） 粉末製品を含む 顆粒だし
130	220	390	560	840	330	220	220	-	4900	170	4.22	6.25	
130	150	320	640	740	310	290	310	-	4800	130	4.11	6.25	別名：原材料がいかの場合はいしり、 いわし等の場合はいしる又はよしる等
98	270	390	580	890	460	280	300	-	5200	140	4.46	6.25	
190	120	390	590	910	360	250	260	-	5100	170	4.37	6.25	別名：魚醤
110	200	220	480	3200	210	310	250	-	6500	140	5.62	6.25	別名：冷やし中華用スープ
120	240	320	440	2600	240	340	270	-	6300	150	5.40	6.25	別名：ポン酢
24	71	82	120	7800	98	83	55	-	8700	42	7.58	6.25	
87	120	220	980	2500	120	92	150	-	5300	230	4.58	6.25	

17 調味料及び香辛料類

食品番号	索引番号	食品名	基準窒素1g当たり											
						含硫アミノ酸			芳香族アミノ酸					
			イソロイシン	ロイシン	リシン（リジン）	メチオニン	シスチン	合計	フェニルアラニン	チロシン	合計	トレオニン（スレオニン）	トリプトファン	バリン
		成分識別子	ILEN	LEUN	LYSN	METN	CYSN	AASN	PHEN	TYRN	AAAN	THRN	TRPN	VALN
		単位	(…………					mg						…………)
17042	2369	＜調味料類＞　（ドレッシング類）　半固形状ドレッシング　マヨネーズ　全卵型	270	450	380	140	110	250	250	220	470	270	55	3
17043	2370	＜調味料類＞　（ドレッシング類）　半固形状ドレッシング　マヨネーズ　卵黄型	290	490	420	140	110	250	250	260	510	300	67	3
17118	2371	＜調味料類＞　（ドレッシング類）　半固形状ドレッシング　マヨネーズタイプ調味料　低カロリータイプ	180	290	250	95	68	160	170	150	310	170	46	2
17044	2378	＜調味料類＞　（みそ類）　米みそ　甘みそ	280	490	300	84	75	160	320	230	550	250	71	3
17045	2379	＜調味料類＞　（みそ類）　米みそ　淡色辛みそ	290	470	340	61	91	150	310	220	530	250	65	3
17046	2380	＜調味料類＞　（みそ類）　米みそ　赤色辛みそ	300	470	310	72	98	170	310	220	530	250	51	3
17145	2382	＜調味料類＞　（みそ類）　米みそ　だし入りみそ　減塩	270	440	320	63	70	130	290	220	510	240	56	3
17047	2383	＜調味料類＞　（みそ類）　麦みそ	260	430	240	59	120	180	280	200	470	230	49	2
17048	2384	＜調味料類＞　（みそ類）　豆みそ	280	440	280	79	59	140	280	210	490	240	45	3
17119	2385	＜調味料類＞　（みそ類）　減塩みそ	270	430	320	82	72	150	280	210	500	240	52	3
17051	2392	＜調味料類＞　（ルウ類）　カレールウ	190	340	130	57	87	140	230	130	360	160	52	2
17136	2395	＜調味料類＞　（その他）　キムチの素	91	140	140	39	38	77	98	66	160	110	22	1
17138	2400	＜調味料類＞　（その他）　料理酒	150	290	180	36	79	110	160	110	270	200	14	2
17082	2429	＜その他＞　酵母　パン酵母　圧搾	300	440	480	93	88	180	270	230	490	320	82	3

基準窒素1g当たり													
ヒスチジン	アルギニン	アラニン	アスパラギン酸	グルタミン酸	グリシン	プロリン	セリン	ヒドロキシプロリン	アミノ酸組成計	アンモニア	アミノ酸組成によるたんぱく質に対する窒素・たんぱく質換算係数	窒素・たんぱく質換算係数（基準窒素によるたんぱく質に対する係数）	備考
HISN	ARGN	ALAN	ASPN	GLUN	GLYN	PRON	SERN	HYPN	AATN	AMMONN	XNA	XN	
(.....					mg					.....)	–	–	
140	340	280	520	2200	170	220	440	-	6800	96	5.85	6.25	使用油：なたね油、とうもろこし油、大豆油
150	400	290	550	1400	180	240	490	-	6400	100	5.50	6.25	使用油：大豆油を含む
86	220	200	340	1900	1800	140	270	-	6600	60	5.50	6.25	使用油：なたね油、大豆油、とうもろこし油
170	430	290	660	1100	260	320	350	-	6000	130	5.14	5.71	別名：西京みそ、関西白みそ等
170	420	270	680	1000	250	330	320	-	5900	130	5.06	5.71	別名：信州みそ等
150	360	270	680	990	250	320	320	-	5700	120	4.94	5.71	
150	360	270	650	1500	270	300	310	-	6100	120	5.22	5.71	
140	310	250	540	1200	220	400	280	-	5500	150	4.75	5.71	別名：田舎みそ
160	290	260	640	1300	250	300	310	-	5700	110	4.91	5.71	別名：東海豆みそ
150	370	260	610	980	250	290	340	-	5500	120	4.74	5.71	
110	210	190	330	2900	230	460	250	29	6300	160	5.47	6.25	
76	200	180	340	4900	340	190	110	-	7200	86	6.28	6.25	
130	280	440	450	1600	240	470	290	-	5400	190	4.62	6.25	
140	320	380	620	820	300	230	320	-	5800	110	4.96	6.25	別名：イースト

18 調理済み流通食品類

食品番号	索引番号	食品名	基準窒素1 g当たり											
						含硫アミノ酸			芳香族アミノ酸					
			イソロイシン	ロイシン	リシン（リジン）	メチオニン	シスチン	合計	フェニルアラニン	チロシン	合計	トレオニン（スレオニン）	トリプトファン	バリン
		成分識別子	ILEN	LEUN	LYSN	METN	CYSN	AASN	PHEN	TYRN	AAAN	THRN	TRPN	VALN
		単位	(mg)											
18023	2447	和風料理　その他　松前漬け　しょうゆ漬	270	460	430	130	59	190	220	150	370	270	58	2[illegible]
18007	2470	洋風料理　フライ用冷凍食品　コロッケ　ポテトコロッケ　冷凍	250	400	300	94	120	210	270	160	430	210	66	3[illegible]
18002	2475	中国料理　点心類　ぎょうざ	240	410	300	95	110	200	260	150	410	210	63	2[illegible]
18012	2476	中国料理　点心類　しゅうまい	260	430	380	110	90	200	250	170	410	230	63	2[illegible]

基準窒素1 g当たり													
ヒスチジン	アルギニン	アラニン	アスパラギン酸	グルタミン酸	グリシン	プロリン	セリン	ヒドロキシプロリン	アミノ酸組成計	アンモニア	アミノ酸組成によるたんぱく質に対する窒素・たんぱく質換算係数	窒素・たんぱく質換算係数（基準窒素によるたんぱく質に対する係数）	備考
HISN	ARGN	ALAN	ASPN	GLUN	GLYN	PRON	SERN	HYPN	AATN	AMMONN	XNA	XN	
mg										)	–	–	
130	360	420	560	1400	490	280	280	-	6200	98	5.33	6.25	液汁を除いたもの するめ、昆布、かずのこ等を含む
120	250	210	680	1800	190	450	250	-	6100	210	5.25	6.25	フライ前の食品を冷凍したもの
140	320	280	440	1600	350	530	260	-	6100	180	5.23	6.25	
170	380	330	520	1300	400	410	250	-	6100	130	5.20	6.25	

付　記　1

○ 科学技術・学術審議会　資源調査分科会　委員名簿（肩書は任命当時）

第8期（平成27年2月～平成28年4月）

分科会長　羽入 佐和子　国立研究開発法人理化学研究所理事
分科会長代理　宮浦　千里　東京農工大学副学長
臨時委員　安井　明美　国立研究開発法人農業・食品産業技術総合研究機構食品総合研究所アドバイザー
〃　渡邊　智子　千葉県立保健医療大学健康科学部栄養学科教授

第8期（平成28年4月～平成29年2月）

分科会長　宮浦　千里　東京農工大学副学長
分科会長代理　小長谷 有紀　大学共同利用機関法人人間文化研究機構理事
臨時委員　安井　明美　国立研究開発法人農業・食品産業技術総合研究機構食品総合研究所アドバイザー
〃　渡邊　智子　千葉県立保健医療大学健康科学部栄養学科教授

第9期（平成29年2月～平成31年2月）

分科会長　宮浦　千里　東京農工大学副学長
分科会長代理　小長谷 有紀　大学共同利用機関法人人間文化研究機構理事
委員　白波瀬 佐和子　東京大学副学長・同大学院人文社会系研究科文学部社会学研究室教授
臨時委員　石見　佳子　国立研究開発法人医薬基盤・健康・栄養研究所国立健康・栄養研究所シニアアドバイザー
〃　安井　明美　国立研究開発法人農業・食品産業技術総合研究機構食品研究部門アドバイザー
〃　渡邊　智子　千葉県立保健医療大学健康科学部栄養学科教授

第10期（平成31年4月～）

分科会長　宮浦　千里　東京農工大学副学長
分科会長代理　小長谷 有紀　国立民族学博物館超域・フィールド科学研究部教授
委員　白波瀬 佐和子　東京大学大学院人文社会系研究科教授・副学長
臨時委員　石見　佳子　東京農業大学総合研究所教授
〃　安井　明美　国立研究開発法人農業・食品産業技術総合研究機構食品研究部門アドバイザー
〃　渡邊　智子　淑徳大学看護栄養学部栄養学科教授

○ 科学技術・学術審議会　資源調査分科会　審議の過程（食品成分表関連）

第37回　資源調査分科会　平成27年3月18日
・食品成分委員会の設置について

第39回　資源調査分科会　平成28年12月13日
・平成28年度公表（日本食品標準成分表2015年版（七訂）追補2016年）について

第40回　資源調査分科会　平成29年3月22日
・食品成分委員会の設置について

第41回　資源調査分科会　平成29年11月24日
・平成29年度公表（日本食品標準成分表2015年版（七訂）追補2017年）について

第42回　資源調査分科会　平成30年11月29日
・平成30年度公表（日本食品標準成分表2015年版（七訂）追補2018年）について

第43回　資源調査分科会　平成31年4月18日
・食品成分委員会の設置について

第44回　資源調査分科会　令和元年12月3日
・「日本食品標準成分表2020年版（八訂）」（仮称）に向けた主要論点について

第45回　資源調査分科会　令和2年12月22日
・日本食品標準成分表の改訂について

○　食品成分委員会について（第45回資源調査分科会（平成31年4月18日）改訂）

1　目的

日本食品標準成分表（以下「成分表」という。）は、昭和25年に取りまとめられて以降、60余年にわたって改訂・拡充が重ねられ、現在では、一般家庭や各種の給食・調理現場等での栄養管理・指導面、国民健康・栄養調査や食料需給表策定等の行政面、更に栄養学や医学等の教育・研究面において、幅広く活用されている。

特に近年、食生活の改善を通した生活習慣病の予防の重要性が一層高まるとともに、単身世帯や共働き世帯の増加に伴い、加工食品や中食・外食ニーズが増大し、こうした現代型食生活に対応した食品成分の情報取得の要請が高まる中、食品成分に関する唯一の公的データである成分表の重要性は、一層高まってきているところである。

こうした食品成分に対するニーズに迅速に応える観点から、2015年版（七訂）策定以降は、2016年からの各年において、その時点で成分表への収載を決定した食品成分を公表する追補を公表してきたところである。

成分表の更なる充実に向け、第10期においては、これまでの追補等による蓄積を踏まえた全面改訂を行う。具体的には、

①　2015年版（七訂）策定時の2,191食品に係る新規取得データに基づく見直しに加え、

各年に追補又は検討を了した新規食品（2019 年度末までに約 200 食品を見込む。）を新たに収載し、収載食品全体の整序を図る。

② 2015 年版（七訂）策定以降において取扱いを変更した成分（ナイアシン当量及び低分子量の食物繊維等の成分の追加、アミノ酸成分値に係る補正係数の導入）を改訂版に反映させるとともに、食物繊維の変更等に伴う炭水化物組成の取扱いについて検討し成案を得る。

③ 成分変化率、成分値に係るデータ来歴等の関係資料の充実、冊子版及びデータ版に関するユーザビリティの向上を図る。

これらの課題の検討を進めるため、資源調査分科会は、食品成分委員会を設置し、成分表に関する諸課題に取り組むこととする。

2 調査審議事項

・「日本食品標準成分表 2020 年版（八訂）」（仮称）の策定について
・アミノ酸、脂肪酸及び炭水化物に関する成分表の策定について
・その他成分表の改訂に関連する事項について

3 調査審議方法

資源調査分科会の下に、分科会長が指名する委員、臨時委員及び専門委員をもって構成される食品成分委員会を設置する。

食品成分委員会は、2 の事項に関して調査審議を行い、資源調査分科会に報告を行うものとする。

○ 科学技術・学術審議会 資源調査分科会 食品成分委員会 委員名簿

（五十音順、肩書は任命当時）

臨時委員	齋藤 洋昭	石川県立大学生物資源環境学部食品科学科教授（第 6,7,8,9,期専門委員、第 10 期臨時委員）
〃	佐々木 敏	東京大学大学院医学系研究科教授（第 6,7,8,9 期専門委員、第 10 期臨時委員）
〃	◎安井 明美	国立研究開発法人農業・食品産業技術総合研究機構食品研究部門アドバイザー（第 6 期専門委員、第 7,8,9,10 期臨時委員、第 6,7,8,9,10 期主査）
〃	安井 健	（元）独立行政法人農業・食品産業技術総合研究機構近畿中国四国農業研究センター上席研究員（第 6,7,8,9 期専門委員、第 10 期臨時委員）
〃	○渡邊 智子	千葉県立保健医療大学健康科学部栄養学科教授（第 6,7 期専門委員、第 8,9,10 期臨時委員、第 7,8,9,10 期主査代理）
専門委員	東 敬子	独立行政法人農業・食品産業技術総合研究機構野菜茶業研究所野菜病害虫・品質研究領域 野菜品質・機能性研究グループ主任研究員（第 6,7,8 期）

〃	生駒　吉識	国立研究開発法人農業・食品産業技術総合研究機構果樹研究所企画管理部業務推進室長（第6,7,8期）
〃	石原　賢司	国立研究開発法人水産研究・教育機構中央水産研究所水産物応用開発研究センター主任研究員（第10期）
〃	石見　佳子	独立行政法人国立健康・栄養研究所食品保健機能研究部長（第6,7,8期）
〃	上田　浩史	国立研究開発法人農業・食品産業技術総合研究機構野菜花き研究部門野菜病害虫・機能解析研究領域品質機能ユニット長（第9,10期）
〃	大坪　研一	新潟大学大学院自然科学研究科教授（第6,7,8期）
〃	小河原 雅子	一般財団法人日本食品分析センター多摩研究所栄養科学部ビタミン分析一課課長（第6,7,8期）
〃	久保田 紀久枝	東京農業大学総合研究所教授（第6,7,8,9期）
〃	小竹　英一	国立研究開発法人農業・食品産業技術総合研究機構食品研究部門食品分析研究領域成分特性解析ユニット上級研究員（第 9,10期）
〃	小林　美穂	国立研究開発法人農業・食品産業技術総合研究機構畜産研究部門畜産物研究領域上級研究員（第8,9,10期）
〃	佐々木 啓介	国立研究開発法人農業・食品産業技術総合研究機構畜産研究部門畜産物研究領域食肉品質ユニット長（第7,8,9,10期）
〃	鈴木 亜夕帆	株式会社レオック安全･衛生管理本部栄養･衛生マネージャー（第9,10期）
〃	関谷　　敦	国立研究開発法人森林研究・整備機構森林総合研究所九州支所チーム長（特用林産担当）（第6,7,8,9期）
〃	高橋　文人	一般財団法人日本食品分析センター多摩研究所栄養科学部ビタミン分析一課課長（第8,9,10期）
〃	瀧本　秀美	国立研究開発法人医薬基盤・健康・栄養研究所国立健康・栄養研究所栄養疫学・食育研究部長（第8,9,10期）
〃	竹林　純	国立研究開発法人医薬基盤・健康・栄養研究所国立健康・栄養研究所食品保健機能研究部食品分析研究室長（第9,10期）
〃	立木　美保	国立研究開発法人農業・食品産業技術総合研究機構果樹茶業研究部門上級研究員（第10期）
〃	内藤　成弘	国立研究開発法人農業・食品産業技術総合研究機構食品研究部門食品分析研究領域長（第9,10期）
〃	長尾　昭彦	独立行政法人農業・食品産業技術総合研究機構食品総合研究所食品素材科学研究領域上席研究員（第6,7,8期）
〃	中村　ゆり	国立研究開発法人農業・食品産業技術総合研究機構果樹茶業研究部門生産・流通研究領域長（第8,9期）
〃	野村　　将	国立研究開発法人農業・食品産業技術総合研究機構畜産草地研

究所畜産物研究領域上席研究員（第 6,7,8 期）

〃　　平出　政和　　国立研究開発法人森林研究・整備機構森林総合研究所きのこ・森林微生物研究領域領域チーム長（第 10 期）

〃　　本田　佳子　　女子栄養大学大学院医療栄養学研究室教授（第 8,9,10 期）

〃　　村田　昌一　　長崎大学大学院 水産・環境科学総合研究科教授（第 6,7,8,9 期）

〃　　門間 美千子　　国立研究開発法人農業・食品産業技術総合研究機構食品研究部門加工流通研究領域長（第 8,9,10 期）

（◎は主査、○は主査代理）

○ 科学技術・学術審議会　資源調査分科会　食品成分委員会　調査審議の過程

第 11 回　食品成分委員会　平成 28 年 2 月 12 日

・今後の課題と対応方向について
・平成 28 年度分析食品について
・有機酸の分析について

第 12 回　食品成分委員会　平成 28 年 11 月 25 日

・平成 28 年度公表（日本食品標準成分表 2015 年版（七訂）追補 2016 年）について
・平成 29 年度食品分析について
・今後の課題と対応の進捗について

第 13 回　食品成分委員会　平成 29 年 4 月 28 日

・平成 29 年スケジュール等について
・今後の課題と対応の進捗について

第 14 回　食品成分委員会　平成 29 年 11 月 7 日

・平成 29 年度公表(日本食品標準成分表 2015 年版（七訂）追補 2017 年）について)
・平成 30 年度食品分析について
・今後の課題と対応の進捗について

第 15 回　食品成分委員会　平成 30 年 3 月 1 日

・平成 30 年の検討食品について
・平成 30 年度作業スケジュール等について
・追補 2018 年 構成イメージ
・今後の課題と対応方向について
・収載依頼食品の受け入れについて

第 16 回　食品成分委員会　平成 30 年 10 月 30 日

・日本食品標準成分表 2015 年版（七訂）追補 2018 年）について
・平成 31 年度食品分析について
・今後の課題と対応の進捗について
・（七訂）分析マニュアルの補遺の公表について
・収載値の根拠データの取扱いと収載値を計算する方法について
・食物繊維の収載方針について

第 17 回　食品成分委員会　令和元年 5 月 27 日

・運営規則の確認等について
・第 10 期食品成分委員会の課題について
・令和元年度の作業計画について

第 18 回　食品成分委員会　令和元年 11 月 26 日

(1) 令和元年度の検討結果について
・本年度検討食品の成分値（案）等について
・本年度検討結果の報告・公表について

(2) 「日本食品標準成分表 2020 年版（八訂）」（仮称）に向けた論点について
・エネルギー値の算出方法の変更と成分表頭項目について
・調理済み食品の取扱いについて

(3) 令和 2 年度分析食品について

第 19 回　食品成分委員会　令和 2 年 11 月 26 日

(1) 「日本食品標準成分表 2020 年版（八訂）」（案）について
・本年度検討食品の成分値（案）等について
・「日本食品標準成分表 2020 年版（八訂）」（案）について
・「日本食品標準成分表 2020 年版（八訂）」（案）の報告・公表について

(2) 今後の課題と対応の進捗について
・令和 3 年度分析食品について

○　文部科学省 科学技術・学術政策局政策課資源室（事務局）

松本　万里	資源室長	太田　孝弘	前 資源室長
松本　信二	資源室室長補佐	伊藤　香里	前 資源室室長補佐
佐藤　正也	資源室係長	猪股　英史	前 資源室室長補佐
古川　絶不	資源室専門職	宮原　有香	前 資源室専門官
犬塚　華代	資源室	中村　俊吾	前 資源室専門官
		榎本　洋子	前 資源室専門職
		滑川　美朝	前 資源室
		山口　弘子	前 資源室

日本食品標準成分表 2020 年版（八訂）の作成に当たって多くの関係者に御協力頂いた。ここに、深く謝意を表する次第である。

付　記　2

○ 成分表の電子版について

本成分表の電子ファイルは、文部科学省のホームページで公表する。収載している各表の項目は次頁以降のとおり。

［電子版で公開する各表］

日本食品標準成分表 2020 年版（八訂）

本表

日本食品標準成分表 2020 年版（八訂）　アミノ酸成分表　編

第 1 表　可食部 100 g 当たりのアミノ酸成分表

第 2 表　基準窒素 1 g 当たりのアミノ酸成分表

第 3 表　アミノ酸組成によるたんぱく質 1 g 当たりのアミノ酸成分表（ホームページで公開）

第 4 表　（基準窒素による）たんぱく質 1 g 当たりのアミノ酸成分表（ホームページで公開）

日本食品標準成分表 2020 年版（八訂）　脂肪酸成分表　編

第 1 表　可食部 100 g 当たりの脂肪酸成分表

第 2 表　脂肪酸総量 100 g 当たりの脂肪酸成分表

第 3 表　脂質 1 g 当たりの脂肪酸成分表（ホームページで公開）

日本食品標準成分表 2020 年版（八訂）　炭水化物成分表　編

本表　可食部 100 g 当たりの炭水化物成分表（利用可能炭水化物及び糖アルコール）

別表 1　可食部 100 g 当たりの食物繊維成分表

別表 2　可食部 100 g 当たりの有機酸成分表

○　文部科学省ホームページ（日本食品標準成分表・資源に関する取組）

（https://www.mext.go.jp/a_menu/syokuhinseibun/）

【文部科学省のホームページの QR コード】

なお、各成分を食品ごとに検索可能なデータベースを以下で公表している。

○　食品成分データベース

（https://fooddb.mext.go.jp/）

【食品成分データベースの QR コード】

食品名別索引

『日本食品標準成分表2020年版（八訂）』の記載食品等を索引にした。本編では記載のない食品等もある。

＊別名。成分表では備考欄に記載。

食品名	食品番号	索引番号
ケーキ・ペストリー類	15085	2178
ケーキドーナッツ	15078	2168
	15177	2169
	15178	2170
	15179	2171
ケール	06080	549
	16056	2274
毛がに	10333	1550
	10334	1551
けし	05015	430
削り昆布	09021	1122
削り節	10092	1262
	10447	1318
削り節つくだ煮	10093	1263
結球葉	06061	532
	06062	533
	06333	534
	06063	535
	06064	536
	06233	740
	06234	741
	06283	809
	06284	810
	06312	841
	06361	842
げっぺい	15020	2065
毛桃 ＊	07136	1026
	07137	1028
	07138	1029
	07175	1030
	07139	1031
腱	11101	1742
減塩	17086	2292
	17145	2382
減塩塩 ＊	17146	2302
	17147	2303
減塩タイプ食塩	17146	2302
	17147	2303
減塩みそ	17119	2385
玄穀	01001	1
	01167	12
	01012	14
	01013	15
	01014	16
	01131	189
	01162	190
	01140	202
けんさきいか	10343	1560
原藻	09039	1146
原木栽培	08042	1063
	08043	1064
	08044	1065
玄米	01080	117
	01085	127
	01090	138
	01094	142
	01098	146
	01102	150
	01106	154
玄米粉	01157	164
玄米茶	16041	2265
【 こ 】		
こい	10119	1293
	10120	1294
	10121	1295
こいくちしょうゆ	17007	2291
	17086	2292
こういか	10344	1561
高果糖液糖	03028	302
交雑牛肉	11254	1681
	11256	1682
	11255	1683
	11257	1684
	11258	1685
	11259	1686
	11260	1687
	11261	1688
	11262	1689
	11264	1690
	11263	1691
	11265	1692
	11266	1693
	11267	1694
硬質	01014	16
こうじ漬	06197	693
こうじ納豆 ＊	04048	382
子牛肉	11086	1725
	11087	1726
子牛肉	11088	1727
高脂肪	13042	1993
こうじんめぬけ ＊	10076	1244
香辛料類	17055	2401
	17056	2402
	17057	2403
	17058	2404
	17059	2405
	17060	2406
	17061	2407
	17062	2408
	17063	2409
	17064	2410
	17065	2411
	17066	2412
	17067	2413
	17068	2414
	17069	2415
	17070	2416
	17071	2417
	17072	2418
	17073	2419
	17074	2420
	17075	2421
	17128	2422
	17076	2423
	17077	2424
	17078	2425
	17079	2426
	17080	2427
	17081	2428
合成清酒	16023	2246
こうせん ＊	01010	11
酵素糖化	03024	294
紅茶	16043	2267
	16044	2268
高糖度	07010	874
	07013	877
	07046	915
こうなご ＊	10033	1197
	10034	1198
	10035	1199
	10036	1200
紅白なます	18027	2436
酵母	17082	2429
	17083	2430
高野豆腐 ＊	04042	374
	04087	375
こうらいえび(標準和名) ＊	10327	1542
こうりゃん ＊	01140	202
	01141	203
ゴーダ	13036	1983
コーヒー	13007	1952
	15088	2183
	16045	2269
	16046	2270
	16047	2271
コーヒー・ココア類	16045	2269
	16046	2270
	16047	2271
	16048	2272
	16049	2273
コーヒー飲料	16047	2271
コーヒーシュガー	03010	286
コーヒーゼリー ＊	15088	2183
コーヒーホワイトナー	13020	1965
	13021	1966
	13022	1967
	13023	1968
	13024	1969
コーヒー用クリーム ＊	13020	1965
	13021	1966
	13022	1967
	13023	1968
	13024	1969
コーヒー用ミルク ＊	13020	1965
	13021	1966
	13022	1967
	13023	1968
	13024	1969
ゴーヤ ＊	06205	701
	06206	702
コーラ	16053	2279
氷砂糖	03009	285
凍り豆腐	04042	374
	04087	375
ゴールデンキウイ ＊	07168	954
コールラビ	06081	550
コールラビ	06082	551
コーンオイル ＊	14007	2013
コーンクリームコロッケ	18044	2452
コーンクリームスープ	18005	2458
	18004	2460
コーングリッツ	01133	193
	01164	194
コーンスターチ ＊	02035	263
コーンスナック	15102	2199
コーンフラワー	01134	195
	01165	196
コーンフレーク	01137	199
コーンミール	01132	191
	01163	192
コーン油 ＊	14007	2013
小型	10391	1168
	10392	1169
ごかぼう	15047	2113
国産	01012	14
	04104	334
	04105	335
	04023	336
	04024	337
	04077	341
	04106	342
	07070	966
黒糖 ＊	03001	276
黒米	01182	126
	01184	136
穀物酢	17015	2307
固形コンソメ ＊	17027	2324
固形ブイヨン	17027	2324
ココア	16048	2272
	16049	2273
ココナッツ	05016	431
	07157	963
	07158	964
	07170	965
ココナッツウォーター	07157	963
ココナッツオイル ＊	14013	2022
ココナッツパウダー	05016	431
ココナッツミルク	07158	964
こごみ	06083	552
こごめ ＊	06083	552
こしあん	15183	2158
	15171	2160
	15174	2165
	15177	2169
	15139	2220
こしあん・つぶしあん混合	15004	2083
こしあん入り	15005	2041
	15007	2046
	15008	2048
	15017	2058
	15018	2060
	15022	2067
	15021	2069
	15124	2071
	15023	2075
	15156	2080
	15157	2082
	15029	2086
	15160	2088
	15030	2090
	15031	2092
	15032	2094
	15033	2096
	15034	2098
	15036	2101
	15069	2135
	15126	2137
こじい ＊	05020	436
こし生あん	04004	309
	04010	318
こし練りあん	04101	311
	04102	312
	04103	313
ゴジベリー ＊	07185	961
50%果汁入り飲料	07033	905
	07044	913
	07065	927
	07100	992
	07151	1042
こしょう	17063	2409
	17064	2410
	17065	2411
コスレタス	06316	847
ごぜん粉 ＊	01123	180
御膳しるこ ＊	15139	2220
こち ＊	10122	1296
こち類	10122	1296
	10123	1297
小粒	15061	2126
コッペパン	01028	37
五斗納豆	04048	382
粉	17055	2401
	17057	2403
	17062	2408
	17063	2409
	17064	2410
	17065	2411
	17066	2412
	17067	2413
	17068	2414
	17070	2416
	17071	2417
	17073	2419
	17074	2420
	17077	2424
	17079	2426
	17080	2427
粉あめ	03015	293
粉寒天	09049	1130
粉砂糖 ＊	03011	287
小夏みかん ＊	07112	943
	07113	944
こねぎ	06228	735
このしろ	10124	1298
	10125	1299
このわた	10373	1595
こはだ(小型魚) ＊	10124	1298
小判焼 ＊	15005	2041
こぶくろ ＊	11102	1743
	11171	1823
五平もち	15123	2066
ごぼう	06084	553
	06085	554
ごぼうあざみ ＊	06295	823
ごま	05017	432
	05018	433
	05019	434
	05042	435
ごま油	14002	2007
ごま入り	15051	2117
ごまさば	10404	1346
	10405	1347
	10406	1348
	10157	1349
ごま酢	17097	2342
ごまだれ	17098	2343
こまつな	06086	555
	06087	556
ごま豆腐	02056	266
ごまドレッシング	17117	2375
ごまみそ	17122	2389
ごまめ ＊	10046	1210
こむぎ ［玄穀］	01012	14
	01013	15
	01014	16
［小麦粉］	01015	17
	01016	18
	01018	19
	01019	20
	01020	21
	01021	22
	01023	23
	01146	24
	01024	25
	01147	26
	01025	27
	01171	28
	01172	29
［パン類］	01026	30
	01174	31
	01175	32
	01176	33
	01206	34
	01207	35
	01205	36
	01028	37
	01030	38
	01031	39
	01032	40
	01208	41
	01033	42
	01034	43

食品名		食品番号	索引番号
生	野菜類	06233	740
		06237	744
		06238	745
		06239	746
		06240	747
		06392	748
		06241	749
		06353	751
		06243	752
		06245	754
		06247	756
		06393	758
		06249	760
		06251	762
		06252	763
		06254	765
		06256	767
		06258	769
		06260	771
		06261	772
		06263	774
		06354	779
		06265	780
		06267	782
		06355	785
		06356	787
		06270	792
		06271	793
		06272	794
		06072	796
		06274	799
		06276	801
		06278	803
		06360	805
		06280	806
		06281	807
		06282	808
		06283	809
		06285	811
		06286	812
		06287	813
		06289	815
		06291	818
		06293	820
		06401	822
		06296	824
		06298	826
		06300	828
		06301	829
		06303	831
		06305	833
		06307	835
		06308	836
		06319	838
		06310	839
		06312	841
		06361	842
		06313	843
		06314	844
		06315	845
		06362	846
		06316	847
		06317	848
		06320	851
		06322	853
		06324	855
	果実類	07001	863
		07002	864
		07003	866
		07159	867
		07005	869
		07006	870
		07007	871
		07012	876
		07015	880
		07019	883
		07049	893
		07050	894
		07053	896
		07018	897
		07026	898
		07027	899
		07028	900
		07029	901
		07040	909
		07041	910
		07161	917
		07048	918

食品名		食品番号	索引番号
生	果実類	07052	919
		07162	920
		07163	921
		07056	922
		07062	923
		07164	924
		07074	930
		07075	931
		07165	933
		07078	934
		07079	935
		07166	936
		07085	937
		07083	938
		07093	939
		07105	941
		07167	942
		07112	943
		07113	944
		07126	945
		07129	947
		07142	948
		07143	949
		07145	950
		07155	951
		07156	952
		07054	953
		07168	954
		07055	956
		07057	957
		07169	958
		07061	962
		07070	966
		07071	967
		07073	969
		07077	970
		07171	971
		07060	973
		07069	974
		07080	975
		07081	976
		07086	978
		07111	979
		07087	980
		07088	981
		07090	983
		07091	984
		07097	988
		07104	996
		07106	997
		07107	998
		07109	1000
		07110	1001
		07114	1002
		07116	1004
		07178	1005
		07124	1013
		07128	1016
		07130	1017
		07173	1018
		07131	1019
		07132	1020
		07133	1022
		07134	1023
		07135	1024
		07174	1025
		07136	1026
		07184	1027
		07140	1032
		07141	1033
		07144	1034
		07146	1035
		07148	1037
		07176	1038
	きのこ類	08001	1046
		08054	1050
		08010	1058
		08039	1059
		08042	1063
		08015	1069
		08016	1071
		08018	1076
		08019	1078
		08020	1079
		08058	1081
		08023	1083
		08024	1084
		08025	1085

食品名		食品番号	索引番号
生	きのこ類	08026	1089
		08028	1091
		08031	1095
		08034	1099
		08036	1100
	藻類	09012	1108
		09039	1146
		09045	1154
		09047	1158
	魚介類〈魚類〉	10001	1159
		10002	1160
		10003	1161
		10389	1162
		10006	1166
		10391	1168
		10393	1170
		10008	1172
		10011	1175
		10015	1179
		10017	1181
		10018	1182
		10021	1185
		10023	1187
		10025	1189
		10027	1191
		10030	1194
		10031	1195
		10032	1196
		10033	1197
		10037	1201
		10038	1202
		10039	1203
		10041	1205
		10042	1206
		10044	1208
		10047	1211
		10053	1218
		10396	1220
		10065	1233
		10066	1234
		10067	1235
		10068	1236
		10071	1239
		10073	1241
		10074	1242
		10075	1243
		10076	1244
		10077	1245
		10078	1246
		10079	1247
		10080	1248
		10083	1251
		10084	1252
		10085	1253
		10086	1255
		10087	1256
		10088	1257
		10098	1268
		10100	1270
		10103	1273
		10104	1275
		10107	1278
		10108	1279
		10424	1280
		10109	1281
		10110	1283
		10111	1284
		10114	1287
		10115	1288
		10116	1290
		10117	1291
		10119	1293
		10121	1295
		10122	1296
		10123	1297
		10124	1298
		10126	1300
		10130	1304
		10132	1306
		10134	1308
		10137	1311
		10144	1319
		10438	1326
		10146	1333
		10402	1334
		10148	1336
		10149	1337
		10152	1340

食品名		食品番号	索引番号
生	魚介類〈魚類〉	10154	1342
		10404	1346
		10158	1350
		10167	1359
		10168	1360
		10170	1362
		10171	1363
		10173	1365
		10407	1366
		10179	1372
		10180	1373
		10182	1375
		10184	1377
		10185	1378
		10186	1379
		10187	1380
		10188	1381
		10189	1382
		10190	1383
		10191	1384
		10192	1385
		10193	1386
		10408	1389
		10196	1390
		10197	1391
		10198	1392
		10199	1393
		10202	1397
		10205	1400
		10207	1402
		10211	1407
		10213	1408
		10215	1410
		10212	1413
		10216	1414
		10217	1415
		10218	1416
		10222	1420
		10225	1423
		10228	1426
		10230	1428
		10231	1429
		10233	1430
		10234	1431
		10235	1432
		10410	1433
		10236	1434
		10237	1435
		10238	1436
		10241	1440
		10243	1442
		10411	1443
		10244	1444
		10245	1445
		10246	1446
		10248	1448
		10249	1450
		10251	1452
		10252	1453
		10253	1454
		10254	1455
		10450	1456
		10255	1463
		10256	1464
		10257	1465
		10258	1466
		10425	1467
		10426	1468
		10265	1474
		10266	1475
		10232	1476
		10267	1477
		10268	1478
		10270	1480
		10271	1481
		10272	1482
		10273	1483
		10275	1485
		10276	1486
		10279	1489
		10280	1490
		10281	1491
		10427	1495
		10428	1496
		10429	1497
	〈貝類〉	10289	1501
		10290	1502
		10292	1504

本書は、文部科学省ウェブサイト（https://www.mext.go.jp/a_menu/syokuhinseibun/）から「日本食品標準成分表2020年版（八訂）」（令和２年12月、文部科学省科学技術・学術審議会資源調査分科会報告）の引用又は出典によるものです

日本食品標準成分表2020年版（八訂）
アミノ酸成分表編

令和３年２月１日　第１刷発行　　定価は表紙に表示してあります。

編　集　文部科学省　科学技術・学術審議会
資源調査分科会

発　行
印　刷　蔦友印刷株式会社
〒381-8511
長野県長野市平林１－34－43
お問い合わせ先
電　話　03（3811）5343
http://www.tsutatomo.co.jp/

発　売　全国官報販売協同組合
〒114-0012
東京都北区田端新町１－１－14
販売部
電　話　03（6737）1500

落丁・乱丁本はおとりかえします。

ISBN978-4-904225-29-5

政府刊行物販売所一覧

政府刊行物のお求めは、下記の政府刊行物サービス・ステーション（官報販売所）
または、政府刊行物センターをご利用ください。

◎政府刊行物サービス・ステーション（官報販売所）

	〈名　称〉	〈電話番号〉	〈FAX番号〉
札幌	北海道官報販売所 （北海道官書普及）	011-231-0975	271-0904
青森	青森県官報販売所 （成田本店）	017-723-2431	723-2438
盛岡	岩手県官報販売所	019-622-2984	622-2990
仙台	宮城県官報販売所 （仙台政府刊行物センター内）	022-261-8320	261-8321
秋田	秋田県官報販売所 （石川書店）	018-862-2129	862-2178
山形	山形県官報販売所 （八文字屋）	023-642-8887	624-2719
福島	福島県官報販売所 （西沢書店）	024-522-0161	522-4139
水戸	茨城県官報販売所	029-291-5676	302-3885
宇都宮	栃木県官報販売所 （亀田書店）	028-651-0050	651-0051
前橋	群馬県官報販売所 （煥乎堂）	027-235-8111	235-9119
さいたま	埼玉県官報販売所 （須原屋）	048-822-5321	822-5328
千葉	千葉県官報販売所	043-222-7635	222-6045
横浜	神奈川県官報販売所 （横浜日経社）	045-681-2661	664-6736
東京	東京都官報販売所 （東京官書普及）	03-3292-3701	3292-1604
新潟	新潟県官報販売所 （北越書館）	025-271-2188	271-1990
富山	富山県官報販売所 （Booksなかだ本店）	076-492-1192	492-1195
金沢	石川県官報販売所 （うつのみや）	076-234-8111	234-8131
福井	福井県官報販売所 （勝木書店）	0776-27-4678	27-3133
甲府	山梨県官報販売所 （柳正堂書店）	055-268-2213	268-2214
長野	長野県官報販売所 （長野西沢書店）	026-233-3187	233-3186
岐阜	岐阜県官報販売所 （郁文堂書店）	058-262-9897	262-9895
静岡	静岡県官報販売所	054-253-2661	255-6311
名古屋	愛知県第一官報販売所	052-961-9011	961-9022
豊橋	・豊川堂内	0532-54-6688	54-6691
名古屋駅前	愛知県第二官報販売所 （共同新聞販売）	052-561-3578	571-74
津	三重県官報販売所 （別所書店）	059-226-0200	253-44
大津	滋賀県官報販売所 （澤五車堂）	077-524-2683	525-37
京都	京都府官報販売所 （大垣書店）	075-746-2211	746-22
大阪	大阪府官報販売所 （かんぽう）	06-6443-2171	6443-21
神戸	兵庫県官報販売所	078-341-0637	382-12
奈良	奈良県官報販売所 （啓林堂書店）	0742-20-8001	20-80
和歌山	和歌山県官報販売所 （宮井平安堂内）	073-431-1331	431-79
鳥取	鳥取県官報販売所 （鳥取今井書店）	0857-23-1213	53-43
松江	島根県官報販売所 （今井書店）	0852-24-2230	27-81
岡山	岡山県官報販売所 （有文堂）	086-222-2646	225-77
広島	広島県官報販売所	082-962-3590	511-15
山口	山口県官報販売所 （文栄堂）	083-922-5611	922-56
徳島	徳島県官報販売所 （小山助学館）	088-654-2135	623-37
高松	香川県官報販売所	087-851-6055	851-60
松山	愛媛県官報販売所	089-941-7879	941-39
高知	高知県官報販売所	088-872-5866	872-68
福岡	福岡県官報販売所	092-721-4846	751-03
	・福岡県庁内	092-641-7838	641-78
	・福岡市役所内	092-722-4861	722-48
佐賀	佐賀県官報販売所	0952-23-3722	23-37
長崎	長崎県官報販売所	095-822-1413	822-17
熊本	熊本県官報販売所 （金龍堂内）	096-354-5963	352-56
大分	大分県官報販売所	097-532-4308	536-34
宮崎	宮崎県官報販売所 （田中書店）	0985-24-0386	22-90
鹿児島	鹿児島県官報販売所	099-285-0015	285-00
那覇	沖縄県官報販売所 （リウボウ）	098-867-1726	869-48

◎政府刊行物センター（全国官報販売協同組合）

	〈電話番号〉	〈FAX番号〉
霞が関	03-3504-3885	3504-3889
仙台	022-261-8320	261-8321

各販売所の所在地は、コチラから→ https://www.gov-book.or.jp/portal/shop/